Rinologia e Cirurgia Endoscópica dos Seios Paranasais

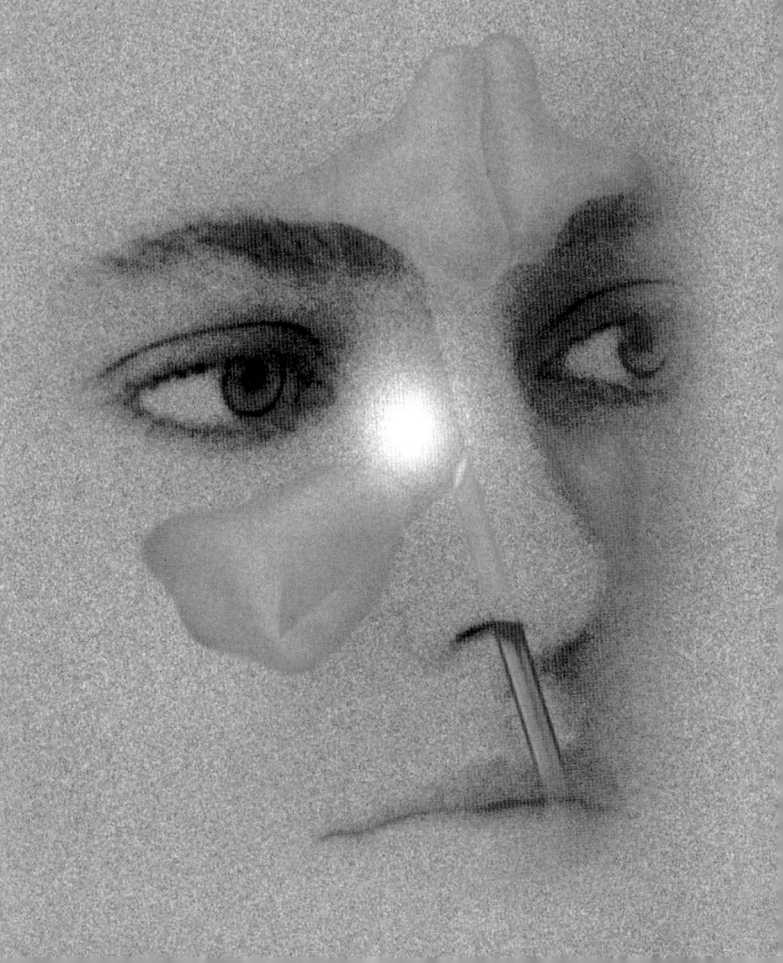

Rinologia e Cirurgia Endoscópica dos Seios Paranasais

Richard Voegels
Professor Associado e Livre-Docente da Disciplina de ORL da
Faculdade de Medicina da Universidade de São Paulo
Diretor de Rinologia do Hospital das Clinicas da
Faculdade de Medicina da Universidade de São Paulo
Coordenador do Serviço de Otorrinolaringologia do
Hospital Universitário da Universidade de São Paulo

Marcus Lessa
Doutorado pela Disciplina de ORL da
Faculdade de Medicina da Universidade de São Paulo
Professor da Faculdade de Medicina da
Universidade Federal da Bahia

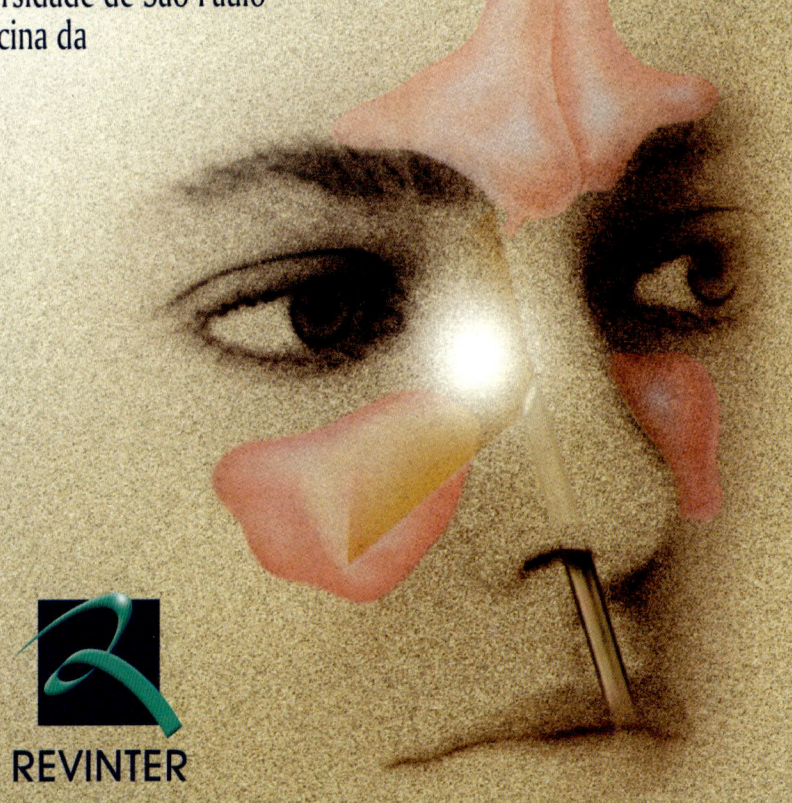

REVINTER

Rinologia e Cirurgia Endoscópica dos Seios Paranasais
Copyright © 2006 by Livraria e Editora Revinter Ltda.

ISBN 85-7309-974-7

Todos os direitos reservados.
É expressamente proibida a reprodução
deste livro, no seu todo ou em parte,
por quaisquer meios, sem o consentimento
por escrito da Editora.

Contato com os autores:
RICHARD VOEGELS
rvoegels@gmail.com

MARCUS LESSA
lessamm@terra.com.br

A precisão das indicações, as reações adversas e as relações de dosagem para as drogas citadas nesta obra podem sofrer alterações. Solicitamos que o leitor reveja a farmacologia dos medicamentos aqui mencionados. A responsabilidade civil e criminal, perante terceiros e perante a Editora Revinter, sobre o conteúdo total desta obra, incluindo as ilustrações e autorizações/créditos correspondentes, é do(s) autor(es) da mesma.

Livraria e Editora REVINTER Ltda.
Rua do Matoso, 170 – Tijuca
20270-131 – Rio de Janeiro – RJ
Tel.: (21) 2563-9700 – Fax: (21) 2563-9701
livraria@revinter.com.br – www.revinter.com.br

Apresentação

Este trabalho é fruto da experiência dos últimos 15 anos da Divisão de Rinologia da disciplina de Otorrinolaringologia da Faculdade de Medicina da Universidade de São Paulo.

Procuramos apresentar, de uma forma didática, aquilo que tem sido praticado dentro da Rinologia e, principalmente, no aspecto cirúrgico do tratamento das doenças desta região.

A cirurgia endoscópica evoluiu muito, principalmente na década de 1990, sendo que hoje é a técnica mais utilizada na Rinologia.

A formação dentro da nossa escola segue os princípios descritos pelo Professor W. Messerklinger, em 1972, e difundidos pelo mundo por seu discípulo, o Professor H. Stammberger. Dentro destes princípios está a preservação da fisiologia nasal, sempre que possível.

O livro possui um caráter bastante abrangente e, ao mesmo tempo, objetivo, com o intuito de facilitar a leitura. Colocamos inúmeras figuras e tabelas para melhor ilustrar e explicar os conceitos que gostaríamos de transmitir.

Desejamos uma boa e proveitosa leitura.

Richard Voegels

Agradecimentos

Em nome de todos, membros da Clínica de Otorrinolaringologia da FMUSP, fica um agradecimento especial, e com muito carinho, ao nosso grande mestre Professor Ossamu Butugan. Nas últimas quatro décadas, a dedicação e a ética do Professor Ossamu Butugan foram um exemplo para todos aqueles que fizeram parte da nossa Clínica. Muito Obrigado!

Agradecemos à empresa H. Strattner, representante da Karl Storz no Brasil, pelo apoio técnico na documentação e elaboração das imagens contidas neste livro.

O apoio da Fundação Otorrinolaringologia foi fundamental e essencial para a realização e execução desta obra.

Por último, um agradecimento todo especial ao Professor Doutor Aroldo Miniti, um grande professor e amigo, a quem devemos a nossa formação e a oportunidade maravilhosa de estar em um ambiente tão gratificante como é a disciplina de Otorrinolaringologia da USP.

Colaboradores

BERNARDO CUNHA FILHO
Doutorando pela Disciplina de ORL da FMUSP

DANIEL CHUNG
Doutorando pela Disciplina de ORL da FMUSP

DANIELA THOMÉ
Doutorado pela Disciplina de ORL da FMUSP
Médica do Grupo de Fibrose Cística do HCFMUSP

DOMINGOS TSUJI
Livre-Docente da Disciplina de ORL da FMUSP
Responsável pelo Serviço de Laringe Funcional do HCFMUSP

ELDER GOTO
Doutorado pela Disciplina de ORL da FMUSP
Médico do Grupo de Rinologia do HCFMUSP

ELOISA GEBRIM
Médica-Doutora em Radiologia pela FMUSP
Diretora do Serviço de Tomografia Computadorizada do HCFMUSP

FÁBIO LORENZETTI
Doutorando pela Disciplina de ORL da FMUSP

FÁBIO PINNA
Doutorando pela Disciplina de ORL da FMUSP
Fellowship em Cirurgia Endoscópica dos Seios Paranasais pela FMUSP

FABRÍZIO ROMANO
Doutorado pela Disciplina de ORL da FMUSP
Médico do Grupo de Rinologia do HCFMUSP

FELIPE FORTES
Médico-Preceptor da Disciplina de Otorrinolaringologia da FMUSP

FRANCINI PÁDUA
Doutoranda pela Disciplina de ORL da FMUSP
Fellowship em Cirurgia Endoscópica dos Seios Paranasais pela FMUSP

GERALD WOLF
Professor Associado da Disciplina de ORL da Universidade de Graz, Áustria
Coordenador do Serviço de ORL Pediátrico do Departamento de ORL da Universidade de Graz, Áustria

HEINZ STAMMBERGER
Professor Titular da Disciplina de ORL da Universidade de Graz, Áustria
Chefe do Departamento de ORL da Universidade de Graz, Áustria

LUIZ UBIRAJARA SENNES
Professor Associado e Livre-Docente da Disciplina de ORL da FMUSP
Diretor de Bucolaringologia do Hospital das Clínicas da FMUSP

MÁRCIO NAKANISHI
Doutorando pela Disciplina de ORL da FMUSP
Professor da Disciplina de ORL da Universidade de Brasília

MAURA NEVES
Doutoranda pela Disciplina de ORL da FMUSP
Fellowship em Cirurgia Endoscópica dos Seios Paranasais pela FMUSP

OSSAMU BUTUGAN
Professor Associado e Livre-Docente da Disciplina de ORL da FMUSP

RODRIGO SANTOS
Doutorando pela Disciplina de ORL da UNIFESP

RUI IMAMURA
Doutorado pela Disciplina de ORL da FMUSP
Diretor do Serviço de Emergência de ORL do HCFMUSP

TATIANA ABDO
Fellowship em Cirurgia Endoscópica dos Seios Paranasais pela FMUSP

SUMÁRIO

1 ALGUNS SÉCULOS DE HISTÓRIA – DO ESPÉCULO AO ENDOSCÓPIO NASAL 1
Francini Pádua ❖ Heinz Stammberger

2 INSTRUMENTAL PARA REALIZAÇÃO E DOCUMENTAÇÃO DA CIRURGIA ENDOSCÓPICA NASOSSINUSAL 7
Francini Pádua ❖ Richard Voegels

3 ANATOMIA CIRÚRGICA ENDOSCÓPICA E RADIOLÓGICA DOS SEIOS PARANASAIS 17
Marcus Lessa ❖ Richard Voegels ❖ Fábio Lorenzetti

4 FISIOLOGIA DO NARIZ E SEIOS PARANASAIS 29
Tatiana Abdo ❖ Richard Voegels

5 TÉCNICA CIRÚRGICA 35
Francini Pádua ❖ Richard Voegels ❖ Marcus Lessa

6 CIRURGIA ENDOSCÓPICA DO SEIO FRONTAL 49
Marcus Lessa ❖ Richard Voegels

7 PÓS-OPERATÓRIO EM CIRURGIAS ENDOSCÓPICAS ENDONASAIS 59
Elder Goto ❖ Domingos Tsuji

8 COMPLICAÇÕES DA CIRURGIA ENDOSCÓPICA ENDONASAL 67
Elder Goto ❖ Richard Voegels ❖ Marcus Lessa

9 CIRURGIA ENDOSCÓPICA ENDONASAL NA POPULAÇÃO PEDIÁTRICA 77
Francini Pádua ❖ Gerald Wolf

10 ANOMALIAS 91
Richard Voegels ❖ Daniel Chung ❖ Marcus Lessa

11 ATRESIA COANAL CONGÊNITA 103
Elder Goto ❖ Richard Voegels ❖ Marcus Lessa

12 RINOSSINUSITES CRÔNICAS 111
Francini Pádua ❖ Daniela Thomé ❖ Fábio Pinna
Richard Voegels

13 POLIPOSE NASAL 137
Márcio Nakanishi ❖ Fábio Pinna ❖ Richard Voegels

14 RINOSSINUSITE EM UTI 153
Maura Neves ❖ Francini Pádua ❖ Richard Voegels

15 PAPILOMA NASAL 161
Fabrízio Romano ❖ Richard Voegels

16 TRATAMENTO ENDOSCÓPICO DAS NEOPLASIAS NASOSSINUSAIS 171
Luiz Ubirajara Sennes ❖ Felipe Fortes

17 ABORDAGEM ENDOSCÓPICA DOS TUMORES SELARES E PARASSELARES 185
Rodrigo Santos ❖ Bernardo Cunha Filho

18 DESCOMPRESSÃO DO NERVO ÓPTICO 197
Fabrízio Romano ❖ Richard Voegels

19 MUCOCELES 201
Fábio Pinna ❖ Tatiana Abdo ❖ Richard Voegels

20 SEPTOPLASTIAS E TURBINECTOMIA 209
Fábio Pinna ❖ Elder Goto ❖ Richard Voegels

21 EPISTAXE 223
Tatiana Abdo ❖ Marcus Lessa ❖ Richard Voegels

22 DACRIOCISTORRINOSTOMIA ENDOSCÓPICA 233
Fabrízio Romano ❖ Fábio Pinna ❖ Richard Voegels

23 COMPLICAÇÕES DAS RINOSSINUSITES 243
Maura Neves ❖ Ossamu Butugan ❖ Richard Voegels

24 RINOSSINUSITE NO PACIENTE IMUNOCOMPROMETIDO 257
Rui Imamura ❖ Felipe Fortes ❖ Francini Pádua

25 RADIOLOGIA DOS SEIOS PARANASAIS 269
Eloisa Gebrim

ÍNDICE REMISSIVO 291

Rinologia e Cirurgia Endoscópica dos Seios Paranasais

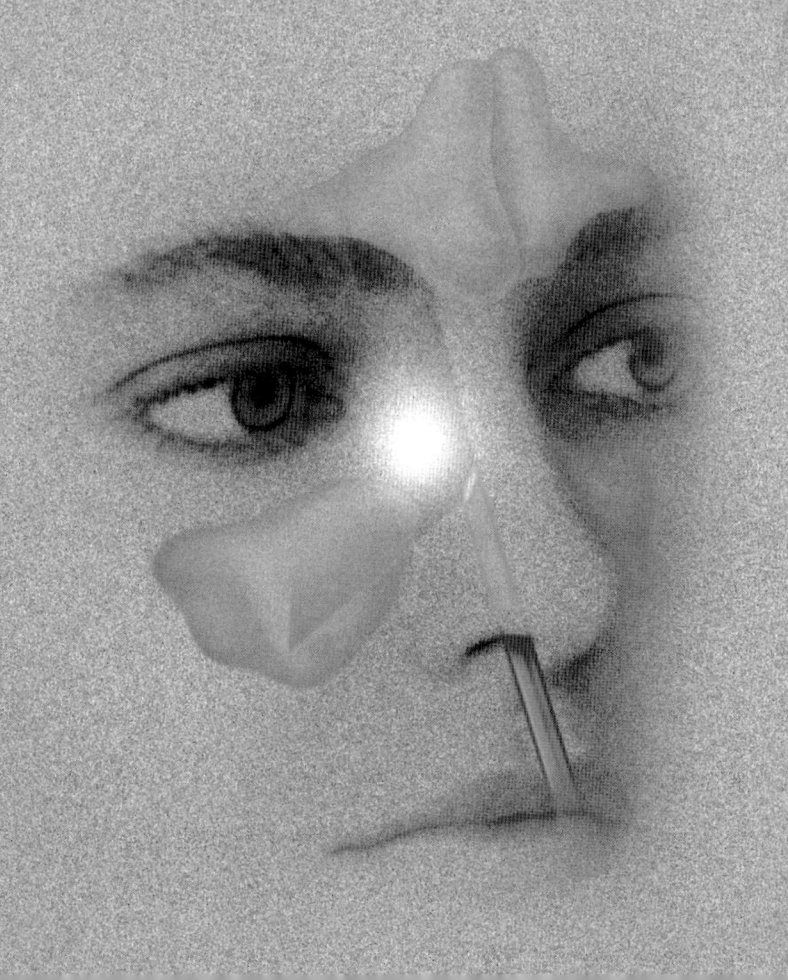

Alguns Séculos de História – Do Espéculo ao Endoscópio Nasal

Francini Pádua ❖ Heinz Stammberger

■ INTRODUÇÃO

A curiosidade e o desejo do ser humano em descobrir os segredos escondidos no interior de seu corpo vêm de muito tempo atrás. As descrições mais antigas que se tem conhecimento referentes à endoscopia são de Hipócrates (460-375 a.C.), que descreveu um espéculo retal semelhante ao utilizado nos dias atuais. Na história da medicina romana também são descritos vários instrumentos para inspeção dos órgãos internos, como um espéculo vaginal, encontrado nas ruínas de Pompéia. O primeiro espéculo nasal, no entanto, só foi descrito em 1714, por Dionis, raramente utilizado pela insuficiente iluminação, um problema que só iria ser solucionado muitos anos depois.

Durante os séculos 19 e 20, a evolução no desenvolvimento de novos equipamentos que pudessem entrar nas cavidades do corpo humano pôde ser constatada. Os urologistas foram os pioneiros nesse avanço, enquanto os ginecologistas foram os primeiros a realizar a cirurgia endoscópica. Os otorrinolaringologistas, paralelamente, tentavam desenvolver novos métodos para observação das estruturas nasais, utilizando-se de pequenos espelhos.

Em 1858, Czermak foi o primeiro a visibilizar a rinofaringe utilizando um pequeno espelho de laringe, denominando o procedimento de rinoscopia. Mais tarde, introduziu um pequeno espelho na fossa nasal de um cadáver e observou o ducto lacrimal. Wertheim, em 1868, utilizou um tubo com um espelho angulado, anteriormente denominando-o de "conchoscope" (conchoscópio), para observar as partes nasais mais profundas. Chamou seu procedimento de rinoscopia média. Em 1893, Rheti recomendava um pequeno espelho cujo ângulo pudesse variar pela movimentação de seu cabo, para o mesmo objetivo.

Em 1875, quase três milênios após a descrição mais antiga que se conhece da anatomia nasal, Emil Zuckerkandl publicou um livro de descrições anatômicas detalhadas do nariz e cavidades paranasais, utilizadas até os dias atuais.[34] Em 1882 descreveu as possíveis variações de toda anatomia normal e patológica do nariz e seios paranasais, permitindo a criação da cirurgia nasal moderna.[35]

Após a descoberta do efeito analgésico e vasoconstritor da cocaína, em 1884, por Koller, as descobertas de Zuckerkandl foram reconhecidas então como técnicas cirúrgicas mais sofisticadas e puderam ser utilizadas com menos desconforto para os pacientes. Estimulados por essa nova descoberta, cirurgiões de todo o mundo puderam estudar mais profundamente a anatomia e a fisiologia nasal. Em 1896, Killian desenvolveu a rinoscopia média, ou rinoscopia anterior profunda, realizada através de um espéculo nasal com lâminas de 5 a 7,5 cm de extensão para penetrar no meato médio, após aplicação de cocaína.

Os avanços na otorrinolaringologia, no entanto, principalmente no campo diagnóstico e terapêutico, dependeram, em grande parte, da tentativa dos urologistas em visibilizarem a cavidade interna da bexiga. No decorrer desse processo de desenvolvimento alguns desafios foram enfrentados e superados. O primeiro deles foi referente à iluminação, sendo utilizados luz natural, velas, óleos e até mesmo gases explosivos que, naturalmente, tinham como principal efeito colateral queimaduras corpóreas.

Em 1806, Phillip Bozzini (1773-1809), um jovem obstetra, desenvolveu um dos principais avanços para a endoscopia: o primeiro condutor de luz para iluminar as cavidades internas; um instrumento semelhante a um funil, que podia ser introduzido em grandes orifícios (Fig. 1-1A). A iluminação era possível pelo uso de um condutor de luz inserido na região posterior do equipamento (Fig. 1-1B). A luz era emitida por uma vela, e o médico utilizava um protetor para os olhos que refletia a luz diretamente dentro do funil. A técnica foi abandonada por ser considerada perigosa e com pouca iluminação. Naquele tempo, entre outras utilizações, a técnica era usada para a inspeção da nasofaringe.

Em 1853, Antonin J. Desormeaux apresentou[3] sua versão de um cistoscópio (Fig. 1-2); tratava-se de um funil alongado

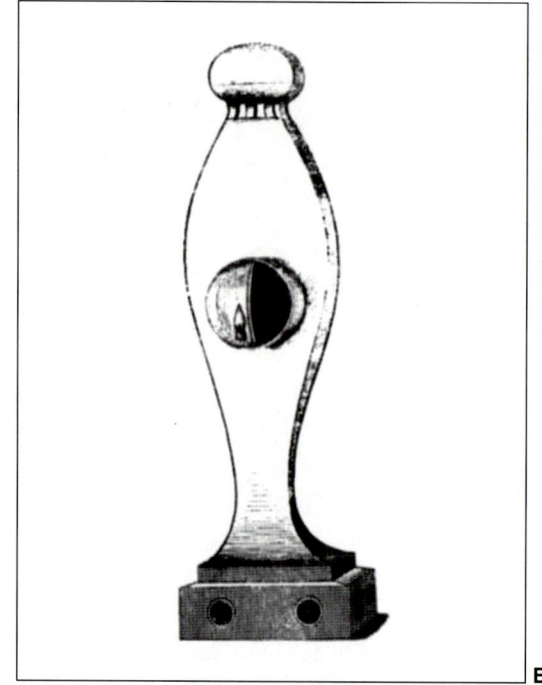

Fig. 1-1. (A) Modelo de endoscópio criado por Bozzini. **(B)** Luz desenvolvida por Bozzini, acoplada posteriormente ao endoscópio.

com diferentes tamanhos. A luz era obtida com a queima de querosene e um espelho com um orifício central, acoplado ao cistoscópio, refletia a luz dentro do órgão. Freqüentemente é citado como o pai da cistoscopia, pois foi o primeiro a introduzir um condutor de luz dentro do paciente, estabeleceu o termo endoscopia, e foi o primeiro a utilizar o equipamento para fins diagnósticos e terapêuticos. Maximilian Nitze,[20] um urologista, percebeu que a luz deveria estar dentro do instrumento, para não atrapalhar a visão do médico. Foi então que, juntamente com Joseph Leiter (1830-1892), desenvolveu, em 1879, o cistoscópio Nitze-Leiter, que utilizava fio de platina para a geração de luz (Fig. 1-3).

Em 1880, Thomas Edson (1847-1931) inventou a lâmpada de luz incandescente, permitindo evoluções no cistoscópio de Nitze. Uma pequena lâmpada era posicionada na ponta do cistoscópio, sem a necessidade de resfriamento do sistema. No entanto, esse sistema era muito frágil e tinha que ser trocado duas a três vezes durante o exame. Em 1902, William K. Otis, juntamente com Wappler e Baush e Lomb (que desenvolviam lentes), criaram um novo sistema óptico: o prisma esférico, resultando em cistoscópios de ângulos abertos. O cistoscópio permitia tanto uma visão direta como uma visão a 90° através de um espelho, que gerava uma imagem invertida, requerendo uma grande habilidade do cirurgião. Em 1907, a empresa Zeiss desenvolveu outro tipo de prisma (Amici), que permitia uma imagem vertical nítida e mais clara, componente essencial de todos os instrumentos europeus.

Enquanto isso, no campo otorrinolaringológico, Hirschmann, em 1901, foi o primeiro a introduzir um cistoscópio no meato médio com sucesso, assim como fez a primeira endoscopia maxilar colocando um cistoscópio através de um alvéolo

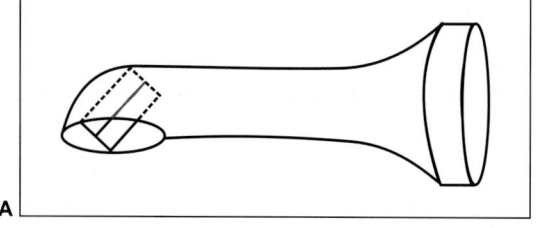

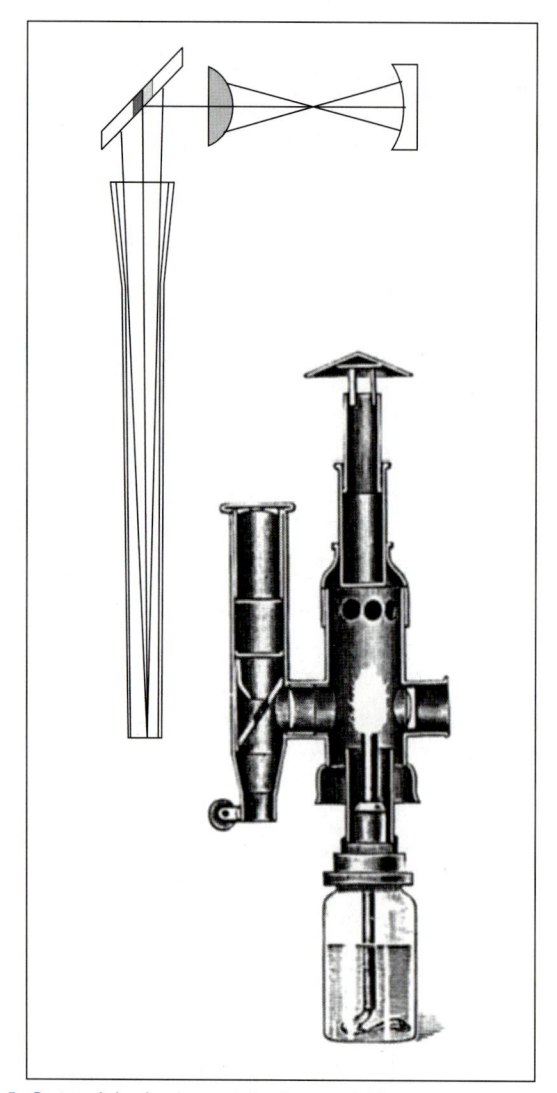

Fig. 1-2. Modelo de cistoscópio desenvolvido por Desormeaux.

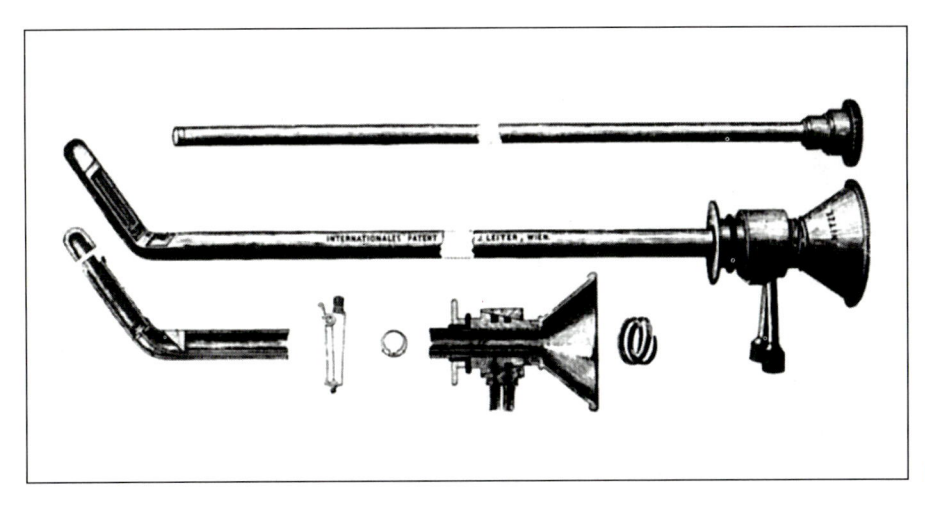

Fig. 1-3. Cistoscópio Nitze-Leiter.

dentário (Fig. 1-4). Em 1903, Valentin foi o primeiro a realizar salpingoscopia através do meato inferior, utilizando-se de um cistoscópio, enquanto Zöllner aperfeiçoou o método. Maltz, em 1925, sugeriu o termo sinusoscopia e advogou a técnica como método diagnóstico. Descreveu a sinusoscopia endoscópica por meato inferior e fossa canina e mostrou as limitações das informações radiográficas obtidas naquele momento.[17] Os refinamentos continuaram durante todo o século 20: as lâmpadas ficaram menores e a imagem mais nítida.

Em 1930 Lamm demonstrou que um conjunto de fibras de vidro poderia ser utilizado como condutor de luz, e poderia ser fletido sem prejuízo da transmissão. Em 1936 o primeiro aparelho semiflexível foi desenvolvido por Wolf e Schindler, com 12 mm de diâmetro e 77 cm de extensão, baseados nas idéias de Johann Mickulicz, que em 1881 iniciava a era dos endoscópios flexíveis. O endoscópio flexível com fibra óptica foi desenvolvido por Harold Hopkins (1918-1994) e Basil Hirschowitz. Permitia visão lateral e a fonte de luz consistia em uma lâmpada distal de tungstênio. No entanto, a lâmpada produzia distorção de cores e má iluminação.

Em 1959, Harold Hopkins inventou o *rod-lens system*, melhorando a resolução, o brilho e o contraste das imagens, aumentando o campo de visão e reduzindo o diâmetro dos endoscópios (Fig. 1-5). Associou-se a Karl Storz em 1965 e os endoscópios Storz-Hopkins foram então desenvolvidos. A transmissão da luz melhorou acentuadamente. Este sistema era ainda acoplado a uma fonte de luz externa em comunicação com um cabo de fibras.

Os primeiros protótipos destes endoscópios foram apresentados em vários congressos europeus. Messerklinger, Kleinsasser e Terrier foram uns dos primeiros otorrinolaringologistas a utilizar esses instrumentos. Uma parceria informal entre os cirurgiões e os criadores dos endoscópios foi estabelecida, permitindo um avanço cada vez maior na utilização dos mesmos como ferramentas diagnóstica e terapêutica. Novas técnicas de dissecção e videoendoscopia foram elaboradas, levando então à era da cirurgia endoscópica minimamente invasiva.

Embora vários relatos das vantagens da sinusoscopia tenham surgido na literatura européia, foi Messerklinger quem descreveu a técnica e a aplicação clínica da endoscopia nasal com endoscópios rígidos em 1972 e, em 1978, apresentou seu trabalho, em inglês, sistematizado e detalhado sobre seus achados endoscópicos.[18] Desde então o endoscópio rígido se tornou um instrumento indispensável para o exame rinológico.

A criação do endoscópio permitiu ao otorrinolaringologista "redescobrir" o fato de que a maior parte das infecções dos seios paranasais são de origem rinogênica, espalhando-se a partir do nariz para a unidade osteomeatal e, então, para os seios maxilar e frontal, secundariamente. O conceito de que o seio etmóide seria o foco principal de infecção e que deveria ser tratado primeiramente já é conhecido há mais de um século de história, sendo citado por George Caldwell[2] e Hajek,[9] e "redescoberto" por Proctor[22] e Messerklinger (1969).

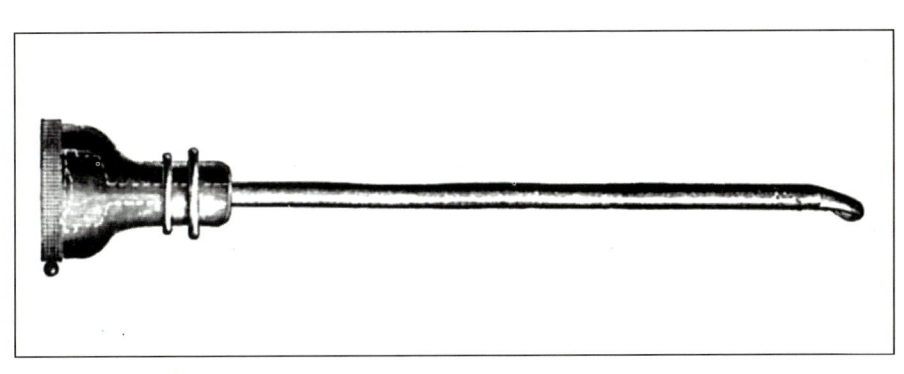

Fig. 1-4. Cistoscópio utilizado por Hirshmann.

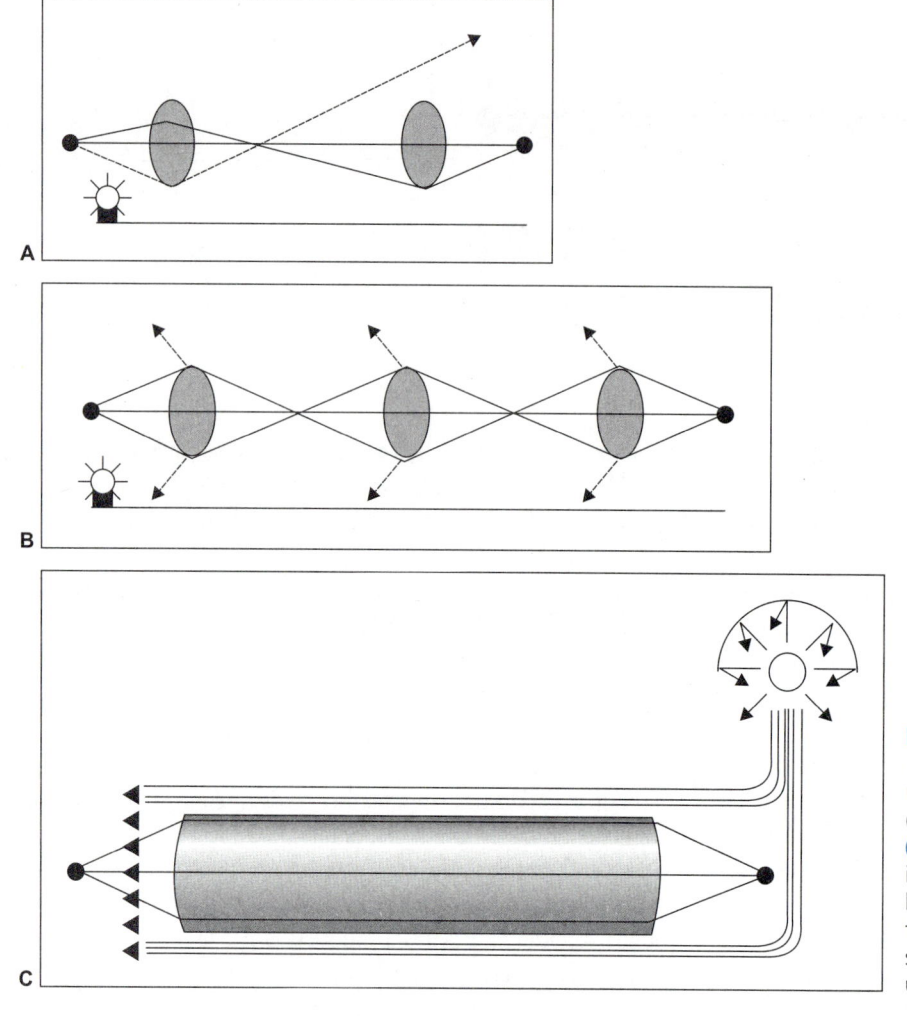

Fig. 1-5. (A e B) Esquema do sistema óptico previamente utilizado. Uma pequena lâmpada e múltiplas lentes resultavam na perda de brilho (tracejado) e num campo de visão estreito. **(C)** Representação do sistema de *rod-lens* com iluminação distal através de fibra óptica e uma lâmpada metálica. Adiciona-se uma fonte de luz fria e um cabo de luz de fibra óptica. Este sistema propicia um brilho superior, assim como um campo de visão mais extenso.15

O estudo do *clearance* mucociliar também pôde ser "redescoberto". Citado no passado por Sharpey[26] e Hilding,[11] Messerklinger (1969) foi o primeiro a estudar o *clearance* mucociliar com endoscópio em pacientes e a fotografar espécimes de cadáveres frescos. Observou que o contato de duas mucosas criavam interrupção local do *clearance* e gerava retenção de secreção, aumentando o potencial infeccioso. Além de reintroduzir o conceito de que a infecção se espalha a partir do seio etmóide, introduziu o conceito de Cirurgia Endoscópica Funcional dos Seios Paranasais: manter, sempre que possível, a função mucociliar, com exérese limitada às alterações anatômicas ou inflamações localizadas.

No decorrer desses séculos grandes discussões foram geradas em relação ao tratamento cirúrgico mais adequado para a abordagem dos seios paranasais; alguns autores mais conservadores, outros, mais radicais. Modificações da técnica cirúrgica proposta por Messerklinger surgiram e continuam surgindo em todo o mundo. O trauma mínimo durante o procedimento cirúrgico e a acurácia diagnóstica que os endoscópios permitem trouxeram aos otorrinolaringologistas a capacidade de cada vez mais aperfeiçoarem o diagnóstico e o tratamento rinossinusal. O desenvolvimento tecnológico trouxe novos equipamentos para a mesa cirúrgica, como o microdebridador, que tornou o procedimento cirúrgico mais rápido, ou como o sistema tomográfico de navegação, que oferece grande acurácia e maior segurança ao cirurgião. O sistema de videoendoscopia permitiu maior troca de conhecimento entre os cirurgiões, assim como facilitou o aprendizado de novos médicos. As pinças cirúrgicas também passaram por um processo de aperfeiçoamento, permitindo o acesso endoscópico ao seio esfenóide e seio frontal com muito mais delicadeza. Todo esse desenvolvimento tecnológico, no entanto, não reduz os riscos das potenciais complicações durante a abordagem cirúrgica do nariz e dos seios paranasais. Independente do meio ou tipo de material utilizado, seja microscópio, endoscópio ou a olho nu, é essencial que o cirurgião tenha conhecimento profundo da anatomia cirúrgica e que realize treinamento prévio ao ato cirúrgico. Em 1929, Mosher já dizia que: "se o seio etmóide estivesse em outra parte do corpo, ele seria um conjunto de células ósseas insignificantes e inofensivas.[19] No local em que a natureza o colocou, apresenta limites importantes que tanto doenças como cirurgias nessa região podem levar a uma tragédia. Qualquer cirurgia nesta região parece ser fácil, mas é a maneira mais fácil de levar o paciente à morte".

Se no início a cirurgia endoscópica era utilizada apenas para o tratamento de rinossinusites, hoje é utilizada em ressecções de tumores nasais e intracranianos. Os otorrinolaringologistas, definitivamente, ainda têm um universo para descobrir e estarão presentes por muitos séculos na história da cirurgia endoscópica.

■ REFERÊNCIAS BIBLIOGRÁFICAS

1. Auerbach F. *The Zeiss works and the Carl Zeiss foundation in Jena*. (English translation by Kanthack R) London: W&G Foyle Ltda, 1925.
2. Caldwell GW. The acessory sinus of the nose, and improved method of treatment for suppuration of the maxillary antrum. *NY Med Journal* 1893;58:526-528.
3. Desormeaux AJ. The endoscope and its application to the diagnosis and treatment of affections of the genitourinary passages. *Chicago Med Journal* 1867;24:177-194.
4. Draf W. *Endoscopy of the paranasal sinuses*. New York: Springer-Verlag Inc., 1983.
5. Fourestier M, Bladu A, Vulmiere J. Perfectionnement de l'endoscopie medicale. *Presse Med* 1952;60:1292.
6. Friedman WH. Letters to the editor. *Laryngoscope* 1986;96:1971.
7. Gorden A. The history and development of endoscopic surgery. In: Sutton C, Diamond P (eds.) *Endoscopic surgery for gynaecologists*. London: WB Saunders, 1993. 3-7p.
8. Gow JG. Harold Hopkins and optical systems for urology-appreciation. *Urology* 1998;52:152-157.
9. Hajek M. Pathology and treatment of the inflamatory diseases of the nasal acessory sinuses. Heitger HB, Hansel FK (trans.) St Louis: C.V. Mosby, 1926. 335p.
10. Heermann J, Heermann R. Development and use of microscopic and endoscopic surgery of the nose and sinuses. In: _____. *Microendoscopic surgery of the paranasal sinuses and the skullbase*. Springer-Verlag German, 2000. 1-15p.
11. Hilding A. The physiology of drainage of nasal mucus: III experimental work on the accessory sinuses. *Am J Physiol* 1932;100:664-70.
12. Kennedy DW. Functional endoscopic sinus surgery – theory and diagnostic evaluation. *Arch Otolarynglo* 1985;111:643-649.
13. Kennedy DW. Functional endoscopic sinus surgery – technique. *Arch Otolarynglo* 1985;111:643-649.
14. Kennedy DW. Sinus surgery: a century of controversy. *Laryngoscope* 997;107(1):1-5.
15. Linder TE, Simmen D, Stool SE. Revolutionary inventions in the 20th century: the history of endoscopy. *Arch Otolaryngol Head Neck Surg* 1997;123(11):1161-116.
16. Lusk RP, Wolf G. Pathophysiology of chronic sinusitis. In: *Pediatric sinusitis*. Hong Kong: Raven Press, 1992. 7-14p.
17. Maltz M. New instrument: the sinusoscope. *Laryngoscope* 1925;35:805-811.
18. Messerklinger W. *Endoscopy of the nose*. Baltimore: Urban and Scharzenberg, 1978.
19. Mosher HP. The symposium of the ethmoid – a surgical anatomy of the ethmoidal labyrinth. Trans of 34th Ann meeting of the *Am Acad of Ophtalmology and Otolaryngology* 1929;34:376-410.
20. Nitze M. Beobachtung-und Untersuchungsmethode fur Harnohre, Harnblase und Rectum. *Wien Med Wochenschr* 1879;29:649.
21. Otis WK. Concerning the new electrocystocope. *NY Medical J*, 1881. 625-628p.
22. Proctor DF. The nose, paranasal sinuses and pharynx. In: Walters W (ed.) *Lewis-Walters practice of surgery*. Hagerstown, MD: W.F. Prior Co., 1966. 1-37p.
23. Rather P. Max Nitze (1848-1906). *Invest Urol* 1976;5:327.
24. Rosin D. History. In: Rosin D (ed.) *Minimal Access Medicine and Surgery*. Oxford: Radcliffe Medical Press, 1993. 1-9p.
25. Shah J. Endoscopy through the ages. *BJU International* 2002;89:645-652.
26. Sharpey W. Cilia. In: Todd RB (ed.) *The encyclopedia of anatomy and physiology*. London: Longman, Brown, Green, Longmans and Roberts, 1835. 606-38p.
27. Stammberger H. History of rhinology: anatomy of the paranasal sinuses. *Rhinology* 1989;27:197-210.
28. Stammberger H, Posawetz W. Functional endoscopic sinus surgery: concepts, indications and results of the Messerklinger technique. *Eur Arch OtoRhinoLaryngol* 1990;247:63-76.
29. Stammberger H. Professor Takahashi's supplement: "conceptualization in endonasal endoscopic reconstructive surgery of the naso-paranasal cavities: imagination, realisation and reformation". *Acta Otolaryngol (Stockh)* 1990;109:320-322.
30. Stammberger H. *Functional endoscopic sinus surgery*. 1st ed. Philadelphia: B.C. Decker, 1991.
31. Stammberger H, Anderhuber W, Walch CH, Papaefthymiou G. Possibilities and limitations of endoscopic management of nasal and paranasal sinus malignancies. *Acta Oto-Rhino-Laryngologica* 1999;53:199-205.
32. Tasman A, Stammberger H. Video-endoscope versus endoscope for paranasal sinus surgery: influence on stereoacuity. *Am J Rhinol* 1998;12:389-392.
33. Voegels RL, Pádua FGM. Cirurgia endoscópica funcional dos seios paranasais. In: *Tratado de otorrinolaringologia da Sociedade Brasileira de Otorrinolaringologia*. São Paulo: Roca, 2002. n. 5. 278-289p.
34. Zuckerkandl E. Reise der osterreichischen fregatte novara um die erde in den jahre 1857-1859 unter den befehlen dês commodore B. V. Wullenstorf-Urbair. Antropologischer Teil. Erste Abteilung: Die cranien der Novarasammlung. Wien: Kaiserlich Konigliche Hof- und Staatsdruckerei in Commision bei Carl Gerolds Sohn, 1875.
35. Zuckerkandl E. *Normale und pathologische anatomie de Nasenhole und ihre pneumatischen Anhange*. Wien: Wilhelm Breumuller, 1882.

Instrumental para Realização e Documentação da Cirurgia Endoscópica Nasossinusal

Francini Pádua ❖ Richard Voegels

■ INTRODUÇÃO

Toda ação planejada com cuidado e atenção apresenta grande probabilidade de ser bem sucedida. Para um bom resultado cirúrgico, é importante que o cirurgião estude o caso de seu paciente, desenvolva um plano intra-operatório prévio e entenda o que irá precisar no decorrer do procedimento.

Este capítulo tem como objetivo servir de guia para o cirurgião iniciante que pretende comprar seu próprio instrumental, além de dar algumas dicas de como documentar de forma adequada seu trabalho.

■ MATERIAL NECESSÁRIO PARA A DOCUMENTAÇÃO (FIG. 2-1)

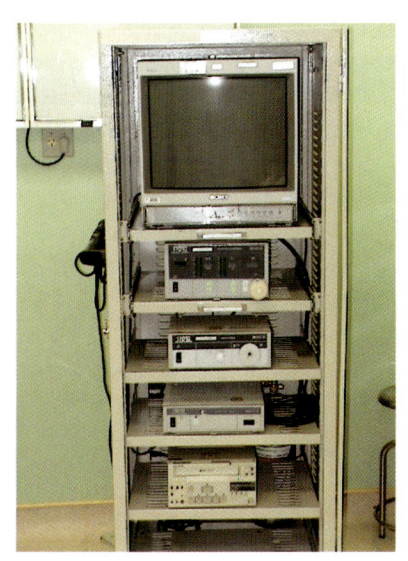

Fig. 2-1. De cima para baixo: monitor, fonte de luz, câmera, videocassete.

Os instrumentos básicos para a realização de endoscopia na otorrinolaringologia, com documentação em vídeo, são:

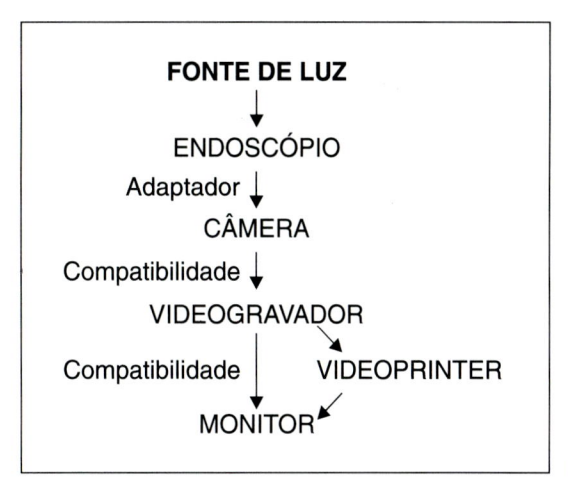

FONTE DE LUZ → ENDOSCÓPIO → (Adaptador) CÂMERA → (Compatibilidade) VIDEOGRAVADOR → VIDEOPRINTER → (Compatibilidade) MONITOR

Fig. 2-2.

Endoscópios

Existem dois tipos de endoscópios utilizados em otorrinolaringologia: os endoscópios flexíveis e os endoscópios rígidos ou telescópios, que podem ser de uso nasal ou laríngeo (Fig. 2-3). Ambos possuem características próprias com vantagens e desvantagens dependendo da sua utilização. Apresentamos o Quadro 2-1 com algumas peculiaridades:

Os endoscópios flexíveis, por apresentarem um componente óptico constituído de milhares de fibras ópticas, geram uma imagem formada pelo agrupamento de pequenos pontos, cada um deles correspondendo a uma fibra óptica. É por essa característica que a imagem gerada apresenta qualidade de resolução inferior e mais escura. Quando mais calibrosos, tendem a apresentar maior

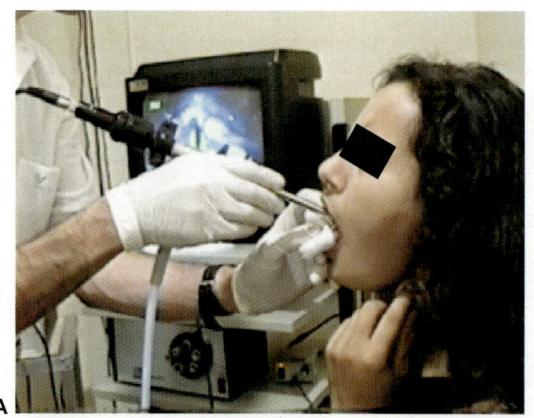

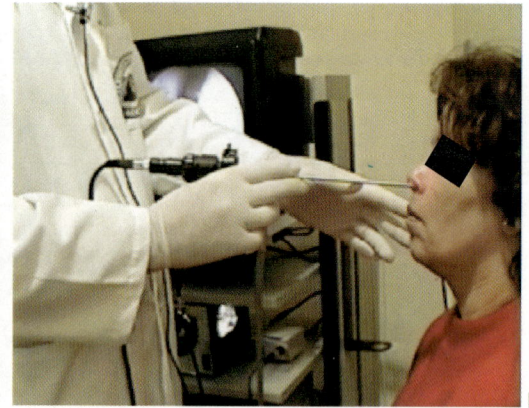

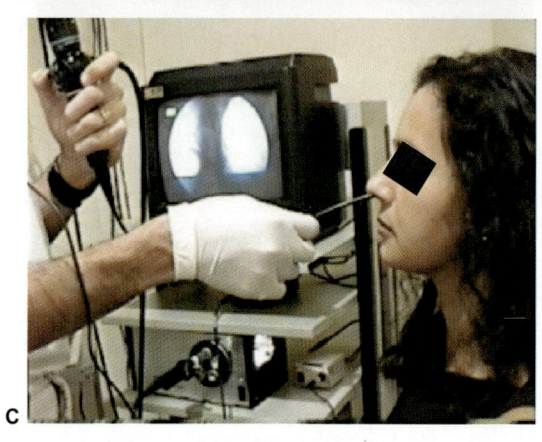

Fig. 2-3. (A) Endoscópio rígido de laringe. **(B)** Endoscópio rígido de nariz. **(C)** Endoscópio flexível.

número de fibras de iluminação e, conseqüentemente, a quantidade de luz transportada desde a fonte até o interior da cavidade examinada é maior. Isso representa grande importância para a qualidade da imagem quando o equipamento está conectado a um sistema de videogravação. Os endoscópios rígidos, diferentemente, são constituídos basicamente por lentes e prismas, com fibras de vidros apenas no cabo de condução; fato este que explica a qualidade de imagem muito superior aos endoscópios flexíveis.

Os endoscópios rígidos, por não movimentarem a extremidade distal, apresentam diferentes angulações que serão determinantes na utilização dos mesmos. Os telescópios nasais variam de 2,7 a 4 mm de diâmetro, sendo que as angulações disponíveis variam conforme o diâmetro: telescópios de 2,7 mm podem apresentar zero, 30 ou 70 graus, enquanto telescópios de 4 mm podem apresentar zero, 30, 45, 70 ou 120 graus (Fig. 2-4).

Os telescópios de laringe são mais calibrosos e variam de 8 a 11 mm. Podem ser de 60 a 90 graus, sendo os de 70 graus recomendados por nós. Faz-se importante a atenção quanto à posição da objetiva na extremidade distal do telescópio, uma vez que quanto mais distal, melhor o ângulo para visibilização da comis-

Quadro 2-1. Tipos de endoscópios utilizados e suas características

Características	Endoscópios flexíveis	Telescópios nasais	Telescópios laríngeos
Maleabilidade	Flexível	Rígido	Rígido
Componente óptico	Feixe de milhares de fibras ópticas	Constituídos por lentes e prismas (o cabo de condução de luz é de fibras de vidro)	Constituídos por lentes e prismas (o cabo de condução de luz é de fibras de vidro)
Qualidade da luz	Escura, resolução inferior	Superior aos flexíveis	Superior aos flexíveis
Diâmetros	2,2 a 6 mm	2,7 a 4,0 mm	8 a 11 mm
Angulação da extremidade distal	Zero grau	Zero, 30, 45 e 70 graus	60 a 90 graus
Vantagens	Adaptação ao perfil das cavidades, mais confortável, menos doloroso	Qualidade de imagem	Qualidade de imagem
Desvantagens	Imagem inferior e escura		

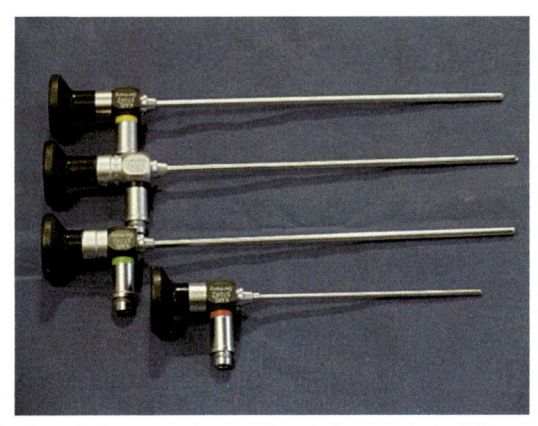

Fig. 2-4. De baixo para cima: endoscópios nasais de 2,7 mm de 30 graus e 4 mm de zero, 45 e 70 graus, respectivamente.

sura anterior. Diferenças de apenas 0,5 cm podem interferir na qualidade da imagem.

Pela alta qualidade da imagem, os telescópios estão indicados sempre que houver dúvida diagnóstica após o uso do endoscópio flexível.

Fonte de luz (Fig. 2-5)

Vários tipos de lâmpadas podem ser utilizados. Estas variam na coloração, potência e custo:

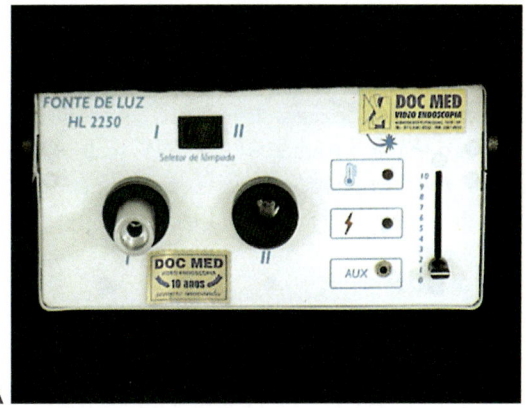

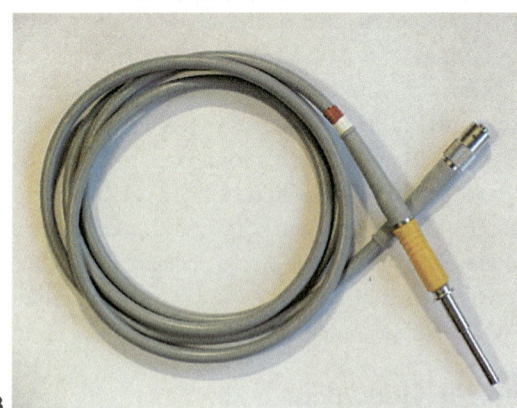

Fig. 2-5. (A) Fonte de luz. **(B)** Cabo de luz.

Tipos de fonte	Coloração	Potência	Custo	Utilização
Halogênio	Amarelada	150 a 250 W	Bem acessível	Qualquer endoscópio, quando utilizadas para visibilização direta ocular
Xenônio	Branco	75 a 500 W	Elevado	300 W oferece excelente qualidade de imagem, mesmo com endoscópios flexíveis de 3,2 mm
Metal Halide Arc Lamp	Branco	270 W	Intermediário	Iluminação suficiente para uma boa documentação em vídeo com endoscópio flexível de 3,2 mm

A iluminação obtida com as fontes de halogênio, apesar de suficiente para qualquer endoscópio, torna a imagem escura quando utilizada para a videogravação, exceto quando usados telescópios de laringe cujo cabo de iluminação é bastante cali-

broso. A fonte de metal *Halide Arc Lamp* é recomendada pelo custo e qualidade da iluminação.

Câmera de vídeo (Fig. 2-6)

O procedimento endoscópico requer delicadeza em sua realização e, por esse motivo, as câmeras menores são mais indicadas. Existem dois tipos de câmeras que podem ser conectadas aos endoscópios: as câmaras portáteis de uso doméstico e as especiais, conhecidas como minicâmeras e microcâmeras. Recomendamos as microcâmeras por serem mais leves e versáteis do que as outras.

Deve-se estar atento para o grau de sensibilidade luminosa que a câmera oferece (que é fornecido através do número de

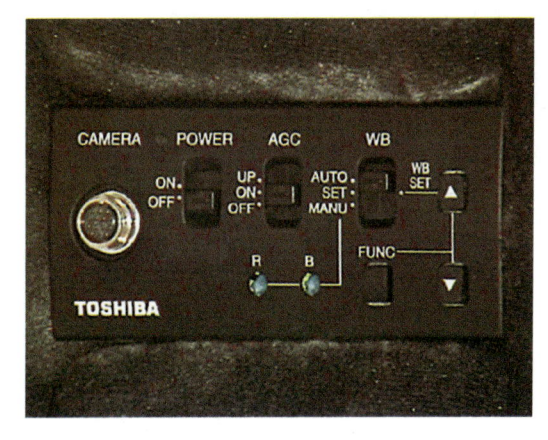

Fig. 2-6. Câmera de vídeo.

LUX), e o grau de resolução de imagem que é dado em número de PIXÉIS (ou elementos de imagem). Quanto menor o número de LUX da câmera, maior é a sensibilidade luminosa, ou seja, maior é a capacidade de registrar imagens com iluminação precária. Quanto maior o número de PIXÉIS, melhor a resolução da imagem. Recomendamos câmeras de pelo menos 5 LUX de sensibilidade com mais de 400 mil PIXÉIS.

Videogravador

Existem diversos formatos de fita e sistemas de gravação no mercado.

Apesar de os formatos MiniDV, Digi8, Hi-8 e S-VHS (super-VHS) oferecerem uma qualidade de imagem superior aos sistemas normais 8 mm ou VHS, para a nossa finalidade, os sistemas normais são muito úteis. Como o formato VHS é o mais encontrado no Brasil, recomendamos o mesmo, principalmente por seu custo e praticidade. Alguns aparelhos de videogravação apresentam o controle JOG-SHUTTER, que permite o avanço e o retrocesso da fita, bem como a pausa da imagem, facilitando a demonstração das imagens para o paciente.

Recentemente, o gravador de DVD pode ser utilizado, e é o que pessoalmente recomendamos.

Monitor de vídeo (Fig. 2-7)

Para o uso ambulatorial, a maioria das televisões oferece uma boa qualidade de imagem. Os aparelhos mais novos oferecem compatibilidade de cor tanto para o sistema PAL-M como para o NTSC. Videogravador NTSC puro é incompatível com monitor PAL-M puro. Sugerimos que o monitor seja compatível para NTSC e tenha uma dimensão em torno de 14 polegadas.

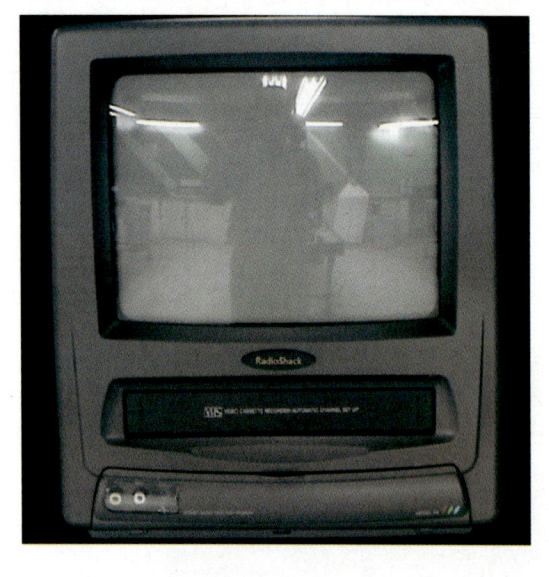

Fig. 2-7. Monitor.

Vídeo printer

Permite transformar em fotografia as imagens conseguidas com uma câmera de vídeo. Pode ser útil quando realizamos exames para terceiros.

Existem algumas dicas para tornar a imagem mais clara. Uma delas é, por exemplo, tornar sua câmera mais sensível, substituindo uma de 9 LUX por 5 LUX. Outro modo é aumentar o "ganho" de luz da câmera, através de um botão denominado AGC. Neste caso, a imagem se torna mais clara, porém se perde em qualidade, tornando-se mais pigmentada.

A melhor imagem é conseguida com endoscópio de boa qualidade, melhor câmera, fonte de iluminação potente e sistema de alta fidelidade.

Deve-se, ainda, estar atento aos adaptadores do endoscópio com os da câmera. Cada marca de endoscópio apresenta ocular de formato definido e distinto. Assim, a conexão do endoscópio à câmera necessita de um encaixe próprio. É preciso compatibilizar o adaptador da câmera com os diversos endoscópios existentes. Na medida do possível, sugerimos a aquisição de endoscópios que tenham o mesmo formato da ocular.

■ INSTRUMENTOS NECESSÁRIOS PARA CADA PASSO CIRÚRGICO

A utilização do instrumento adequado para cada passo cirúrgico é de extrema importância, uma vez que minimiza o tempo cirúrgico e as possíveis complicações. Assim, serão descritos os instrumentos mais freqüentemente utilizados em cada etapa.

É importante salientar que não existe uma regra para monitores de vídeo; assim, cada cirurgião se adequará a um tipo específico.

O primeiro instrumento a ter em mãos é um **endoscópio rígido** (Fig. 2-4), que pode ser de 2,7 ou 4 mm de diâmetro. Por não movimentarem a extremidade distal, como os endoscópios flexíveis, os mesmos apresentam diferentes angulações que serão escolhidas de acordo com a preferência e a necessidade do profissional. As angulações disponíveis variam conforme o diâmetro: endoscópios de 2,7 mm podem apresentar zero, 30 ou 70 graus, enquanto endoscópios de 4 mm podem apresentar zero, 30, 45 e 70 graus. De um modo geral, os endoscópios de 2,7 mm são mais confortáveis, porém mais frágeis, apresentam uma imagem menor e menos iluminada. Na maioria das vezes optamos pelo endoscópio de 4 mm, mais resistente, oferecendo maior campo visual e luminosidade, essenciais na documentação em vídeo. Em fossas nasais estreitas, como a de recém-nascidos, no entanto, muitas vezes temos que utilizar o endoscópio de 2,7 mm.

Os endoscópios de zero grau permitem uma visão direta das estruturas nasais e, por esse motivo, são facilmente manipulados pelo cirurgião iniciante. Os endoscópios de 30, 45 e 70 graus são úteis em etapas cirúrgicas específicas.

Como cada endoscópio tem uma angulação definida e imutável, é preciso um conjunto de telescópios se desejarmos fazer procedimentos diagnósticos ou cirúrgicos completos. Por serem equipamentos de alto custo, sugerimos o telescópio de 30 graus para aqueles que desejam apenas fazer diagnósticos e o de zero graus para os que pretendem realizar cirurgias, pois permite uma visibilização direta das estruturas com o menor grau de

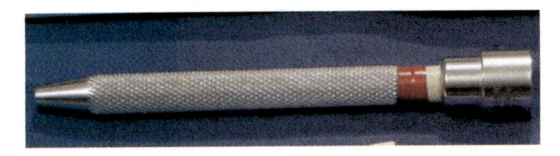

Fig. 2-8. Handle.

distorção possível. Pessoalmente, operamos com endoscópios de zero e 45 graus.

Em quase todos os passos da cirurgia o endoscópio de zero grau é utilizado. Para a abordagem ao seio frontal, no entanto, um endoscópio angulado, como o de 45 graus, na maior parte das vezes é suficiente para o procedimento. Em alguns casos, o endoscópio de 70 graus é necessário. Na abordagem ao seio maxilar é importante ter em mãos um endoscópio angulado para se certificar que toda a alteração presente no mesmo foi removida. Alguns cirurgiões utilizam o *handle*, que serve de suporte ao telescópio (Fig. 2-8).

Antes de iniciar a cirurgia é importante que haja um **antiembaçante** (Fig. 2-9) para a limpeza do endoscópio durante o procedimento cirúrgico. Para tanto, existem *kits* comerciais prontos ou pode-se diluir sabão líquido em água para o mesmo fim. Lembre-se de proteger o fundo do frasco que contém a solução com gase para que não traumatize o endoscópio durante sua limpeza.

Agora que o sistema de documentação e o endoscópio estão prontos, vamos começar a cirurgia! Neste capítulo não iremos detalhar a técnica cirúrgica a ser realizada, mas sim os possíveis instrumentos a serem utilizados. Supondo-se que temos um paciente com rinossinusite crônica, refratária a tratamento clínico, com todos os seios comprometidos, a cirurgia seguirá os seguintes passos:

Uncinectomia

Para a incisão do processo uncinado, pode-se utilizar a **faca em foice** (Fig. 2-10A) ou o *cottle* (Fig. 2-10B), que apresenta uma das extremidades mais afiadas. Para sua remoção, pode-se utilizar uma pinça **não-cortante** (Fig. 2-11), como o **Takahashi** ou **Baklesly reto**, realizando movimentos de rotação sentido horário e anti-horário; ou ainda uma pinça **cortante reta** (Fig. 2-11A a 2-12B), removendo sua inserção superior e inferior.

Remoção da bula etmoidal

Primeiramente realiza-se uma incisão medial e inferior na mesma, que pode ser realizada com o **aspirador reto** ou o *cottle* (Fig. 2-10B). Uma vez aberta, a mesma pode ser removida com uma pinça **cortante ou não-cortante angulada** (Fig. 2-11A a 2-12B). Durante esse passo é importante palpar o recesso retrobular para não lesar a lamela basal da concha média.

Abertura do seio etmóide posterior

Sabendo que a lamela basal divide o etmóide anterior do posterior, uma incisão medial e inferior é realizada na mesma,

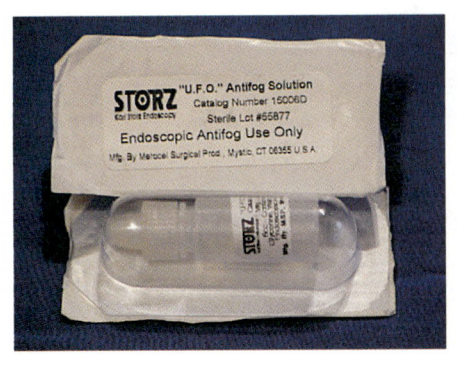

Fig. 2-9. Antiembaçante.

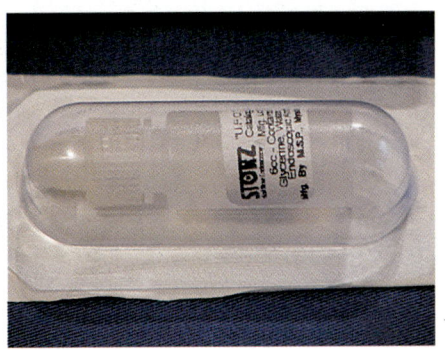

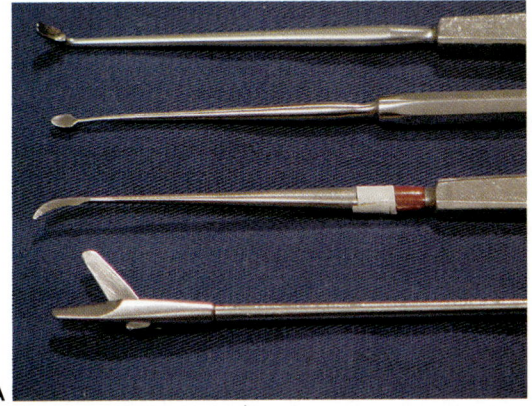

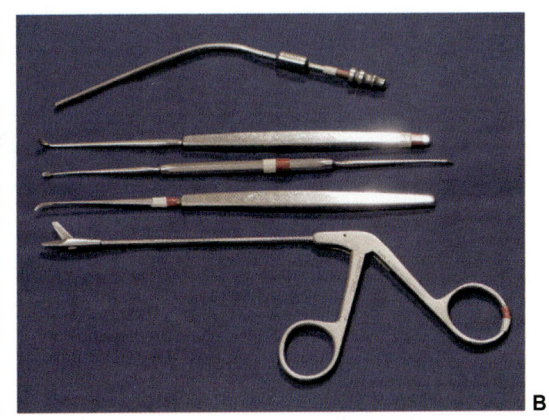

Fig. 2-10. **(A)** De baixo para cima temos: tesoura, faca em foice, *cottle*, cureta em "J". **(B)** Acrescenta-se um aspirador reto.

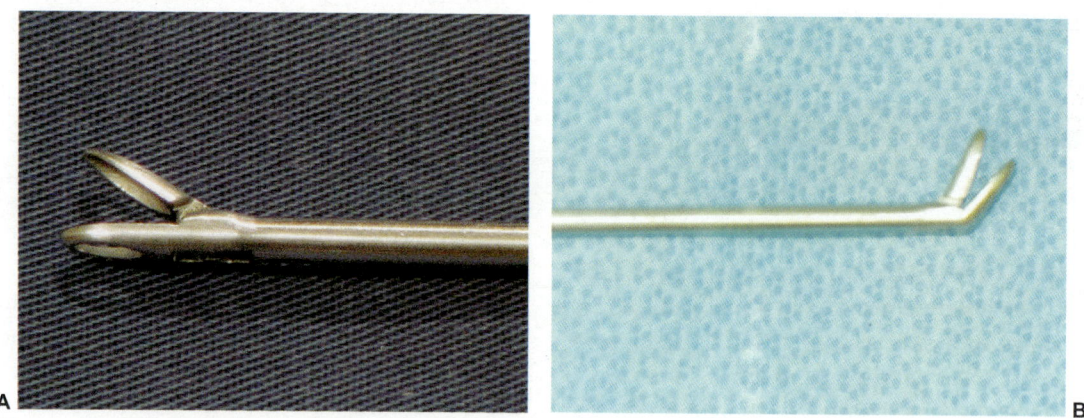

Fig. 2-11. Pinça não-cortante reta. **(A)** Angulada. **(B)** de Baklesly.

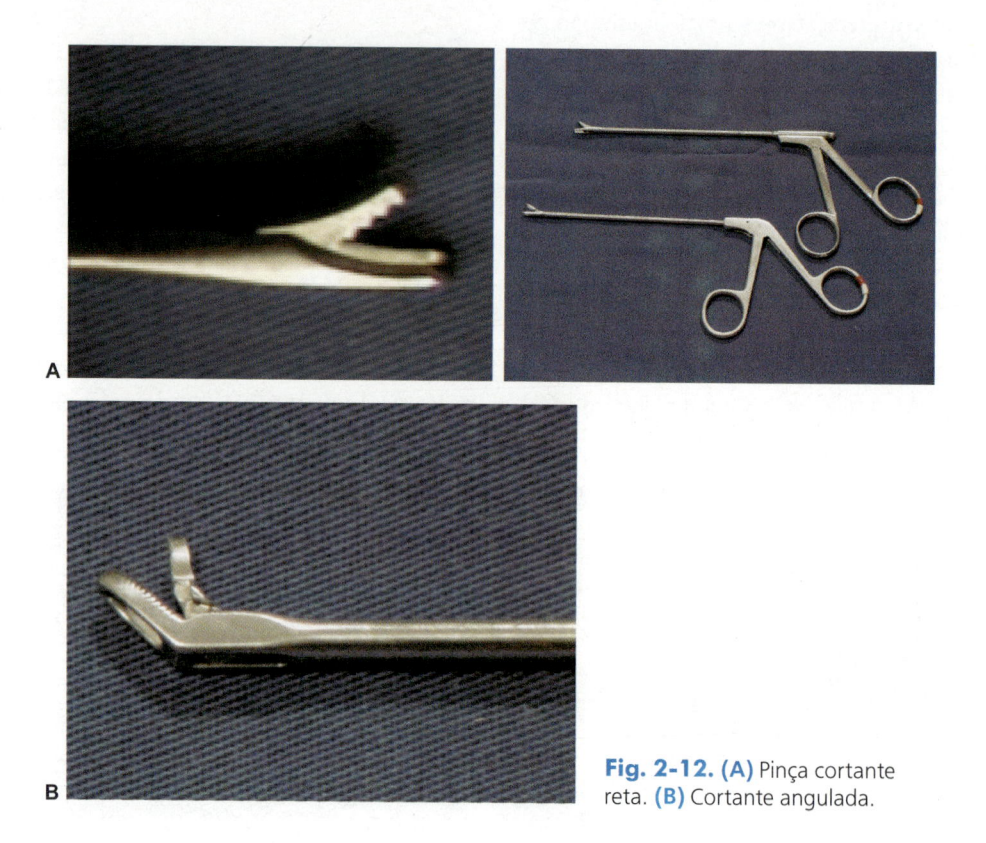

Fig. 2-12. (A) Pinça cortante reta. **(B)** Cortante angulada.

utilizando-se do **aspirador reto** ou do *cottle* (Fig. 2-10B). Sua ampliação deve ser feita com uma **pinça cortante angulada** ou, ainda, com a **pinça cogumelo reta** (Fig. 2-13), que remove o osso lateralmente, sendo extremamente segura. Ao usar a pinça cortante angulada, é importante sempre palpar a região superior que pretende remover para certificar-se de que ainda existem células a serem removidas. A falta de cuidado pode levar à lesão da base do crânio.

Sinusotomia esfenoidal

O óstio do seio esfenóide pode ser abordado através da fossa nasal ou através do seio etmóide posterior. Ao visibilizar o óstio do seio pela fossa nasal, o mesmo deve ser ampliado com a **pinça cogumelo reta** (Fig. 2-13). Quando alcançado via transestmoidal, utiliza-se a **cureta em "J"** (Fig. 2-10B) para realizar uma incisão o mais medial e inferior, na região mais distal do seio etmóide posterior. Feita a incisão, a abertura criada é ampliada com a **pinça cogumelo reta** (Fig. 2-13).

Seio maxilar

O óstio natural do seio maxilar encontra-se entre os remanescentes do processo uncinado e a região anterior da bula etmoidal. Para encontrá-lo pode-se utilizar o endoscópio de zero grau, mas nesse passo, a utilização do endoscópio de 30 graus pode facilitar o procedimento. Com um **palpador curvo** ou a **cureta em "J"** (Fig. 2-10B), ou até mesmo o **aspirador de maxilar** (Fig. 2-14), pode-se palpá-lo atrás dos restos do processo uncinado. Caso haja necessidade, esses remanescentes podem ser retirados com a pinça *back biter* (Fig. 2-14). Algumas vezes há necessidade de ampliar o óstio do seio maxilar posteriormente e,

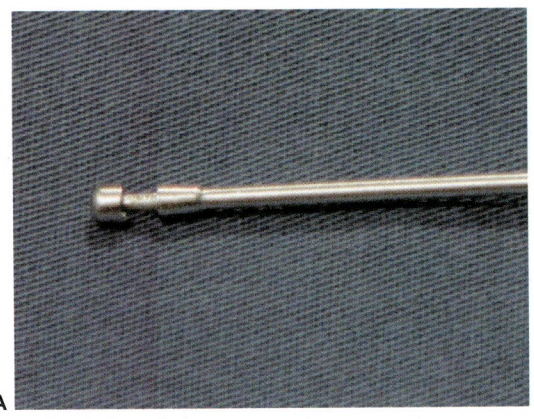

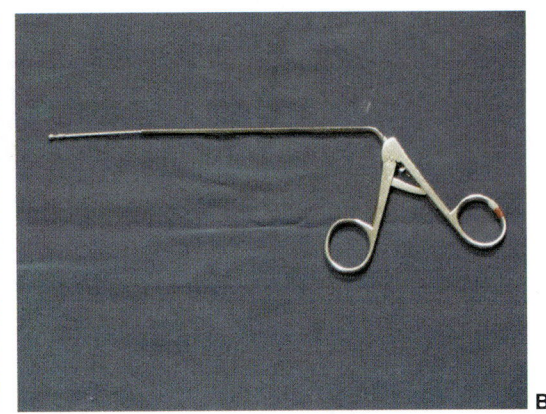

Fig. 2-13. (A, B) Pinça cogumelo reta.

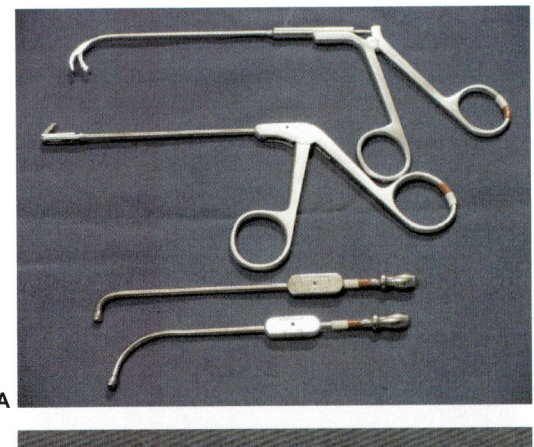

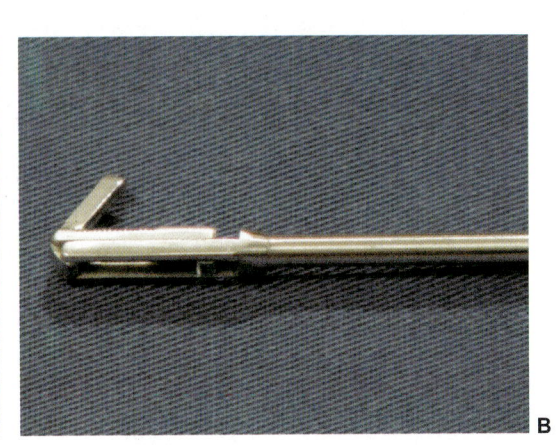

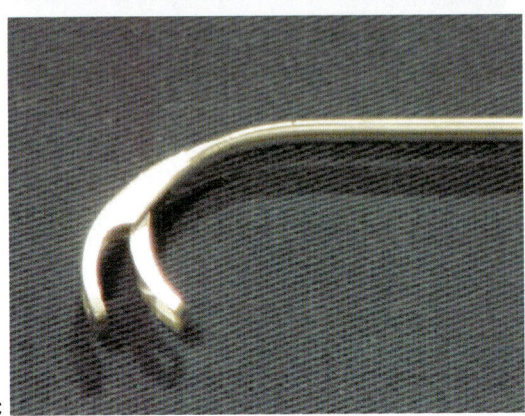

Fig. 2-14. (A) De baixo para cima temos dois aspiradores curvos; *back biter* e pinça curva de maxilar (HOIVISA). **(B)** *Back biter.* **(C)** Pinça curva de maxilar (Heuwieser).

para tanto, utiliza-se uma **pinça cortante reta** (Fig. 2-11A a 2-12B). Na necessidade de ampliá-lo inferiormente, uma **pinça cortante para baixo** (Fig. 2-15) pode ser útil. Uma vez ampliado o óstio, o seio maxilar deve ser inspecionado, sendo necessária, por vezes, a troca de endoscópio para que a angulação seja propícia para a observação de todas as paredes do mesmo. Supondo que haja algo a ser removido do seio, a **pinça curva de maxilar** (Heuwieser) (Fig. 2-14) é de muita utilidade, assim como o próprio aspirador curvo. Em determinadas situações, há necessidade de inspeção do seio maxilar através de uma sinunoscopia e colheita de material para biópsia. Para tanto, utiliza-se **trocarte** e **pinça de biópsia** (Fig. 2-16).

Sinusotomia frontal

Na abordagem ao seio frontal, é necessário um endoscópio angulado como o de 45 graus. Neste passo, a menor manipulação possível é essencial para evitar estenoses pós-operatórias. Pinças específicas de seio frontal são utilizadas, como a **girafa de abertura látero-lateral**, **girafa de abertura ântero-posterior** e o **cogumelo angulado** (Fig. 2-17). Muitas vezes, as **curetas anguladas de 55 e 90 graus** são suficientes para o procedimento. O **aspirador curvo de seio frontal** também é bastante útil nesta etapa.

Dependendo do tipo de cirurgia que está sendo realizada, pode ocorrer um sangramento de difícil controle apenas com vasoconstritor tópico e, nesses casos, **cauterizadores aspiradores**

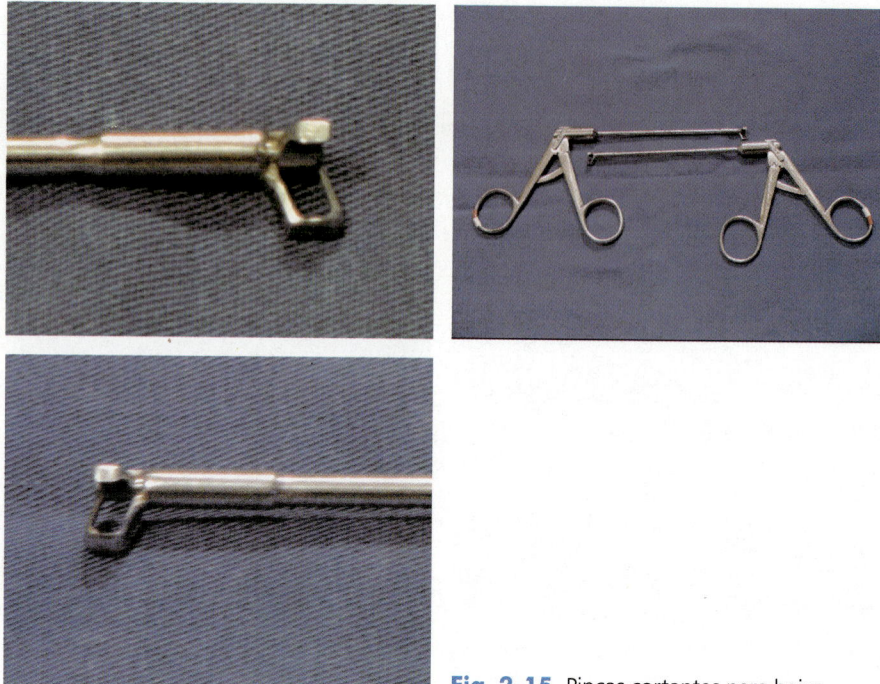

Fig. 2-15. Pinças cortantes para baixo.

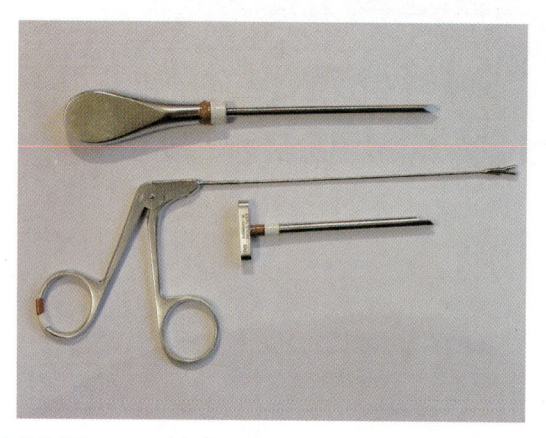

Fig. 2-16. Nas extremidades encontram-se os trocartes, enquanto a pinça de biópsia encontra-se entre os mesmos.

podem ser úteis. Para tanto, existem os **aspiradores monopolares** e os **aspiradores bipolares** (retos ou curvos) (Fig. 2-18). Em regiões próximas a estruturas importantes, como a artéria carótida interna do nervo ótico, o aspirador bipolar é preferível ao monopolar.

Existem, ainda, instrumentos específicos para determinadas patologias. É o caso, por exemplo, do **filtro de luz azul** (Fig. 2-19) que é conectado a uma fonte de luz e permite a visibilização do corante fluoresceína na procura de uma fístula liquórica.

Nos casos de epistaxe posterior, refratária ao tratamento conservador, pode-se fazer a ligadura da artéria esfenopalatina utilizando-se o "clip" vascular de Titanium (ethicon Endosurgery clip/LT200) (Fig. 2-20).

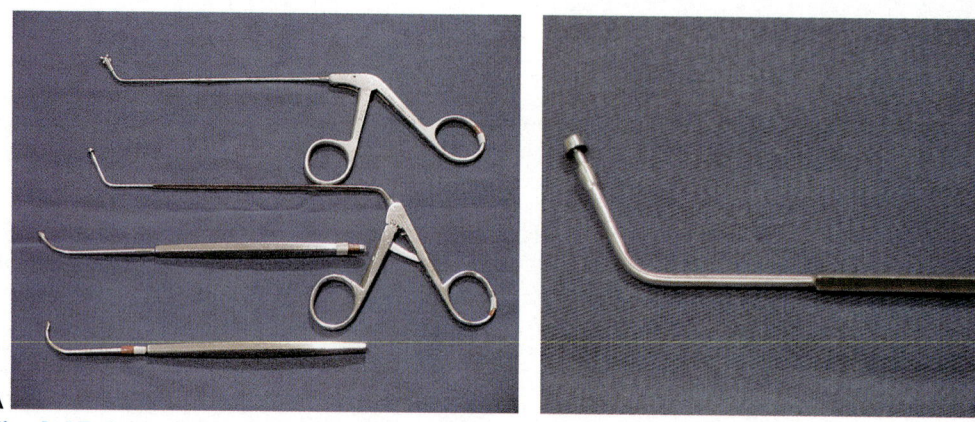

Fig. 2-17. **(A)** De baixo para cima observamos a cureta em 90 e 55 graus; a pinça cogumelo angulada e a pinça girafa com abertura ântero-posterior. **(B)** Pinça cogumelo angulada.

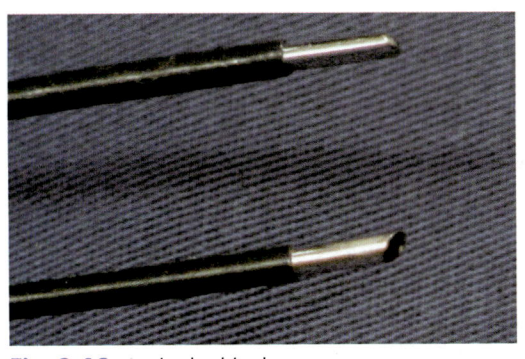

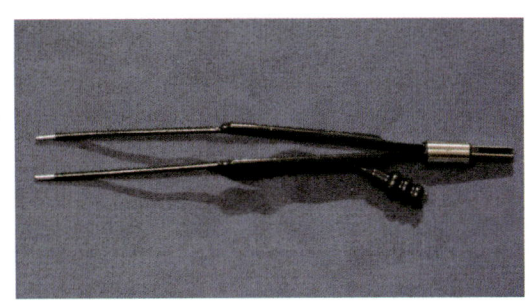

Fig. 2-18. Aspirador bipolar.

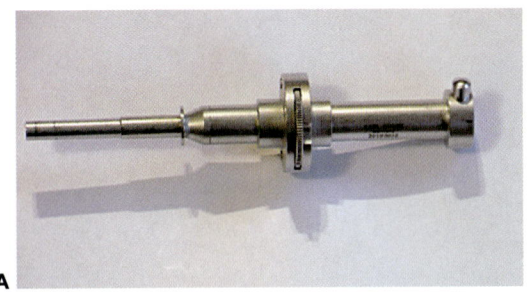

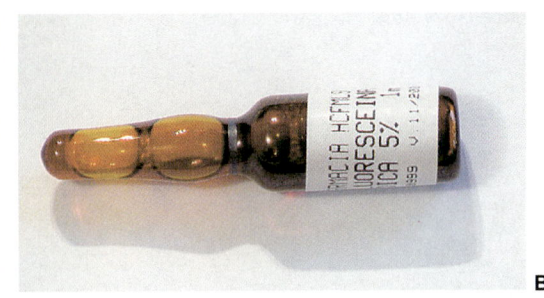

Fig. 2-19. (A) Filtro de luz azul. **(B)** Frasco de fluoresceína.

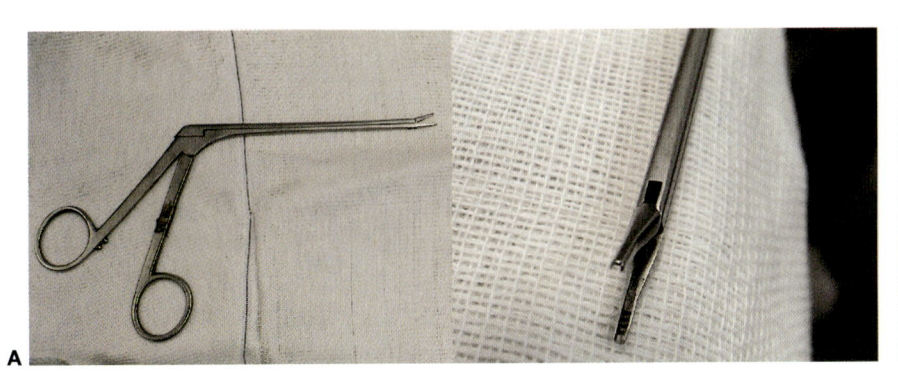

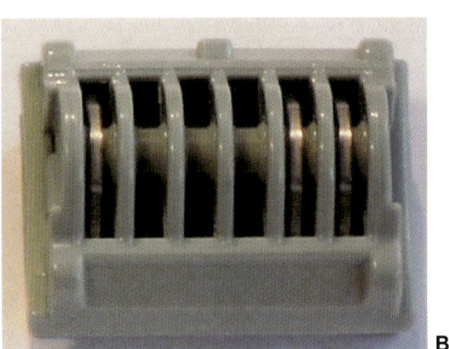

Fig. 2-20. (A) Pinça específica para ligadura de artéria. **(B)** Liga-*Clip*.

■ MICRODEBRIDADOR OU SHAVER

Nos últimos anos o microdebridador tem sido utilizado na cirurgia endonasal, substituindo alguns instrumentos acima citados. Esse potente instrumento é conectado ao aspirador e reduz de forma significativa o tempo de cirurgia. Para cirurgia otorrinolaringológica, apresenta três pontas de diâmetro e curvaturas diferentes: uma **ponta reta de 2,9 mm**, utilizada em cirurgia das conchas nasais; uma **ponta reta de 4 mm**, utilizada para exérese de poliposes, tumores ou mesmo nas sinusectomias; e uma **ponta curva de 4 mm** utilizada para adenoidectomia transoral sob visibilização de um endoscópio de 70 graus.

■ SISTEMA DE NAVEGAÇÃO TRIDIMENSIONAL

Cirurgia guiada por imagem

De um modo geral, os pacientes realizam, no pré-operatório, exames de imagem como a tomografia computadorizada (TC) e/ou a ressonância magnética (RM) para se estimar a anatomia nasal e paranasal. Essas imagens são então transferidas para um computador que se encontra na sala de cirurgia e que será utilizado durante o procedimento. Para que a imagem radiológica obtida previamente corresponda à imagem endoscópica real, a cabeça do paciente deve ser fixada com os mesmos parâmetros do dia em que os exames radiológicos foram realizados.

Para tanto, existem dois tipos de sistema de fixação: VBH *head holder* e o SANDSTROM *head fixation device*. O primeiro oferece fixação do paciente superior ao segundo, além de flexibilidade nas cirurgias de ouvido, nariz e garganta. Existem vários tipos de sistema de navegação, sendo todos eficientes.

Minutos antes do início da cirurgia, o cirurgião é capaz de checar a acurácia do sistema que, geralmente, apresenta um erro menor do que 2 mm de diferença – entre a imagem e a anatomia real.

O uso do sistema de navegação é útil em selecionados casos, como abordagem a tumores de base de crânio, segundas cirurgias, entre outros, contudo a relação custo/benefício do equipamento é questionável. É importante salientar que o uso desse sistema deve ser feito por profissionais já com extensa experiência em cirurgias nasais e o seu uso de forma alguma dispensa o conhecimento da anatomia desta região.

■ BIBLIOGRAFIA

Fried MP, Morrison PR. Computer-augmented endoscopic sinus surgery. Otolaryngologic Clinics of North America. 31 (2):331-341, 1998.

Gunkel AR, Freysinger W, Thumfart WF. Experience with various dimensional navigation systems in head and neck surgery. Arch Otolaryngol Head Neck Surg. 126:390-395, 2000.

Schaefer SD, Manning S, Close LG. Endoscopic paranasal sinus surgery: indications and considerations. Laryngoscope. 99:1-5, 1989.

Stammberger H, Posawetz W. Functional endoscopic sinus surgery: concepts, indications and results of the Messerklinger technique. Eur Arch OtoRhinoLaryngol 247:63-76, 1990.

Stammberger H. *Functional endoscopic sinus surgery.* 1st ed. Philadelphia: BC Decker, 1991.

Voegels RL. Cirurgia endoscópica dos seios paranasais. Arq Otolaringol (1):15-18, 1997.

Voegels RL; Pádua, FGM. Cirurgia endoscópica funcional dos seios paranasais In: *Tratado de otorrinolaringologia da sociedade Brasileira de Otorrinolaringologia.* Eds Campos, CAH; Costa, HOO - São Paulo: Roca, 2002, 5:278-289.

ANATOMIA CIRÚRGICA ENDOSCÓPICA E RADIOLÓGICA DOS SEIOS PARANASAIS

Marcus Lessa ❖ Richard Voegels ❖ Fábio Lorenzetti

■ INTRODUÇÃO

Com o advento da cirurgia endoscópica nasossinusal, uma importância muito grande foi dada à anatomia da parede lateral da fossa nasal e dos seios paranasais.

Historicamente, a nomenclatura da parede lateral do nariz sempre foi palco de algumas confusões. Desde 1934, T. B. Layton já demonstrava, em seu prefácio intitulado "Uma Histórica Confusão", que havia uma considerável diversidade e confusão entre anatomistas, rinologistas e cirurgiões a respeito do uso e definição dos termos *hiatus semilunaris* e *infundibulum*. Nesse mesmo prefácio afirmava que, em anatomia, um termo obrigatoriamente deveria denotar apenas uma estrutura e ser usado por todos para demonstrar esta estrutura. Ainda hoje, apesar de a maioria dos autores mais recentes definirem o hiato semilunar como um espaço bidimensional, alguns autores o descrevem como um espaço tridimensional. Determinadas estruturas continuam sendo identificadas por termos diversos, logo, a confusão persiste mesmo atualmente. Contudo, com a introdução da endoscopia diagnóstica e cirúrgica, uma descrição e definição precisa dos espaços e estruturas da parede lateral do nariz tornou-se de crítica importância.

Em meados de 1950 Messerklinger surge como o pioneiro na descrição de uma sistemática para o diagnóstico endoscópico da parede lateral da fossa nasal. Demonstrou, através de estudos, que, na maioria dos casos de doenças nos seios maxilares e frontais, a patologia primária se localizava nos estreitos espaços da parede lateral da fossa nasal e nas células etmoidais anteriores. Tal descoberta permitiu o desenvolvimento de técnicas cirúrgicas endoscópicas direcionadas à doença primária na região etmoidal. O mesmo autor observou que a eliminação da doença primária do etmóide, através de procedimentos endoscópicos circunscritos e limitados, resultava em resolução até mesmo de doenças maciças dos seios paranasais adjacentes. Alguns anos mais tarde, seu discípulo Stammberger introduziu o termo FESS *(Functional Endoscopic Sinus Surgery)* e divulgou essa técnica cirúrgica mundialmente, objetivando preservar ao máximo a mucosa nasossinusal e retirar apenas o necessário para o restabelecimento das funções fisiológicas do nariz e seios paranasais.

Todo cirurgião que se propõe a fazer cirurgia endoscópica nasossinusal, além do equipamento necessário, deve ter um amplo conhecimento da anatomia dessa região. Portanto, neste capítulo, procuramos descrever a anatomia cirúrgica endoscópica e radiológica da parede lateral do nariz e dos seios paranasais.

■ ANATOMIA ENDOSCÓPICA
Considerações iniciais

Para o estudo da anatomia endoscópica é necessário um conhecimento prévio da anatomia nasal *sensu latu*. Como o objetivo deste capítulo é enfatizar a anatomia endoscópica, revisaremos apenas alguns tópicos anatômicos de maior interesse.

Conchas e meatos inferiores

A concha inferior, também chamada de corneto ou turbina inferior, é uma lâmina fina, curva em sua borda livre, que se liga na superfície nasal da maxila e na lâmina perpendicular do osso palatino. Embriologicamente seu aparecimento é diferente da origem das demais conchas (Fig. 3-1).

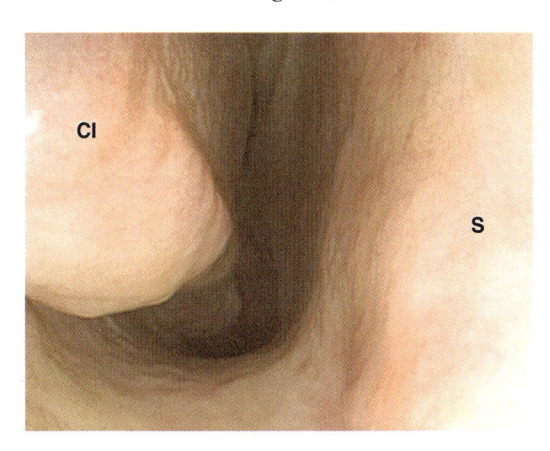

Fig. 3-1. Visão com endoscópio 0 grau, 4 mm, fossa nasal direita, demonstrando concha inferior (CI) e septo nasal (S).

Três proeminências projetam-se da concha inferior: a mais anterior é o processo lacrimal, o qual liga-se ao osso lacrimal e ao óstio do ducto nasolacrimal (válvula de Hasner). A mais mediana, o processo etmoidal da concha inferior, se liga ao processo uncinado e separa a fontanela anterior da posterior. A proeminência posterior, o processo maxilar, forma parte da parede medial do seio maxilar. Desta forma, a borda superior da concha inferior se articula com os ossos maxilar, etmóide, lacrimal e palatino.

Ínfero-lateralmente à concha inferior fica o meato inferior, onde abre-se o ducto nasolacrimal que se encontra aproximadamente 1,5 cm posterior à cabeça da concha inferior.

Conchas e meatos médios

São estruturas de fundamental importância na cirurgia endoscópica nasal, sendo então abordadas mais detalhadamente no decorrer deste capítulo (Fig. 3-2).

Conchas e meatos superiores

A concha superior também é parte do etmóide. Em posição superior e posterior a ela existe um pequeno espaço chamado recesso esfenoetmoidal, que recebe a abertura do seio esfenoidal. No meato superior encontram-se os orifícios de comunicação das células etmoidais posteriores. Pode ainda existir uma quarta concha (suprema) ou quinta (Fig. 3-3).

Fossa pterigopalatina

A fossa pterigopalatina é um espaço piramidal invertido localizado entre a parede posterior do seio maxilar e a parede anterior da lâmina pterigóide. As principais estruturas aí situadas são: gânglio esfenopalatino, nervo maxilar e artéria maxilar.

O gânglio esfenopalatino supre, com inervação parassimpática, a glândula lacrimal, as glândulas mucosas do nariz, nasofaringe, seios paranasais e palato.

O nervo maxilar é a segunda divisão do nervo trigêmeo, sendo responsável pela sensibilidade do terço médio da face.

A artéria maxilar, ramo da artéria carótida externa, origina a artéria esfenopalatina que passa através do forame esfenopalatino e fornece ramos que irrigam a mucosa da parede nasal lateral e septal. Quando houver indicação, a ligadura da artéria esfenopalatina pode ser feita por via endoscópica.

Osso etmoidal

O osso etmoidal é constituído por uma placa óssea horizontal e uma vertical em ângulo reto. A placa vertical, em sua porção superior, forma a *crista galli*, e na porção inferior forma a lâmina perpendicular do etmóide. A porção horizontal é formada medialmente pela lâmina crivosa ou cribriforme, e lateralmente por uma porção mais espessa, a fóvea etmoidal, que abriga as células etmoidais. A *crista galli* separa medialmente ambas as lâminas crivosas.

O seio etmoidal é limitado lateralmente pela lâmina papirácea, que forma uma fina divisão com a órbita, podendo estar deiscente em alguns indivíduos e, desta maneira, ser via de disseminação de infecção para a órbita. Medialmente, o etmóide é limitado pela concha média e superior (ocasionalmente pela suprema).

A superfície anterior do esfenóide constitui o maior componente da parede posterior das células etmoidais. Anterior e inferiormente, o seio etmoidal relaciona-se com o osso maxilar e demais estruturas do infundíbulo.

O labirinto etmoidal pode ser dividido em cinco lamelas, de fundamental importância cirúrgica.

Lamelas do labirinto etmoidal

Processo uncinado

O processo uncinado, ou apófise unciforme, primeira lamela do labirinto etmoidal, é uma folha óssea fina e disposta quase sagitalmente em forma de bumerangue, posterior ao *agger nasi*. A sua margem póstero-superior é côncava e situa-se paralelamente à superfície anterior da bolha etmoidal, que se encontra logo atrás. A margem convexa anterior e ascendente do processo

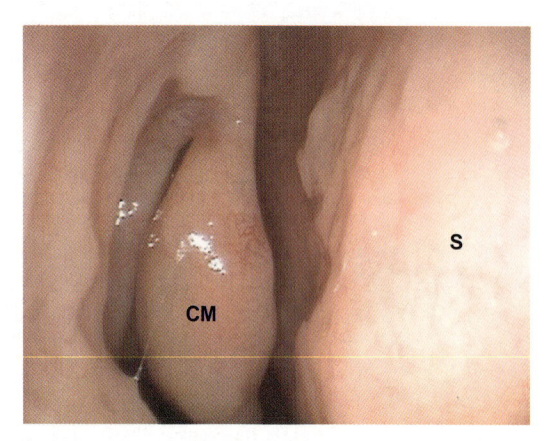

Fig. 3-2. Visão com endoscópio 0 grau, 4 mm, fossa nasal direita, demonstrando concha média (CM) e septo nasal (S).

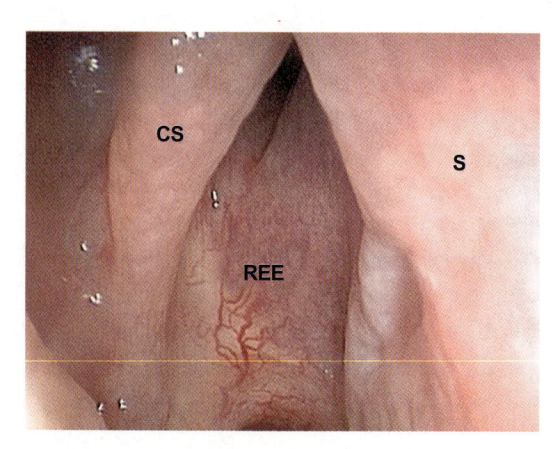

Fig. 3-3. Visão com endoscópio 30 graus, 4 mm, fossa nasal direita, demonstrando concha superior (CS), recesso esfenoetmoidal (REE) e septo nasal (S).

uncinado está em contato com a estrutura óssea da parede nasal lateral, podendo até estender-se ao osso lacrimal. Sua porção inferior é mais curvada posteriormente, formando a parede anterior do hiato semilunar e, medialmente, a parede do infundíbulo. Na margem inferior do processo uncinado originam-se espículas ósseas que se articulam com o processo etmoidal da concha inferior, separando as fontanelas anterior e posterior (defeitos ósseos de tamanho variado na parede medial do seio maxilar) (Fig. 3-4).

O seguimento mais superior do processo uncinado não é visualizável, pois se encontra coberto pela inserção do processo vertical da concha média. Esse seguimento superior pode ter a sua inserção em uma das seguintes regiões:

- Lâmina papirácea (recesso terminal).
- Teto do etmóide.
- Concha média.

Quando o seguimento superior do processo uncinado tem sua inserção na lâmina papirácea, o infundíbulo etmoidal encontra-se fechado superiormente em um "fundo cego" denominado recesso terminal ou *recessus terminalis* (Fig. 3-5). Nessa situação o recesso frontal drena separadamente do infundíbulo etmoidal, limitando a disseminação de infecção entre os seios

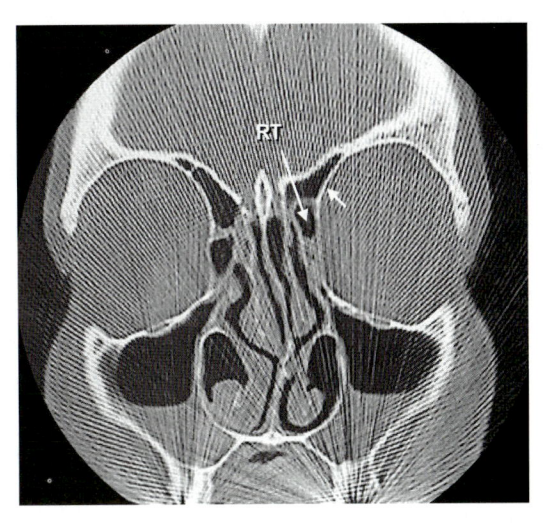

Fig. 3-6. Corte coronal de TC evidenciando a inserção do processo uncinado na lâmina papirácea à esquerda (seta). RT = recesso terminal.

maxilares e frontais. Se o processo uncinado insere-se no teto do etmóide ou na concha média, o seio frontal e o recesso frontal irão drenar diretamente no infundíbulo, logo, infecções do seio maxilar podem afetar o seio frontal e vice-versa (Fig. 3-6).

Bolha etmoidal

A bolha etmoidal, ou bula etmoidal, segunda lamela do labirinto etmoidal, é uma das células mais constantes e pneumatizadas do etmóide anterior, contudo, ocasionalmente pode encontrar-se pouco desenvolvida ou até mesmo totalmente ausente.

Lateralmente está em contato com a lâmina papirácea e, posteriormente, pode apresentar distâncias variáveis com a porção diagonal (ou frontal) da concha média. Superiormente esta lamela pode ter inserção na base do crânio, separando o recesso frontal da porção mais posterior do etmóide anterior. Entretanto, se a inserção da bolha não atingir a base do crânio, o recesso frontal comunica-se diretamente com o seio lateral (recesso retrobular) (Fig. 3-7).

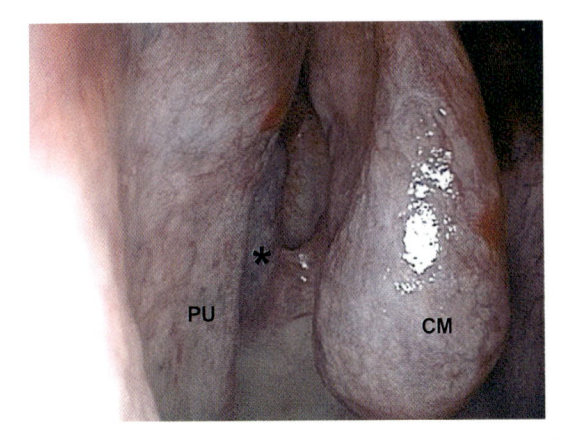

Fig. 3-4. Visão com endoscópio. 0 grau, 4 mm, fossa nasal direita, demonstrando processo uncinado (PU), bolha etmoidal (*) e concha média (CM).

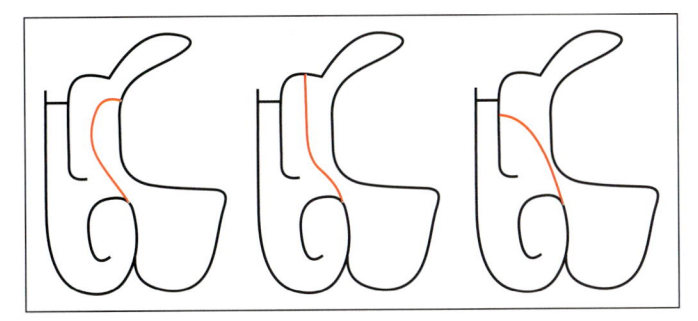

Fig. 3-5. Desenho esquemático demonstrando as diversas inserções de processo uncinado. (Esquema adaptado de: Stammberger, H. Functional Endoscopic Sinus Surgery. 1st ed BC Decker, Philadelphia, 1991.)

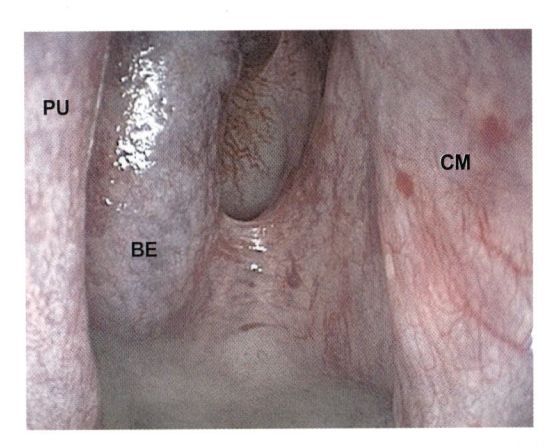

Fig. 3-7. Visão com endoscópio. 0 grau, 4 mm, fossa nasal direita, demonstrando processo uncinado (PU), bolha etmoidal (BE) e concha média (CM).

Concha média (lamela basal)

Correspondendo à terceira lamela do labirinto etmoidal, a inserção da concha média pode ser dividida em três porções:

1. **Anterior (vertical)**: inserida na base do crânio, na parte mais lateral da lâmina crivosa.
2. **Média (diagonal ou frontal)**: inserida na lâmina papirácea.
3. **Posterior (horizontal)**: inserida na lâmina papirácea e/ou parede lateral do seio maxilar (Fig. 3-8).

Esta inserção de forma sigmóide por diferentes planos contribui significativamente para a estabilidade da concha média. Esta lamela separa o etmóide anterior do posterior.

A concha média tem uma porção vertical em sua borda anterior livre que pode ser fina ou proeminente e, ocasionalmente, lobulada. Sua margem posterior é ligada à parede nasal lateral e à lâmina perpendicular do osso palatino. Imediatamente posterior a esta ligação encontra-se o forame esfenopalatino, por onde passam a artéria e veia esfenopalatinas assim como os nervos nasais posterior e superior (Fig. 3-9).

Lamela da concha superior

Trata-se da quarta lamela em questão, sem grande importância prática.

Lamela da concha suprema

Nem sempre presente e de pouco valor na prática, corresponde à quinta lamela.

Espaços

Hiato semilunar

Descrito por Zuckerlandl, em 1880, é uma fenda bidimensional entre a margem livre posterior do processo uncinado e a parede anterior da bolha etmoidal, formando a entrada do infundíbulo etmoidal.

Grünwald descreveu um segundo hiato semilunar e o denominou "hiato semilunar superior", reservando o termo "hiato semilunar inferior" para aquele descrito por Zuckerlandl. A estrutura bidimensional, situada posteriormente à bolha etmoidal, que comunica o seio lateral (recesso retrobular) com o meato médio, é o hiato semilunar superior (Fig. 3-10).

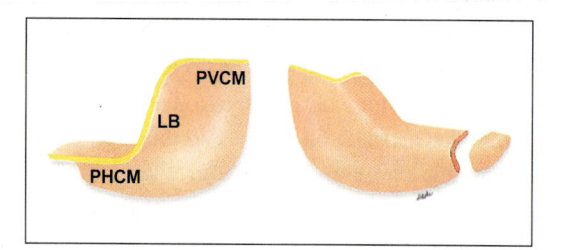

Fig. 3-8. Desenho esquemático evidenciando as porções da concha média. PVCM = porção vertical da concha média; LB = lamela basal (porção diagonal da concha média); PHCM = porção horizontal da concha média. (Esquema adaptado de: Stammberger, H. Functional Endoscopic Sinus Surgery. 1st ed BC Decker, Philadelphia, 1991.)

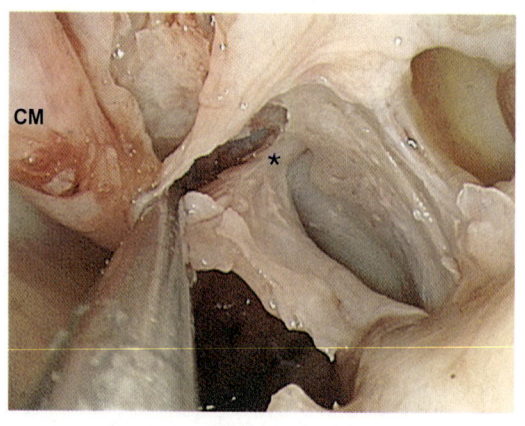

Fig. 3-9. Visão com endoscópio 0 grau, 4 mm, fossa nasal esquerda **(cadáver)**, evidenciando o forame e a artéria esfenopalatina (*) próximos à cauda da concha media (CM).

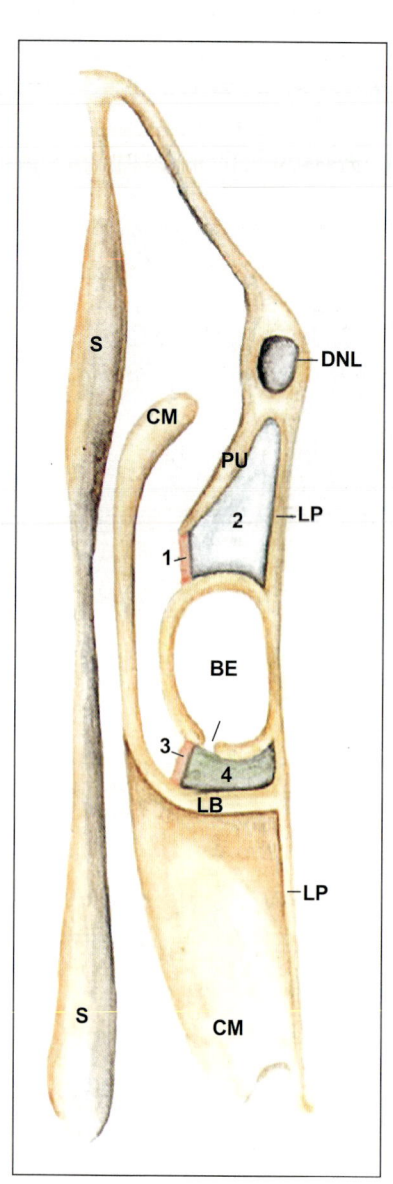

Fig. 3-10. Desenho esquemático em corte axial mostrando estruturas da parede nasal lateral direita, dentre elas os hiatos semilunares: 1. inferior; 3. superior, o infundíbulo etmoidal 2. e o recesso retrobular 4. DNL = ducto naso lacrimal; LP = lâmina papirácea; BE = bolha etmoidal; CM = concha média; S = septo nasal; PU = processo uncinado; LB = lamela basal (porção diagonal da concha média). (Esquema adaptado de: Stammberger, H. Functional Endoscopic Sinus Surgery. 1st ed BC Decker, Philadelphia, 1991.)

Infundíbulo etmoidal

É uma estrutura tridimensional que faz parte do etmóide anterior (Fig. 3-10). Sua parede medial é formada pelo processo uncinado e sua parede lateral pela lâmina papirácea, com contribuição variável do processo frontal da maxila e do osso lacrimal. Posteriormente, é composto em grande parte pela superfície anterior da bolha etmoidal. Anteriormente, em geral termina em fundo cego e forma um ângulo agudo com a parede nasal lateral. Isso faz com que o infundíbulo etmoidal apareça com uma configuração de "V" nos cortes axiais de tomografia computadorizada.

Se o processo uncinado inserir-se lateralmente, na lâmina papirácea, o infundíbulo termina superiormente em fundo cego no chamado recesso terminal.

O óstio do seio maxilar encontra-se profunda e póstero-inferiormente no infundíbulo, não podendo ser normalmente visto por exame endoscópico do meato médio.

Pneumatização de células infundibulares, *agger nasi* e processo uncinado podem ocorrer, distorcendo a anatomia e fazendo com que o processo uncinado projete-se medialmente.

Seio lateral (recesso retrobular)

Espaço descrito por Grünwald, localizado posteriormente à bolha etmoidal e anterior à porção diagonal (ou frontal) da concha média, tendo ainda como limites a lâmina papirácea e o teto do etmóide (Fig. 3-10). Se a inserção da bolha etmoidal encontra-se na base do crânio, separando o seio lateral do recesso frontal, o seio lateral comunica-se apenas com o meato médio através de um espaço situado entre a bolha etmoidal e a concha média, sendo que a "porta de entrada" para este espaço é o hiato semilunar superior.

Recesso frontal

O recesso frontal é uma estrutura anatômica bastante complexa e que pode ser vista como uma pré-câmara etmoidal para o seio frontal propriamente dito. Sua configuração depende de uma variedade de células e lamelas, tendo um alto grau de variação individual. A parede posterior do recesso frontal depende da inserção da bolha etmoidal. Se a bolha inserir-se no teto do etmóide, a sua parede anterior formará a parede posterior do recesso frontal, separando este do seio lateral. Porém, esta parede é freqüentemente incompleta ou ausente.

Dependendo da inserção ântero-superior do processo uncinado, o recesso frontal pode se abrir no meato médio ou no infundíbulo etmoidal, conforme já descrito. O recesso frontal pode estar reduzido em seu volume por estruturas circunvizinhas, como uma bolha etmoidal ou um *agger nasi* proeminente.

Alguns de seus limites são: a região do *agger nasi* anteriormente, a concha média medialmente, a lâmina papirácea e o processo uncinado lateralmente, o osso frontal e o etmóide superiormente. Na literatura está descrita a presença de forames crivosos no recesso frontal, devido a um prolongamento anterior da lâmina crivosa do etmóide.

Seios paranasais

Seio maxilar

Descritos por Highmore no século XVII, os maxilares são os maiores seios paranasais. Usualmente bilaterais e com um volume médio de 10 a 15 ml no adulto, ocupam o corpo do osso maxilar. Na maioria das vezes não é possível visibilizar o óstio natural do seio maxilar através do exame endoscópico do meato médio, sendo que o achado de algum óstio nessa região corresponde quase sempre à presença de um óstio acessório na fontanela nasal anterior ou posterior, também conhecido como orifício de Giraldês (Fig. 3-11). O óstio natural do seio maxilar situa-se profundamente no infundíbulo etmoidal, sendo usualmente encontrado na transição do terço médio para o terço posterior desse espaço. Logo, o óstio natural do seio maxilar, na maioria dos casos, só poderá ser visibilizado após a exérese do processo uncinado.

Teto do seio etmoidal e artéria etmoidal anterior

Para identificar a artéria etmoidal anterior por via endoscópica deve-se seguir a superfície anterior da bolha etmoidal em direção ao teto do etmóide. Em alguns casos ela pode ser vista no seio lateral e, mais raramente, no recesso frontal.

Em 40% dos casos pode haver deiscência do canal da artéria etmoidal anterior, quando este passa pelo etmóide. A artéria sai da órbita e atravessa o etmóide anterior até atingir a fossa olfatória e, conseqüentemente, a fossa craniana anterior (Fig. 3-12A a D). É nesta região da lâmina crivosa que o cirurgião encontra a região mais crítica para a formação de fístula liquórica iatrogênica. A lâmina óssea aí localizada é até 10 vezes mais fina que o resto da base do crânio, conseqüentemente frágil e suscetível a fraturas. Em alguns casos a artéria etmoidal anterior encontra-se em contato direto com a base do crânio envolvida em seu canal, contudo, ela pode encontrar-se até 5 mm abaixo do nível da base do crânio (Fig. 3-12D), tornando mais fácil a possibilidade de uma lesão iatrogênica durante a abordagem cirúrgica do teto do etmóide anterior.

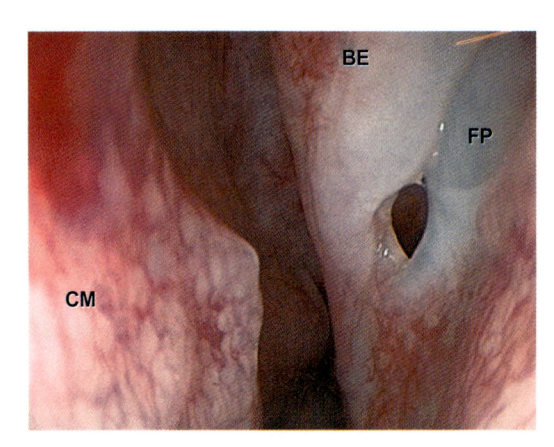

Fig. 3-11. Visão com endoscópio 0 grau, 4 mm, fossa nasal esquerda, evidenciando óstio acessório do seio maxilar. CM = concha média; BE = bolha etmoidal; FP = fontanela posterior.

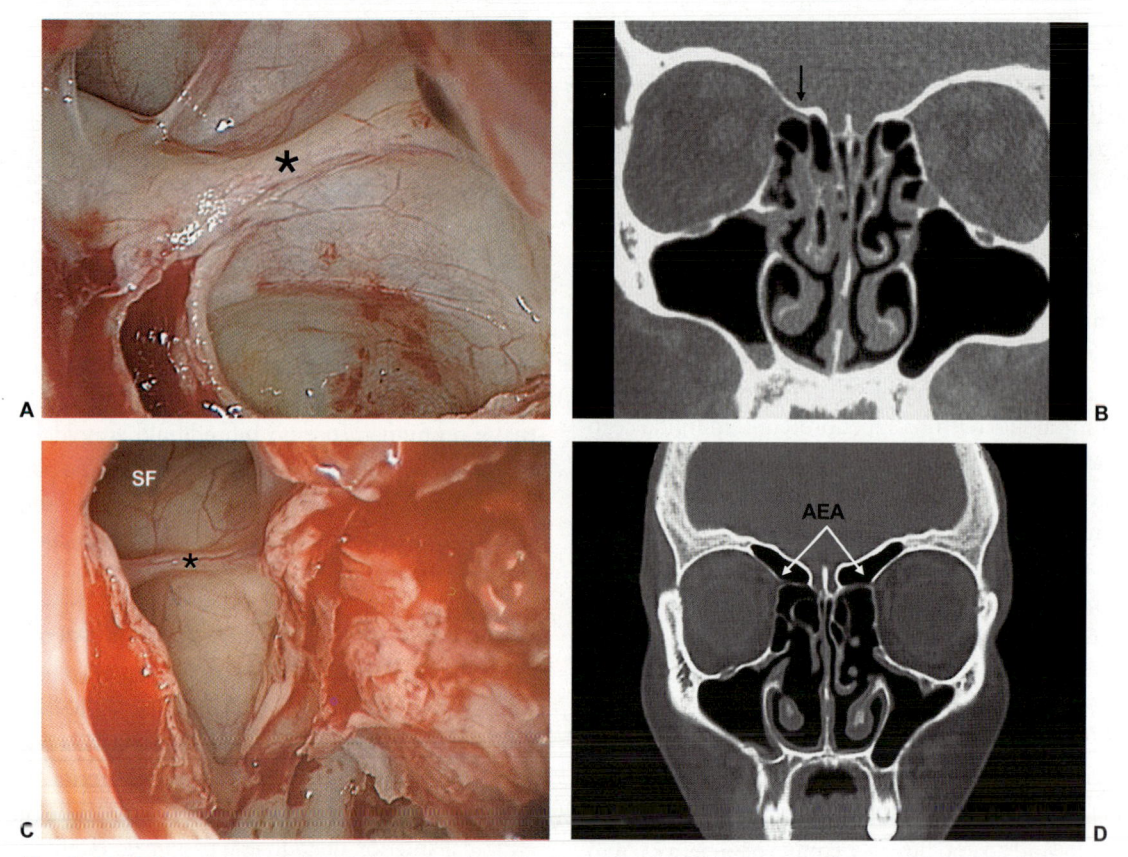

Fig. 3-12. (A) Visão com endoscópio 45 graus, 4 mm, fossa nasal direita, evidenciando a artéria etmoidal anterior (*). **(B)** Corte coronal de TC evidenciando o canal da artéria etmoidal anterior cruzando na base do crânio à direita (seta). **(C)** Visão com endoscópio 45 graus, 4 mm, fossa nasal direita evidenciando o seio frontal (SF) e a artéria etmoidal anterior (*). **(D)** Corte coronal de TC evidenciando a artéria etmoidal anterior deiscente e cruzando bem abaixo da base do crânio bilateralmente. AEA = artéria etmoidal anterior.

O teto do etmóide é constituído por uma porção óssea consistente e espessa, o osso frontal, e por uma outra mais fina e frágil, a lamela vertical lateral da lâmina crivosa. Essa lamela lateral constitui a borda lateral da fossa olfatória, que tem como assoalho a lâmina crivosa. A configuração da fossa olfatória foi classificada por Keros em três tipos:

1. **Fossa olfatória plana**: o teto do etmóide é quase vertical e a lamela lateral da lâmina crivosa muito pequena em seu componente vertical.
2. **Lamela lateral**: é mais longa, a fossa olfatória é mais profunda e o teto do etmóide é mais inclinado.
3. **Teto do etmóide**: é consideravelmente mais alto que a lâmina crivosa, a lamela lateral mais longa e fina, e a fossa olfatória mais profunda (Fig. 3-13).

O tipo III é o mais perigoso, pois há maior chance de lesão iatrogênica da lamela lateral da lâmina crivosa, com conseqüente fístula liquórica (Fig. 3-14).

Seio etmoidal posterior

Separado do etmóide anterior pela lamela basal da concha média, o etmóide posterior pode variar de uma a cinco células, sendo que seu volume depende muito da disposição da lamela basal da

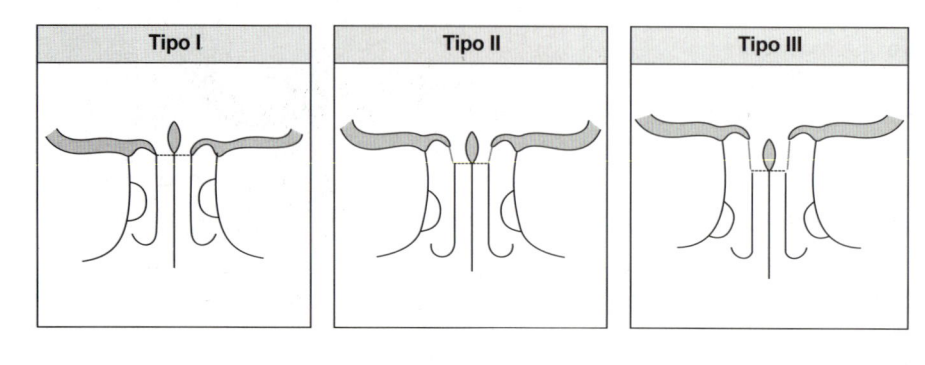

Fig. 3-13. Desenho esquemático dos tipos de Keros.

3 ❖ Anatomia Cirúrgica Endoscópica e Radiológica dos Seios Paranasais

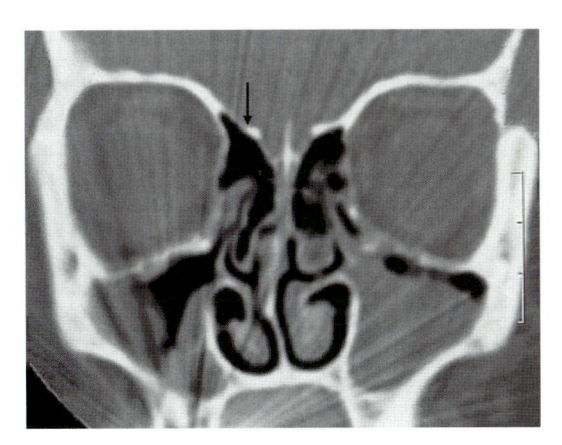

Fig. 3-14. Corte coronal de TC evidenciando o Keros tipo III (seta).

concha média. O limite lateral do etmóide posterior é a lâmina papirácea, que se encontra bem fina e, às vezes, até deiscente. Todas as células e fendas pertencentes ao etmóide posterior abrem-se posteriormente e acima da lamela basal, no meato superior.

Seio frontal

O seio frontal, segundo Killian, se desenvolve através da pneumatização do osso frontal, a partir do recesso frontal. Logo, de uma maneira simples e didática, o seio frontal nada mais é do que uma célula etmoidal anterior que pneumatizou o osso frontal.

Dependendo da inserção ântero-superior do processo uncinado, o recesso frontal e o seio frontal podem drenar no meato médio ou no infundíbulo etmoidal.

Seio esfenoidal

O grau de pneumatização do esfenóide pode variar consideravelmente, mesmo em uma única pessoa. O seu óstio encontra-se normalmente localizado no recesso esfenoetmoidal, medialmente à concha superior ou suprema, podendo ser visto na maioria das vezes pelo exame endoscópico. Dentro do seio esfenoidal é possível observar, látero-superiormente, a proeminência do nervo óptico e, logo abaixo, a proeminência da artéria carótida interna, a qual penetra em forma sinusóide no corpo do esfenóide antes de sair pelo processo clinóide (Fig. 3-15A). A artéria carótida interna, dentro do seio esfenoidal, pode encontrar-se parcialmente deiscente em até 25% dos casos e o nervo ótico em até 6% (Fig. 3-15B e C). Na presença de grande pneumatização torna-se possível também a visibilização da impressão do nervo maxilar (V2 do trigêmeo) e do nervo vidiano, inserido no canal pterigóide (Fig. 3-15D).

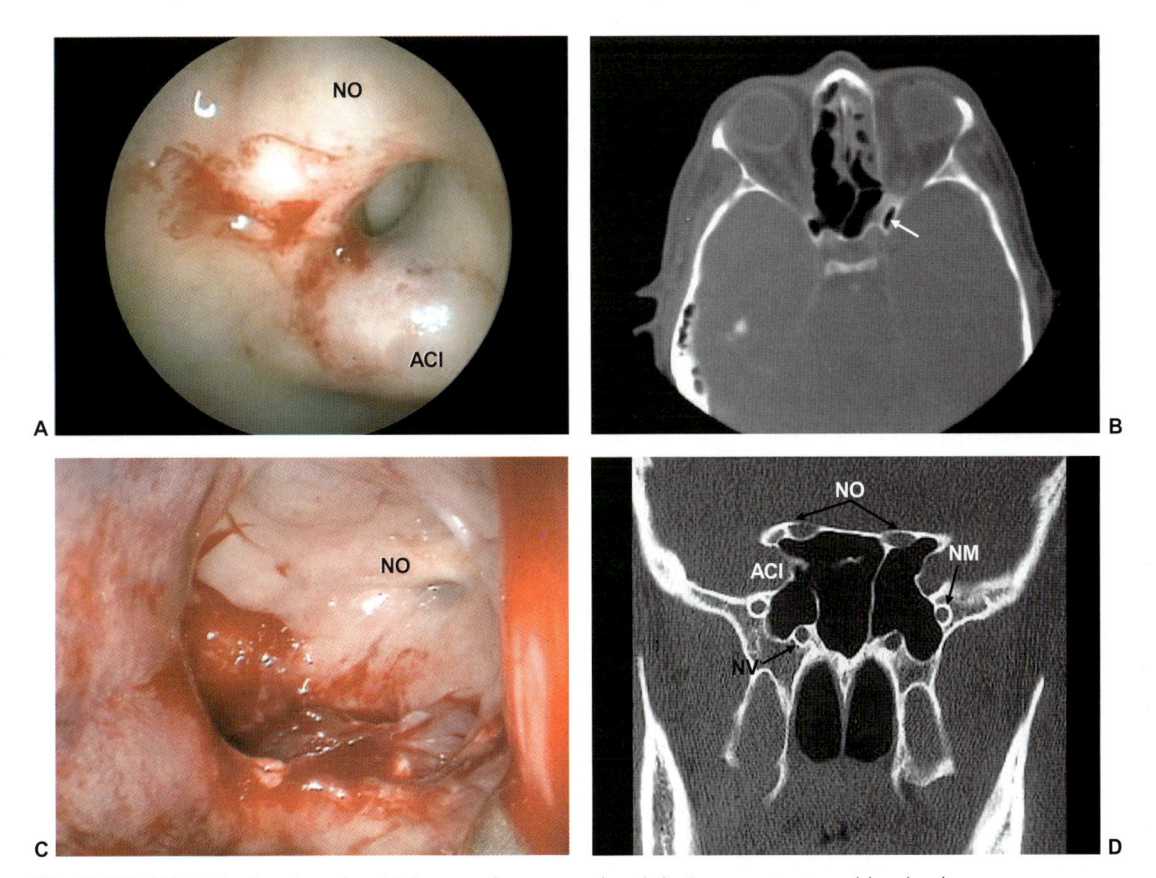

Fig. 3-15. (A) Visão do seio esfenoidal esquerdo, com endoscópio 0 grau e 4 mm evidenciando as proeminências da artéria carótida (ACI) e do nervo óptico (NO). **(B)** Corte axial de TC e **(C)** aspecto intra-operatório (endoscópio de 0 grau e 4 mm) do seio esfenoidal esquerdo evidenciando nervo óptico (seta) deiscente. NO = nervo óptico. **(D)** Corte coronal de TC mostrando a topografia do nervo maxilar (V2 do trigêmeo) e do nervo vidiano em relação ao seio esfenoidal. NM = nervo maxilar; NV = nervo vidiano; NO = nervo óptico; ACI = artéria carótida interna.

Variações anatômicas

Agger nasi

A pneumatização do *agger nasi*, célula mais anterior do seio etmoidal anterior, é uma variação anatômica que se traduz ao exame endoscópico pela elevação da parede nasal lateral, logo anteriormente à inserção da porção vertical da concha média (Fig. 3-16). Normalmente a sua pneumatização tem origem no recesso frontal, podendo adquirir tamanha extensão a ponto de deslocar, medial e superiormente, a inserção da concha média.

Concha bolhosa

A pneumatização da concha média, e mais raramente da concha superior ou suprema, pode ser clinicamente significante, sendo conhecida como concha bolhosa, bulosa ou bulhosa (Fig. 3-17A). A ocorrência da concha bolhosa é mais comum bilateralmente, contudo, o grau de pneumatização pode variar não apenas de paciente para paciente, mas também entre os lados de um mesmo paciente. A origem da pneumatização da concha média pode variar bastante, podendo ocorrer a partir do recesso frontal, do seio lateral, do *agger nasi*, do meato médio ou até do meato superior. Durante o exame endoscópico, a concha bolhosa normalmente apresenta-se como um alargamento da cabeça ou corpo da concha média, fazendo contato com o septo e/ou parede nasal lateral. Contudo, caso a pneumatização não seja extensa ou exista a coexistência de patologia que dificulte o exame endoscópico, a identificação da concha bolhosa torna-se possível apenas com o auxílio da tomografia computadorizada (Fig. 3-17B e C).

Curvatura paradoxal da concha média

Na existência de uma curvatura paradoxal da concha média, a concavidade da mesma está direcionada para o septo nasal, enquanto a sua convexidade encontra-se direcionada para a parede lateral (Fig. 3-18). Normalmente bilateral, não é um achado patológico, embora, quando muito pronunciada ou em associação com outras variações anatômicas, possa ocasionar estreitamento significativo do meato médio.

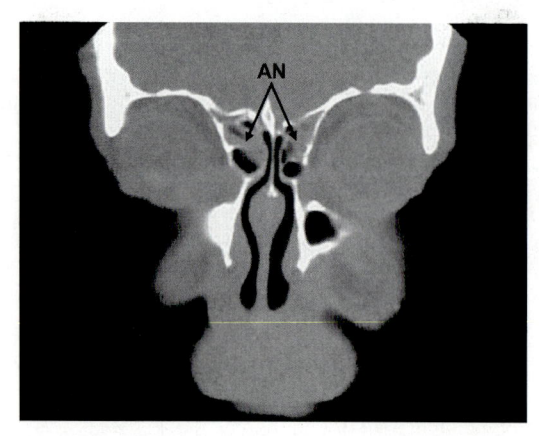

Fig. 3-16. Corte coronal de TC evidenciando *agger nasi*. AN = *agger nasi*.

Processo uncinado proeminente

O processo uncinado pode se desenvolver medial e ântero-inferiormente a ponto de protruir pelo meato médio paralelamente à concha média, dando a falsa impressão da existência de uma concha média bífida (Fig. 3-19).

Variações da bolha etmoidal

A bolha etmoidal pode estar pouco desenvolvida ou ausente (8%) e, quando muito desenvolvida, pode ocupar todo o meato médio como um "balão" (Fig. 3-20).

Célula de onodi

A localização da célula mais posterior do seio etmoidal é de grande importância para o cirurgião, uma vez que estas podem desenvolver-se lateralmente e até superiormente ao esfenóide. Este desenvolvimento amplo pode ser tão posterior a ponto da célula mais posterior do etmóide passar lateralmente até 1,5 cm além da parede anterior do seio esfenoidal. Essas células, chamadas de células de Onodi, podem ter uma relação espacial importante com o nervo óptico, que pode estar proeminente em sua parede lateral, assim como a artéria carótida interna. Desta maneira o cirurgião nunca deve assumir que a parede anterior do esfenóide é sempre logo atrás do ponto mais posterior da última célula do etmóide posterior, pois na presença de uma célula de Onodi a parede anterior do esfenóide encontra-se medial e anterior a essa (Fig. 3-21).

Célula de Haller

São células etmoidais que se invaginam para o assoalho da órbita, na vizinhança do óstio natural do seio maxilar. Normalmente não são visibilizadas por via endoscópica, porém podem ser reveladas por sinusoscopia maxilar e/ou tomografia computadorizada (Fig. 3-22).

■ AVALIAÇÃO RADIOLÓGICA PRÉ-OPERATÓRIA

A tomografia computadorizada (TC) é o método de imagem de escolha na avaliação das cavidades paranasais, pois este método avalia adequadamente as estruturas ósseas e de partes moles, assim como os espaços aéreos. A TC permite o detalhamento da anatomia das cavidades paranasais na avaliação radiológica pré-operatória, delineando a anatomia (mapa cirúrgico), definindo lesões obstrutivas e identificando variações anatômicas que podem predispor à complicações cirúrgicas. Alguns aspectos da tomografia computadorizada devem ser sistematicamente abordados antes do ato cirúrgico:

Infundíbulo etmoidal/processo uncinado

- Ele é atelectásico?
- O processo uncinado está adjacente a lâmina papirácea?
- Existe óstio acessório?
- Existem células de Haller presentes?
- Existe um recesso terminal?

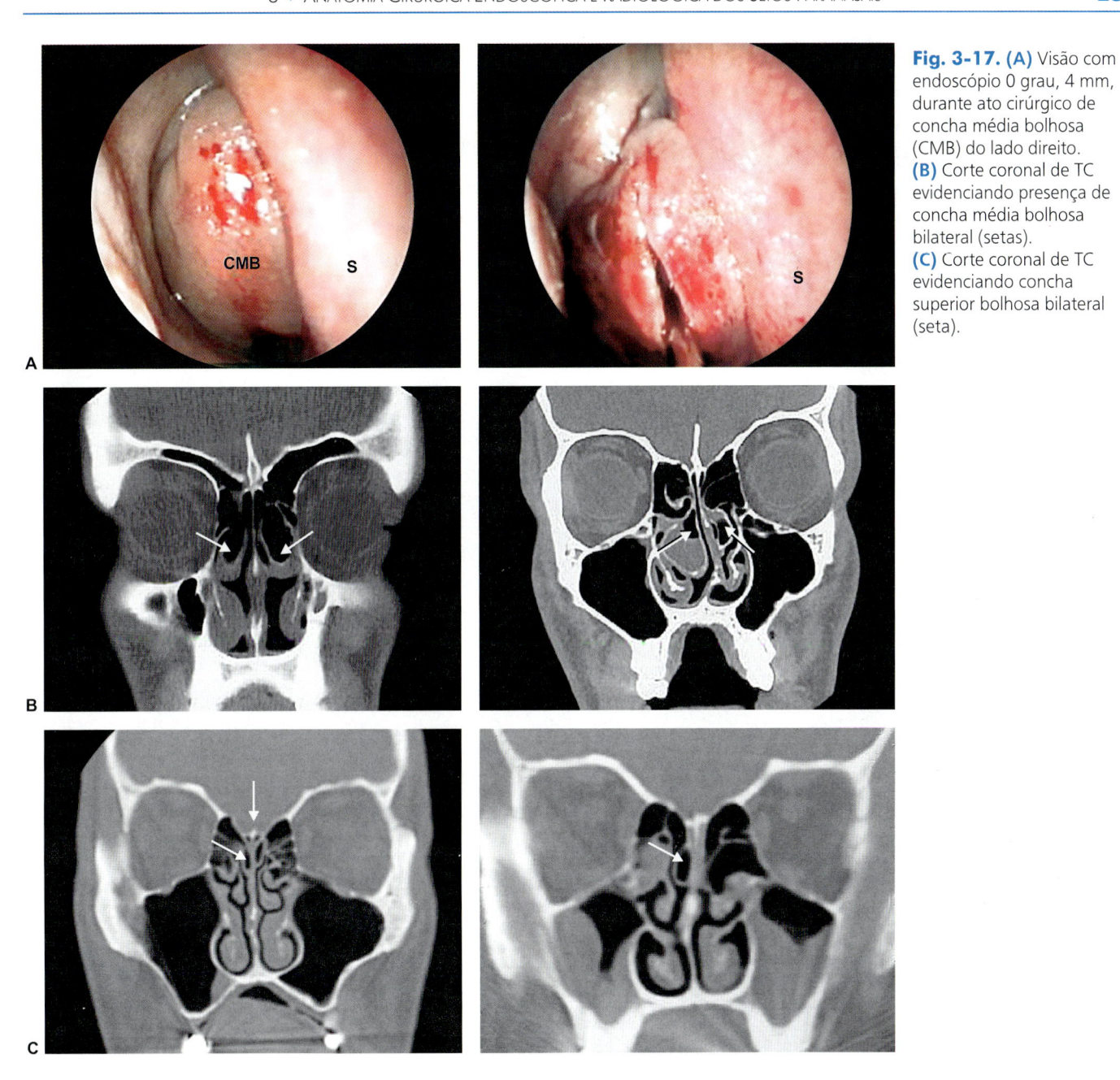

Fig. 3-17. (A) Visão com endoscópio 0 grau, 4 mm, durante ato cirúrgico de concha média bolhosa (CMB) do lado direito. **(B)** Corte coronal de TC evidenciando presença de concha média bolhosa bilateral (setas). **(C)** Corte coronal de TC evidenciando concha superior bolhosa bilateral (seta).

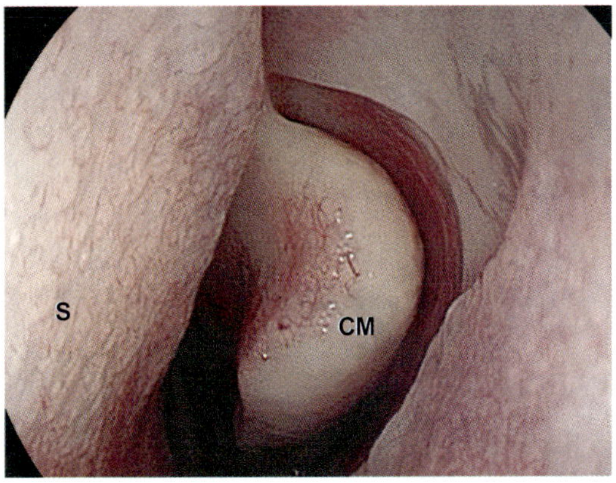

Fig. 3-18. Visão da fossa nasal esquerda, com endoscópio 0 grau, 4 mm demonstrando curvatura paradoxal da concha média durante exame endoscópico. S = Septo nasal; CM = Concha média.

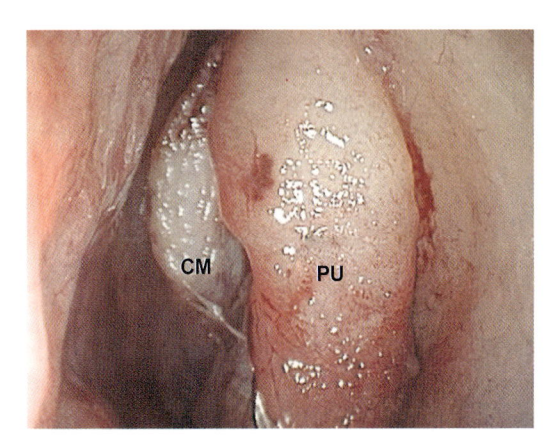

Fig. 3-19. Foto de processo uncinado hipertrofiado e proeminente anterior durante exame endoscópico de fossa nasal esquerda CM = concha média; PU = processo uncinado.

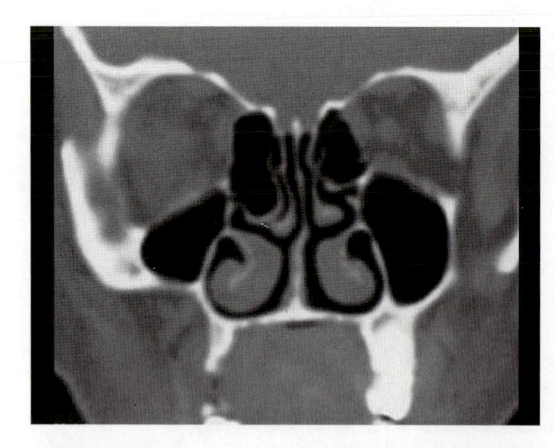

Fig. 3-20. Corte de TC evidenciando bolha etmoidal (seta) hiperpneumatizada à direita.

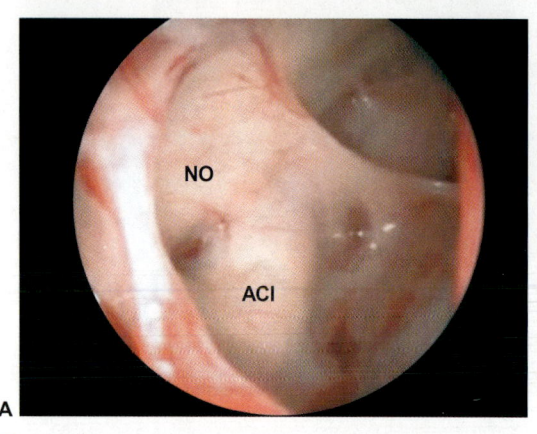

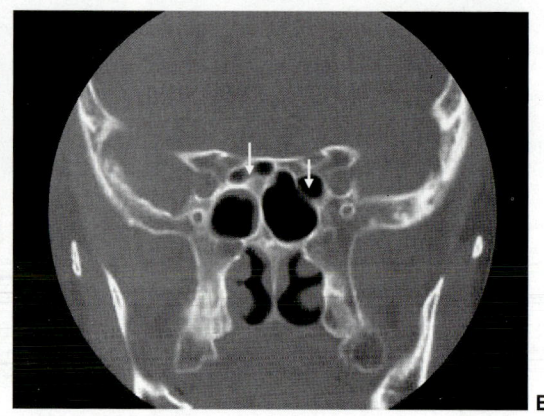

Fig. 3-21. (A) Visão com endoscópio 0 grau, 4 mm de etmóide posterior direito (célula de Onodi). ACI = artéria carótida interna; NO = nervo óptico. **(B)** Corte coronal de TC evidenciando a célula de Onodi (setas) localizada póstero-superiormente ao seio esfenoidal bilateralmente.

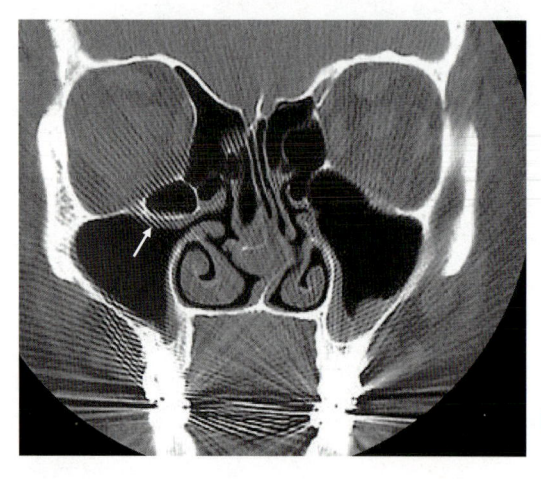

Fig. 3-22. Corte coronal de TC demonstrando célula de Haller (seta) do lado direito do paciente.

- O recesso frontal desemboca medial ou lateral ao processo uncinado?
- Existem células de *agger nasi*?
- O processo uncinado é pneumatizado?

Bolha etmoidal

- A bolha é pequena ou grande?
- É pneumatizada?

- O seio lateral (recesso retrobular) está presente?
- Existem descalcificações ou defeitos ósseos por cirurgia prévia?

Concha média

- Está presente ou já foi retirada (parcial ou totalmente) em cirurgia?
- É pneumatizada? Por onde?
- É possível identificar todos os segmentos da lamela basal?

Teto do etmóide

- As células etmoidais se expandem para nível supra-orbitário?
- É possível identificar a artéria etmoidal anterior?
- Qual o tipo de Keros presente?
- Existem células de Onodi?
- O nervo óptico está proeminente no etmóide?

Esfenóide

- O nervo óptico e a carótida estão deiscentes ou existe um canal ósseo?
- É possível visibilizar o nervo maxilar e o nervo vidiano?

■ BIBLIOGRAFIA

Bolger E, Butzin CA, Parsons DS. Paranasal sinus bony anatomic variations and mucosal abnormalities: CT analysis for endoscopic sinus surgery. *Laryngoscope* 1991;101:56-64.

Donald PJ, Gluckman JL, Rice DH. Anatomy and histology. In: *The sinuses*. New York: Raven Press, 1995. 25-48p.

Grünwald L. Descriptive und topographische anatomie der nase und ihrer nebenhohlen. In: Denker A, Kahler O, HRSG (eds.) Handbuch der hals-nasen-ohrenheilkunde. Bd I. Berlin-München: Springer-Bergmann, 1925. 1-95p.

Joe JK et al. Documentation of variations in sinonasal anatomy by intraoperative nasal endoscopy. *Laryngoscope* 2000;110(2 Pt 1):229-35.

Kainz J, Stammberger H. The roof of the anterior ethmoid: a place of least resistance in the skull base. *Am J Rhinol* 1989;4:191-199.

Kennedy DW, Zinreich SJ, Rosembaum AE, Johns ME. Functional endoscopic sinus surgery. Theory and diagnostic evaluation. *Arch Otolaryngol* 1985;11:576-582.

Lang J. *Clinical anatomy of the nose, nasal cavity & paranasal sinusis*. New York: Thieme-Verlag, 1989. 62-69p.

Layton TB. Catalogue of the Onodi Collection in the Museum of the Royal College of the Surgeons of England. Published in conjunction with the Royal College of the Surgeons of England by the Journal of Laryngology and Otology. London: Headly Brothers, 1934.

Messerklinger W. *Endoscopy of the nose*. Baltimore: Urban & Schwartzenberg, 1978. 6-18p.

Navarro JAC et al. Anatomia cirúrgica da lâmina crivosa do etmóide. *Revista Brasileira de Otorrinolaringologia* 1999;65(5):380-3.

Rice DH, Schaefer SD. *Endoscopic paranasal sinus surgery*. New York: Raven Press, 1988.

Sabate J, et al. Anatomical variations in the human paranasal sinus region studied by CT. *J Anat* 2000;197(2):221-7.

Stammberger H. Specific anatomy of the lateral nasal wall and ethmoidal sinuses. In: _____. *Functional endoscopic sinus surgery*. Philadelphia: BC Decker, 1991. 49-88p.

Stammberger H. Endoscopic and radiologic diagnosis. In: *Functional endoscopic sinus surgery*. Philadelphia: BC Decker, 1991. 145-281p.

Stammberger H. Radiology. In: _____. *Functional endoscopic sinus surgery*. Philadelphia: BC Decker, 1991. 89-143p.

Stammberger H. "UNCAPPING THE EGG". *The Endoscopic Approach to Frontal Recess and Sinuses*. Tuttlingen: Endo-Press, 1999. 7-30p.

Teatini G, Simonetti G, Salvolini U, Masala W, Meloni F, Rovasio F, Dedola GL. Computed Tomography of the ethmoid labyrinth and adjacent structures. *Ann Otol Rhinol Laryngol* 1987;96:239-250.

Voegels RL. Cirurgia endoscópica dos seios paranasais. *Arquivos da Fundação Otorrinolaringologia* 1997;1:15-8.

Zinreich SJ, Kennedy DW, Galyler BW. Computed tomography of nasal cavity and paranasal sinuses: an avaluation of anatomy for endoscopic sinus surgery. *Clear Images* 1988;2:2-10.

Zinreich SJ, Kennedy DW, Rosembaum AE, Galyler BW, Kuma AJ, Stammberger H. CT of nasal cavity and paranasal sinuses: imaging requirements for functional endoscopic sinus surgery. *J Radiol* 1987;163:769-775.

Zinreich SJ, Mattox DE, Kennedy DW, Chisholm HL, Diffley DM, Rosembaum AE. Conha bullosa: CT evaluation. *J Compt Assist Tomogr* 1988;12(5):778-784.

(Figuras modificadas do Grand Round – Baylor College of Medicine).

FISIOLOGIA DO NARIZ E SEIOS PARANASAIS

Tatiana Abdo ❖ Richard Voegels

■ INTRODUÇÃO

O nariz e os seios paranasais desempenham um papel relevante na fisiologia respiratória. São responsáveis pela purificação, pelo aquecimento e pela umidificação do ar inspirado, deixando-o em condições favoráveis **ao alvéolo pulmonar.**

■ CLEARANCE MUCOCILIAR

A fisiologia normal dos seios paranasais e de sua mucosa de revestimento depende da adequada drenagem e ventilação dos mesmos.[1]

A ventilação normal requer um óstio patente e vias de drenagem livres conectando o óstio à cavidade nasal.

A drenagem normal do seio paranasal é dependente da quantidade de muco produzida, da sua composição, da eficiência do batimento ciliar, da reabsorção mucosa e da patência dos óstios e das vias de drenagem nas quais os óstios se abrem.[1]

O muco que recobre a mucosa nasossinusal apresenta duas camadas: uma periciliar, delgada e de baixa viscosidade, envolvendo os cílios, denominada fase sol, e outra superficial, mais viscosa, denominada gel, onde permanecem presas as partículas a serem transportadas para a nasofaringe.[1]

O muco possui uma importante função protetora, removendo partículas, retendo água e transmitindo calor. Ele é movido continuamente pela propulsão ciliar, em uma velocidade média de 6 mm por minuto, sendo trocado 2 a 3 vezes por hora. Sua quantidade e composição dependem de fatores ambientais como umidade, poluição e inalantes respiratórios. Um fluxo inspiratório sem fatores obstrutivos contribui para o transporte mucociliar, pois determina uma sucção ou pressão negativa, promovendo o transporte do muco para fora dos seios (Fig. 4-1).[1,2]

Pequenos defeitos na mucosa nasossinusal na presença de muco normal não alteram o transporte mucociliar. Já na presença de muco espesso, esse pode ser empurrado para dentro da mucosa na direção da falha (Figs. 4-2 e 4-3).

Os cílios estão presentes nas células do epitélio pseudo-estratificado colunar ciliado, constituinte da mucosa nasossinusal. Cada célula é formada por 50 a 300 cílios, com 6 a 8 mi-

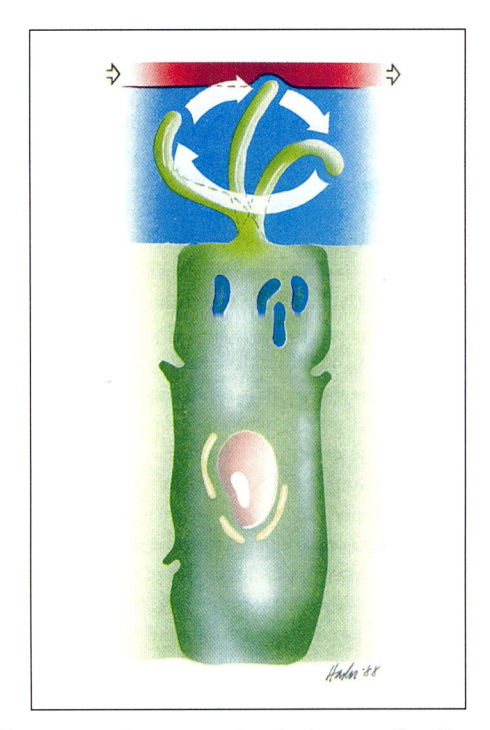

Fig. 4-1. Esquema demonstrando o batimento ciliar. (Esquema adaptado de: Stammberger, H. Functional Endoscopic Sinus Surgery. 1st ed BC Decker, Philadelphia, 1991.)

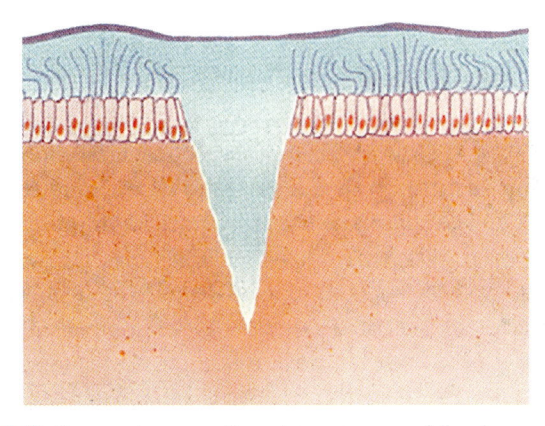

Fig. 4-2. Transporte mucociliar sobre a pequena falha de mucosa. (Esquema adaptado de: Stammberger, H. Functional Endoscopic Sinus Surgery. 1st ed BC Decker, Philadelphia, 1991.)

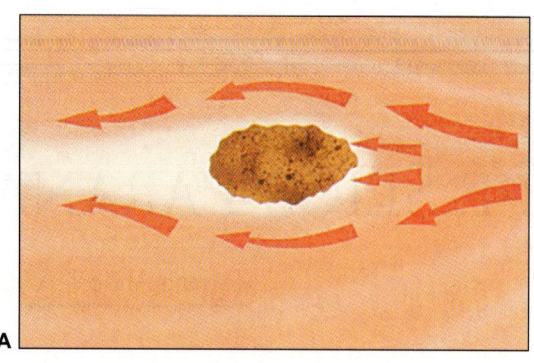

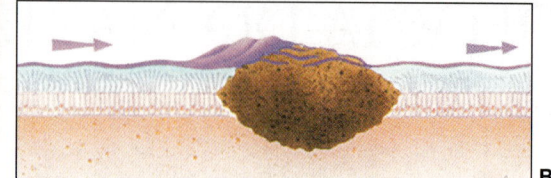

Fig. 4-3. Muco viscoso empurrado para dentro da falha da mucosa. (Esquema adaptado de: Stammberger, H. Functional Endoscopic Sinus Surgery. 1st ed BC Decker, Philadelphia, 1991.)

cra de comprimento. A freqüência do batimento ciliar varia de 8 a 20 batimentos por segundo, sendo a temperatura ideal para o batimento de 33 graus e o pH entre 7 e 8.[2-4]

Os batimentos ciliares consistem de um movimento rápido e efetivo, durante o qual o cílio alonga-se, fazendo contato com a fase gel do muco, e uma fase de recuperação, lenta, durante a qual o cílio estendido retorna à camada periciliar, propulsionando-a para uma determinada direção. A coordenação do batimento de um cílio individual, que previne a colisão entre cílios em diferentes fases de movimento, é chamada de metacromia. Diferentes grupos ciliares batem em diferentes fases; portanto, nem todos os batimentos ciliares são parte da mesma onda. A metacromia ajuda a coordenar essas diferentes ondas de batimento e adquirir um fluxo unidirecional de muco.[1,2]

O batimento ciliar pode ser facilmente estudado com a realização de uma sinusoscopia maxilar, observando a movimentação de sangue, pus ou outras substâncias, ou até pelo reflexo da luz na mucosa. Imediatamente após a colocação do trocarte o batimento ciliar é interrompido, retornando progressivamente ao normal. Durante o exame observamos que áreas de mucosas vizinhas no interior do seio possuem velocidades de transportes diferentes.

Alterações no transporte mucociliar

Se o muco produzido for mais viscoso, como nos pacientes com fibrose cística, o transporte deste em direção ao óstio estará diminuído e a fase gel mais espessa. O muco pode alcançar o óstio, mas terá dificuldade em atravessá-lo, determinando assim um acúmulo de muco ao redor do óstio e, posteriormente, no assoalho do seio paranasal. Esse muco pode ser dissolvido e eliminado ou permanecer retido no seio.[1,5]

Quando ocorre falta de secreção de muco ou se uma perda de umidade na superfície mucosa não foi compensada pelas glândulas e células caliciformes, o muco torna-se mais viscoso. A fase sol torna-se extremamente fina, permitindo que o gel fique em contato com os cílios permanentemente, impedindo assim sua ação.

Em casos de infecção bacteriana ou viral, a mucosa pode ser danificada ou paralisada e, assim, incapaz de cumprir sua função.

Importância dos espaços etmoidais anteriores na ventilação e na drenagem dos seios frontais e maxilares

Os seios maxilar e frontal se comunicam com o meato médio através de estreitas fendas ou dos chamados espaços etmoidais anteriores. O óstio do seio frontal se abre numa fenda afunilada, denominada de recesso frontal, e o do seio maxilar numa fenda na parede nasal lateral, o infundíbulo etmoidal.

As mucosas de revestimento desses espaços ou fendas são muito próximas. Na presença de um muco mais viscoso este pode ser mais facilmente transportado para fora, pois o batimento ciliar pode trabalhar a camada de muco nessas áreas estreitas por dois ou mais lados (Fig. 4-4).

Se, porém, nessas fendas, os revestimentos mucosos que estão se opondo entram em intenso contato, como resultado de edema, por exemplo, e são pressionados reciprocamente, esta pressão pode imobilizar o batimento ciliar. O transporte ativo de muco permanece intacto na periferia dessas áreas de contato intenso (Fig. 4-5).

Se o edema de mucosa e a retenção do muco ocorrerem em um espaço pré-etmoidal, como o infundíbulo ou o recesso frontal, a ventilação e a drenagem podem ser prejudicadas, levando à retenção de secreção no interior dos seios e favorecendo o cresci-

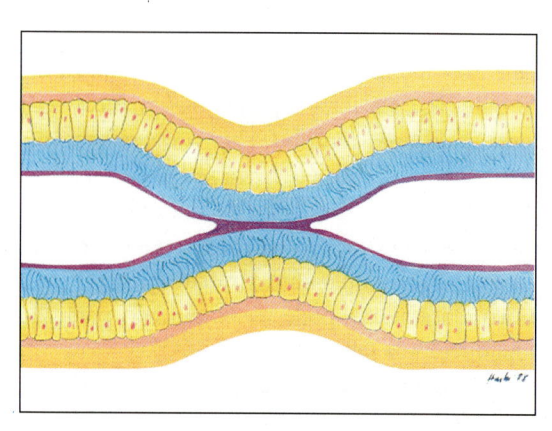

Fig. 4-4. Batimento ciliar nos dois lados. (Esquema adaptado de: Stammberger, H. Functional Endoscopic Sinus Surgery. 1st ed BC Decker, Philadelphia, 1991.)

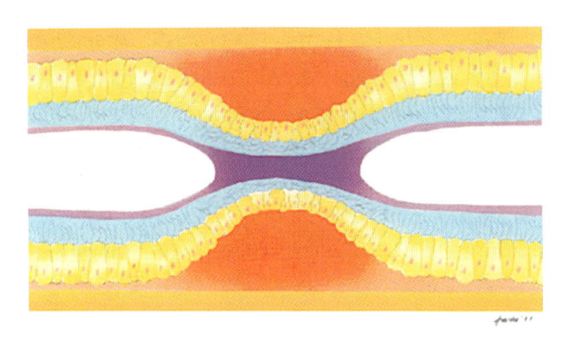

Fig. 4-5. Mucosa em contato levando ao bloqueio do batimento ciliar. (Esquema adaptado de: Stammberger, H. Functional Endoscopic Sinus Surgery. 1st ed BC Decker, Philadelphia, 1991.)

mento bacteriano. Com o comprometimento da ventilação, o pH do seio envolvido irá diminuir, alterando assim o batimento ciliar, acarretando em acúmulo de muco e estabelecendo um ciclo vicioso.

Qualquer processo que bloqueie a entrada do meato médio, do hiato semilunar, ou do próprio infundíbulo, seja infecção, alergia, tumor, trauma ou variação anatômica, vai predispor ou promover um bloqueio parcial ou total do óstio do seio maxilar e frontal. Como resultado, a maioria das doenças inflamatórias dos seios frontais e maxilares são doenças secundárias, causadas por infecção do seio etmoidal anterior ou da cavidade nasal. Em mais de 90% dos pacientes a causa subjacente de infecção nos seios frontal e maxilar pode ser identificada como uma alteração dos seios etmoidais (Fig. 4-6).

O conhecimento das vias de transporte mucociliares foi possível com o estudo realizado por Messerklinger nos anos 50 e 60. Utilizando cadáveres frescos e tingindo a mucosa nasossinusal com diferentes tipos de pó, pôde estudar o transporte de muco em todos os seios paranasais por meio de filmagem em câmera lenta. Ele observou que o batimento ciliar, embora mais lento, permanecia por até 48 horas pós-morte, obedecendo o mesmo padrão e direção.

Messerklinger observou que o muco produzido nos seios segue caminhos predefinidos em direção aos óstios de drenagem, provavelmente caminhos determinados geneticamente. Embora essas vias possam ser bloqueadas por várias condições patológicas, sua direção não é significativamente alterada.

Seio maxilar

O transporte do muco inicia-se no assoalho do seio obedecendo a um padrão estrelado. Do assoalho a secreção é transportada ao longo das paredes anterior, medial, posterior e lateral em direção ao óstio natural do seio maxilar e através do hiato semilunar via infundíbulo etmoidal. Após deixar o hiato semilunar segue superiormente a face medial da concha inferior e, posteriormente, para a nasofaringe (Figs. 4-7 e 4-8).

As secreções dos seios maxilares drenam por seus óstios naturais mesmo na presença de óstios acessórios criados ou não cirurgicamente. Os óstios acessórios são freqüentemente transpostos durante o transporte da secreção. Uma outra situação que pode ocorrer é a recirculação do muco, ocorrendo sua saída pelo óstio natural e sua posterior reentrada pelo óstio acessório.

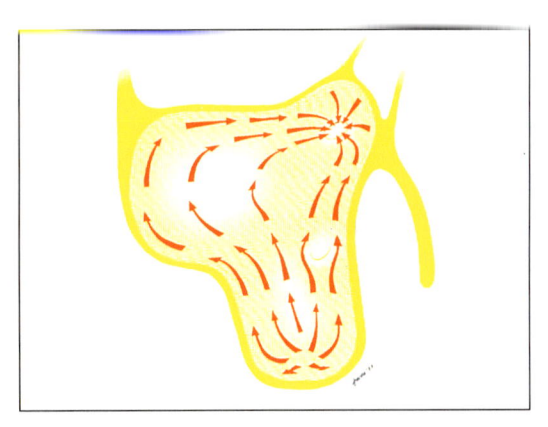

Fig. 4-7. Esquema das vias normais de transporte do muco dentro do seio maxilar. (Esquema adaptado de: Stammberger, H. Functional Endoscopic Sinus Surgery. 1st ed BC Decker, Philadelphia, 1991.)

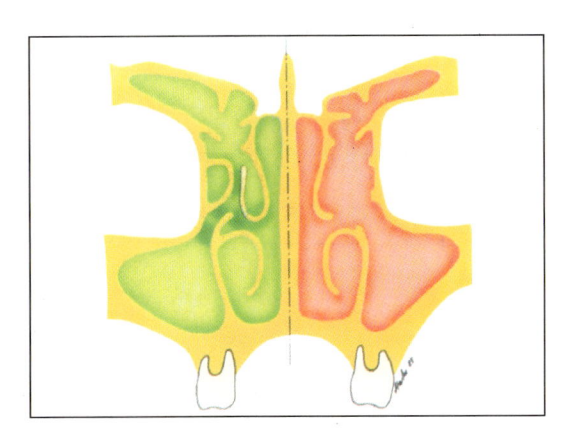

Fig. 4-6. Verde = seio etmoidal doente; vermelho = pós-operatório de cirurgia funcional. (Esquema adaptado de: Stammberger, H. Functional Endoscopic Sinus Surgery. 1st ed BC Decker, Philadelphia, 1991.)

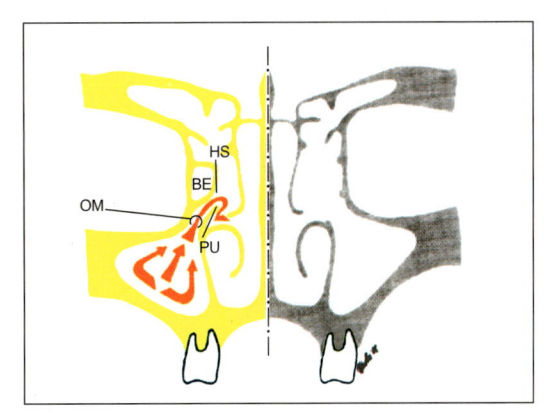

Fig. 4-8. Transporte do muco para a região do infundíbulo etmoidal. OM = óstio do seio maxilar; BE = bula etmoidal; HS = hiato semilunar; PU = processo uncinado. (Esquema adaptado de: Stammberger, H. Functional Endoscopic Sinus Surgery. 1st ed BC Decker, Philadelphia, 1991.)

Seio frontal

Único seio que possui um transporte ativo de muco para o interior do seio. O muco é transportado ao longo do septo inter-sinusal em sentido cranial, seguindo então lateralmente ao longo do teto e convergindo para o óstio do seio frontal através das porções inferiores das paredes posterior e anterior. O muco a seguir sai através do óstio do seio frontal, caminhando nas suas porções mais laterais. No entanto, nem todo muco deixa o seio após todo o caminho percorrido. Parte desse retorna devido ao padrão do batimento ciliar presente numa depressão rasa logo acima do óstio do frontal ou bem inferior a ele, no recesso frontal (Fig. 4-9).

O óstio do seio frontal drena no recesso frontal e esse pode drenar por cima, diretamente no infundíbulo etmoidal, ou mais medialmente, quando o infundíbulo termina superiormente em fundo cego. Dependendo das variações anatômicas, o recesso frontal pode receber secreções do seio lateral, do *agger nasi*, de uma concha média pneumatizada e de células etmoidais mais anteriores.

Seio etmoidal

A rota seguida nos casos das células etmoidais é definida pela localização do seu óstio, quando situados mais superiormente, obedecem a um padrão em espiral e quando localizados no assoalho drenam diretamente. Todas as células ântero-inferiores à lamela basal são consideradas células etmoidais anteriores, e drenam através do meato médio. As células localizadas posterior e superiormente à lamela basal são consideradas células etmoidais posteriores e drenam via meato superior, através do recesso esfenoetmoidal. Caso exista uma concha suprema, com células no meato supremo, essas drenam para o recesso esfenoetmoidal.

Seio esfenoidal

A secreção drena para os óstios dos seios esfenoidais, descrevendo um padrão em espiral e, a seguir, para o recesso esfenoetmoidal.

Vias de transporte ao longo da parede nasal lateral

Duas vias de drenagem do muco que chega à parede nasal lateral podem ser identificadas. Na primeira rota, as secreções dos seios frontal, maxilar e etmoidal se encontram no infundíbulo etmoidal e seguem para a porção posterior do processo uncinado e face medial da concha inferior em direção à nasofaringe. Neste ponto as secreções passam anterior e inferiormente ao óstio da tuba auditiva.

A segunda via drena secreções das células etmoidais posteriores e seio esfenoidal, via recesso esfenoetmoidal, passando posterior e superiormente ao óstio da tuba auditiva (Fig. 4-10).

■ RESPIRAÇÃO

Filtração

O ar inspirado pode conter uma série de impurezas que podem ser danosas ao trato respiratório inferior. A purificação do ar é realizada pelas vibrissas, pelo reflexo esternutatório e pelo transporte mucociliar. Proetz, em 1953, considerou esta a principal função nasal. A eficácia do nariz em impedir que essas substâncias penetrem na via aérea inferior depende do diâmetro da partícula a ser filtrada. Indivíduos respiradores bucais e traqueostomizados perdem essa primordial função nasal.[6]

Umidificação e aquecimento

A respiração nasal é extremamente importante para o condicionamento do ar. Ingelstedt, em 1956, analisou modificações na temperatura e na umidade relativa do ar e demonstrou a eficácia do nariz em condicionar o ar inspirado. Em um indivíduo em condições respiratórias normais, o ar inspirado em temperatura ambiente de 23° C e de 40% de umidade relativa pode atingir na faringe uma temperatura de 30° C e 98% de umidade relativa. A anatomia nasal interna promove uma ampla superfície de contato ar-mucosa, permitindo a rápida transferência de umidade da mucosa ao fluxo aéreo.[6,7]

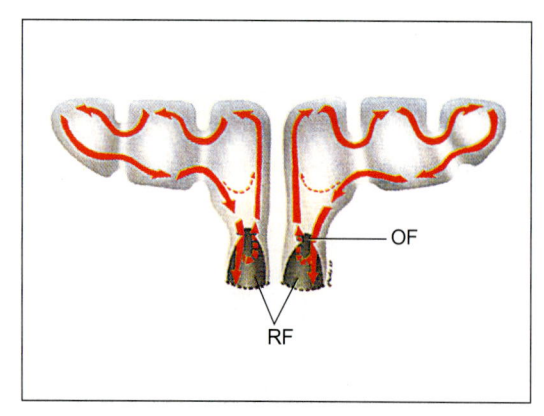

Fig. 4-9. Transporte da secreção do seio frontal. OF = óstio seio frontal; RF = recesso frontal. (Esquema adaptado de: Stammberger, H. Functional Endoscopic Sinus Surgery. 1st ed BC Decker, Philadelphia, 1991.)

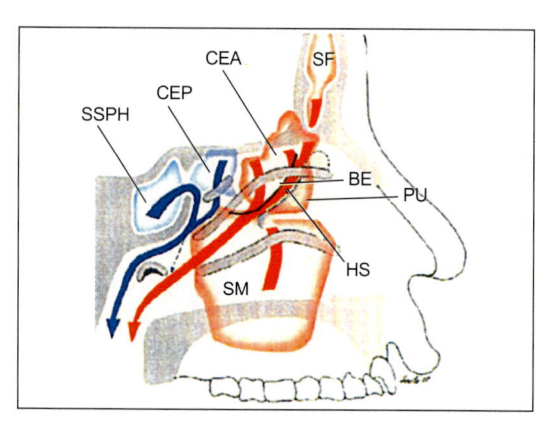

Fig. 4-10. Vias de transporte do muco na parede lateral. SF = seio frontal; CEA = célula etmoidal anterior; CEP = célula etmoidal posterior; SSPH= seio esfenoide; BE = bula etmoidas; PU = processo uncinado; SM = seio maxilar; HS = hiato semilunar. (Esquema adaptado de: Stammberger, H. Functional Endoscopic Sinus Surgery. 1st ed BC Decker, Philadelphia, 1991.)

O aquecimento do ar inspirado é feito pela vascularização da mucosa nasal. A rede vascular conduz calor ao fluxo aéreo nasal, permitindo que o ar inspirado adquira a temperatura corporal ao atingir o trato respiratório inferior.

Fluxo aéreo nasal

As estruturas presentes na parede lateral do nariz são responsáveis pelo turbilhonamento do fluxo aéreo nasal, aumentando assim o contato entre o ar inspirado e a mucosa nasal. O ar inspirado penetra na fossa nasal com uma angulação de 60 graus, atingindo uma velocidade de 12-19 m/s na região da válvula interna. Descreve uma curva de concavidade inferior com ápice na região do meato médio e cujas extremidades inferiores correspondem às coanas e às narinas. Juntamente a essa corrente aérea principal, duas correntes acessórias são observadas, uma inferior e outra superior que se dirige à mucosa do septo e concha superior, denominada também corrente olfatória.[7]

O fluxo aéreo nasal é determinado pela resistência nasal. Inicialmente, duas regiões determinam essa resistência: o vestíbulo relacionado às cartilagens laterais e a válvula nasal. Após a transposição da asa e da válvula nasal a resistência respiratória passa a ser determinada pelo tônus dos tecidos eréteis da mucosa nasal. Dentre eles os sinusóides venosos são os de maior importância, presentes principalmente na cabeça da concha inferior e na região septal adjacente. São capazes de armazenar quantidades significativas de sangue e, assim, promover vasodilatação e o aumento da resistência nasal.[7]

A regulação do fluxo sanguíneo nessa rede vascular é mediada principalmente pelo sistema simpático, através do controle da capacitância desses vasos. O sistema nervoso parassimpático parece exercer pouca influência no fluxo sanguíneo nasal, atua predominantemente na secreção glandular, determinando a hipersecreção. Dessa evidência sugere-se a presença de outros mediadores como o VIP (peptídeo intestinal vasoativo) a substância P que atuaria na vasodilatação nasal.[8,9]

A resistência aérea nasal é responsável por 40% da resistência total da via aérea. A resistência nasal sofre modificações com a idade, temperatura ambiente, exercício, respiração, postura e ciclo nasal.[8,9]

A resistência nasal diminui com a idade, com o exercício físico e com o aumento da PCO_2, e aumenta no decúbito dorsal e lateral, temperaturas frias e com uso de estrógenos.

Ciclo nasal

Inicialmente descrito por Kayser em 1899, o ciclo nasal é definido como a congestão e descongestão alternantes que ocorrem nas fossas nasais. Guillen, em 1967, utilizando a rinomanometria, observou que a resistência nasal permanecia constante apesar da mudança que ocorria em ambas as fossas nasais.[6]

O ciclo nasal pode ser observado em aproximadamente 80% da população. Persiste durante a respiração bucal, oclusão nasal e anestesia tópica. Está ausente em pacientes traqueostomizados e sofre modificações na presença de alergias, infecções e na gestação. Quanto à sua origem parece depender de um ciclo regulador central, do gânglio esfenopalatino e estrelado e de conexões entre ambos.[10-12]

A duração do ciclo é de 4 horas, variando de 2 a 7 horas. Embora esteja presente em qualquer posição, sua amplitude é menor com o decúbito.[6]

Desde sua descoberta, uma variedade de métodos tem sido utilizada para caracterizar esse fenômeno fisiológico, incluindo rinoscopia anterior, rinomanometria e, atualmente, a ressonância nuclear magnética.

■ OLFAÇÃO

A olfação é a sensação que se origina na cavidade nasal, a partir da estimulação do epitélio olfatório por substâncias voláteis.

O olfato é considerado uma função primária que, nos animais, auxilia a busca ao alimento, identifica as condições ambientais adversas e participa da reprodução. E embora o olfato humano seja considerado rudimentar quando comparado ao de outros animais, tem papel fundamental na vida do ser humano, pois identifica situações de perigo no ambiente, influencia na escolha dos alimentos e ajuda na percepção do sabor e como estimulador da libido.

Os placódios olfatórios iniciam seu desenvolvimento em torno da quarta semana de gestação. O neuroepitélio olfatório representa uma área de 2 a 10 cm^2 da mucosa nasal, que recobre parte da concha média e superior, septo nasal superior e a placa cribiforme. É formado por células nervosas bipolares distribuídas entre células de sustentação, células basais e glândulas de Bowman.[13]

As células bipolares possuem um prolongamento periférico dendrítico que termina sobre a mucosa em um tufo de cílios e um prolongamento central axônico amielínico, que se agrupam formando as raízes do nervo olfatório.

Dentre as teorias descritas, a do reconhecimento químico é a mais aceita atualmente. A partícula odorífera, após atravessar o muco entraria em contato com as células receptoras, desencadeando um potencial de ação.

■ REFERÊNCIAS BIBLIOGRÁFICAS

1. Stammberger H. *Functional endoscopic sinus surgery.* Cap. 2. 1994.
2. Ahmad I, Drake-Lee A. Nasal cliary studies in children with chronic respiratory tract symptoms. *Rhinology* 2003;41:69-71.
3. Cowan MJ, Gladwin MT, Shelhamer JH. Disorders of ciliary motility. *Am J Medical Science* 2001;321:3-10.
4. Afzelius B. Genetics and pulmonary medicine-6: immotile cilia syndrome: past, present, and prospects for the future. *Thorax* 1998;53:894-897.
5. Thomé DC, Voegels RL. Fibrose cística. *Tratado de ORL* 3:12-23.
6. Watelet JB, Van Cauweenberge P. Applied anatomy and physiology of the nose and paranasal sinuses. *Allergy* (suppl) 1999;54:14-25.
7. Demarco RC, Anselmo-Lima WT. Fisiologia do nariz e seios paranasais. *Tratado de ORL* 1:627-639.

8. Cole P. Biophysics of nasal airflow: a review. *Am J Rhinol* 2000;14:245-249.

9. Cole P, Haight JS, Love L, Oprysk D. Dynamic components of nasal resistance. *Am Rev Respir Dis* 1985;132:1229-32.

10. Laine-Alava MT, Minkkinen UK. Variation of nasal respiratory pattern with age during growth and development. *Laryngoscope* 1997;107:386-390.

11. Mirza N, Kroger H, Doty R. Influence of age on the nasal cycle. *Laryngoscope* 1997;107:62-66.

12. Lang C, Grützenmacher S, Mlynski B, Plontke S, Mlynski G. Investigating the nasal cycle using endoscopy, rhinoresistometry and acoustic rhinometry. *Laryngoscope* 2003;113:284-289.

13. Jones N, Rog D. Olfaction: a review. *The Journal of Laryngology and Otology* 1998;112:11-24.

TÉCNICA CIRÚRGICA

Francini Pádua ❖ Richard Voegels ❖ Marcus Lessa

■ INTRODUÇÃO

Várias técnicas cirúrgicas têm sido desenvolvidas para a abordagem endonasal da região rinossinusal. O cirurgião deve optar por aquela que lhe permita maior segurança e confiança durante o ato operatório. Neste capítulo será abordada a técnica cirúrgica utilizada pelo Departamento de Rinologia da Divisão de Clínica Otorrinolaringológica do Hospital das Clínicas da Universidade de São Paulo, baseada nos conceitos de Messerklinger: ressecção limitada aos defeitos anatômicos e áreas com processo inflamatório que interfiram no *clearance* mucociliar e resultem num processo inflamatório persistente e localizado.

O cirurgião deve ter em mente que, independente dos instrumentos ou técnica utilizados, é de extrema importância o conhecimento profundo da anatomia cirúrgica, as possíveis complicações e respectivas condutas, e principalmente saber ser humilde para interromper uma cirurgia quando as condições intra-operatórias estão desfavoráveis e suscetíveis ao erro humano. A correlação da anatomia e o estudo radiológico dos seios paranasais são de grande utilidade para a programação cirúrgica e compreensão dos achados intra-operatórios.

■ SALA CIRÚRGICA (FIG. 5-1)

O cirurgião destro se posiciona à direita do paciente, enquanto o instrumentador se posiciona à esquerda do mesmo.

O sistema de videoendoscopia é interposto entre os dois, de modo a ficar na cabeceira da mesa cirúrgica. O anestesista fica à esquerda e aos pés da mesa.

O paciente é posicionado com o dorso levemente elevado e a face direcionada para o lado do cirurgião.

■ ANESTESIA

O procedimento geralmente é realizado com anestesia geral, preferencialmente intravenosa, evitando-se o uso de anestésicos voláteis como o halotano, que torna o miocárdio sensibilizado aos efeitos da adrenalina, podendo gerar efeitos sistêmicos indesejáveis como arritmias, taquicardia ou hipertensão. O uso do propofol como agente hipnótico em substituição aos anestésicos voláteis diminui consideravelmente o risco de manifestações cardíacas indesejadas.

A intubação é orotraqueal, sendo a sonda fixada do lado oposto do cirurgião para que não haja prejuízo das manobras cirúrgicas.

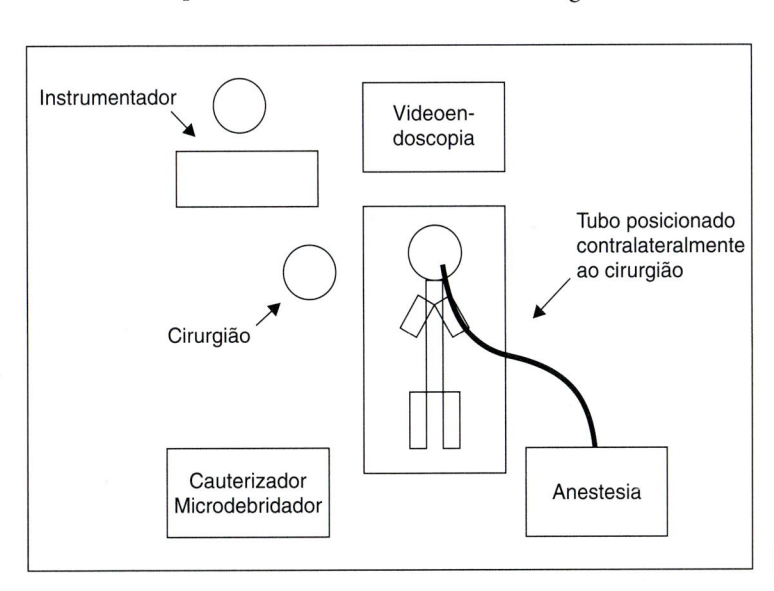

Fig. 5-1. Sala cirúrgica.

Cotonóides ancorados embebidos em solução de adrenalina 1:2.000 diluídos em solução de lidocaína a 1% são gentilmente colocados na região a ser operada com objetivo de reduzir o edema e sangramento intra-operatório. Na sinusectomia endoscópica esses cotonóides são posicionados na região do meato médio, delicadamente, evitando ao máximo a escarificação da face lateral da concha média (Fig. 5-2). Os mesmos são deixados por 10 minutos, quando então uma segunda troca é realizada. Ao posicioná-los nas fossas nasais deve-se ter o cuidado de não estarem muito úmidos, a fim de não permitir o gotejamento da solução pela rinofaringe e sua absorção sistêmica.

Alguns procedimentos de revisão são realizados sob anestesia local e, nesses casos, além da utilização dos cotonóides descritos acima, realiza-se infiltração de adrenalina 1:80000 em solução de lidocaína a 1% nas regiões do nervo infra-orbitário bilateralmente, troclear superior, septo nasal e regiões a serem manipuladas cirurgicamente.

■ ENDOSCÓPIOS

A maior parte do ato operatório é realizada com endoscópio de 4 mm, 0 grau, que permite uma visibilização direta das estruturas. Ao acessar o seio maxilar, o mesmo é inspecionado com endoscópios de 30, 45 ou 70 graus, de acordo com a necessidade. O acesso ao seio frontal é realizado com endoscópio de 45 graus, algumas vezes sendo necessária a utilização de endoscópio de 70 graus.

■ TÉCNICA CIRÚRGICA

A tendência do cirurgião iniciante é aproximar o endoscópio do campo cirúrgico, o que dificulta o procedimento. O ideal é mantê-lo afastado o suficiente para visibilização de todo o meato médio. O endoscópio é aproximado somente após a remoção do processo uncinado e bula etmoidal. Para o cirurgião destro, o endoscópio é posicionado em sua mão esquerda, enquanto os instrumentos são manipulados com a mão direita. Ao colocar o instrumento na fossa nasal, esses devem ser introduzidos na frente e inferior ao endoscópio, o que permite a visibilização da ponta do instrumento e garante espaço para movimentação do mesmo. Quando se utiliza o endoscópio de 45 ou 70 graus, os instrumentos são colocados superiormente ao endoscópio (à exceção dos instrumentos angulados, como as pinças girafas para abordagem do seio frontal).

Um campo cirúrgico com sangue torna a imagem endoscópica escura, desse modo, ser delicado na remoção das estruturas é essencial. Para uma boa hemostasia, pode-se utilizar durante o ato cirúrgico cotonóides com adrenalina 1:2.000 ou cotonóides embebidos em peróxido de hidrogênio (H_2O_2). Atenção deve ser tomada com a utilização deste último, pois pode gerar lesões de córnea, quando em contato com os olhos. Para cauterização das estruturas pode ser usado bipolar na intensidade de 40 W.

Todos os cotonóides utilizados durante a cirurgia devem ser preferencialmente ancorados e checados no fim do procedimento.

Solução antiembaçante é utilizada durante o procedimento, evitando o prejuízo da imagem endoscópica. Para este fim podem ser utilizadas soluções comerciais prontas, ou pode-se diluir sabão líquido em água.

■ PROCESSO UNCINADO

Considerações anatômicas

Trata-se da primeira lamela etmoidal (Fig. 5-3). Apresenta-se em forma de foice, com sua borda anterior convexa inserida no processo frontal (ou ascendente) da maxila, e sua borda côncava posterior livre. Sua porção superior se encontra mais anteriormente na parede nasal lateral, enquanto sua porção inferior está posicionada mais posteriormente. Superiormente pode se inserir em diferentes estruturas como na concha média, teto do etmóide, lâmina crivosa, *agger nasi* ou lâmina papirácea, sendo esta última a mais freqüente. Pode apresentar mais de uma inserção simultaneamente. Ântero-superiormente insere-se na concha média, formando a parede ínfero-medial do *agger nasi*. Inferiormente está inserido na concha inferior e osso palatino. Apresenta uma lâmina óssea fina envolvida por duas camadas mucosas.

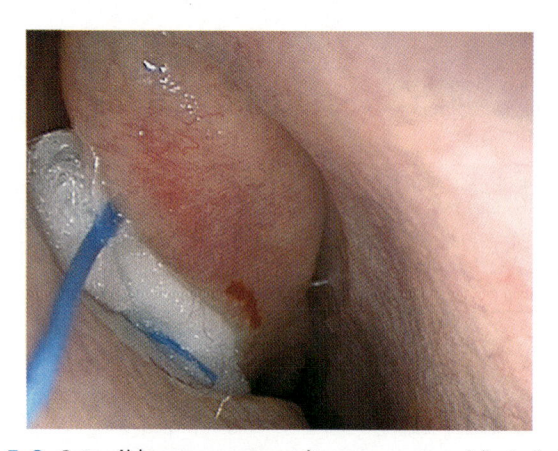

Fig. 5-2. Cotonóide com vasoconstritor em meato médio à direita.

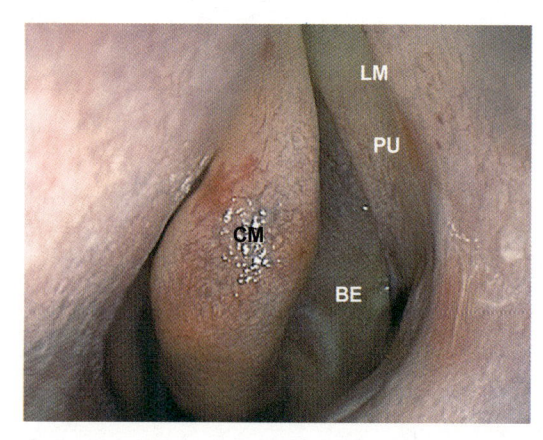

Fig. 5-3. Fossa nasal esquerda (FNE). CM = concha média; PU = processo uncinado; BE = bula etmoidal; LM = linha maxilar.

Uncinectomia

Com a porção posterior da faca em foice, palpa-se o processo uncinado e observa-se o balanço de sua borda livre. Anteriormente, observa-se uma linha de osso rígido e firme, que é a junção do processo frontal da maxila e do osso lacrimal (posteriormente). Essa linha é denominada linha maxilar. A incisão é realizada 3 a 5 mm posteriormente à ela. A faca é primeiramente posicionada perpendicularmente ao processo uncinado, e assim que o mesmo é perfurado, o instrumento é posicionado paralelamente a fim de evitar lesões da lâmina papirácea. A incisão é iniciada próxima a sua inserção na concha média, sendo ampliada inferiormente, atentando-se para que as três camadas da lamela estejam sendo incisadas simultaneamente (Fig. 5-4). O processo uncinado é então medializado e separado da lâmina papirácea. Com um *blakesly* reto agarra-se a porção superior que foi então liberada, e roda-se o instrumento sempre de superior para inferior, medial para lateral, de modo a evitar o descolamento de mucosa. Desse modo, na fossa nasal direita, a remoção da porção superior é realizada no sentido anti-horário, e na fossa nasal esquerda no sentido horário. A porção inferior, contrariamente, é removida sempre com a torção do instrumento de inferior para superior e de lateral para medial, seguindo os mesmos princípios de preservação de mucosa. No sentido horário à direita, e anti-horário à esquerda. Uma vez removida a primeira lamela, o óstio natural do seio maxilar pode ser reconhecido.

Atenção!

- Uma incisão muito próxima à borda livre do processo uncinado pode deixar algumas células etmoidais anteriores esquecidas, enquanto uma incisão muito anterior pode ser dificultada pelo osso espesso dessa região.
- É de grande utilidade não ressecar a porção mais superior do processo uncinado para que sirva de ponto de reparo na abordagem ao recesso frontal.
- O cirurgião iniciante geralmente confunde a linha maxilar com o processo uncinado. Uma palpação cautelosa permite a diferenciação exata dessas estruturas.

- O limite lateral do processo uncinado superiormente é a lâmina papirácea. Evitar manobras intempestivas é essencial para não lesá-la. Na dúvida, deve-se comprimir gentilmente o olho ipsilateral do paciente e observar a movimentação da parede lateral. Se a gordura periorbitária foi exposta, deve-se deixá-la intacta. Atenção para não lesar a periórbita.

■ BULA ETMOIDAL OU BOLHA ETMOIDAL

Considerações anatômicas

Trata-se da segunda lamela etmoidal (Fig. 5-5). É considerada a célula mais pneumatizada e constante do etmóide. Seu contorno anterior convexo acompanha a borda livre posterior do processo uncinado. Seu limite posterior é a lamela basal (Fig. 5-6). Pode se estender superiormente, formando a parede posterior do recesso frontal. O espaço tridimensional entre a bula etmoidal e a lamela basal é denominado espaço retrobular ou seio lateral (Fig. 5-7), e a entrada para esse espaço é denominada hiato semilunar superior. O limite medial da segunda lamela é a porção vertical da concha média, enquanto o limite lateral é a lâmina papirácea. Superiormente, encontra-se a fóvea etmoidal, assim como podem ser encontradas uma ou duas células suprabulares.

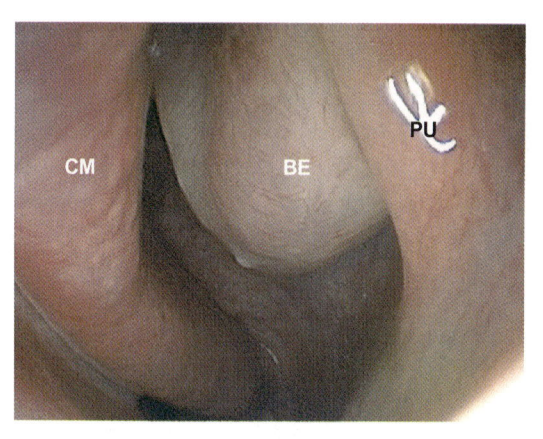

Fig. 5-5. Fossa nasal esquerda (FNE). CM = concha média; PU = processo uncinado; BE = bula etmoidal.

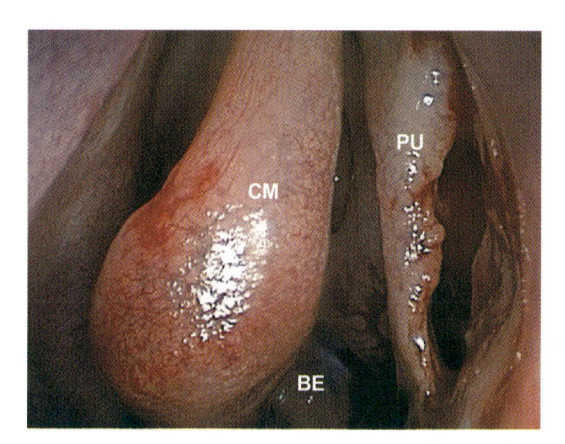

Fig. 5-4. Uncinectomia esquerda. CM = concha média; PU = processo uncinado; BE = bula etmoidal.

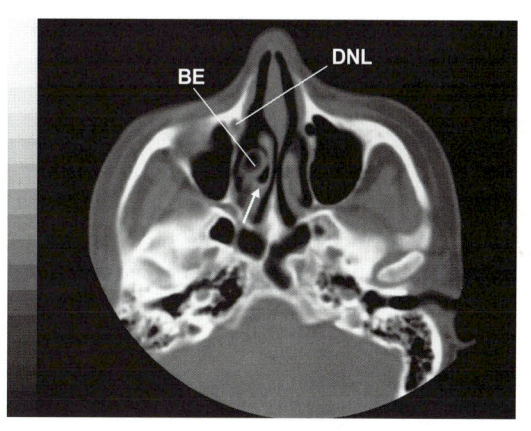

Fig. 5-6. TC axial, atenuação para partes ósseas. Bula etmoidal à direita. BE = bula etmoidal; DNL = ducto nasolacrimal; seta = lamela basal.

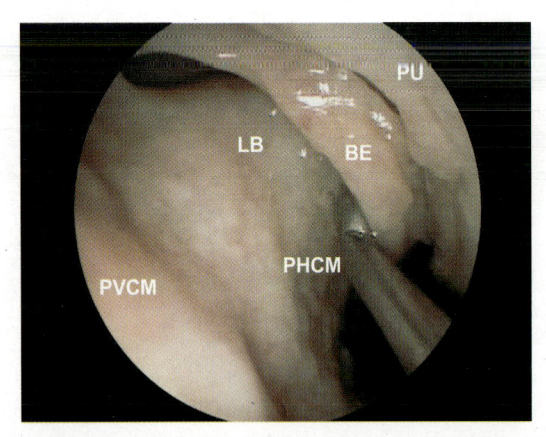

Fig. 5-7. Recesso retrobular sendo palpado com cureta em J. FNE. PU = processo uncinado; BE = bula etmoidal; PHCM = porção horizontal da concha média; LB = lamela basal (porção diagonal da concha média); PVCM = porção vertical da concha média.

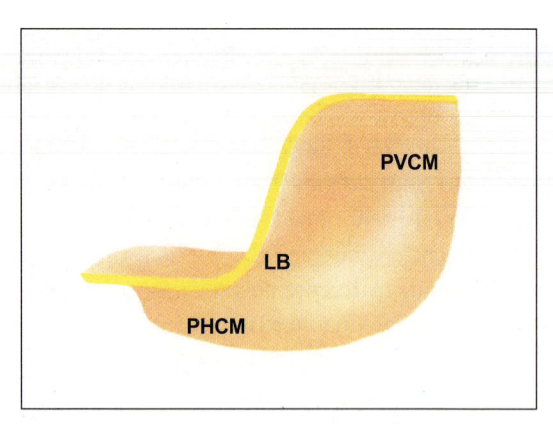

Fig. 5-8. Esquema adaptado mostrando concha média de uma fossa nasal direita. A linha amarela representa as inserções da concha no teto do etmóide e lâmina papirácea. PHCM = porção horizontal da concha média; LB = lamela basal (porção diagonal da concha média); PVCM = porção vertical da concha média. (Esquema adaptado de: Stammberger, H. Functional Endoscopic Sinus Surgery. 1st ed BC Decker, Philadelphia, 1991.)

Exérese da bula etmoidal

Utilizando-se a ponta do aspirador reto ou a ponta do *freer* ou do *blakesly* fechado, faz-se uma perfuração medial e inferior dessa lamela, observando o encontro de células posteriormente. Com o *blakesly* reto pode-se remover todas as células, tendo atenção para não ultrapassar o limite posterior da bula, que é a porção diagonal da concha média. Na dúvida, deve-se visibilizar ou palpar com um *blakesly* angulado a região do espaço retrobular para se ter a certeza de que as células anteriores a ele podem ser removidas. A porção superior da bula pode ser mais facilmente removida com *blakesly* angulado, sempre tendo o cuidado de palpar o espaço posterior da célula antes de removê-la. A pinça circular de esfenóide pode também ser utilizada para remoção das células. Trata-se de uma pinça segura, que garante ao cirurgião mais delicadeza durante o ato cirúrgico.

Atenção!

- A perfuração medial e inferior é segura para que se evite lesões da lâmina papirácea.
- O cuidado de não lesar a terceira lamela é importante para que não haja instabilidade da mesma no pós-operatório, promovendo o deslocamento lateral da concha média e obstrução do meato médio.
- Ser delicado na remoção superior da bula etmoidal é importante para não lesar a base do crânio.
- Seguindo a parede anterior da bula etmoidal, superiormente se encontra o recesso frontal e a crista da artéria etmoidal anterior. Geralmente a artéria é posterior à crista, enquanto a abertura do seio frontal é anterior a ela.

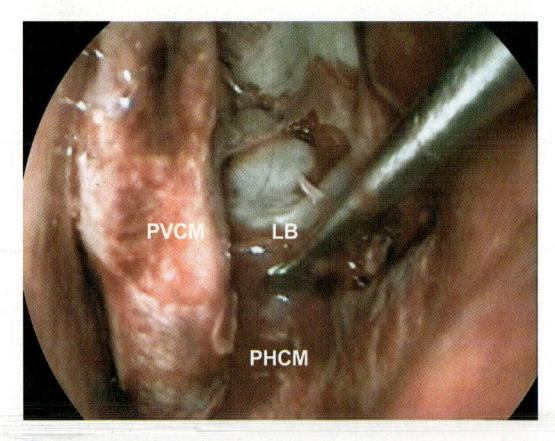

■ CONCHA MÉDIA

Considerações anatômicas

A Concha Média apresenta três porções (Figs. 5-8 e 5-9). Uma porção vertical, que se insere na base do crânio, especificamente na lâmina crivosa; uma porção horizontal, que se insere na lâmina papirácea; e uma porção diagonal, que também tem inserção na lâmina papirácea. A estabilidade da concha é garantida pela fixação de suas porções vertical e horizontal. A porção diagonal é denominada lamela basal e separa o etmóide anterior do etmóide posterior.

Fig. 5-9. FNE. Concha média visibilizada após remoção de bula etmoidal. PHCM = porção horizontal da concha média; LB = lamela basal (porção diagonal da concha média); PVCM = porção vertical da concha média.

Abertura da lamela basal da concha média

A perfuração da porção diagonal da concha média deve ser realizada aproximadamente 4 ou 5 mm acima de sua junção com a porção horizontal (Figs. 5-10 e 5-11), sempre medial e inferiormente. Pode-se utilizar a ponta do próprio aspirador, *freer* ou ainda um *blakesly* fechado. Após visibilização de células posteriormente à perfuração, a ampliação do etmóide posterior pode ser realizada (Fig. 5-12).

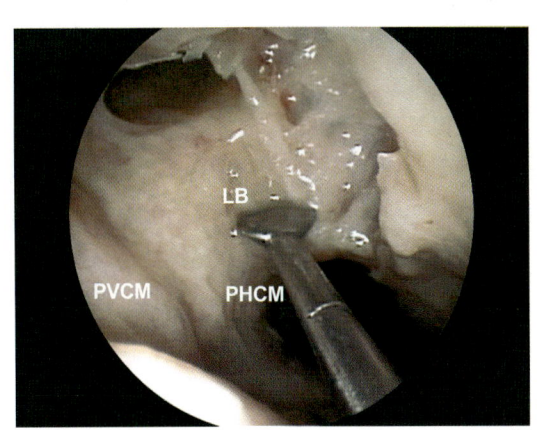

Fig. 5-10. FNE. O instrumento aponta a região da lamela basal a ser perfurada. FNE. PHCM = porção horizontal da concha média; LB = lamela basal (porção diagonal da concha média); PVCM = porção vertical da concha média.

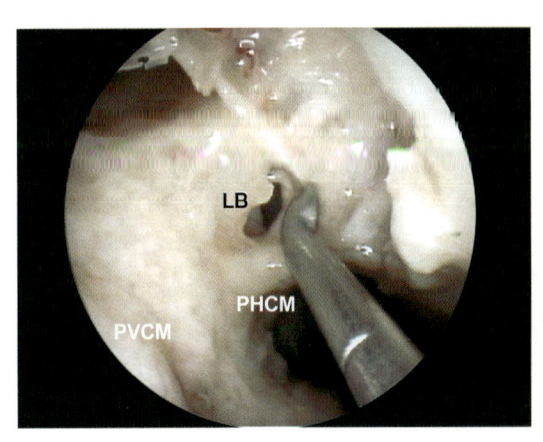

Fig. 5-11. FNE. A perfuração medial e inferior da lamela basal com cureta permite o acesso ao seio etmóide posterior. PHCM = porção horizontal da concha média; LB = lamela basal (porção diagonal da concha média); PVCM = porção vertical da concha média.

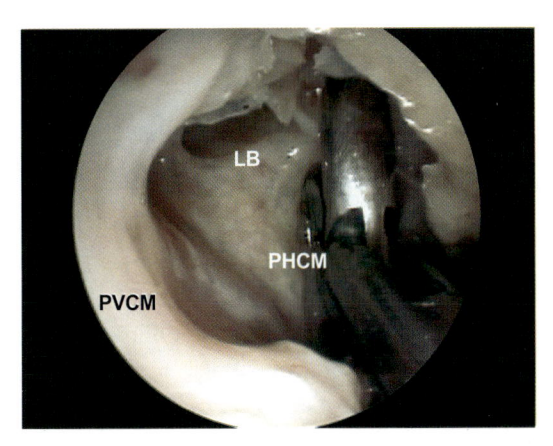

Fig. 5-12. O orifício criado é ampliado, expondo o seio etmóide posterior. FNE. PHCM = porção horizontal da concha média; LB = lamela basal (porção diagonal da concha média); PVCM = porção vertical da concha média.

Atenção!

- A abertura da porção horizontal da concha média pode levar à instabilidade da mesma, favorecendo seu deslocamento lateral no pós-operatório e conseqüente sinéquia do meato médio.

■ CONCHA MÉDIA BULOSA OU BOLHOSA

Trata-se da pneumatização da concha média por células etmoidais posteriores que ocorre em cerca de 13,2% a 72,2% da população. Nesses casos, deve ser realizada a remoção da porção meatal da concha bulosa. Utiliza-se a faca em foice para incisar a concha e com uma tesoura delicada remove-se a face lateral. Muitas vezes a porção posterior está aderida. Para removê-la, usa-se *blakesly* reto e delicadamente roda-se a face meatal da concha no sentido superior para inferior, e lateral para medial, indo de encontro com a face restante da concha.

Atenção!

- A exérese da concha bulosa antecede a uncinectomia, permitindo melhor visibilização das estruturas do meato médio.
- É de crucial importância que o óstio da concha bulosa seja aberto e removido, caso contrário pode ser refeita.
- A artéria esfenopalatina se encontra próxima à inserção da porção horizontal da concha média, emitindo ramos para as conchas. Durante a remoção da concha bulosa pode haver sangramento proveniente desses ramos, controlável com cotonóides embebidos em adrenalina 1:2.000 ou cauterização com bipolar.

■ SEIO ETMÓIDE POSTERIOR

Considerações anatômicas

O etmóide posterior é delimitado superiormente pela base do crânio, lateralmente pela lâmina papirácea, anteriormente pela lamela basal, medialmente pela porção vertical da concha média e concha superior, e posteriormente pela parede anterior do seio esfenóide.

Etmoidectomia posterior

Após abertura da lamela basal, a ampliação do etmóide posterior é realizada (Figs. 5-13 e 5-14) com pinça cortante angulada. O cirurgião deve palpar com a ponta do instrumento o espaço existente atrás da célula a ser removida, para somente então removê-la definitivamente. Se não houver espaço palpável superiormente, o instrumento estará tocando a base craniana. A pinça circular de esfenóide também pode ser utilizada. Na região posterior à junção da fóvea do etmóide posterior com a lâmina papirácea se encontra a artéria etmoidal posterior. Durante a ampliação do seio etmóide posterior, o mesmo princípio utilizado em cirurgias de mastóide deve ser seguido: nunca se deve apro-

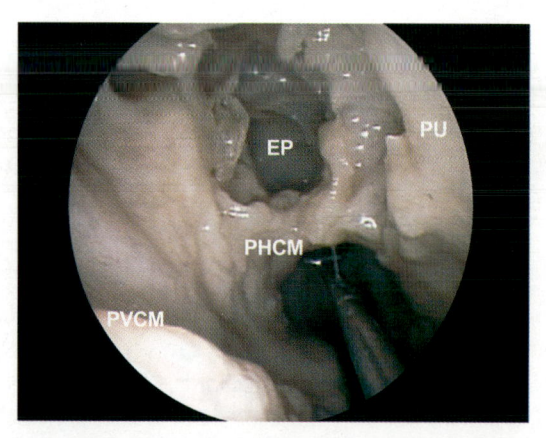

Fig. 5-13. FNE. O seio etmóide posterior é exposto, após remoção de suas células. EP = seio etmóide posterior; PHCM = porção horizontal da concha média; PVCM = porção vertical da concha média; PU = remanescente do processo uncinado.

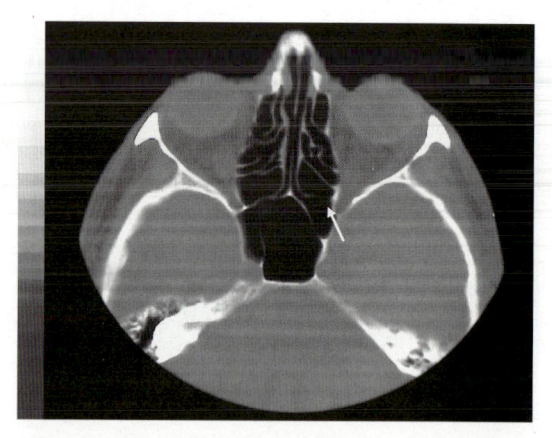

Fig. 5-15. TC em corte axial; atenuação para partes ósseas. Célula de Onodi (seta) em fossa nasal esquerda.

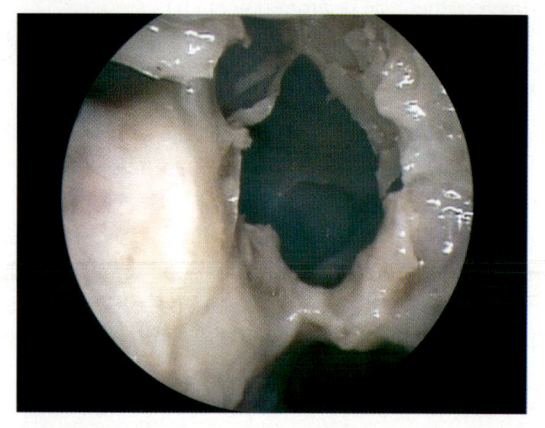

Fig. 5-14. Seio etmóide posterior ampliado.

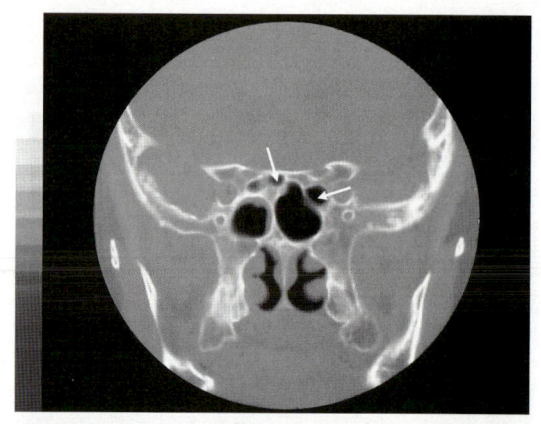

Fig. 5-16. TC em corte coronal; atenuação para partes ósseas. Célula de Onodi (setas) com extensão superior e lateral ao seio esfenóide.

fundar o acesso sem que as células adjacentes estejam no mesmo nível. Deve-se evitar principalmente o aprofundamento às cegas das regiões lateral e superior do seio.

Atenção!
- A manipulação brusca da porção vertical da concha média pode levar à fratura da lâmina crivosa e, conseqüentemente, à fístula liquórica.
- O nervo óptico se encontra posterior e lateralmente ao seio etmóide posterior. A maior porcentagem de lesão iatrogênica do mesmo ocorre nessa região.
- As células devem ser todas removidas. Células restantes podem ser foco futuro de processos infecciosos.

■ CÉLULA DE ONODI

A avaliação criteriosa pré-operatória da tomografia computadorizada permite observar a existência da célula de Onodi (Figs. 5-15 e 5-16). Também denominada célula esfenoetmoidal, trata-se de uma célula do etmóide posterior que se pneumatiza superior e posteriormente ao seio esfenóide. Ocorre em cerca de 10% dos casos. O seio esfenóide se encontra medial e anterior a essa célula.

Atenção!
- O nervo óptico se encontra na parede da célula de Onodi, desse modo, fica mais exposto, favorecendo sua lesão.

■ SEIO ESFENÓIDE

Considerações anatômicas

O seio esfenóide apresenta importantes estruturas nervosas e vasculares adjacentes a ele (Fig. 5-17). Superior e lateralmente encontra-se o nervo óptico, lateralmente encontra-se a artéria carótida interna (Fig. 5-18) e o forame redondo por onde emerge o ramo maxilar (V2) do nervo trigêmeo. Inferiormente localiza-se o forame pterigóide, por onde emerge o nervo vidiano. Superiormente encontra-se a sela túrcica (Fig. 5-19) com a glândula pituitária. Anteriormente se encontra o seio etmóide posterior.

Seu óstio geralmente se localiza anterior e superiormente, a poucos milímetros da base do crânio, próximo à cauda da concha superior, no recesso esfenoetmoidal (Figs. 5-20 e 5-21).

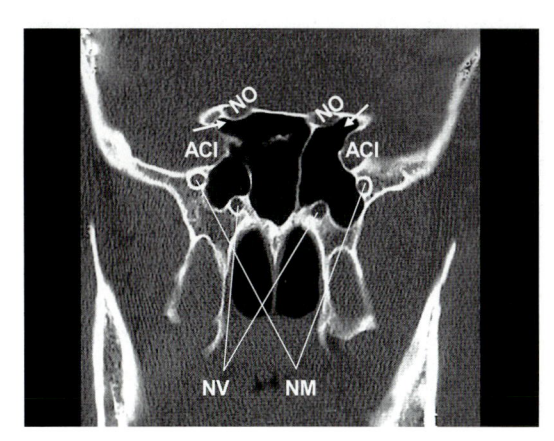

Fig. 5-17. TC em corte coronal; atenuação para partes ósseas. Pneumatização do processo clinóide (setas) bilateralmente, formando o recesso óptico-carotídeo e, conseqüentemente, expondo o nervo óptico (NO). ACI = artéria carótida interna; NM = nervo maxilar no forame redondo; NV = nervo vidiano no forame pterigóide.

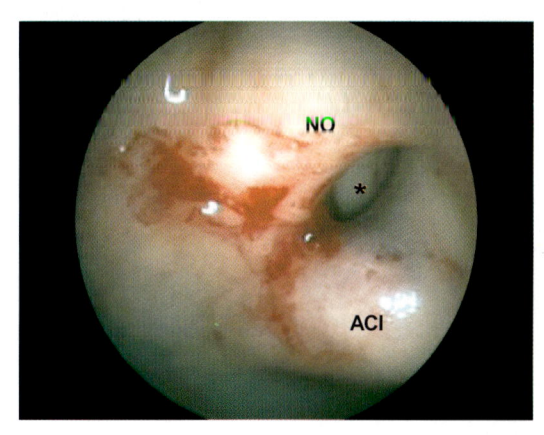

Fig. 5-18. Endoscopia nasal de seio esfenóide direito. Observa-se nervo óptico (NO), artéria carótida interna (ACI) e o recesso óptico-carotídeo (*).

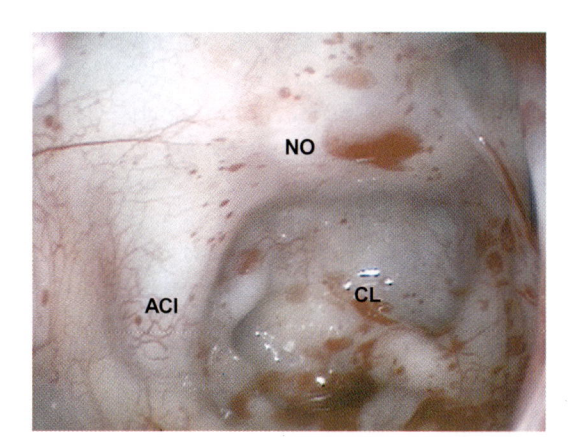

Fig. 5-19. Seio esfenóide direito. Pós-operatório de exérese de adenoma de hipófise. NO = nervo óptico; ACI = artéria carótida interna; CL = *clivus*. Neste caso o processo clinóide não é muito pneumatizado e, desse modo, o recesso óptico-carotídeo não é tão evidente.

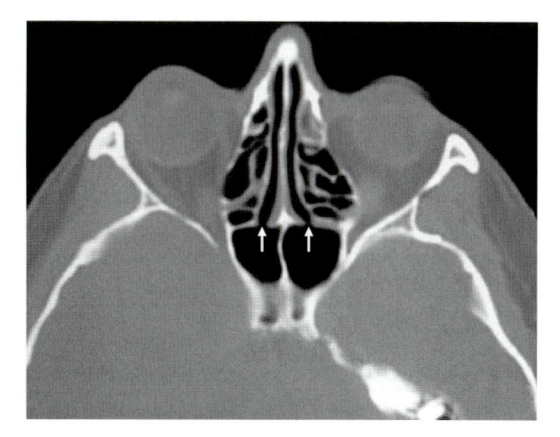

Fig. 5-20. TC em corte axial; atenuação para partes ósseas. Observa-se bilateralmente o óstio do seio esfenóide (setas).

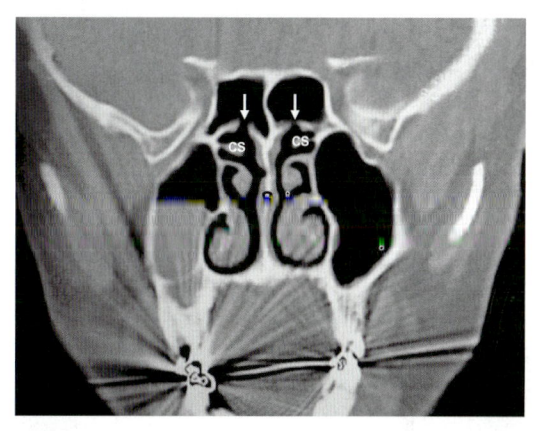

Fig. 5-21. TC em corte coronal; atenuação para partes ósseas. Observa-se bilateralmente o óstio do seio esfenóide (setas) no recesso esfenoetmoidal. CS = concha superior; S = septo nasal.

Sinusotomia esfenoidal

O seio esfenóide pode ser acessado via transetmoidal ou pela fossa nasal. Se a patologia for exclusivamente do seio esfenóide, então a segunda via é preferível.

Para se ter certeza de que a parede anterior do esfenóide foi alcançada, deve-se utilizar um *freer* ou aspirador e encostar a ponta do mesmo na parede mais posterior do seio etmóide e medir a distância até a crista nasal anterior (Fig. 5-22). Em seguida, o mesmo instrumento é colocado, pela fossa nasal, acima do arco da coana, na altura da inserção da concha superior (onde se localizaria o óstio do seio esfenóide) e a distância até a crista nasal anterior é novamente medida. Se as duas medidas forem iguais, então a parede anterior do seio esfenóide foi encontrada pela via transetmoidal.

Uma vez encontrada a parede anterior do seio esfenóide via transetmoidal, uma perfuração medial e inferior é realizada com uma cureta em "J" para acessar o seio (Figs. 5-23 e 5-24). A ampliação da abertura (Fig. 5-25) é realizada com pinça circular de esfenóide, de maneira delicada, a fim de evitar a lesão da artéria carótida ou nervo óptico que se encontram deiscentes em 25 e 6%, respectivamente.

O acesso ao seio via fossa nasal é realizado procurando o óstio natural no recesso esfenoetmoidal, próximo à inserção da concha superior. Uma vez encontrado, o mesmo é ampliado com pinça circular de esfenóide (Fig. 5-26).

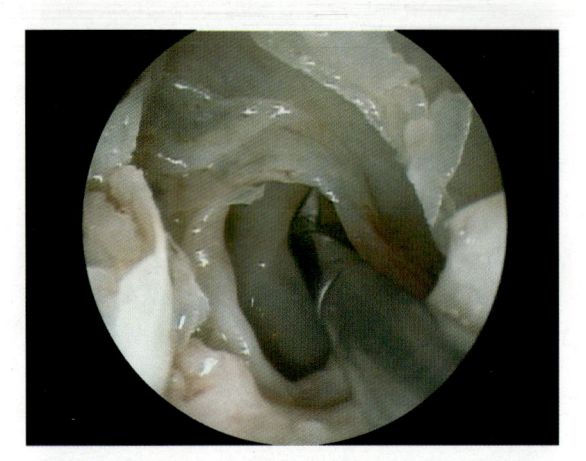

Fig. 5-22. Ponta do instrumento é posicionada na porção mais posterior do etmóide posterior.

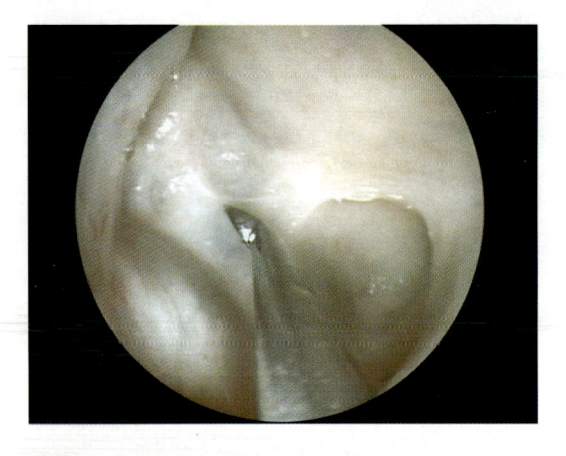

Fig. 5-23. Ponta do instrumento na região mais posterior do etmóide posterior à esquerda.

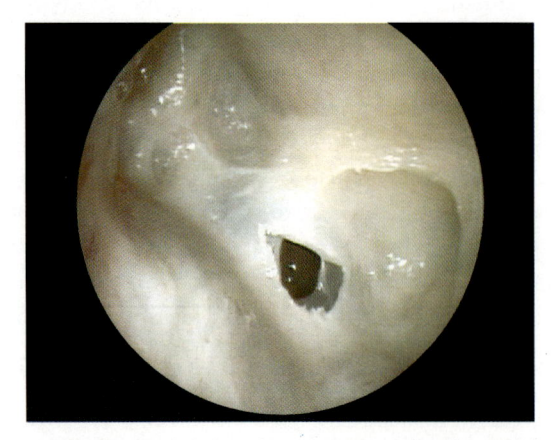

Fig. 5-24. Abertura do seio esfenóide na região mais medial e inferior do seio etmóide posterior esquerdo.

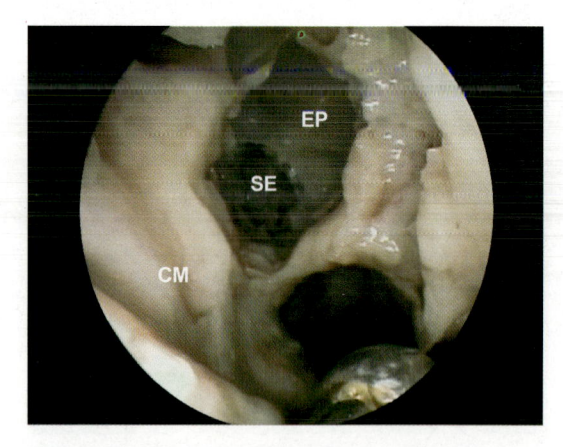

Fig. 5-25. Ampliação do seio esfenóide esquerdo, via transetmoidal. CM = concha média; EP = seio etmóide posterior; SE = seio esfenóide.

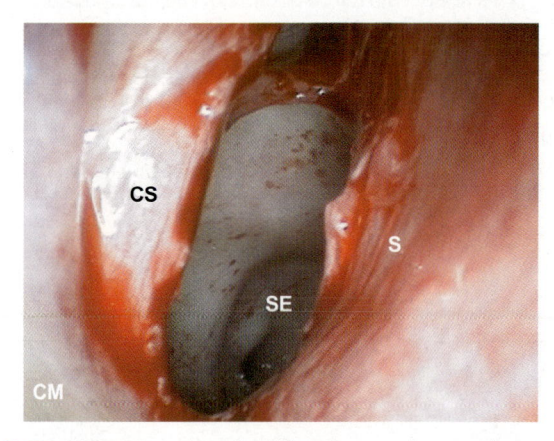

Fig. 5-26. FND. SE = seio esfenóide; CS = concha superior; S = septo nasal; CM = concha média.

Atenção!

- O seio esfenóide encontra-se anatomicamente posterior ao seio etmóide posterior. No entanto, no intra-operatório a cabeça do paciente não está posicionada na linha horizontal, o que pode levar alguns cirurgiões a tentarem o acesso ao seio esfenóide mais superiormente, pela via transetmoidal. Essa manobra levará à lesão da base craniana e conseqüente fístula liquórica.
- A artéria etmoidal posterior encontra-se aproximadamente 3 a 4 mm anterior à parede anterior do seio esfenóide. Manobras intempestivas podem lesar a mesma.
- Na ampliação do óstio natural pela fossa nasal, o ramo septal da artéria esfenopalatina, que passa anteriormente à parede anterior do seio, pode ser lesado. A hemostasia deve ser feita com bipolar.

■ SEIO MAXILAR

Considerações anatômicas

Limitado superiormente pelo assoalho orbitário, inferiormente pelos processos alveolar e palatino da maxila e medialmente pela parede lateral do nariz, onde se encontra o infundí-

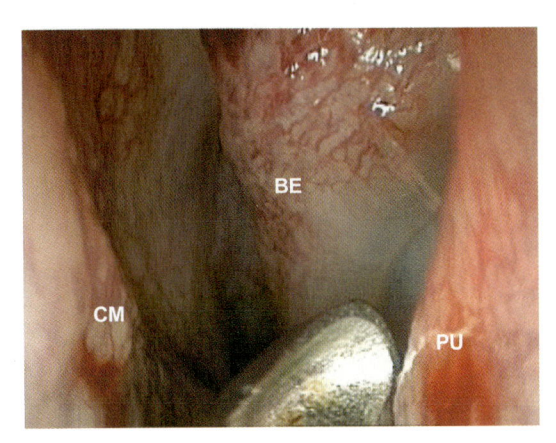

Fig. 5-27. O hiato semilunar inferior é apontado pela cureta entre a borda livre posterior do processo uncinado (PU) e a porção anterior da bula etmoidal (BE), à esquerda. CM = concha média.

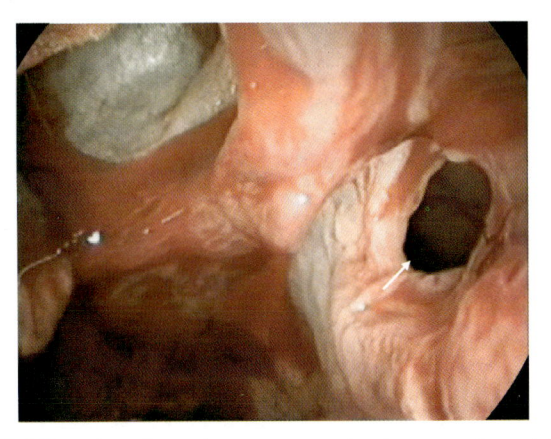

Fig. 5-29. Após exérese do processo uncinado esquerdo, o óstio natural do seio maxilar (seta) pode ser visibilizado.

bulo. O hiato semilunar inferior é um espaço bidimensional que representa a entrada ao infundíbulo etmoidal; sendo este último um espaço tridimensional (Fig. 5-27).

O óstio do seio maxilar encontra-se medialmente, sendo escondido pela mucosa interna do terço inferior do processo uncinado em 88% dos casos.

Antrostomia maxilar

Para acessar o óstio natural do seio maxilar é necessária a remoção do processo uncinado. Uma vez realizado, como descrito anteriormente, deve se procurar pelo mesmo entre a linha de ressecção do processo uncinado e a linha de ressecção da bula etmoidal. O endoscópio angulado de 30 ou 45 graus pode facilitar o procedimento. Na altura inferior da concha média, entre as duas linhas na parede lateral do nariz, acha-se o óstio com o palpador curvo ou cureta em J. Em seguida, com a pinça *back biter*, remove-se os remanescentes de processo uncinado para melhor exposição do óstio (Figs. 5-28 e 5-29). Algumas vezes utiliza-se a pinça cortante reta para remover excesso de mucosa posterior ao mesmo. Com o endoscópio angulado de 30 ou 45 graus, todas as paredes do seio são avaliadas. Algumas vezes, o uso do endoscópio de 70 graus é necessário.

Atenção!

- Nunca o *back biter* é colocado dentro do óstio para ampliá-lo. O ducto nasolacrimal encontra-se anterior ao óstio, aproximadamente a 4 mm, e esse procedimento poderá lesá-lo.
- Durante a ampliação posterior pode se lesar a artéria esfenopalatina.
- O encontro de óstios acessórios (Fig. 5-30) obriga o cirurgião a comunicá-los (Fig. 5-31) com pinça cortante, se não o fizer poderá ocorrer o fenômeno de recirculação da secreção do seio, e conseqüente manutenção de sintomas nasais.
- Algumas vezes o cirurgião necessita de técnicas auxiliares como sinusoscopia pela fossa canina ou meato inferior para auxiliá-lo no diagnóstico ou tratamento do seio maxilar. Nestes casos o endoscópio de 70 graus é introduzido pelo trocarte do sinusoscópio, permitindo uma visão completa do seio.

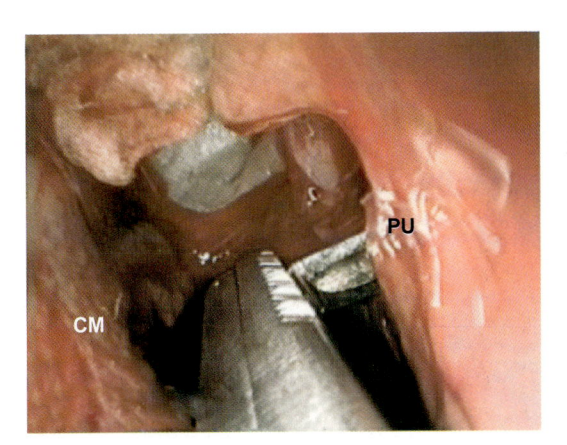

Fig. 5-28. FNE. Remoção dos remanescentes do processo uncinado à esquerda. PU = processo uncinado; CM = concha média.

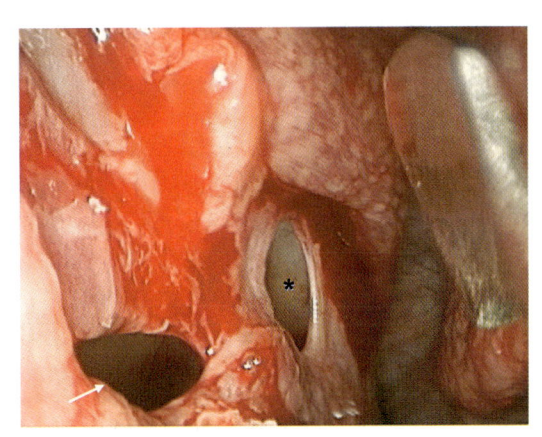

Fig. 5-30. Óstio acessório (*) em fossa nasal direita. Anteriormente, encontra-se o óstio natural do seio maxilar (seta).

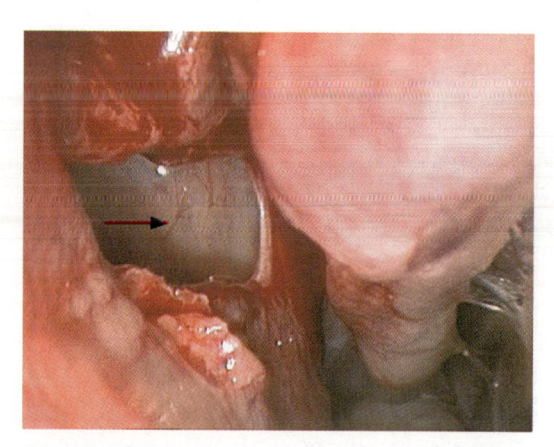

Fig. 5-31. FND. Óstios acessório e natural do seio maxilar comunicados (seta).

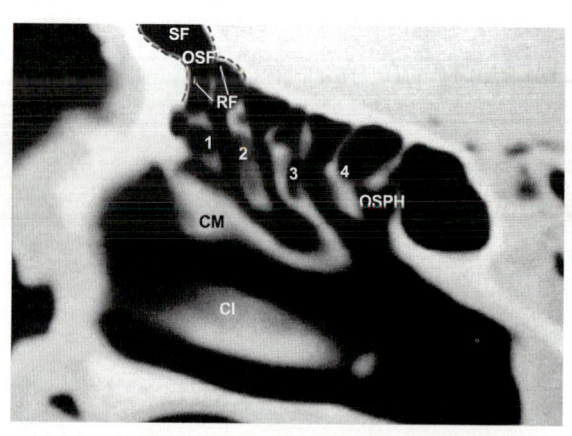

Fig. 5-33. TC em corte sagital. Nota-se a forma semelhante a uma ampulheta, delimitada pela linha tracejada, correspondendo ao seio frontal e recesso frontal. CI = concha inferior; CM = concha média; SF = seio frontal; OSF = óstio do seio frontal; RF = recesso frontal; *1.* processo uncinado; *2.* bula etmoidal; *3.* lamela basal (porção diagonal da concha média); *4.* concha superior.

■ CÉLULA DE HALLER

Também denominada de célula infra-orbitária, é formada pela extensão extramural de células etmoidais durante seu desenvolvimento (Fig. 5-32). Ocorre em 10% dos pacientes.

Atenção!

- O cirurgião deve observar atentamente a tomografia no pré-operatório e reconhecer esta célula, uma vez que pretenda abordar o seio maxilar.
- O não conhecimento prévio da existência da célula infra-orbitária pode levar o cirurgião à abertura da mesma no intra-operatório, acreditando erroneamente que seja o seio maxilar, não resolvendo de fato a patologia sinusal.

■ SEIO FRONTAL

Considerações anatômicas

Quando a região do recesso frontal é observada em corte tomográfico sagital, é possível observar uma imagem em forma de ampulheta (Fig. 5-33). A parte mais estreita é considerada o óstio do seio frontal, enquanto a porção mais larga e superior se abre no seio frontal propriamente dito, e a região mais inferior se abre no recesso frontal.

O recesso do seio frontal pode ser ocupado por diversas células. Por esse motivo, sua variabilidade anatômica é grande, o que obriga o cirurgião a um estudo detalhado da tomografia computadorizada pré-operatória, inclusive em cortes sagitais. De uma forma simplificada, o *agger nasi*, quando presente, é o limite anterior do recesso, a bula etmoidal o limite posterior, e o processo uncinado o limite lateral e inferior do recesso (Fig. 5-34) quando insere-se na lâmina papirácea, formando o recesso terminal (Figs. 5-35 e 5-36). A lâmina papirácea também se encontra lateralmente, enquanto a porção mais anterior da concha média pode representar o limite medial, especialmente quando o processo uncinado se insere na concha média ou base do crânio.

Quatro tipos diferentes de células frontais podem ser encontradas na tomografia coronal dos seios paranasais, e se pneumatizam anterior e superior ao *agger nasi*.

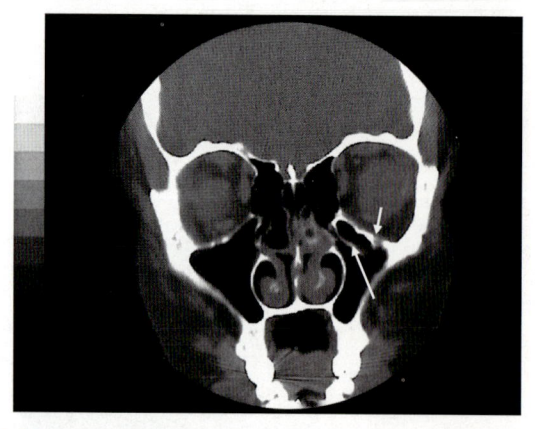

Fig. 5-32. TC em corte coronal; atenuação para partes ósseas. Observa-se célula de Haller (seta maior). O nervo infra-orbitário (seta menor) também é identificado bilateralmente.

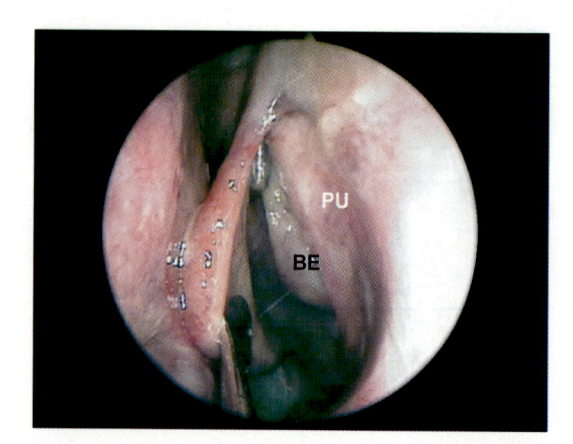

Fig. 5-34. FNE. Uma sonda através do seio frontal é exteriorizada na fossa nasal, entre a bula etmoidal (BE) e o processo uncinado (PU).

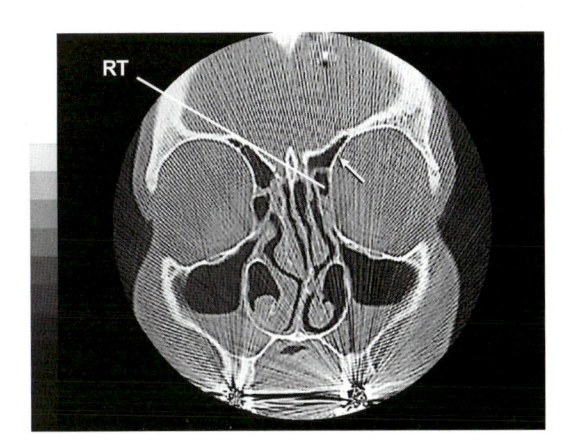

Fig. 5-35. TC em corte coronal; atenuação para partes ósseas. Inserção do processo uncinado (seta) à esquerda em lâmina papirácea, formando o recesso terminal (RT).

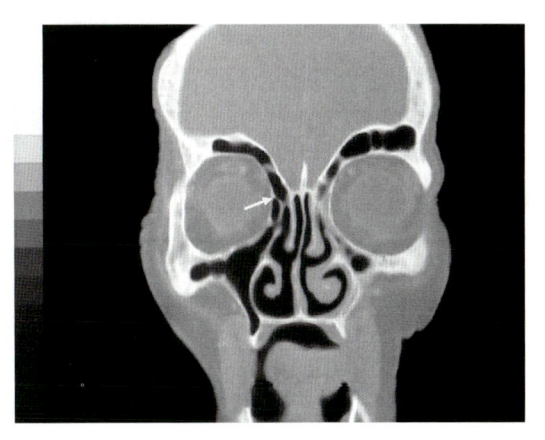

Fig. 5-37. TC em corte coronal; atenuação para partes ósseas. Nota-se inserção do processo uncinado (seta) em FND em lâmina papirácea, formando o recesso terminal.

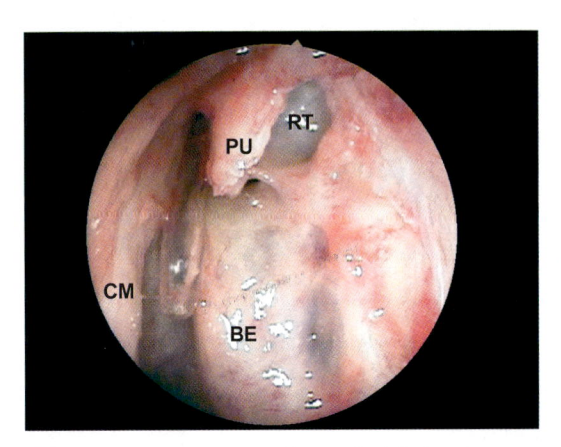

Fig. 5-36. FNE. Após a remoção da porção inferior do processo uncinado, visualiza-se sua inserção superior na lâmina papirácea, formando o recesso terminal (RT). CM = concha média; PU = inserção superior do processo uncinado; BE = bula etmoidal.

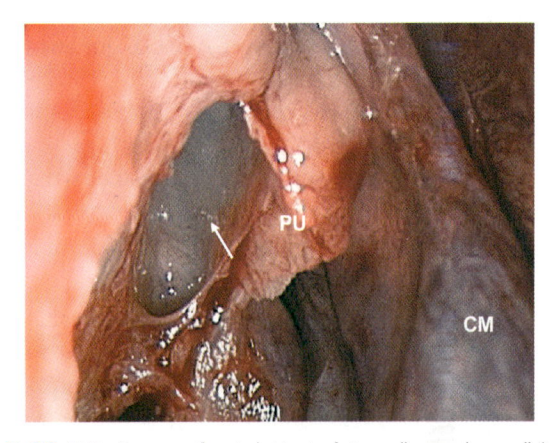

Fig. 5-38 FND. Recesso frontal. Nesta foto, a "capa do ovo" (seta), como denominada por Stammberger, pode ser visibilizada com a inserção do processo uncinado na lâmina papirácea. CM = concha média; PU = inserção superior do processo uncinado.

A célula *agger nasi*, considerada a célula mais anterior do seio etmoidal, quando existente, pode se apresentar em número de 1 a 3 células, originadas a partir do osso lacrimal. Localizam-se imediatamente anterior à inserção da concha média.

Sinusotomia frontal

O conhecimento da inserção superior do processo uncinado é crucial para a dissecção precisa através do recesso frontal e adequada exposição do seio frontal.

Quando o processo uncinado se insere na lâmina papirácea, no *agger nasi* ou simultaneamente na lâmina papirácea e na concha média, o acesso a ser utilizado será o mesmo: o seio frontal será alcançado a partir de uma dissecção medial ou póstero-medial ao processo uncinado (Figs. 5-37 e 5-38). A presença do *agger nasi* não altera a abordagem, uma vez que o processo uncinado e o *agger nasi* compartilham a mesma parede medial e posterior. A remoção do *agger nasi* é semelhante à remoção do recesso terminal, apenas mais anterior e superior.

Quando o processo uncinado se insere na junção da lâmina crivosa com a concha média, base do crânio ou concha média, o recesso frontal é abordado através da dissecção lateral ao processo uncinado.

Utilizando-se endoscópio de 45 graus, o cirurgião deve cuidadosamente procurar o recesso do seio frontal entre o remanescente superior do processo uncinado e a bula etmoidal. Se o processo uncinado estiver inserido na lâmina papirácea, então a visão que se tem é de uma cobertura, semelhante a uma célula em fundo cego (Fig. 5-39A). Observando atentamente, uma linha de separação entre o processo uncinado e a concha média será reconhecida. Delicadamente, com uma cureta angulada, esta célula deve ser removida com movimentos de trás para frente e de lateral para medial, denominado por Stammberger de *uncapping the egg* ou "descascando o ovo" (Fig. 5-39B). Pinças girafas circulares ou com abertura látero-lateral ou ântero-posterior são utilizadas para remover fragmentos ósseos expostos. No intra-operatório, algumas vezes é difícil a diferenciação do *agger nasi* e um recesso terminal alto, uma vez que aparecem como um domo único. Após a remoção precisa do processo uncinado, *agger nasi* e células frontais, uma abertura elíptica e ampla para o seio frontal é geralmente exposta na maioria dos casos. Quando

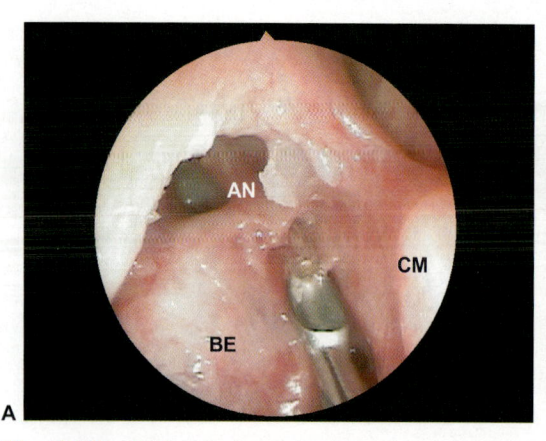

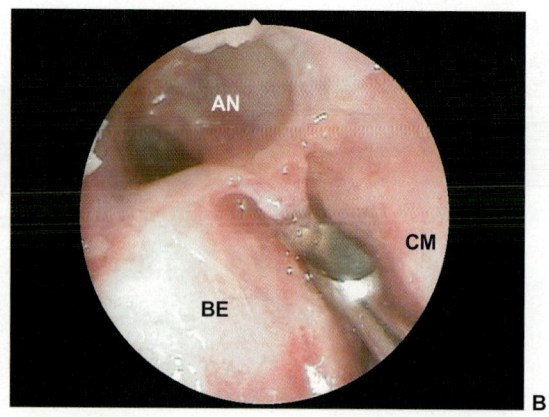

Fig. 5-39. (A, B) FND. Remoção do *agger nasi* com cureta, denominado por Stammberger *uncapping the egg*. CM = concha média; AN = *agger nasi*; BE = bula etmoidal.

o óstio do seio frontal é alcançado, raramente o mesmo precisa ser manipulado. O objetivo é remover as células que obstruem o mesmo no recesso do seio.

Atenção!

- A manipulação do óstio do seio frontal deve ser o mais conservadora possível, evitando escaras pós-operatórias e conseqüentes estenoses.
- Movimentos em direção medial durante a exérese de células que obstruem o recesso podem forçar a inserção da concha média, provocando fístula na região da lâmina crivosa.
- A presença de células frontais pode levar o cirurgião à falsa impressão de ter alcançado o seio frontal. O estudo tomográfico prévio é essencial para evitar essa falha cirúrgica.
- A artéria etmoidal anterior geralmente se encontra superior e posterior à bula etmoidal (Fig. 5-40). Entra na cavidade nasal, na junção da fóvea etmoidal anterior e da lâmina papirácea (Figs. 5-42 e 5-43). Atravessa ântero-medialmente a placa cribiforme para então seguir intracranialmente. Na grande maioria, seu trajeto corre por cima da base do crânio, e a mesma não é visibilizada no intra-operatório.
- Em 5% dos pacientes o seio frontal não está presente.

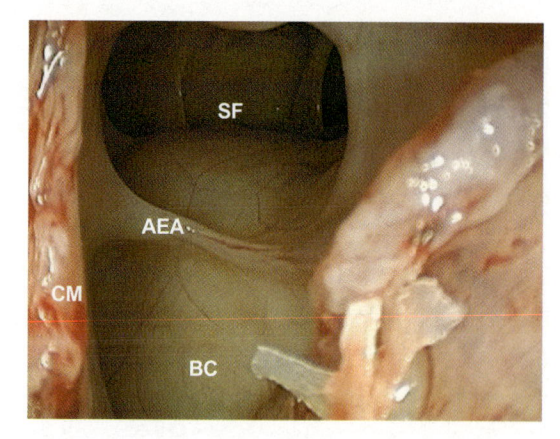

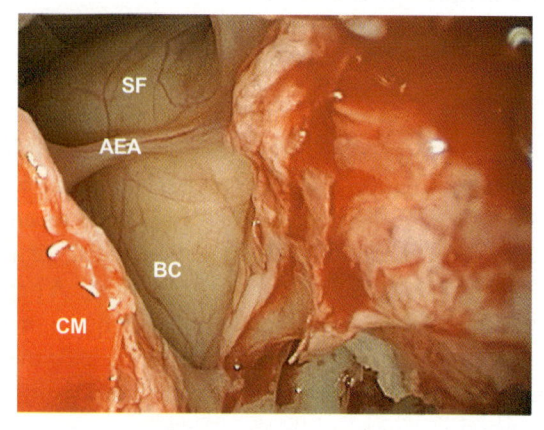

Fig. 5-41. FNE. Visibilização de artéria etmoidal anterior durante abordagem do seio frontal direito. AEA = artéria etmoidal anterior; SF = seio frontal; CM = concha média; BC = base do crânio.

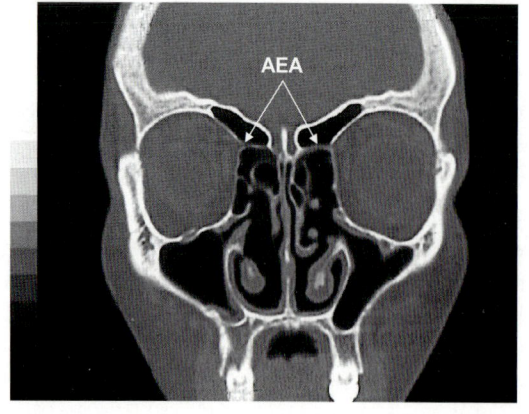

Fig. 5-40. TC em corte coronal; atenuação para partes ósseas. Observa-se a artéria etmoidal anterior com trajeto através da fossa nasal bilateralmente. AEA = artéria etmoidal anterior.

Fig. 5-42. FND. Visibilização de artéria etmoidal anterior durante abordagem do seio frontal direito. AEA = artéria etmoidal anterior; SF = seio frontal; CM = concha média; BC = base do crânio.

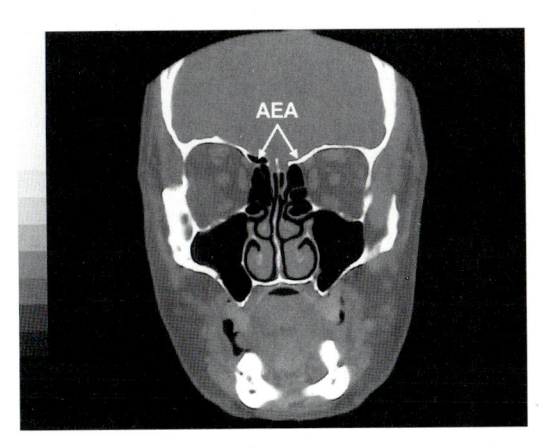

Fig. 5-43. TC em corte coronal; atenuação para partes ósseas. A artéria etmoidal anterior é visibilizada tomograficamente na região do músculo oblíquo superior. Seu trajeto cruza a fossa nasal à direita, enquanto é intracranialmente à esquerda. AEA = artéria etmoidal anterior.

■ PROCEDIMENTOS FINAIS

- Após a adequada ampliação dos óstios de drenagem dos seios paranasais, deve-se ter o cuidado de remover todas as partículas ósseas expostas. Osso exposto sofre osteíte no pós-operatório, o que leva à formação de tecido de granulação e fibrose. Pelo mesmo princípio, durante todo o procedimento o cirurgião deve ser cauteloso para não remover mucosa e expor o osso desnecessariamente.

- Com uma sonda de aspiração número 12, lava-se e aspira-se toda a cavidade operatória com soro fisiológico 0,9%.

- Sempre deve ser realizada revisão da cavidade operatória antes de finalizar o ato cirúrgico.

■ PÓS-OPERATÓRIO

- Não é deixado tampão nasal no pós-operatório.

- O paciente é instruído a utilizar compressas frias várias vezes ao dia no primeiro dia de pós-operatório, evitar esforço físico, sol ou qualquer manobra que venha causar vasodilatação propiciando sangramento nasal.

- Geralmente é prescrito antibiótico sistêmico por 14 dias associado à lavagem da cavidade nasal 5 vezes ao dia, com solução hipertônica tamponada a 2%, efetiva na redução do edema nasal no pós-operatório de pacientes submetidos à sinusectomia.

- A alta ocorre 24 horas após o procedimento.

- A primeira visita no consultório médico ocorre 10 dias depois, para limpeza da cavidade operada.

■ BIBLIOGRAFIA

Aktas D, Kalcioglu MT, Kutlu R, Ozturan O, Oncel S. The relationship between the concha bullosa, nasal septal deviation and sinusitis. *Rhinology* 2003;41:103-106.

Anderhuber W, Walch C, Nemeth E, Semmelrock HJ, Berghold A, Ranftl G, Stammberger H. Plasma adrenaline concentrations during functional endoscopic sinus surgery. *Clinical Trial Journal Article Laryngoscope* 1999;109(2 Pt 1):204-7.

Bhatt NJ. *Endoscopic sinus surgery: new horizons.* 1st ed. San Diego-London: Singular Publishing Group Inc., 1997.

de Divitiis, Enrico, Cappabianca Paolo, Cavallo, Luigi Maria. Endoscopic transsphenoidal approach: adaptability of the procedure to different sellar lesions.

Kennedy DW. Functional endoscopic sinus surgery: theory and diagnostic evaluation. *Arch Otolaryngol* 1985;111:576-582.

Kennedy DW. Functional endoscopic sinus surgery: technique. *Arch Otolaryngol* 1985;111:643-649.

Landsberg R, Friedman M. A computer-assisted anatomical study of the nasofrontal region. *Laringoscope* 111:2125-2130, 2125.

Lee HY, Kim H, Kim S *et al.* surgical anatomy of the sphenopalatine artery in lateral nasal wall. *The Laryngoscope* 2002;112:1813-1818.

Lessa Marcus, Padua Francini, Wiikmann, Christian, Romano, Fabrizio, Voegels, Richard, Botugan Ossamu. *Sphenochoanal polyp: diagnose and treatment.* Recebido para publicação em 23 de outubro de 2001 e aceito em 14 de junho de 2002.

Messerklinger W. *Endoscopic of the nose.* Baltmore: Urban & schwarzenberg, 1978.

Meyer TK, Kocak M, Smith MM, Smith TL. Coronal computed tomography analysis of frontal cells. *Am J Rhin* 2003;17:163-168.

Pádua FGM, Dutra DL, Lessa MM, Voegels RL, Botugan Ossamu. *Uma causa rara de enoftalmia: a síndrome do seio silencioso.* Arquivos da Fundação Otorrinolaringologia, in press.

Padua Francini, Lessa, M, Goto Elder, Peres Mayte, Voegels RL, Botugan Ossamu. Rinossinusite esfenoidal aguda e acometimento de terceiro par craniano: relato de caso e revisão de literatura. *Rev Bras de Otorrinolar* 2003;69(3):415-420.

Stammberger H. *Functional endoscopic sinus surgery.* 1st ed. Philadelphia: BC Decker, 1991.

Voegels RL. Cirurgia endoscópica dos seios paranasais. *Arquivos da Fundação Otorrinolaringologia* 1997;1(1):15-8.

Voegels RL, Lessa MM, Botugan O, *et al. Condutas práticas em rinologia.* São Paulo: Fundação Otorrinolaringologia, 2002.

Voegels RL, Pádua FGM. Cirurgia endoscópica funcional dos seios paranasais. In: Campos CAH, Costa HOO (eds.) *Tratado de otorrinolaringologia da sociedade brasileira de otorrinolaringologia.* São Paulo: Roca, 2002. n. 5. 278-289p.

Weber R, Draf W, Kratzsch B, Hosemann W, Schaefer SD. Modern concepts of frontal sinus surgery. *Laryngoscope* 2001;111(1):137-146.

Wilkmann C, Chung D, Lorenzetti FTM, *et al.* Comparação entre solução salina fisiológica e hipertônica tamponada após cirurgia endoscópica nasossinusal. *Arq Otorrinolaringol* 2002;6(2):98-102.

Cirurgia Endoscópica do Seio Frontal

Marcus Lessa ❖ Richard Voegels

■ INTRODUÇÃO

O seio frontal (SF) se origina a partir da região mais superior e anterior do etmóide anterior. Segundo Killian, o osso frontal é pneumatizado a partir do recesso frontal (RF). Logo de uma maneira simplificada, o seio frontal nada mais é do que uma célula etmoidal anterior que pneumatizou o osso frontal.[23]

Os seios frontais são seios tipicamente pares, assimétricos, separados por um septo intersinusal central e com diferentes graus de pneumatização. Nos adultos as dimensões médias são de 24,3 mm de altura, 29 mm de largura e 20,5 mm de profundidade. Aproximadamente 10% a 12% dos adultos normais podem apresentar um seio frontal rudimentar, ou até mesmo uma completa falta de pneumatização do osso frontal de um dos lados. Cerca de 4% da população assintomática pode cursar com agenesia bilateral do seio frontal.[17] Gaafar et al.[4] relataram que o diâmetro médio do óstio do seio frontal era de 5,6 mm, variando de 4 a 7 mm.

O frontal é o único seio no qual pode ser encontrado um transporte ativo de secreção para o seu interior, a partir da parede medial do recesso frontal, logo, infecções localizadas neste recesso podem ser facilmente disseminadas para o seio frontal (Fig. 6-1).[23,24] A via de drenagem do seio frontal é composta por três diferentes regiões e geralmente apresenta uma configuração em ampulheta. A parte mais superior da ampulheta é representada pelo seio frontal propriamente dito, enquanto que a parte mais estreita corresponde ao óstio desse seio. A parte mais inferior da ampulheta é formada pelo recesso frontal, estrutura complexa contendo diversas células e lamelas, tendo um alto grau de variação individual (Fig. 6-2).[16,23] Quase sempre a doença do seio frontal resulta de afecções de base envolvendo as fissuras do recesso frontal. Raramente um processo inflamatório se origina dentro da cavidade do seio frontal. Sendo assim, os métodos diagnósticos e a abordagem terapêutica conservadora ou cirúrgica devem focar principalmente o recesso frontal.[24]

As paredes e limites do recesso frontal pertencem às estruturas adjacentes, tornando o recesso frontal um espaço complexo e não um verdadeiro ducto, como inadequadamente denominado por alguns autores de "ducto nasofrontal". O grau de patência do recesso frontal é largamente determinado por essas estruturas adjacentes, representadas na maioria das vezes por: a região do *agger nasi*, a bolha etmoidal, a concha média, a lâmina papirácea, o processo uncinado, o osso frontal e o etmóide (Fig. 6-3).[16,23,24] Os li-

Fig. 6-1. Desenho esquemático mostrando o transporte ativo de secreção para dentro do seio frontal, a partir da parede medial do recesso frontal.

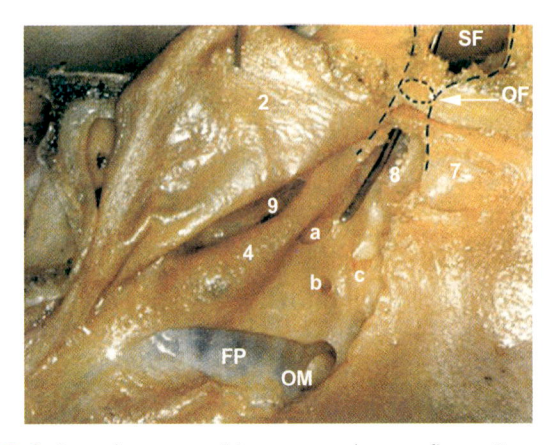

Fig. 6-2. Desenho esquemático mostrando a configuração em ampulheta que geralmente apresenta a via de drenagem do seio frontal. SF = seio frontal; OF = óstio do frontal; FP = fontanela posterior; OM = óstio do seio maxilar; a, b, c = células etmoidais anteriores; 4. bula etmoidal; 9. recesso retrobular; 2. concha média; 7. agger nasi; 8. recesso do frontal.

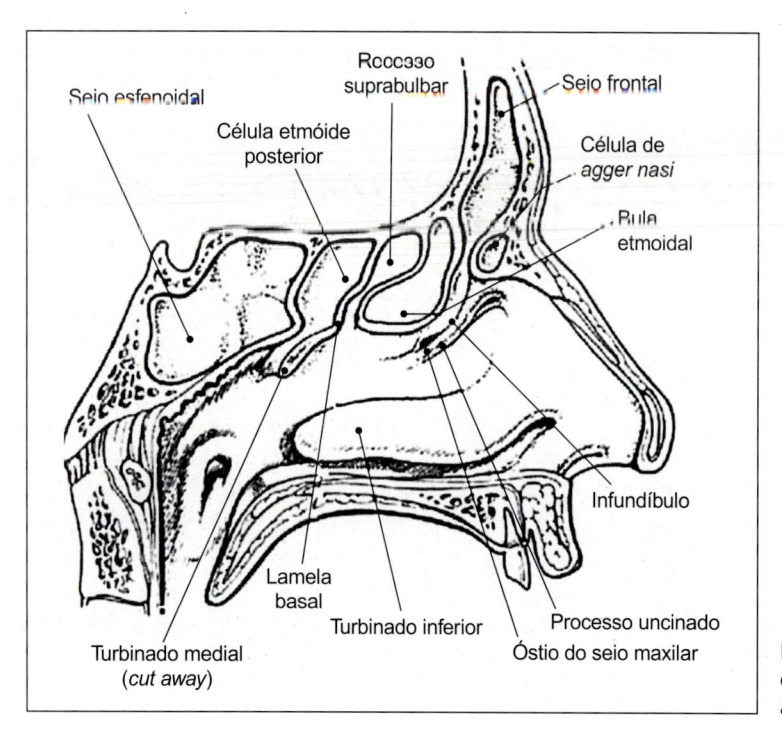

Fig. 6-3. Desenho esquemático em corte sagital evidenciando a relação do seio frontal e recesso frontal coma as diversas lamelas, células e espaços adjacentes.

mites do recesso frontal não são fixos para todos os indivíduos, apresentando alterações a depender das variações anatômicas presentes. O processo uncinado, por exemplo, pode representar o limite medial do recesso frontal, caso tenha a sua inserção superior na concha média ou na base do crânio (Fig. 6-4B e C), contudo, pode também representar o limite lateral caso tenha a sua inserção superior na lâmina papirácea (Fig. 6-4A). A mesma situação ocorre com a bolha etmoidal, que apesar de na maioria dos casos representar o limite posterior, pode também constituir o limite anterior do recesso frontal, situação na qual o recesso frontal comunica-se diretamente com o recesso retrobular.

O recesso frontal pode ser significativamente influenciado e estreitado por uma série de estruturas, tais como: a) o processo uncinado; b) a célula *agger nasi*; c) a bolha etmoidal; d) outra célula do etmóide anterior presente no recesso frontal. Freqüentemente combinações das variações a serem discutidas podem ser encontradas estreitando a parte inferior da ampulheta (recesso frontal), predispondo, portanto, a problemas recorrentes.[24]

ANATOMIA DO RECESSO FRONTAL

Processo uncinado (PU)

O seguimento mais superior do processo uncinado não é visibilizável, pois se encontra recoberto pela inserção do processo vertical da concha média. Esse seguimento superior pode ter a sua inserção em uma das seguintes regiões (Fig. 6-4):[23,24]

A) Lâmina papirácea (recesso terminal).
B) Teto do etmóide.
C) Concha média.

Quando o seguimento superior do processo uncinado tem sua inserção na lâmina papirácea, o infundíbulo etmoidal encontra-se fechado, superiormente, em um "fundo cego" denominado recesso terminal ou *recessus terminalis* (Fig. 6-5A a C). Nessa situação o recesso frontal drena separadamente do infundíbulo etmoidal, limitando a disseminação de infecção entre os seios maxilares e frontais. Se o processo uncinado insere-se no teto do etmóide ou na concha média (Fig. 6-6A a C), o seio frontal e o recesso frontal drenam diretamente no infundíbulo, logo, infecções do seio maxilar podem afetar o seio frontal e vice-versa.[23,24] Caso exista um recesso terminal proeminente com uma projeção superior importante, o processo uncinado pode preencher quase totalmente o recesso frontal e dificultar a sua ventilação e drenagem, assim como a sua abordagem cirúrgica.

Landsberg e Friedman[10] estudaram 144 pacientes com suspeita de rinossinusite crônica através de TC. Os autores identifi-

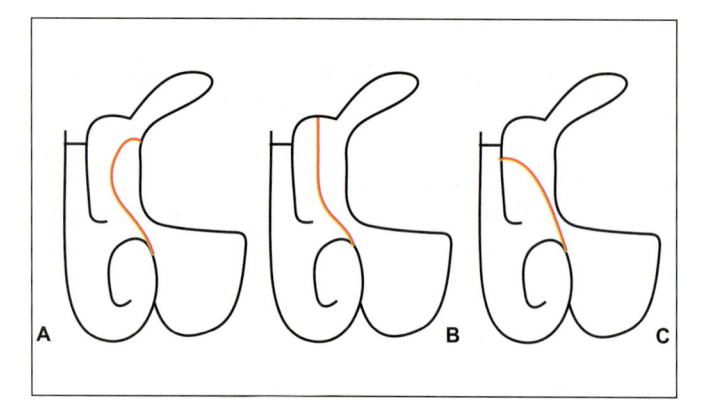

Fig. 6-4. Desenho esquemático demonstrando as diversas inserções do processo uncinado.

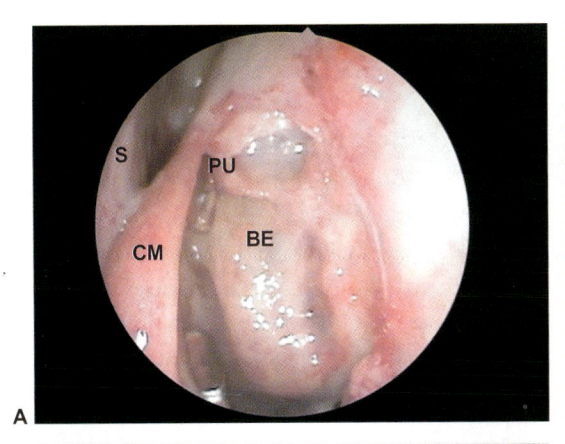

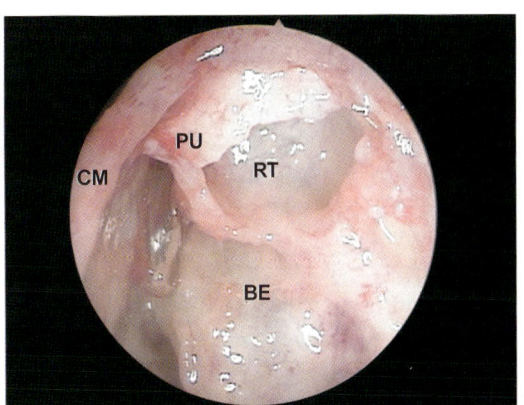

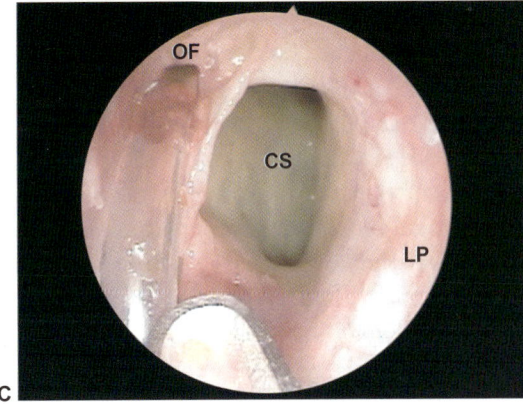

Fig. 6-5. (A, B) Endoscopia de fossa nasal esquerda de cadáver evidenciando a presença de recesso terminal, dificultando a visibilização direta do óstio do seio frontal, cateterizado por uma sonda nasogástrica após a remoção apenas da porção inferior do processo uncinado. **(C)** Visibilização do óstio do seio frontal cateterizado pela sonda nasogástrica e localizado medialmente a uma célula supra-orbitária (endoscópio rígido de 4 mm e 45°). CM = concha média; CS = concha superior; PU = processo uncinado; BE = bolha etmoidal; RT = recesso terminal; LP = lâmina papirácea; S = septo nasal; OF = óstio do seio frontal.

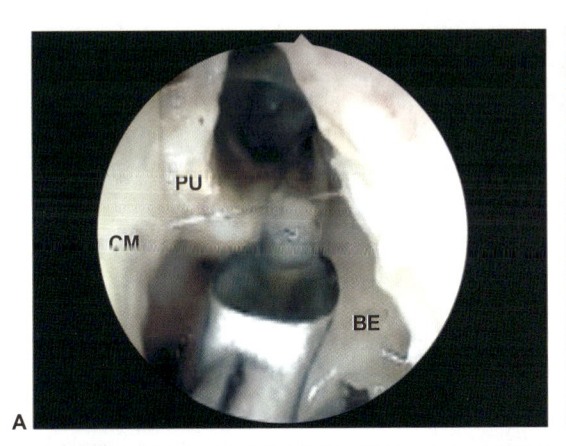

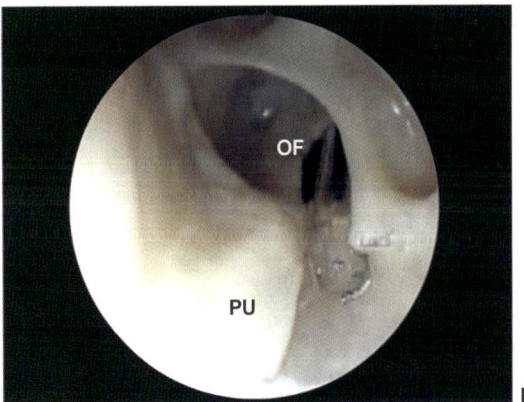

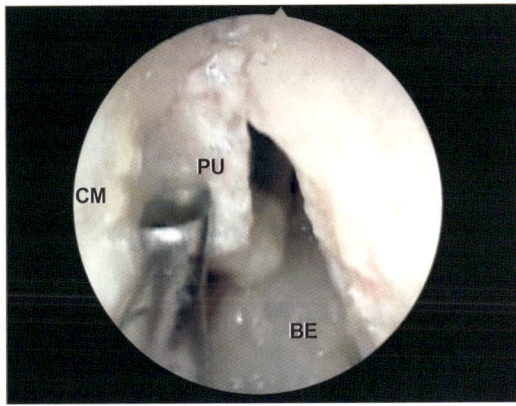

Fig. 6-6. (A, B) Endoscopia de fossa nasal esquerda de cadáver evidenciando a visibilização direta do óstio do seio frontal, cateterizado por uma sonda nasogástrica após a remoção apenas da porção inferior do processo uncinado. **(C)** Cureta angulada palpando a inserção superior do processo uncinado que se encontra na concha média (endoscópio rígido de 4 mm e 45°). PU = processo uncinado; CM = concha média; BE = bolha etmoidal; OF = óstio do seio frontal.

caram seis tipos diferentes de inserção superior do processo uncinado: na lâmina papirácea em 52% (tipo 1), na parede póstero-medial da célula *agger nasi* em 18,5% (tipo 2), ambos na lâmina papirácea e na junção da concha média (Fig. 6-7) com a placa cribriforme em 17,5% (tipo 3), na junção da concha média com a placa cribriforme em 7% (tipo 4), no teto do etmóide em 3,6% (tipo 5), e na concha média em 1,4% (tipo 6). Os três tipos mais comuns representam a grande maioria dos casos (88%), sendo que, do ponto de vista cirúrgico, requerem a mesma técnica de acesso endoscópico, ou seja, para se alcançar o óstio do SF é preciso dissecar medial ou póstero-medialmente ao PU. Os tipos 4 a 6 representam apenas 12% dos casos e requerem um acesso diferente, ou seja, para se alcançar o óstio do SF é necessário dissecar lateral à inserção superior do PU.

Em estudo de dissecção endonasal em cadáveres (referência da tese), observamos que o PU foi a principal estrutura anatômica que impossibilitou o acesso direto ao óstio do SF, entre as 59 fossas nasais avaliadas. Em 45 (76,27%) fossas nasais o PU esteve presente encobrindo isoladamente ou ajudando a encobrir o óstio do SF. Ao analisar esses resultados podemos inferir que de maneira similar ao óstio natural do seio maxilar, o qual pode ser exposto após a remoção da porção mais inferior do PU, o óstio do SF pode, na maioria das vezes, ser exposto após a remoção da inserção superior do PU. A identificação das variações anatômicas do PU e a precisa remoção cirúrgica da sua inserção superior permite o acesso cirúrgico ao SF através da identificação do seu óstio natural, o que torna maior a chance do mesmo permanecer patente.[3]

O significado da inserção do PU na lâmina papirácea já havia sido observado por Kasper[7] desde 1936, quando o mesmo escreveu que o conhecimento desse freqüente fundo cego do infundíbulo etmoidal é importante para o médico realizar cirurgias no nariz. A sua identificação torna-se fundamental para uma correta dissecção e acesso ao óstio do SF, dissecção esta realizada medialmente ao PU.

O cirurgião deve inspecionar a anatomia do RF antes de remover o PU (o deslocamento medial da concha média normalmente é necessário), e após a uncinectomia, mas antes de completar a etmoidectomia. As variações em relação à drenagem do SF devem ser identificadas e as estruturas adjacentes analisadas.[12]

Bolha etmoidal (BE)

A bolha etmoidal lateralmente está em contato com a lâmina papirácea e, posteriormente, pode apresentar distâncias variáveis com a porção diagonal (ou frontal) da concha média. Superiormente, esta lamela pode ter inserção na base do crânio (Fig. 6-2), separando o recesso frontal da porção mais posterior do etmóide anterior. Entretanto, se a inserção da bolha não atingir a base do crânio, o recesso frontal comunica-se diretamente com o recesso retrobular (Fig. 6-8A a C).[23,24] O recesso retrobular é o espaço situado entre a BE e a lamela basal da concha média, também denominado de seio lateral.

Desde 1936 Kasper[7] já havia relatado a drenagem do SF para o recesso retrobular em 2% dos casos. Chamou a atenção para o fato de que essa condição, apesar de ser rara, resultava em um difícil acesso endonasal para o SF, principalmente devido a uma acentuada angulação decorrente da projeção da BE. De maneira semelhante a Kasper,[7] Van Alyea[27] e Kim[8] observaram que em apenas 1% dos casos o SF drenava diretamente para o recesso retrobular.

A BE foi a segunda estrutura anatômica que mais dificultou a visualização direta do óstio do SF em nosso estudo de dissecção endonasal, fato ocorrido em 10 (16,95%) entre as 59 fossas nasais avaliadas. Nestes 10 casos, o óstio do SF possuía a sua comunicação com o recesso retrobular.[13]

Como na maioria das vezes a parede posterior do RF é formada pela lamela basal da BE, concordamos com Loury[14] quando o mesmo afirma que a bolha intacta, além de proteger a artéria etmoidal anterior, é um excelente reparo anatômico para a margem posterior do recesso e SF, devendo ser preservada durante o acesso cirúrgico endoscópico do RF sempre que possível. Gostaríamos apenas de ressaltar o fato de que a BE eventualmente pode representar a parede anterior do recesso frontal, sendo assim, nos casos de não visibilização do óstio do SF após a adequada e criteriosa remoção de toda inserção ântero-superior do PU, a remoção da porção superior da BE deve ser necessariamente o passo seguinte do procedimento cirúrgico.

Agger nasi

A célula *agger nasi*, a mais anterior célula etmoidal pneumatizada, está presente em mais de 98% dos pacientes. Esta célula pode pneumatizar em direção ao recesso frontal, podendo causar problemas relacionados à obstrução do seio frontal (Fig. 6-9A a C), variando de mucocele assintomática até cefaléias e outras sinusopatias. A localização e o grau de pneumatização da célula *agger nasi* são muito variáveis.[11] Algumas vezes torna-se difícil diferenciar uma célula *agger nasi* de um recesso terminal alto porque ambos aparecem ântero-superiormente como um fundo cego. A clara identificação de uma célula *agger nasi* pode não ser tão simples, mesmo através da tomografia computadorizada em cortes tridimencionais.[19]

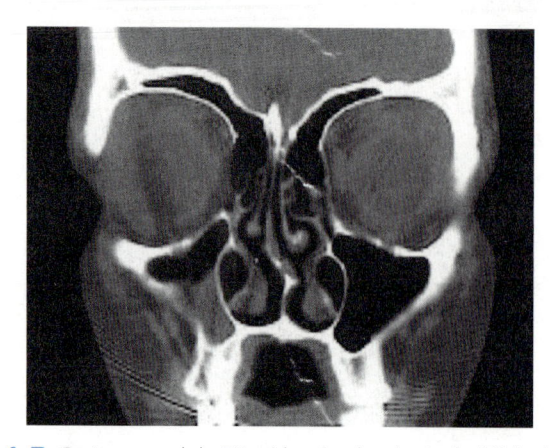

Fig. 6-7. Corte coronal de TC evidenciando a inserção bífida do processo uncinado na lâmina papirácea e na concha média bilateralmente.

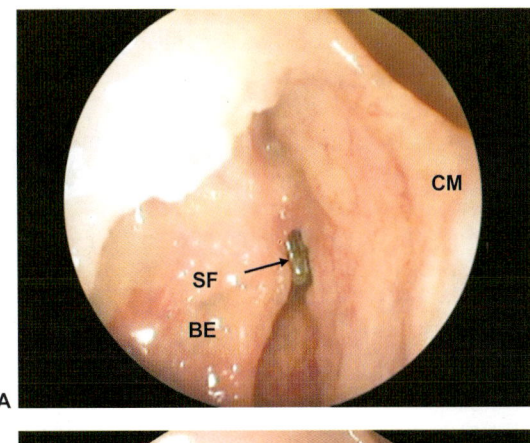

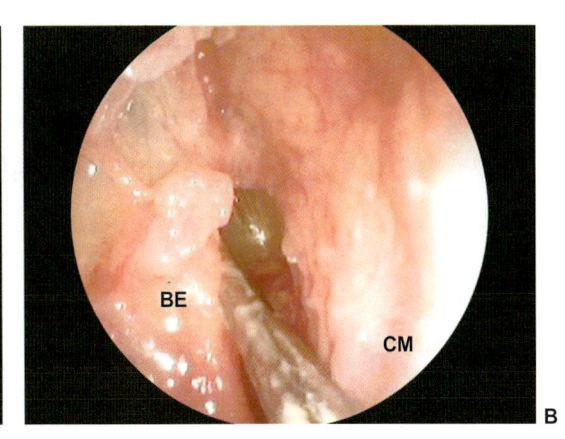

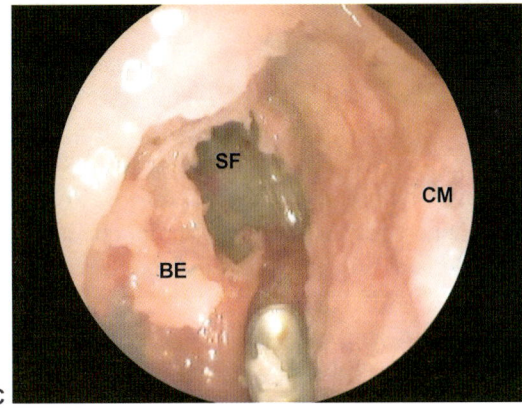

Fig. 6-8. (A) Endoscopia de fossa nasal direita de cadáver evidenciando a presença da bolha etmoidal, dificultando a visibilização direta do óstio do seio frontal cateterizado por uma sonda nasogástrica após a remoção apenas da porção inferior do processo uncinado. **(B, C)** Exérese da porção superior da bolha etmoidal e conseqüente visibilização do óstio do seio frontal cateterizado pela sonda nasogástrica (endoscópio rígido de 4 mm e 45°). CM = concha média; SF = seio frontal; BE = bula etmoidal.

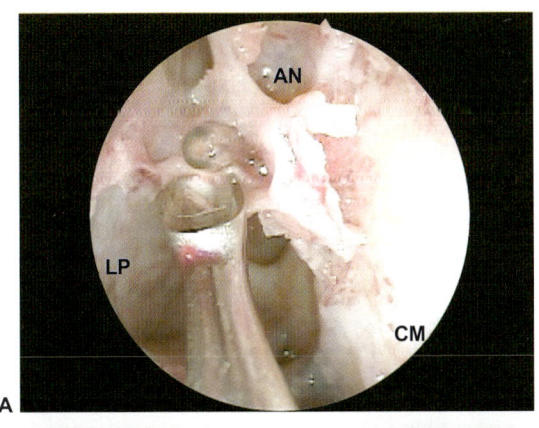

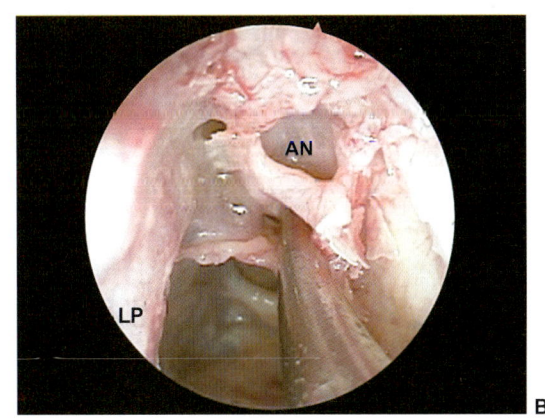

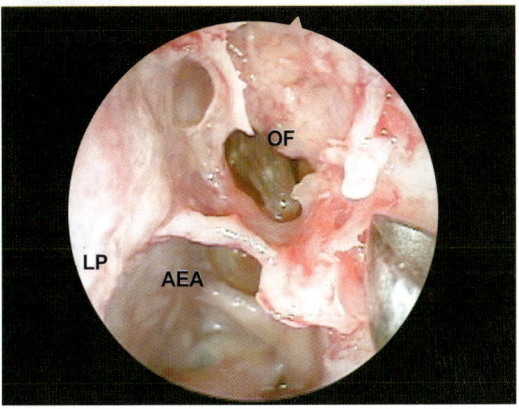

Fig. 6-9. (A) Endoscopia de fossa nasal direita evidenciando a presença de uma célula *agger nasi* dificultando a visibilização direta do óstio do seio frontal, cateterizado por uma sonda nasogástrica após a remoção apenas da porção inferior do processo uncinado. **(B, C)** Exérese da célula *agger nasi* e conseqüente visibilização do óstio do seio frontal cateterizado pela sonda nasogástrica (endoscópio rígido de 4 mm e 45°). AN = *agger nasi;* LP = lâmina papirácea; CM = concha média; OF = óstio do seio frontal; AEA = artéria etmoidal anterior.

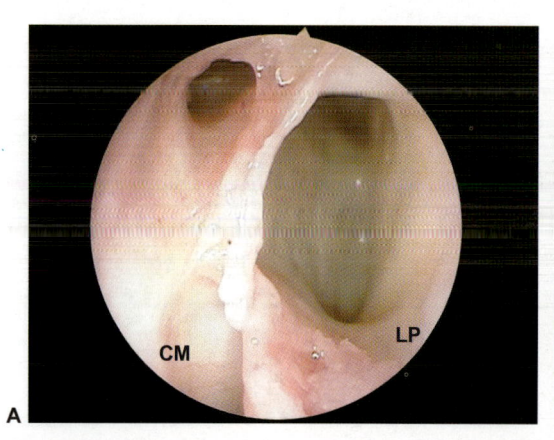

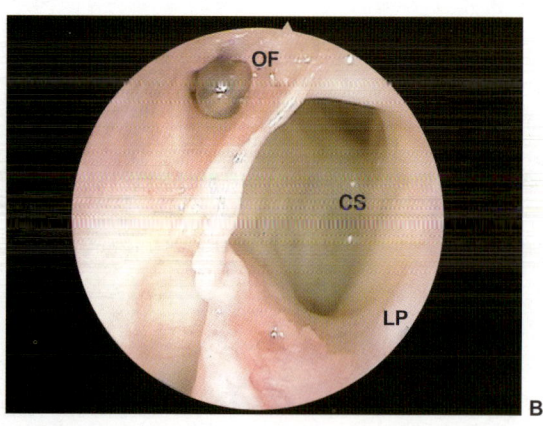

Fig. 6-10. (A) Endoscopia de fossa nasal esquerda evidenciando a presença de dois óstios no recesso frontal (endoscópio rígido de 4 mm e 45°). **(B)** Endoscopia de fossa nasal esquerda evidenciando a presença de uma célula supra-orbitária localizada lateralmente ao óstio do seio frontal cateterizado pela sonda nasogástrica (endoscópio rígido de 4 mm e 45°). CM = concha média; LP = lâmina papirácea; OF = óstio do seio frontal; CS = concha superior.

Apesar da célula *agger nasi* ser bastante constante e presente na anatomia nasossinusal do ser humano, 98%, segundo Kuhn,[9] a sua contribuição em encobrir o óstio do SF foi a menor em nossos resultados (6,78% dos casos). Contudo, nem por isso o conhecimento dessa variação deixa de ter fundamental importância, pois quando esta célula preenche completamente o RF, o cirurgião, ao tentar remover a obstrução desse recesso, pode se enganar e acreditar que a drenagem do SF já está livre, quando na verdade não está.

A pneumatização do *agger nasi*, célula mais anterior do seio etmoidal anterior, é uma variação anatômica que se traduz ao exame endoscópico pela elevação da parede nasal lateral, logo anteriormente à inserção da porção vertical da concha média. Normalmente a sua pneumatização tem origem no recesso frontal, podendo adquirir tamanha extensão a ponto de deslocar medial e superiormente a inserção da concha média.[23,24]

Células frontoetmoidais

A classificação de células acessórias na área do SF tem sido uma fonte de confusão na literatura por aproximadamente um século. Para essa discussão as células acessórias na região do SF são divididas em três categorias principais: *bulla frontalis*; células supra-orbitárias; e células septais intersinusais.[25] Na presença dessas células frontoetmoidais o cirurgião pode se deparar, durante a cirurgia endoscópica, com múltiplas aberturas no RF, o que conseqüentemente dificulta o reconhecimento do verdadeiro óstio do SF.

A célula supra-orbitária (Fig. 6-10A e B) é uma célula etmoidal que pneumatiza o teto orbitário do osso frontal posteriormente ao RF e lateral ao SF.[1] Essa foi a célula frontoetmoidal mais freqüente em nosso estudo, encontrada em 13 (22,03%) das 59 fossas nasais avaliadas. Os nossos resultados em relação à presença de células supra-orbitárias foram semelhantes aos de Jovanovic[6] e Meloni *et al.*,[17] que reportaram em 21 e 18% dos casos, respectivamente. Segundo Seiden,[22] a célula etmoidal supra-orbitária pode estreitar o óstio do SF, porém talvez mais importante ainda seja o fato do seu óstio ser facilmente trocado pelo óstio do SF. Concordamos com esse autor quando o mesmo afirma que a célula etmoidal supra-orbitária usualmente abre mais posterior e lateral em relação ao SF, pois das 13 células supra-orbitárias presentes em nossa amostra apenas uma abria mais medial em relação ao óstio do SF, enquanto que nenhuma delas possuía abertura anterior.

Bulla frontalis são células etmoidais anteriores que invadem o osso frontal e crescem em direção ao SF, abaulando o assoalho do mesmo, não tendo conexão com este seio (Fig. 6-11).[10,20] De maneira semelhante ao reportado por Dixon,[2] que observou a presença de *bulla frontalis* em cerca de 8% dos casos, no presente estudo evidenciamos essa célula em 3 (5,08%) fossas nasais dentre as 59 dissecadas. Em todos os nossos três casos a localização do óstio do SF foi mais medial e anterior em relação ao óstio da *bulla frontalis*. Ao analisar esses três casos concordamos plenamente com Stammberger[24] ao afirmar que em alguns casos pode se tornar impossível determinar qual célula representa o verdadeiro SF e qual corresponde à *bulla frontalis*.

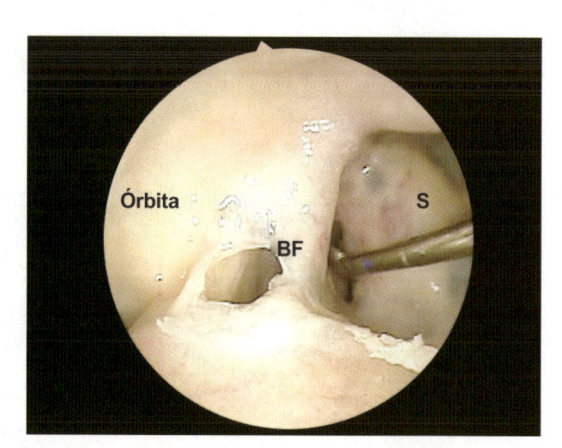

Fig. 6-11. Visibilização do seio frontal esquerdo (com endoscópio rígido de 4 mm e 0°) após acesso externo evidenciando a presença de uma *bulla frontalis*, localizada lateralmente ao óstio do seio frontal identificado pela pinça de Cottle. BF = *bulla frontalis*; S = septo intersinusal.

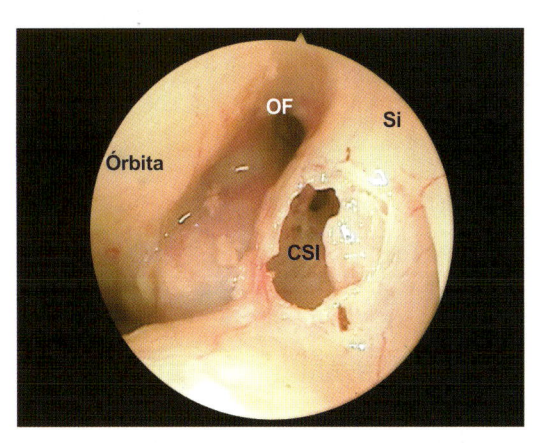

Fig. 6-12. Visibilização do seio frontal esquerdo (com endoscópio rígido de 4 mm e 0°) após acesso externo evidenciando a presença de uma célula septal intersinusal localizada medial e posteriormente ao óstio do seio frontal. OF = óstio do seio frontal; Si = septo intersinusal; CSI = célula septal intersinusal.

A célula septal intersinusal é uma célula da linha média que pneumatiza o osso frontal entre os dois seios frontais (Fig. 6-12).[1] Essa célula foi evidenciada em uma (1,69%) entre as 59 fossas nasais dissecadas em nosso estudo, diferindo dos resultados de Van Alyea,[26] que observou a presença de células septais intersinusais em 28 (11,57%) espécimes entre os 242 avaliados. Um ponto importante a ser ressaltado é que na presença de uma célula septal intersinusal, o óstio do SF deixa de ser o mais medial e passa a ser excepcionalmente o mais lateral. Infelizmente, durante o procedimento cirúrgico endoscópico e diante dessa circunstância, não podemos dispor do artifício da sonda, cateterizando o óstio do SF utilizado neste estudo para a sua precisa identificação, contudo os exames de imagem, principalmente a TC de seios paranasais, podem prontamente determinar a presença dessas células septais intersinusais no pré-operatório, assim como de outras células frontoetmoidais, ajudando dessa maneira na correta identificação das estruturas anatômicas no intra-operatório.

Em apenas duas ocasiões o óstio do SF apresentou localização lateral em relação a esses outros óstios de células frontoetmoidais, enquanto que em nenhum dos casos o óstio do SF foi observado em posição posterior. Essa observação nos parece ser muito importante do ponto de vista prático, pois na dúvida, diante de dois óstios no RF, o cirurgião deve inicialmente considerar o óstio mais anterior e medial como sendo o verdadeiro óstio do SF.

■ CIRURGIA DO SEIO FRONTAL

A restauração das vias normais de ventilação e drenagem é um dos pré-requisitos para o sucesso da cirurgia do seio frontal, independentemente da técnica ou da via de acesso empregada.[14] A maioria das técnicas cirúrgicas para abordar o seio frontal foi proposta principalmente por vias externas até a década de 1970. Muitas dessas técnicas, publicadas entre 1920 e 1950, abordavam simultaneamente o seio frontal e sua via de drenagem. Entretanto, a prevalência de insucesso cirúrgico ao redor de 30% era considerada elevada. De 1950 a 1970, as cirurgias de obliteração do seio frontal foram as mais freqüentemente realizadas. Apesar da experiência dos cirurgiões e o aperfeiçoamento das técnicas cirúrgicas, a prevalência de insucesso em tais procedimentos permaneceu ao redor de 9%.[15]

O primeiro procedimento intranasal para abordagem do seio frontal foi realizado por Halle no início do século, citado por Hajeck[5] em 1926, e não ganhou popularidade devido à alta taxa de mortalidade por meningite e pela dificuldade de abordagem cirúrgica, pois o procedimento envolvia uma área circundada de estruturas nobres, de difícil acesso e de pouca visibilidade. A partir da década de 1970, com o aperfeiçoamento do instrumental cirúrgico aliado ao melhor conhecimento anatômico fornecido pelos métodos de imagem, principalmente a tomografia computadorizada, houve um grande desenvolvimento nas técnicas de abordagem endonasal, capacitando os cirurgiões a examinarem e tratarem, sob orientação visual, as afecções do seio frontal.

Messerklinger[18] observou que a eliminação da doença primária do etmóide, através de procedimentos endoscópicos circunscritos e limitados, resultava em resolução até de patologias maciças dos seios paranasais adjacentes. A cirurgia funcional endoscópica do seio frontal, que permite a abordagem seletiva do recesso frontal, apresenta resultados semelhantes às técnicas por vias externas.[20,21] Contudo, a abordagem do seio frontal e recesso frontal continuam sendo considerada o maior desafio da cirurgia funcional endoscópica nasossinusal. A localização obscura dessa área, as variações anatômicas e sua íntima proximidade com o globo ocular e a fossa craniana anterior podem induzir o cirurgião a não realizar uma adequada dissecção e podem expor o paciente a complicações maiores.[3]

Shaefer e Close[21] enfatizaram que, embora a maioria das técnicas de cirurgia funcional endoscópica nasossinusal seja padronizada, a abordagem do seio frontal permanece um desafio. As razões para isso estão relacionadas à ampla variação anatômica do recesso frontal, à pequena dimensão dessa área, à proximidade com estruturas importantes, à dificuldade de acesso e à necessidade de visão angulada, tornando a dissecção desta área muito crítica, difícil e muitas vezes incompleta.

O sucesso da cirurgia endoscópica funcional do seio frontal depende principalmente dos seguintes fatores: tomografia computadorizada de alta resolução; material cirúrgico adequado; treinamento cirúrgico e conhecimento anatômico.[24]

A tomografia computadorizada tem como função fornecer informações importantes em relação à anatomia dos seios paranasais e, principalmente, do recesso frontal, representando um verdadeiro mapa cirúrgico que deve ser estudado detalhadamente e consultado durante o acesso endoscópico ao seio frontal. Os cortes coronais em janela óssea são os mais indicados por possibilitar uma melhor avaliação da anatomia nasossinusal em um plano semelhante ao do acesso cirúrgico (Figs. 6-13 e 6-14). O corte sagital também é bastante útil por possibilitar uma complementação no estudo da região do recesso frontal (Fig. 6-15).

O instrumental cirúrgico utilizado na abordagem do recesso frontal deve ser apropriado. Pinças delicadas de diversos tipos e angulações já foram idealizadas e encontram-se disponíveis para essa finalidade (Fig. 6-16A e B). Óticas anguladas são essenciais, sendo que a de 45 graus (Fig. 6-17), em nossa experiência, representa a melhor opção para a cirurgia endoscópica do seio frontal, por possibilitar uma boa angulação associada a uma fácil manipulação.

O treinamento cirúrgico, principalmente através de dissecções em cadáver, deve objetivar o aprimoramento de uma técni-

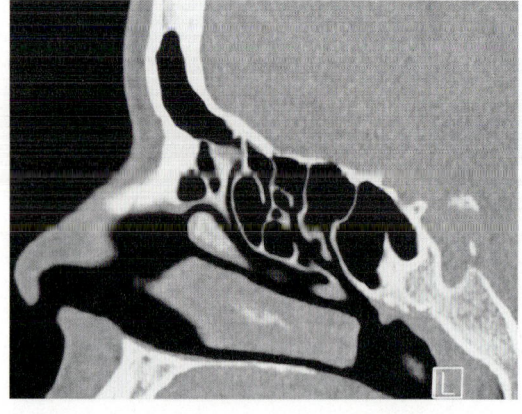

Fig. 6-15. Corte sagital de TC detalhando a anatomia nasossinusal na região do recesso frontal.

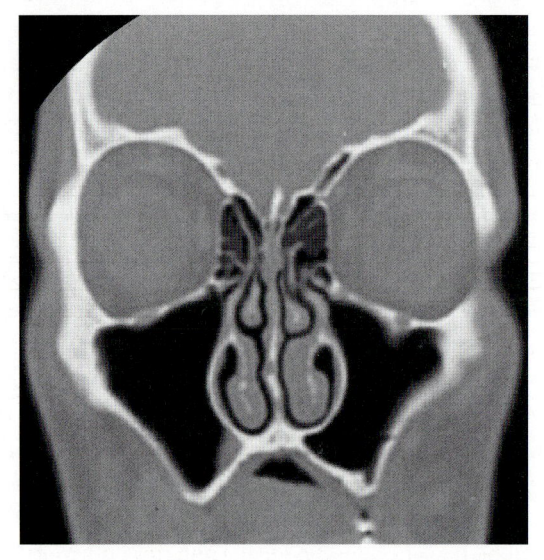

Fig. 6-13. Corte coronal de TC evidenciando a inserção do processo uncinado na lâmina papirácea à direita (recesso terminal).

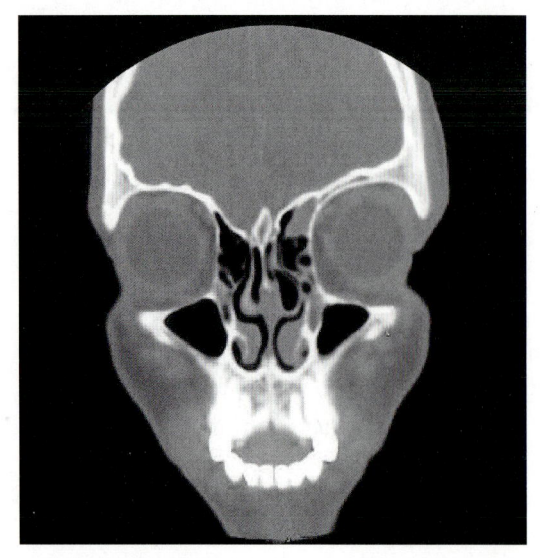

Fig. 6-14. Corte coronal de TC mostrando um recesso terminal à esquerda que estava causando dificuldade de ventilação e drenagem do seio frontal correspondente.

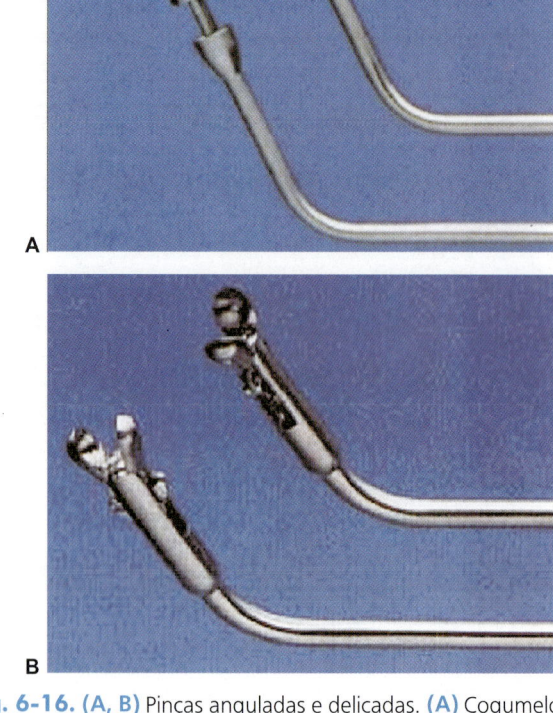

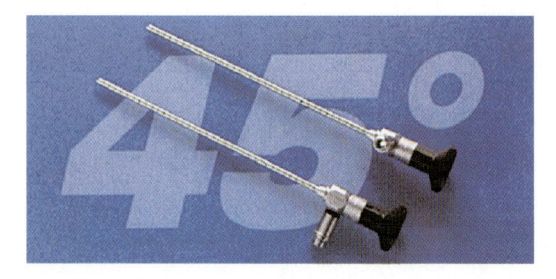

Fig. 6-16. (A, B) Pinças anguladas e delicadas. (A) Cogumelo. (B) Girafas específicas para a cirurgia endoscópica do seio frontal.

Fig. 6-17. Ótica de 4 mm e 45 graus.

ca cirúrgica atraumática, pré-requisito essencial para o sucesso da cirurgia endoscópica funcional do seio frontal.[28] A mucosa de revestimento deve ser preservada, evitando-se ao máximo a presença de áreas ósseas desnudas (Fig. 6-18). O cirurgião deve estar atento para não causar uma lesão circunferencial no óstio do seio frontal, com a finalidade de minimizar as chances de uma estenose pós-operatória (Fig. 6-19). Fratura da concha média deve ser rigorosamente evitada para prevenir a lateralização da concha e a formação de sinéquias e estenose na região do recesso frontal (Fig. 6-20).[24]

O cirurgião deve estar atento para evitar, saber reconhecer prontamente e tratar eficientemente as complicações maiores intra-operatórias relacionadas à abordagem inadequada da região do recesso frontal, como a fístula liquórica, em decorrência da lesão da lamela lateral da placa cribriforme ou da fóvea etmoidal, e o sangramento severo devido à lesão da artéria etmoidal anterior.

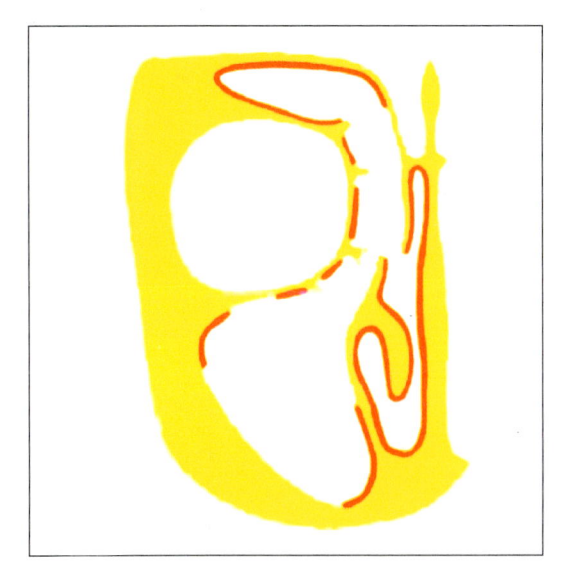

Fig. 6-18. Desenho esquemático mostrando a presença de áreas ósseas desnudas que devem ser evitadas durante o procedimento cirúrgico.

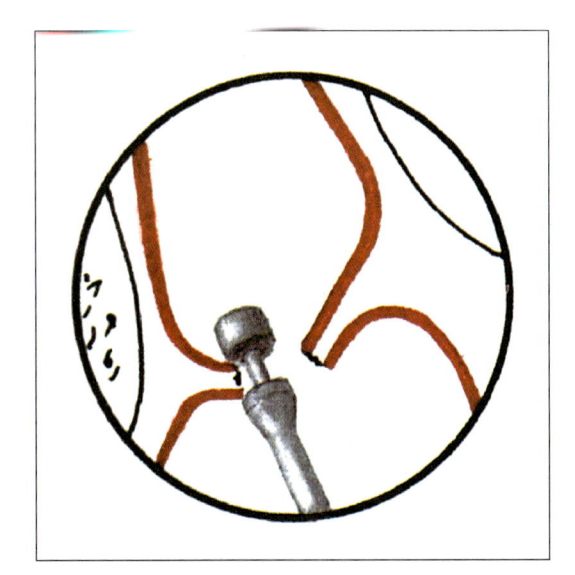

Fig. 6-19. Desenho esquemático mostrando a ampliação do óstio do seio frontal com o uso da pinça cogumelo angulada e tomando-se o cuidado para não causar uma lesão circunferencial nessa região.

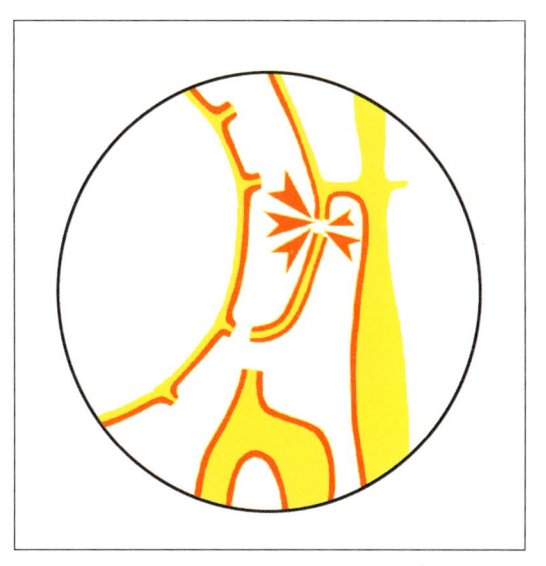

Fig. 6-20. Desenho esquemático mostrando a fratura da concha média. Situação que deve ser extremamente evitada durante o procedimento cirúrgico.

■ REFERÊNCIAS BIBLIOGRÁFICAS

1. Bent JP, Cuilty-Silver CC, Kunh FA. The frontal cell as a cause of frontal sinus obstruction. *Am J Rhinol* 1994;8:185-191.
2. Dixon FW. The clinical significance of the anatomical arrangement of the paranasal sinuses. *Ann Otol Rhinol Laryngol* 1958;67:736-41.
3. Friedman M, Landsberg R, Schults RA *et al.* Frontal sinus surgery: endoscopic technique and preliminary results. *American Journal of Rhinology* 2000;14:393-403.
4. Gaafar H, Abdel-Monem MH, Qawas MK. Frontal sinus outflow tract "anatomic study". *Acta Otolaryngol* 2001;121:305-309.
5. Hajeck M. *Pathology and treatment of the inflammatory diseases of the nasal-accessory sinuses.* 5. ed. St. Louis, MO: C.V. Mosby Co., 1926.
6. Jovanovic S. Supernumerary frontal sinuses on the roof of the orbit: their clinical significance. *Acta Anat* 1961;45:133-142.
7. Kasper KA. Nasofrontal connections: a study of one hundred consecutive dissections. *Arch Otolaryngol* 1936;23:322-343.
8. Kim KS, Kim HU, Chung IH, Lee JG, Park IY, Yoon JH. Surgical anatomy of the nasofrontal duct: anatomical and computed tomographic analysis. *Laryngoscope* 2001;111:603-608.
9. Kuhn FA, Bolger WE, Tisdal RG. The agger nasi cell in frontal recess obstruction: an anatomic, radiologic and clinical correlation. *Op Tech Otolaryngol Head Neck Surg* 1991;2(4):226-231.

10. Landsberg R, Friedman M. A computer-assisted anatomical study of the nasofrontal region. *Laryngoscope* 2001;111:2125-2130.
11. Lang J. *Clinical anatomy of the nose, nasal cavity & paranasal sinusis*. New York: Thieme Verlag, 1989. 62-69p.
12. Lee D, Brody R, Har-El G. Frontal sinus outflow anatomy. *Am J Rhinol* 1997;11:283-285.
13. Lessa MM. Estudo da anatomia do recesso frontal através da dissecção endoscópica em cadáveres. *Tese de Doutorado pela Faculdade de Medicina da Universidade de São Paulo*, São Paulo, 2003.
14. Loury MC. Endoscopic frontal recess and frontal sinus ostium dissection. *Laryngoscope* 1993;103:455-458.
15. May M, Schaitkin B. Frontal sinus surgery: endonasal drainage instead of an external osteoplastic approach. Op. Tech. *Otolaryngol Head Neck Surg* 1995;6:184-192.
16. McLaughlin RB, Rehl RM, Lanza DC. Clinically relevant frontal sinus anatomy and physiology. *Otolaryngologic Clinics of North America* 2001;34(1):1-22.
17. Meloni F, Mini R, Rovasio S, Stomeo F, Teatani GP. Anatomic variations of surgical importance in ethmoid labyrinth and sphenoid sinus. A study of radiological anatomy. *Surg Radiol Anat* 1992;14:65-70.
18. Messerklinger W. Uber den recessus frontalis und seine klinik. *Laryngol Rhinol Otol* 1982;61:217-223.
19. Messerklinger W. *Endoscopy of the nose*. Baltimore: Urban & Schwartzenberg, 1978. 6-18p.
20. Metson R. Endoscopic treatment of frontal sinusitis. *Laryngoscope* 1992;102:712-6.
21. Schaefer SD, Close LG. Endoscopic management of frontal sinus desease. *Laryngoscope* 1990;100:155-60.
22. Seiden AM, Stankiewicz JA. Frontal sinus surgey: the state of the Art. *Am J Otolaryngol* 1998;19(3):183-193.
23. Stammberger H, et al. *Functional endoscopic sinus surgery – the messerklinger technique*. Philadelphia: BC Decker, 1991.
24. Stammberger H. "UNCAPPING THE EGG". *The endoscopic approach to frontal recess and sinuses*. Tuttlingen: Endo-Press, 1999. 7-30p.
25. Teatini G, Simonetti G, Salvolini U *et al.* Computed Tomography of the ethmoid labyrinth and adjacent structures. *Ann Otol Rhinol Laryngol* 1987;96:239-250.
26. Van Alyea OE. Frontal cells. An anatomic study of these cells with considerations of their clinical significance. *Arch Otolaryngol* 1941;31:11-23.
27. Van Alyea OE. Frontal sinus drainage. *Ann Otol Rhinol Laryngol* 1946;55:267-277.
28. Voegels RL. Cirurgia endoscópica dos seios paranasais. *Arquivos da Fundação Otorrinolaringologia* 1997;1(1):15-8.

PÓS-OPERATÓRIO EM CIRURGIAS ENDOSCÓPICAS ENDONASAIS

Elder Goto ◆ Domingos Tsuji

■ INTRODUÇÃO

Os cuidados pós-operatórios da cirurgia endoscópica endonasal são fundamentais para o sucesso da cirurgia. Um ato cirúrgico pode ser muito bem realizado, mas se o pós-operatório for insatisfatório ou negligenciado, o resultado final pode ser comprometido. Alguns autores[1,2] chegam a considerar os cuidados pós-operatórios tão ou mais importantes que o ato cirúrgico em si, motivo pelo qual se faz necessária a atenção a esse aspecto.

Esses cuidados têm como objetivo promover a correta cicatrização da região operada, procurando restabelecer o mais brevemente possível as funções fisiológicas do nariz.

■ PROCESSO DE REPARAÇÃO TECIDUAL

O processo de reparação e cicatrização tecidual tem início imediatamente após a injúria à mucosa da região operada. Quanto maior a manipulação da região, maior a quantidade de processos regenerativos, motivo pela qual deve se evitar manipulações desnecessárias à mucosa nasal.

De acordo com Terris,[3] o processo de cicatrização é composto por quatro fases: fase de coagulação, fase inflamatória, fase de fibroplasia e fase de remodelação; todas elas de início quase concomitantes e sobrepostas (Quadro 7-1).

A fase de coagulação inicia-se com a lesão ao tecido. Ocorre ativação das plaquetas e liberação de substâncias vasoativas que levam à vasoconstrição e formação de trombo por agregação plaquetária. A ativação plaquetária é ainda importante para liberar citocinas que estarão envolvidas na cascata da coagulação. A fibrina então produzida não somente contribui na hemostasia, mas forma também uma matriz de fibroblastos, leucócitos e células epiteliais.

A fase inflamatória inicia-se simultaneamente com a fase de coagulação. Ocorre intensa migração de leucócitos pelos vasos e formação de edema tecidual. Nas primeiras 48 horas há predomínio de leucócitos polimorfonucleares que absorverão os debris celulares e outros produtos associados à ferida local. Durante este processo, ocorre a mudança do padrão de leucócitos com a mudança para um predomínio de mononucleares. Esta fase dura alguns dias, de acordo com o grau de contaminação da ferida.

A fase de fibroplasia (ou fase proliferativa) é caracterizada pelo início da reparação tecidual. Devido a uma série de estímulos, incluindo a ativação de citocinas, os fibroblastos são atraídos à ferida. Estes fibroblastos são responsáveis pela produção de colágeno, mucopolissacárides e elastina, o que confere resistência ao tecido de reparação. A migração de fibroblastos ocorre após cerca de 48 a 72 horas. Ao mesmo tempo, ocorre a formação de novos capilares (angiogênese) que serão responsáveis pela nutrição e oxigenação do novo tecido. Esse novo tecido abundante em capilares apresenta coloração avermelhada, sendo chamado de tecido de granulação.

Na fase de remodelação (ou fase de maturação) a resposta inflamatória diminui, além da angiogênese e da intensa fibroplasia. Ocorre equilíbrio entre a lise e a síntese de colágeno, responsável pela maturação da ferida.

Quadro 7-1. Fases da reparação tecidual

Fase do processo de reparação tecidual	Evento histopatológico
Coagulação	Início logo após o dano tecidual. Liberação de substâncias vasoativas (vasoconstrição) e ativação plaquetária
Inflamatória	Migração de leucócitos e edema tecidual
Fibroplasia	Ativação de fibroblastos por citocinas e produção de colágeno; angiogênese local. Formação do tecido de granulação
Remodelação	Diminuição da resposta inflamatória, angiogênese e da fibroplasia. Equilíbrio entre lise e síntese do colágeno

PECULIARIDADES DA MUCOSA NASAL NO PROCESSO DE CICATRIZAÇÃO

Ainda relacionado com o processo de reparação tecidual, convém lembrar de alguns aspectos da cavidade nasal e da mucosa local.

A mucosa nasal é revestida por epitélio pseudoestratificado cilíndrico ciliado na sua maior parte. A presença dos cílios na superfície epitelial é responsável pela progressão da secreção nasal até a rinofaringe. A produção da secreção nasal é realizada pelas células caliciformes e por glândulas submucosas. Ainda na submucosa, existe uma rica vascularização composta por sinusóides venosos, com capacidade de vasodilatação e regulação da resistência aérea nasal. Com isso, temos que a mucosa nasal se encontra sempre úmida e com o interstício com capacidade de alterar o volume e a espessura da mucosa.

A cavidade nasal é estreita, contida por osso em todas as superfícies, de modo que processos inflamatórios levam a aumento da espessura da mucosa com aumento da resistência aérea e diminuição da passagem do ar.

Com a injúria à mucosa nasal, ocorre a desepitelização e lesão dos componentes submucosos. Com isso, não há batimento ciliar nas regiões de lesão mucosa e também ocorre diminuição da secreção nasal levando ao ressecamento local e extravasamento de sangue pelos sinusóides venosos lesados. Devido a esses fatores, no pós-operatório recente ocorre retenção de secreção pelos batimentos ciliares pouco efetivos e há formação de crostas devido ao ressecamento localizado nas áreas em cicatrização e também ao extravasamento sanguíneo que ocorre no local (fase de coagulação). A deficiência dos batimentos ciliares no local operado ainda faz com que essas crostas fiquem mais tempo paradas na região, contribuindo para aumento da granulação local.

Com o início da fase inflamatória do processo de cicatrização ocorre edema na mucosa, que devido ao espaço restrito pelo confinamento ósseo das paredes da cavidade nasal, acabam por estreitar a passagem do ar e a ventilação local. Caso hajam mucosas em cicatrização em superfícies opostas, o edema local pode fazer com que haja contato entre elas e levar à formação de aderências ou sinéquias.

Com o processo de fibroplasia e reepitelização da mucosa, gradualmente as funções fisiológicas da mucosa nasal vão voltando. De acordo com Moriyama[4] em seu livro de cirurgias endoscópicas endonasais, a manutenção do periósteo sobre o osso durante as cirurgias auxilia no processo de organização do tecido cicatricial e com melhor orientação na reposição das células epiteliais ciliadas do que quando o periósteo não é preservado. Com isso, a cicatrização se torna mais rápida e conseqüentemente com menos debris e crostas. Os cílios vão gradualmente voltando às suas funções, porém a coordenação dos batimentos pode levar meses.

CUIDADOS INICIAIS

Ao término da cirurgia é necessário revisar toda a área operada. Locais de pequeno sangramento podem ser visíveis e devem ser cuidadosamente avaliados. Stammberger,[1] em seu tratado de cirurgia endoscópica endonasal recomenda o uso de Oxycel (celulose oxidada), um material absorvível na superfície sangrante para controle do processo. Durante essa fase inicial é revista ainda a rinofaringe com a aspiração de sangue e secreções.

Regiões em que existam mucosas cruentas em oposição de lados, cuidados devem ser tomados para se evitar a formação de sinéquias. Stammberger[1] recomenda o uso de esponja de Merocel embebida em beclometasona por cerca de 1 a 2 dias nessas regiões. Costumávamos utilizar fitas de Rayon embebidas em creme de corticosteróide fluorado e que eram retiradas também com um ou dois dias de observação, porém atualmente só utilizamos essas medidas em casos de sangramentos intensos localizados. Outras alternativas incluem o uso de substâncias absorvíveis como Gel film® ou Sinu-knit® que, ao se expandirem, evitam a proximidade de superfícies cruentas, ajudando a prevenir sinéquias (Fig. 7-1A e B).

Nos primeiros dias de pós-operatório, o paciente deve ser orientado a evitar esforços físicos ou atividades que possam ele-

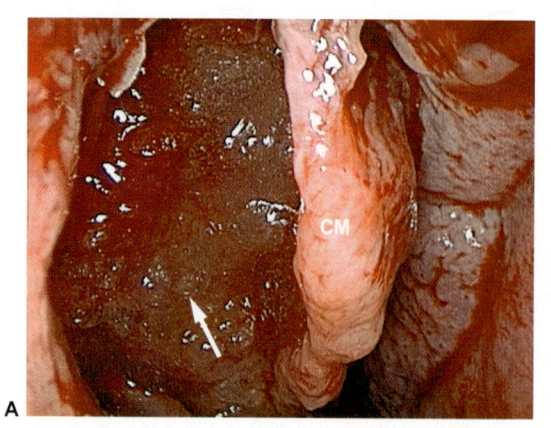

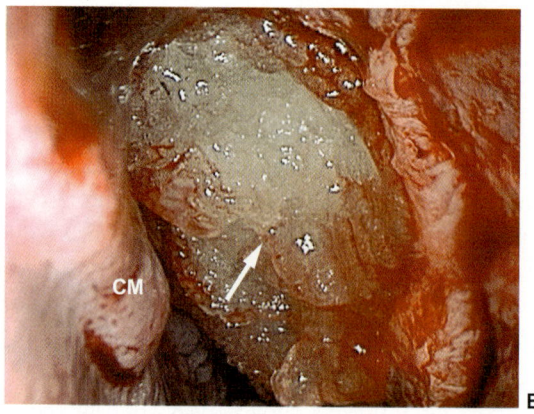

Fig. 7-1. (A) Meato médio direito com Sinu-knit®, um gel reabsorvível e permeável a gases. Permite uma excelente cicatrização e impede sinéquias entre a concha média e mucosas remanescentes do processo uncinado. **(B)** Meato médio esquerdo com Sinu-knit®. CM = concha média; seta = Sinu-Knit®.

var a pressão e aumentar a perfusão da ferida cirúrgica. É conveniente, ainda, orientar sobre a saída de pequena quantidade de sangue pelas fossas nasais e da piora da respiração nasal devido ao processo de edema mucoso nas regiões em cicatrização.

CUIDADOS LOCAIS

Os cuidados locais são fundamentais para garantir o sucesso do ato cirúrgico. Devido ao processo de reparação tecidual, há formação de secreção, crostas e edema de mucosa na região e esses cuidados locais visam retirar ou diminuir esses fatores que poderiam implicar numa cicatrização insatisfatória.

Adotamos como rotina a observação da cavidade nasal operada com uso do endoscópio com a seguinte regularidade: semanalmente até completar um mês e, a partir daí, a cada duas semanas (Quadro 7-2). Dependendo da evolução de cada paciente, esses intervalos podem ser variados. É importante lembrar que toda vez que a cavidade nasal for examinada, deve-se tomar muito cuidado em anestesiar bem a mucosa e ainda ser extremamente cuidadoso para se evitar novos traumas à mucosa nasal. É recomendável que o próprio cirurgião faça as reavaliações e as limpezas da cavidade nasal operada, por conhecer exatamente o que foi realizado durante a cirurgia.

Na primeira semana de pós-operatório, a cavidade nasal costuma encontrar-se edemaciada, com secreções abundantes e crostas. Em geral observamos a cavidade e retiramos com uso de aspiradores as crostas e secreções mais evidentes, procurando evitar maiores manipulações (Fig. 7-2A e B).

Na segunda semana em diante, com a diminuição do processo edematoso da mucosa nasal e com a reepitelização que ocorre progressivamente, as fossas nasais ficam mais livres e as crostas mais facilmente destacáveis. Essas crostas devem ser removidas, seja com aspiradores ou com pinças delicadas como forma de auxiliar o processo de reparação tecidual (Fig. 7-3A a C). A medida que ocorre a cicatrização e a reepitelização, a quantidade de crostas e debris reduz gradualmente. Após cerca de um mês, geralmente o processo de reepitelização se encontra bem avançado, praticamente sem crostas ou secreções. Os batimentos ciliares podem levar meses para que voltem a ser efetivos, e durante esse período é possível que ocorra persistência de secreção mucopurulenta nas fossas nasais (Fig. 7-4).

Nas primeiras semanas pode ocorrer edema localizado na mucosa em reparação, com formação de cistos de retenção mucosos devido à alteração na drenagem linfática da região (Fig. 7-5). Nesses casos, os cuidados de observação e debridamento pós-operatórios são importantes, pois com a simples drenagem desses cistos e/ou edema localizados consegue-se evitar a progressão deste processo para um edema difuso e degeneração de mucosa que poderia levar a fechamento da drenagem de algum seio paranasal ou, ainda, à formação de sinéquias (Fig. 7-6A e B).

Áreas de sinéquias devem ser desfeitas com cuidado a fim de se evitar trauma demasiado à mucosa local. Aspiração de secreção dentro dos seios maxilares e frontais com aspirador curvo pode ser realizada, devendo-se tomar cuidado em não traumatizar os óstios de drenagem desses seios (Fig. 7-3C).

Quadro 7-2. Cuidados locais no seguimento pós-operatório

Periodicidade	Cuidados
1ª semana	Aspiração de secreção e crostas maiores. Evitar grandes manipulações
2ª semana	Remoção de crostas com aspiradores ou pinças. Cuidado para evitar traumas à mucosa em reparação. Desfazer sinéquias, se necessário
3ª semana	Remoção de crostas e aspiração de secreção e edemas localizados na mucosa. Desfazer cistos mucosos localizados e sinéquias, se necessário
4ª semana em diante	Remoção de crostas e sinéquias, se necessário

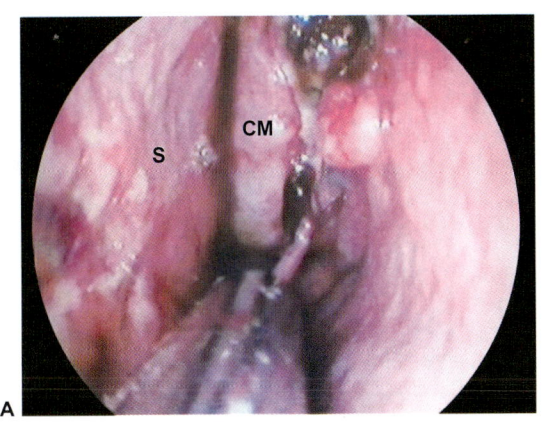

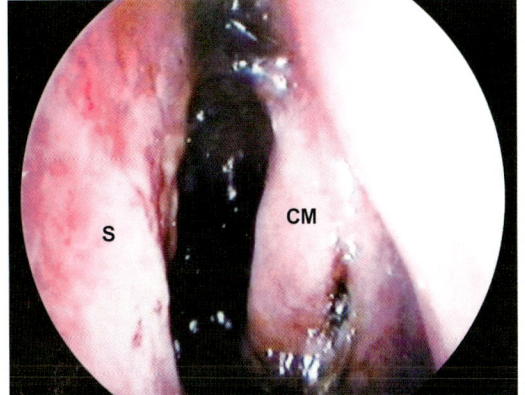

Fig. 7-2. (A) Fossa nasal esquerda em pós-operatório recente (cerca de uma semana). Presença de edema de mucosa e crostas hemáticas em meato médio. A aspiração das crostas deve ser muito cuidadosa e limitada às crostas maiores e mais fáceis de serem removidas. **(B)** Fossa nasal direita com os mesmos aspectos. Pós-operatório recente (cerca de uma semana). Cortesia do Professor Dr. Domingos H. Tsuji. CM = concha média; S = septo nasal.

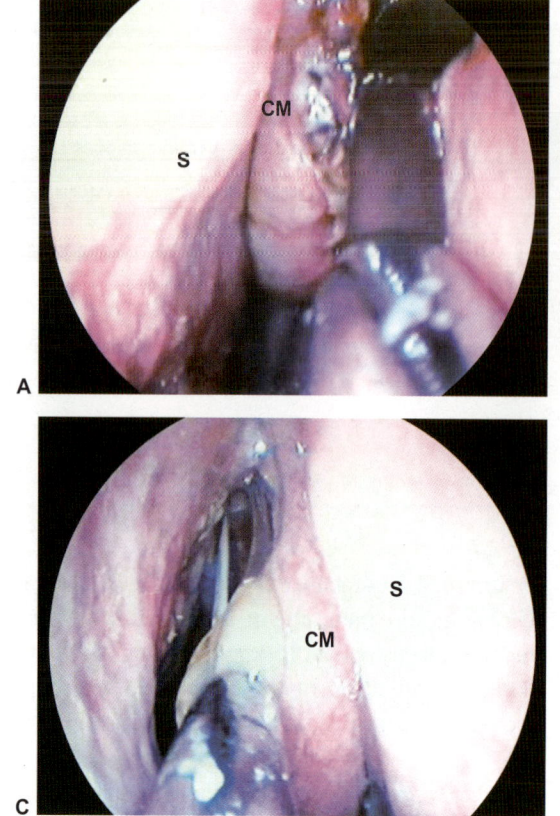

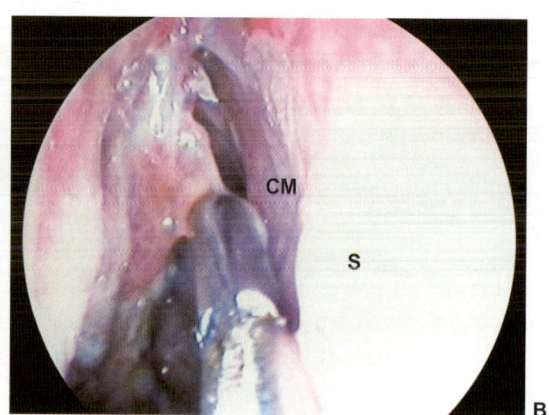

Fig. 7-3. **(A)** Meato médio esquerdo após remoção de crostas com aspirador. Pós-operatório recente (cerca de 1-2 semanas). **(B)** Meato médio direito com presença de debris e tecido de granulação sendo removidos por aspiração. Pós-operatório recente (cerca de 1-2 semanas). **(C)** Meato médio direito com presença de secreção vinda do recesso frontal e etmóide. Remoção através de aspiração cuidadosa. Pós-operatório recente (cerca de 1-2 semanas). CM = concha média; S = septo nasal.

Apesar de os cuidados anteriormente descritos serem aceitos pela maioria dos cirurgiões como forma de promover uma melhor recuperação dos pacientes, alguns autores[5-7] realizam abordagens mínimas no pós-operatório, apresentando resultados comparáveis aos cuidados convencionais de debridamentos freqüentes.

Em crianças, como a realização da limpeza da cavidade é comprometida no seguimento pós-operatório pela colaboração do paciente, alguns autores[2] preferem realizar a remoção de crostas e debris sob anestesia geral. A realização do procedimento após cerca de duas semanas de pós-operatório (chamado de *second look endoscopy*), é considerada controversa e alguns autores[8] questionam a sua real necessidade. No nosso serviço não temos por hábito realizar limpezas cirúrgicas sob anestesia geral em crianças e buscamos realizar debridamentos localizados somente sob anestesia tópica.

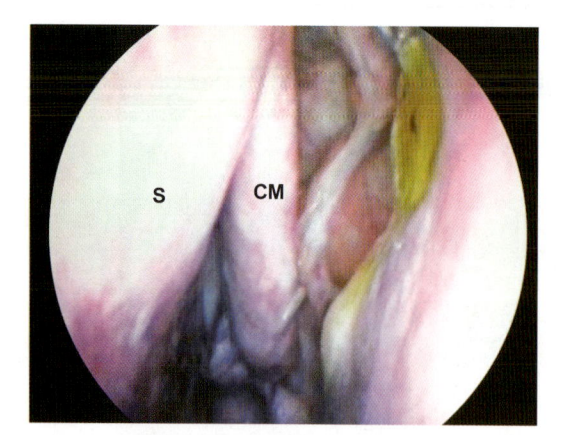

Fig. 7-4. Meato médio esquerdo em pós-operatório tardio (cerca de 3-4 semanas). Etmóide anterior bem epitelizado e presença de pequena quantidade de crostas claras. Pouco edema de mucosa, com meato livre. CM = concha média; S = septo nasal.

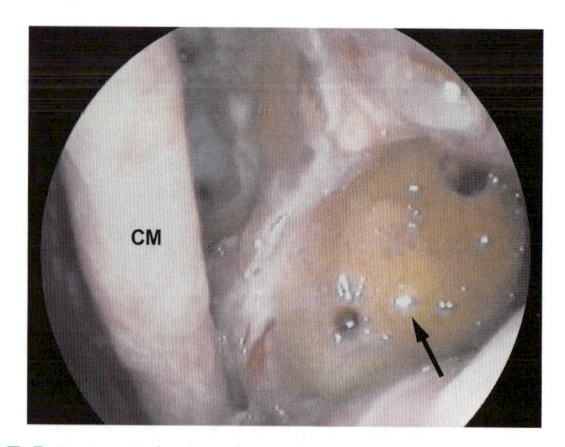

Fig. 7-5. Presença de cisto de retenção mucoso em parede posterior de seio maxilar esquerdo (seta). A drenagem linfática local pode ficar alterada no pós-operatório e ocorrer a formação de cisto de retenção. Aspecto no pós-operatório inicial (cerca de 2-3 semanas). A drenagem do cisto por aspiração, em geral, resolve o problema. CM = concha média.

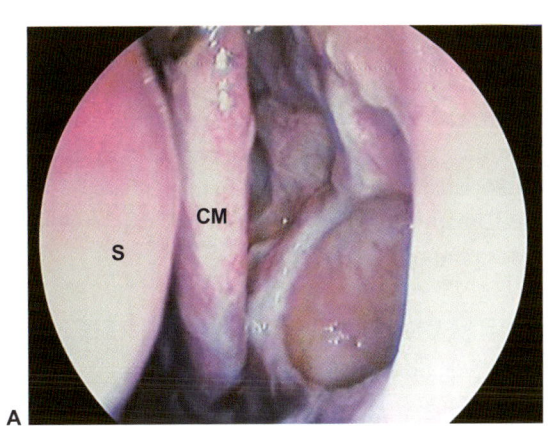

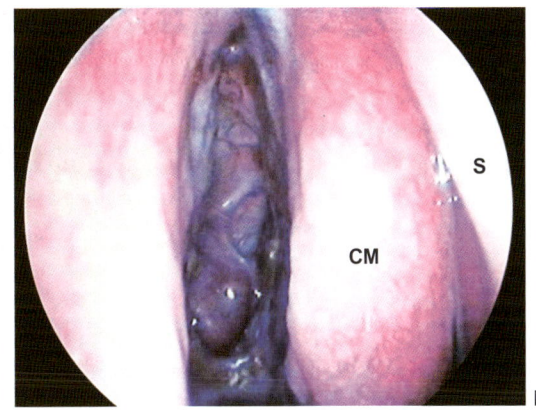

Fig. 7-6. (A) Aspecto tardio do meato médio esquerdo (após quatro semanas). Observar epitelização completa do meato médio, ausência de secreções e edemas de mucosa e ausência de cisto de retenção no seio maxilar. **(B)** Aspecto tardio do meato médio direito (após quatro semanas). CM = concha média; S = septo nasal.

■ MEDICAÇÕES E ORIENTAÇÕES GERAIS

As medicações utilizadas no pós-operatório visam essencialmente diminuir o processo inflamatório inicial, principalmente no período em que a fase de edema da mucosa se encontra mais pronunciado, o que poderia levar à formação de tecido de reparação exuberante. Com isso, essas medicações são utilizadas principalmente no primeiro mês de pós-operatório (Quadro 7-3).

Lavagem nasal

Iniciamos a lavagem nasal com solução salina a partir do segundo dia de pós-operatório. No início, utilizávamos a solução fisiológica a 0,9%, porém atualmente temos preferido utilizar a solução salina hipertônica tamponada a 2% no primeiro mês de pós-operatório. As vantagens da lavagem nasal[9-12] incluem a umidificação da mucosa, melhora no transporte mucociliar, diminuição da viscosidade do muco, diminuição do edema de mucosa, influência sobre mediadores inflamatórios e auxílio à remoção de crostas, secreções e debris. A solução hipertônica apresenta, ainda, a vantagem de a osmolaridade puxar líquido do interstício da mucosa edemaciada e, com isso, reduzir o edema tecidual de forma mais efetiva que a solução fisiológica. Costumamos orientar os pacientes a instilar a solução salina hipertônica várias vezes ao dia durante o primeiro mês de pós-operatório. A partir de então o uso pode ser continuado ou trocado por solução fisiológica. No nosso serviço publicamos um estudo em 2002[13] mostrando a efetividade da solução hipertônica na recuperação dos pacientes operados em relação à solução fisiológica. Os pacientes apresentaram melhora significativa de sintomas, como obstrução nasal e hiposmia, além de melhora no edema e quantidade de secreção ao exame endoscópico. A única limitação ao uso da solução hipertônica é que ela pode não ser bem tolerada em alguns pacientes. Convém lembrar aos pacientes que nos primeiros dias a mucosa se encontra mais inflamada e, portanto, a solução hipertônica causa maior ardência, porém essa sensação costuma melhorar ao longo do uso.

Antibioticoterapia

Em geral, visando reduzir o processo inflamatório infeccioso associado à sinusopatia crônica, utilizamos antibioticoterapia sistêmica uma semana antes do ato cirúrgico e depois mantemos por mais 10 a 14 dias. Reduzindo o processo inflamatório, há menor tendência a sangramentos e menor tendência a edemas importantes. Utilizamos antibióticos de amplo espectro como amoxicilina com clavulanato ou cefalosporinas de segunda geração.

Alguns autores preferem o uso de macrolídeos (eritromicina, claritromicina, roxitromicina) devido a evidências que apontam sua eficácia no tratamento de rinossinusite crônica.[14] O uso de baixas doses de macrolídeos, por longos períodos de duração ainda é controverso, porém acredita-se que os macrolídeos, além

Quadro 7-3. Medicamentos e cuidados pós-operatórios

Cuidado	Medicação
Lavagem nasal	Solução salina hipertônica, durante o primeiro mês Solução salina isotônica, a partir do segundo mês de pós-operatório
Antibioticoterapia	Amplo espectro (amoxicilina com clavulanato ou cefalosporinas de segunda geração) Duração de 10-14 dias em média
Corticosteróides sistêmicos	Prednisona (doses variadas e duração de acordo com a necessidade do paciente)
Corticosteróides tópicos	Colírio de dexametasona (primeiros dias) Corticosteróide em *spray* aquoso conforme necessidade
Anti-histamínicos	Em casos de necessidade (polipose nasossinusal)

da ação antimicrobiana, possuem efeito antiinflamatório por inibir a produção de citocinas que promovem a migração de neutrófilos para a mucosa nasal[15-17] e aceleram a apoptose de neutrófilos.[18] Os macrolídeos ainda apresentariam efeitos sobre o *clearance* mucociliar devido ao efeito reológico sobre o muco nasal, facilitando a eliminação de secreções e possivelmente aumentando a freqüência de batimento ciliar.[14,19] Cervin *et al.*, em 2002,[19] utilizaram eritromicina 250 mg, 2 vezes ao dia por 3 meses no pós-operatório de cirurgia endoscópica endonasal e após 12 meses de seguimento verificaram melhora no *clearance* mucociliar, além de melhora na congestão nasal, fluidez de secreção e coriza. Moriyama,[20] no pós-operatório de cirurgia endoscópica, utiliza eritromicina por 3 a 6 meses. Inicialmente utiliza 600 mg/d por 1 a 2 meses, na seqüência 400 mg/d por mais 1 a 2 meses e, por fim, 200 mg/d por mais 1 a 2 meses.

Antibióticos tópicos podem ser utilizados em casos de hipersecreção mucosa em casos selecionados.

Corticosteróides

O uso de corticosteróides sistêmicos também está associado ao objetivo de reduzir o processo inflamatório na mucosa e, com isso, reduzir o risco de sangramentos e edemas importantes. De acordo com Haynes,[21] a ação dos corticosteróides não se restringe apenas à fase inicial do processo inflamatório (edema, dilatação capilar e migração de leucócitos), mas também age nas manifestações mais tardias (proliferação de capilares e fibroblastos, deposição de colágeno). O mecanismo de ação dos corticosteróides se baseia na inibição da fosfolipase A2, uma enzima envolvida na conversão do fosfolípideo da membrana celular em ácido aracdônico e, com isso, inibir a síntese de metabólitos inflamatórios como prostaglandinas e leucotrienos. Também iniciamos o uso no período pré-operatório, cerca de 1 semana antes, e após a cirurgia, gradualmente vamos reduzindo a dose. Podem ser utilizados vários tipos de corticosteróides sistêmicos, como a prednisona ou a betametasona. Costumamos utilizar a prednisona, em doses que variam de acordo com cada paciente. Deve-se lembrar que pacientes com contra-indicação ao uso de corticosteróides, hipertensos, diabéticos, dispépticos, devem ser devidamente orientados e a medicação usada com cautela. A prevenção do edema pós-operatório é importante, pois conforme dito anteriormente, pode levar ao bloqueio de drenagem de algum seio, além de propiciar processos edematosos/degenerativos difusos da mucosa.

Como forma de auxiliar a redução o edema de mucosa que ocorre nos primeiros dias, pode-se utilizar também corticosteróides tópicos. A formulação em colírio apresenta pH mais balanceado e maior fluidez, o que permite menor irritação à mucosa e maior facilidade de penetração. Costumamos utilizar o colírio de dexametasona, quando necessário, até por 14 dias. Após esse período, como a mucosa se encontra mais resistente e com a redução da fase inflamatória da cicatrização tecidual, podem ser utilizados os corticosteróides convencionais em formulação *spray* aquoso.

Antiistamínicos

Em geral não é utilizado. Devido à sua ação anticolinérgica, pode reduzir a fluidez das secreções levando à formação de mais crostas. É utilizado somente em casos de rinossinusite crônica associada à polipose difusa, geralmente após passado o período inflamatório inicial, como forma de tentar prevenir a recorrência dos pólipos.

■ REFERÊNCIAS BIBLIOGRÁFICAS

1. Stammberger H. Postoperative care. In: _____. *Functional endoscopic sinus surgery* 1st ed. St. Louis: Mosby Year Book, 1991. 369-379p.
2. Gross CW, Gross WE. Post-operative care for functional endoscopic sinus surgery. *Ear Nose Throat J* 1994;73(7):476-479.
3. Terris DJ. Dynamics of wound healing. In: Bailey BJ (ed.) *Otolaryngology – head and neck surgery*. 2nd ed. Philadelphia: Lippincot Raven Publishers, 1998. 371-398p.
4. Moriyama H, Ashikawa R, Uchida Y, Yamashita K. *Naishikyogebinaishujutsu*. 1st ed. Tokyo: Igakushoin, 1995. 161-164p.
5. Ryan RM, Whittet HB, Norval C, Marks NJ. Minimal follow-up after functional endoscopic sinus surgery. Does it affect outcome? *Rhinology* 1996;34(1):44-45.
6. Fernandes SV. Postoperative care in functional endoscopic sinus surgery? *Laryngoscope* 1999;109(6):945-948.
7. Nilssen EL, Wardrop P, El-Hakim H, White PS, Gardiner Q, Ogston S. A randomized control trial of post-operative care following endoscopic sinus surgery: debridement versus no debridement. *J Laryngol Otol* 2002;116(2):108-111.
8. Walner DL, Falciglia M, Willging P, Myer CM. The role of second-look nasal endoscopy after pediatric functional endoscopic sinus surgery. *Arch Otolaryngol Head Neck Surg* 1998;124:425-428.
9. Talbot AR, Herr TM, Parsons DS. Mucociliary clearance and buffered hypertonic saline solution. *Laryngoscope* 1997;107:500-503.
10. Shoseyov D, Bibi H, Shai P, et al. Treatment with hypertonic saline versus normal saline wash of pediatric chronic rhinosinusitis. *J Allergy Clin Immunol* 1998;101:602-605.
11. Boek WM, Keles N, Graasmans K, et al. Physiologic and hypertonic saline solutions impair ciliary activity *in vitro*. *Laryngoscope* 1999;109:396-399.
12. Tomooka LT, Murphy C, Davidson TM. Clinical study and lietrature review of nasal irrigation. *Laryngoscope* 2000;110:1189-1193.
13. Wiikmann C, Chung D, Lorenzetti F, Lessa M, Voegels R, Butugan O. Comparação entre a solução salina fisiológica e a hipertônica tamponada após cirurgia endoscópica nasossinusal. *Arq Otorrinolaringol* 2002;6(2):98-102.
14. Hashiba M, Baba S. Efficacy of long-term administration of clarithromicyn in the treatment of intractable chronic sinusitis. *Acta Otolaryngol (Stockh)* 1996;525(suppl):73-78.
15. Suzuki H, Asada Y, Ikeda K, Oshima T, Takasaka T. Inhibitory effect of erythromycin on Interleukin-8 secretion from exudative cells in the nasal discharge of patients with chronic sinusitis. *Laryngoscope* 1999;109:407-410.

16. Miyahara T, Ushikai M, Matsune S, Ueno K, Katahira S, Kurono Y. Effects of clarithromycin on cultured human nasal epithelial celss and fibroblasts. *Laryngoscope* 2000;110:126-131.
17. Wallwork B, Coman W, Feron F, Sim AM, Cervin A. Clarithromicyn and prednisolone inhibit cytokine production in chronic rhinosinusitis. *Laryngoscope* 2002;112:1827-1830.
18. Inamura K, Ohta N, Fukase S, Kasajima N, Aoyagi M. The effects of erythromycin on human peripheral neutrophyl apoptosis. *Rhinology* 2000;38:124-129.
19. Cervin A, Olof K, Sandkull P, Lindberg S. One-year low dose erythromycin treatment of presistent chronic sinusitis after sinus surgery: clinical outcome and effects on mucociliary parameters and nasal nitric oxide. *Otolaryngol Head Neck Surg* 2002;126(5):481-489.
20. Moriyama H, Yanagi K, Ohtori N, Fukami M. Evaluation of endoscopic sinus surgery for chronic sinusitis: post-operative erythromycin therapy. *Rhinology* 1995;33(3):166-170.
21. Haynes RC. Hormônio adrenocorticotrópico; esteróides córtico-supra-renais e seus análogos sintéticos; inibidores da síntese e ações dos hormônios córtico-supra-renais. In Goodman e Guilman. *As bases farmacológicas da terapêutica*. 8. ed. Rio de Janeiro: Guanabara Koogan, 1991. 951-972p.

COMPLICAÇÕES DA CIRURGIA ENDOSCÓPICA ENDONASAL

Elder Goto ❖ Richard Voegels ❖ Marcus Lessa

■ INTRODUÇÃO

A cirurgia endoscópica dos seios paranasais, tornando-se popular nas últimas duas décadas, traz à tona um grande conhecimento dos seus potenciais riscos e sérias complicações, que, apesar de raras, podem ser fatais.[5,24,27,30] É consenso na literatura que a incidência de complicações varia de acordo com a experiência do cirurgião, tanto que, em serviços onde há residência médica, sua ocorrência gira em torno de 1,2[19] a 22%[7,11,15,21] e, em locais onde não há estes serviços, variam de 4,2 a 14%.[25,26,30] É importante salientar que as complicações nesta região não ocorrem devido ao endoscópio, microscópio ou qualquer outro método de visibilização, mas sim pelo cirurgião. O advento do endoscópio permitiu ao cirurgião realizar procedimentos cirúrgicos mais extensos e, conseqüentemente, de maior risco, sendo que em muitos casos o conhecimento anatômico do cirurgião não era o ideal. Com isso a década de 90 foi marcada por inúmeras complicações graves decorrentes da cirurgia endoscópica, principalmente nos EUA. Contudo, em serviços mais experientes, como relatados por Stammberger,[27] após mais de 30.000 cirurgias endoscópicas em 25 anos não houve nenhuma seqüela grave. Em nossa experiência, com aproximadamente 2.000 casos, também não obtivemos complicações graves com seqüela demonstrando que quando existe um treinamento adequado, principalmente dos aspectos anatômicos, as complicações podem ser minimizadas.

O cirurgião incipiente deve ter em mente que seu aprimoramento depende de treino, incluindo dissecção em cadáver, curso de técnica cirúrgica endoscópica e progressão gradual na complexidade das cirurgias realizadas. O conhecimento anatômico é essencial para o aprendizado dos parâmetros cirúrgicos adequados, pois a proximidade de estruturas importantes como o sistema nervoso central e a cavidade orbitária tornam fundamental o domínio da técnica cirúrgica para se evitar complicações. Cuidados especiais devem ser tomados nos casos de revisão cirúrgica e de polipose nasossinusal, onde a anatomia pode estar bastante alterada com a remodelação de importantes pontos de referência cirúrgica.[7,21,24]

Atualmente tem se dado muita importância ao consentimento informado a respeito dos riscos da cirurgia. É importante que o paciente esteja ciente dos riscos inerentes ao procedimento, e que esteja de acordo com o ato a ser praticado. Além dos aspectos médico-legais, uma relação médico-paciente adequada contribui para que o ato seja praticado com mais segurança pelo cirurgião. Foi publicado em 2002[31] um estudo realizado com cirurgiões da Academia Americana de Otorrinolaringologia e Cirurgia de Cabeça e Pescoço, na qual a incidência de 1% de complicações justifica a discussão dos riscos do procedimento com os pacientes. Os riscos específicos discutidos pelos cirurgiões foram: sangramento, 96,7%; infecção, 84,8%; fístula liquórica, 99,1%; lesão orbitária, 96,7%; alteração olfatória, 40,2%; acidente vascular cerebral, 17,9%, infarto do miocárdio, 81%; morte, 28%.

O uso do navegador ou cirurgia endoscópica guiada por navegação também tem ganhado espaço atualmente. Trata-se do uso conjugado de um sistema de videoendoscopia a um sistema computadorizado de imagem tomográfica, permitindo uma correlação entre a imagem visibilizada durante a cirurgia endoscópica e a imagem tomográfica da mesma região. Recentemente alguns autores, como Reardon,[22] referem que o sistema de navegação é seguro e não apresenta risco aumentado de complicações em relação ao método tradicional, além de facilitar o acesso a regiões mais limitadas como o recesso frontal.

Classicamente as complicações da cirurgia endoscópica dividem-se em maiores e menores, de acordo com seu grau de morbidade e do tratamento necessário para prevenir seqüelas permanentes,[7,11,18,19] sendo consideradas maiores as que resultam em danos sérios ou permanentes ao paciente ou as que poderiam tê-los causado caso não houvessem sido tratadas. As menores são as que, a longo prazo, não causam seqüelas ao paciente (Quadro 8-1).

Quadro 8-1. Complicações menores e maiores	
Complicações menores	**Complicações maiores**
Sinéquias	Fístula liquórica
Estenose de óstio maxilar	Lesões vasculares
Lesão de lâmina papirácea	Lesões intracranianas
Sangramento intra-operatório	Lesão da artéria carótida interna
	Hemorragia intra-orbitária
	Lesão de nervo óptico
	Lesão do ducto nasolacrimal
	Síndrome do choque tóxico
	Hipoplasia do seio maxilar

■ COMPLICAÇÕES MENORES

Sinéquia

São as complicações menores mais prevalentes na literatura,[13,19,23] ocorrem em 4[19] a 8%[27] dos pacientes, geralmente entre a concha média e a parede lateral do nariz devido à lesão da cabeça da concha média durante a cirurgia do etmóide anterior, de modo que fiquem mucosas cruentas em oposição (Fig. 8-1A a C). Nos casos em que o meato médio é mais estreito, como na presença de concha média bulosa ou hipertrofia de concha média, há maior chance desta complicação ocorrer. Autores como Levine[16] sugerem que a freqüência de sinéquias é maior na população pediátrica, o que requer diversas abordagens até que um bom resultado cirúrgico seja observado.[9]

A ressecção da concha média para a prevenção de sinéquias não está indicada na técnica de Messerklinger, pois trata-se de um importante parâmetro anatômico. Vleming,[30] Ramadan[21] e Kinsella,[11] em seus estudos, relatam que a ressecção, mesmo que parcial, da concha média não leva à menor incidência de sinéquia, em alguns casos sua lise torna-se mais difícil, além de predispor às aderências entre o septo nasal e a inserção da concha média, obstruindo a rima olfatória e alterando completamente a anatomia e fisiologia nasais.

A presença de sinéquia ou aderências não implica necessariamente em recorrência dos sintomas. Stammberger[27] relata que isto ocorre em 20% dos pacientes e deve-se ao estreitamento significante da entrada do meato médio, levando à retenção de secreções e estenose dos óstios de drenagem dos seios paranasais.

A melhor profilaxia para o desenvolvimento de sinéquias é o ato cirúrgico realizado cuidadosamente, procurando evitar a lesão da mucosa da concha média. O pós-operatório criterioso, com debridamentos e limpeza da fossa nasal inicialmente a cada 2 a 4 dias, e depois semanalmente, até a cicatrização das superfícies cruentas é eficiente para a sua prevenção.[25,28]

A remoção endoscópica da sinéquia, deixando pequenos *stents* ou silastic no local por alguns dias, geralmente resolve o problema.

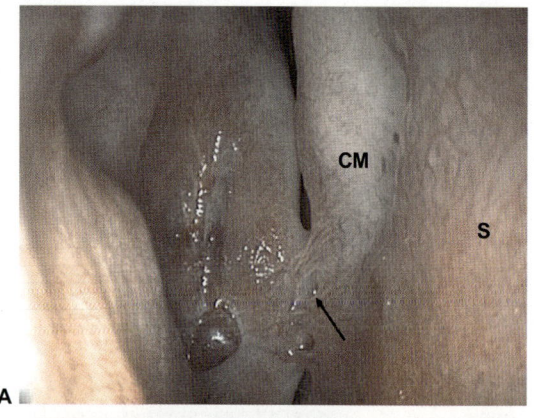

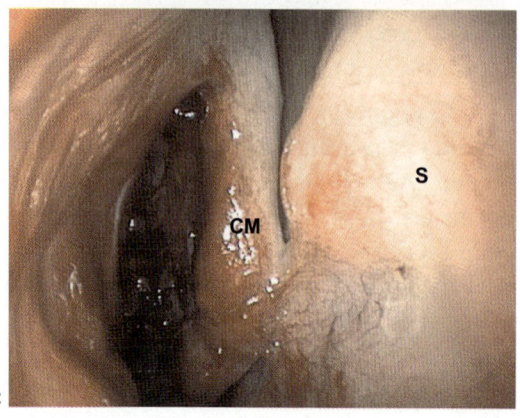

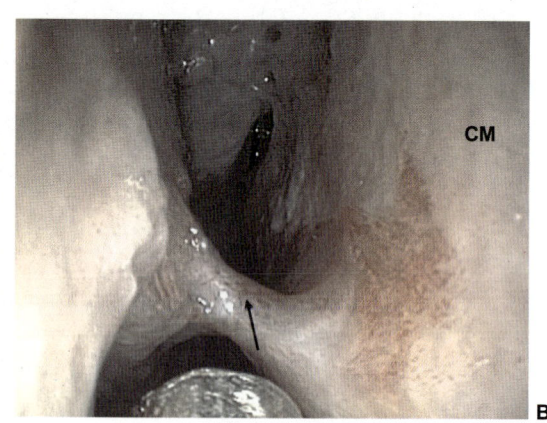

Fig. 8-1. (A) Endoscopia da fossa nasal direita mostrando concha média (CM) sinequiada com a parede lateral fechando a entrada para o meato médio (seta). **(B, C)** Endoscopia da fossa nasal direita mostrando a retirada da sinéquia e o meato médio livre. S = septo nasal.

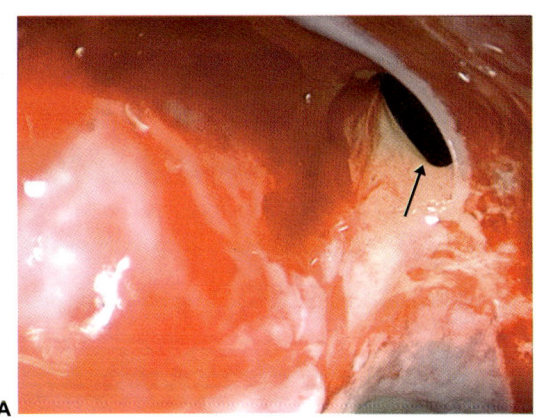

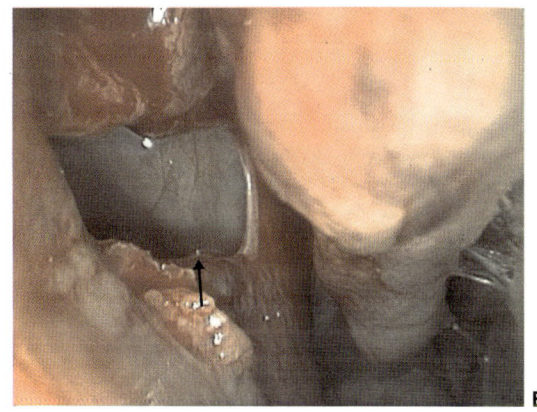

Fig. 8-2. (A) Endoscopia da fossa nasal esquerda mostrando o óstio natural do seio maxilar (seta). O processo uncinado foi removido. **(B)** Endoscopia da fossa nasal direita mostrando óstio maxilar ampliado cirurgicamente (seta).

Fernandes[4] realizou um estudo no qual os pacientes submetidos à cirurgia endoscópica foram seguidos sem maiores cuidados pós-operatórios, exceto lavagem nasal com solução hipertônica. O objetivo deste estudo foi analisar a necessidade de curativos nasais durante o pós-operatório e verificar a incidência de complicações nestes casos. Este autor relatou uma incidência de sinéquias em 11% dos pacientes entre a concha média e a parede lateral do nariz e uma taxa de sucesso da cirurgia em torno de 80%. De acordo com este autor, a remoção de granulações levam a sangramentos e retardo do processo cicatricial, além de formação de novas granulações; o uso de corticosteróides levaria à supressão da resposta inflamatória, o que causaria um retardo da cicatrização, principalmente nas primeiras semanas após a cirurgia.

Estenose do óstio maxilar

Ocorrem em cerca de 2 a 4,4% dos pacientes.[27,28] A reepitelização de um óstio maxilar ampliado cirurgicamente ocorre rapidamente e como explicação para este fato seria o transporte de secreção em direção ao óstio natural de drenagem, que levaria a um processo mais longo de regeneração. Pacientes com polipose maxilar extensa tendem a apresentar recidiva local da doença, levando à estenose precoce do óstio.[28] Outro fator que contribui é a formação de sinéquias entre a concha média e a parede lateral da fossa nasal.

A ampliação do óstio maxilar deve ser realizada somente em direção à fontanela anterior, evitando-se assim uma abertura circunferencial que tende a estenosar rapidamente.[28] Geralmente não há necessidade de grandes ampliações e, segundo Stammberger,[27] um óstio com cerca de 3 mm de diâmetro é suficiente para promover uma drenagem fisiológica do seio maxilar (Fig. 8-2A e B). Kennedy[10] relata que o óstio natural tem pouca tendência a estenosar. Esses achados sugerem que a ampliação do óstio maxilar no meato médio é mais efetivo e fisiológico que a abertura secundária no meato inferior.

Lesão da lâmina papirácea

A lâmina papirácea, camada óssea fina e frágil, limite lateral das células etmoidais, é um local de possível lesão durante a abordagem dos seios etmoidais e maxilares. A herniação da gordura periorbitária é o sinal indicativo de que houve lesão dessa lâmina e, caso isso ocorra, é necessária a interrupção da dissecção do local. A digitopressão sobre o globo ocular é uma manobra corriqueira para a verificação do rompimento da lâmina. Esta gordura não deve ser removida ou empurrada de volta à órbita, mas simplesmente deixada intocada e, nessa situação, o paciente poderá apresentar somente uma pequena equimose no canto medial do olho[18] ou enfisema subcutâneo periorbitário (Fig. 8-3).[21,24,30] Na maioria das vezes essas lesões são pequenas e não necessitam de fechamento cirúrgico.

O enfisema subcutâneo geralmente decorre de pequenas fraturas ou perfurações da lâmina papirácea e resolve-se espontaneamente em 4 a 7 dias. Deve-se orientar o paciente a não assoar o nariz com força, evitar o vômito ou qualquer tipo de manobra de Valsalva diante dessa alteração.[28]

Caso haja uma lesão maior da lâmina papirácea, poderá haver sangramentos ou limitação da movimentação ocular, especialmente quando os músculos retromedial e oblíquo superior forem acometidos, levando à diplopia,[18] o que necessitará de intervenção oftalmológica e possível fechamento cirúrgico da lâmina.

Vleming[30] encontrou uma incidência de 1,3% de lesão de lâmina papirácea, os quais foram tratados conservadoramente

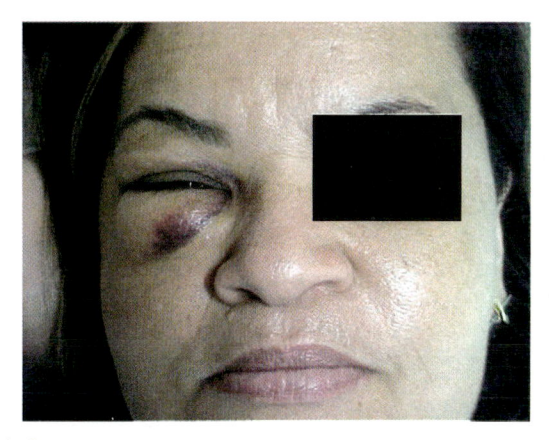

Fig. 8-3. Hematoma e edema periorbitário secundário à lesão da lâmina papirácea.

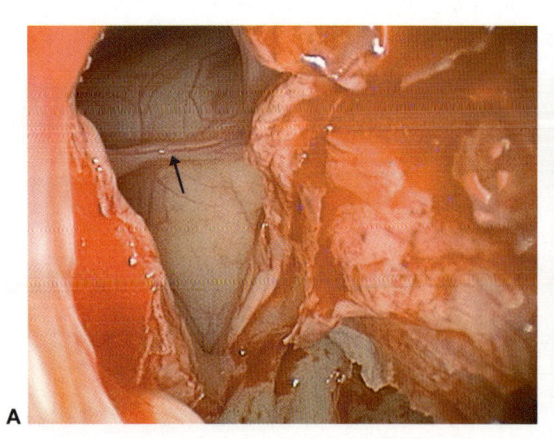

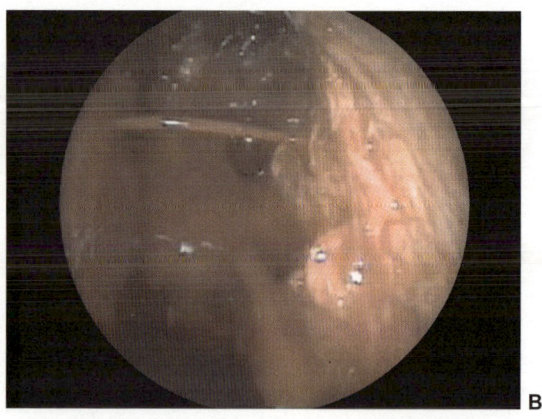

Fig. 8-4. (A) Endoscopia da fossa nasal esquerda mostrando no segundo plano a artéria etmoidal anterior deiscente e passando rente ao teto do etmóide (seta). **(B)** Endoscopia da fossa nasal esquerda mostrando sangramento ativo proveniente de lesão da artéria etmoidal anterior.

com antibióticos, evoluindo com remissão completa das lesões. Ramadan[21] encontrou uma incidência de 5,6% desta lesão em serviço de residência médica e todos evoluíram sem maiores complicações. Maniglia[17] relatou um caso de penetração da lâmina papirácea, na qual houve lesão do músculo reto medial e o paciente evoluiu com paralisia desta musculatura e diplopia permanentes. Em nosso serviço,[14] de 1995 a 2000, tivemos cinco casos de lesão da lâmina papirácea em 706 cirurgias (0,70%), sendo que todos evoluíram sem maiores seqüelas.

Cuidados especiais devem ser tomados quando se utilizam instrumentos como microdebridadores. Em um estudo recente, realizado por Grahan e Nerad,[6] foi verificado que complicações orbitárias que poderiam ter pouca conseqüência com a técnica convencional, com o uso inadequado de microdebridadores pode acarretar seqüelas graves. Os autores relatam três casos de lesão da musculatura orbitária reto medial associada com uso de microdebridador.

Sangramento intra-operatório

Sangramentos podem ocorrer em diversas situações e geralmente são mais uma inconveniência do que uma complicação cirúrgica. A prevenção do sangramento começa no pré-operatório com os testes de coagulação e a investigação do uso de drogas como os antiinflamatórios não-hormonais ou a aspirina, que devem ser suspensos uma semana antes da cirurgia. Esse tipo de sangramento pode ser acentuado nos casos de doença inflamatória aguda, quando há um aumento do aporte sanguíneo local e, na maioria dos casos, é difuso e em pequena quantidade, atribuído à manipulação da mucosa durante a sua ressecção.

Geralmente são controlados com o uso de solução vasoconstritora local. Várias soluções têm sido utilizadas, dependendo de cada autor. Stammberger[27] utiliza algodões embebidos com solução de pontocaína e epinefrina na concentração de 1:1.000. Schaefer[25] utiliza solução de lidocaína e epinefrina na concentração de 1:100.000 para infiltração no local a ser operado. Utilizamos pequenos fragmentos de algodão embebidos em solução de lidocaína e adrenalina a 1:2.000, que são colocados no local sangrante por alguns minutos. Wolfgang e Anderhuber,[32] utilizando uma vasoconstrição tópica com adrenalina na concentração 1:1.000, concluiram que a absorção sistêmica da epinefrina é mínima devido à intensa vasoconstrição que ocorre na mucosa, impedindo a elevação do seu nível sérico. Outras opções para controlar o sangramento intra-operatório incluem a colocação de materiais hemostáticos como Oxycel® ou Surgicel®.

Os locais mais freqüentes de sangramento por vasos isolados, de acordo com Stammberger,[27] são a região do óstio maxilar, durante sua ampliação, e a inserção da concha média, por lesão de ramos da artéria esfenopalatina e, nesses casos, pode-se utilizar a coagulação bipolar.

Sangramentos mais profusos podem ser observados na lesão das artérias etmoidais. A artéria etmoidal anterior pode ser lesada durante a dissecção superior tanto na região do recesso frontal como posterior ao mesmo (Fig. 8-4A e B). É uma complicação incomum e raramente leva à grande hemorragia. Caso ocorra, realiza-se pressão local com algodões com vasoconstrictor ou cauterização bipolar (Fig. 8-5). No levantamento de cirurgias endoscópicas realizadas em nosso serviço,[14] num total de 706 cirurgias, de 1995 a 2000, tivemos apenas 1 caso de lesão iatrogênica desta artéria, que evoluiu sem seqüelas maiores. É possível,

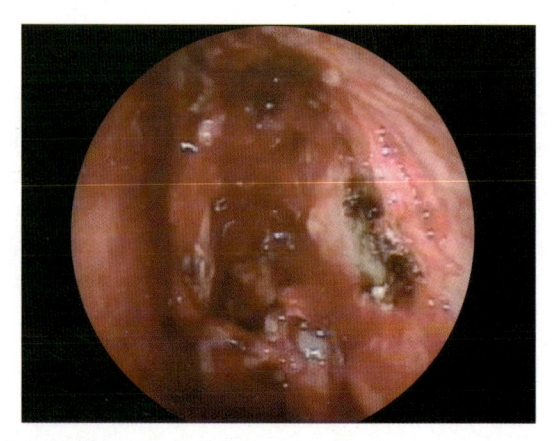

Fig. 8-5. Endoscopia da fossa nasal esquerda após cauterização bipolar da artéria etmoidal anterior.

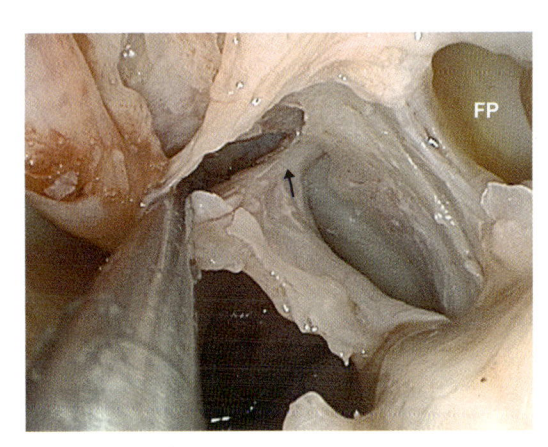

Fig. 8-6. Endoscopia da fossa nasal esquerda mostrando descolamento do *flap* mucoso da região da artéria esfenopalatina. Nota-se a abertura da fontanela posterior, (FP) e no plano mais posterior a artéria isolada (seta).

porém raro, que ocorra retração arterial para dentro da órbita, causando um hematoma intra-orbitário.

A artéria etmoidal posterior geralmente é menor e sua transecção dificilmente leva a grandes hemorragias. Sua lesão pode ocorrer durante a ampliação da parede do seio esfenoidal.

A lesão da artéria esfenopalatina pode ocorrer durante uma ampliação muito inferior do óstio do seio esfenoidal ou na turbinectomia inferior, levando a sangramentos pulsáteis significativos (Fig. 8-6). Pode ser controlado com cauterização bipolar, com agentes hemostáticos como Oxycel® ou com a ligadura arterial. A cauterização monopolar deve ser evitada, pois pode levar a quadro de amaurose ou lesão córnea devido à passagem de corrente elétrica local. Gross[7] apresentou em sua casuística um caso de lesão da córnea, que evoluiu sem maiores conseqüências.

De acordo com Stammberger,[27] Gross[7] e Maniglia[17] a cirurgia realizada com anestesia local promove melhor controle do sangramento intra-operatório, o que pode ser explicado por melhor vasoconstrição local quando se realiza o bloqueio anestésico, além do fato de que os anestésicos voláteis usados sistemicamente podem ter efeito vasodilatador. Recentemente, com a sistematização do uso contínuo de anestésicos endovenosos com metabolização plasmática (propofol), reduziu-se consideravelmente o efeito vasodilatador da anestesia geral. Vleming[30] e Kinsella,[11] em seus respectivos trabalhos, não encontraram diferença significativa de sangramento em relação ao tipo de anestesia utilizado.

O cirurgião deve ter sempre em mente que a exposição cirúrgica é seriamente limitada nos casos de hemorragia e que muitas vezes é preferível interromper o ato cirúrgico para evitar complicações iatrogênicas.

■ COMPLICAÇÕES MAIORES

Fístula liquórica

É considerada a complicação intracraniana mais freqüente.[21,29,30] A fístula liquórica pode ocorrer através de vários mecanismos, incluindo lesões diretas à base do crânio, geralmente na porção medial do teto do etmóide, na fóvea etmoidal, onde a artéria etmoidal anterior deixa o seio, e na placa cribiforme. A combinação de uma camada óssea fina com uma porção aderente da dura-máter, nesta região, torna o local de alto risco de lesão.[27] Fraturas deste local, mesmo sem penetração direta intracraniana, podem desenvolver fístulas, levando à comunicação da mucosa nasal com o espaço subaracnóideo (Figs. 8-7 e 8-8).

A penetração intracraniana pela placa cribiforme pode ser evitada se dissecarmos sempre lateralmente à inserção superior da concha média. A parede anterior do esfenóide é mais fina que o restante do etmóide posterior, o que predispõe a lesões da base do crânio súpero-lateralmente à porção posterior deste seio. A avaliação tomográfica pré-operatória, a fim de verificar a espessura do osso etmoidal nesta região, é muito importante pois, em geral, o osso é mais fino na porção lateral e à medida que se aproxima da placa cribiforme. Costumamos utilizar a classificação de Keros para avaliar a extensão e a profundidade da placa cribiforme com o objetivo de evitar injúrias nesta região. Fraturas neste

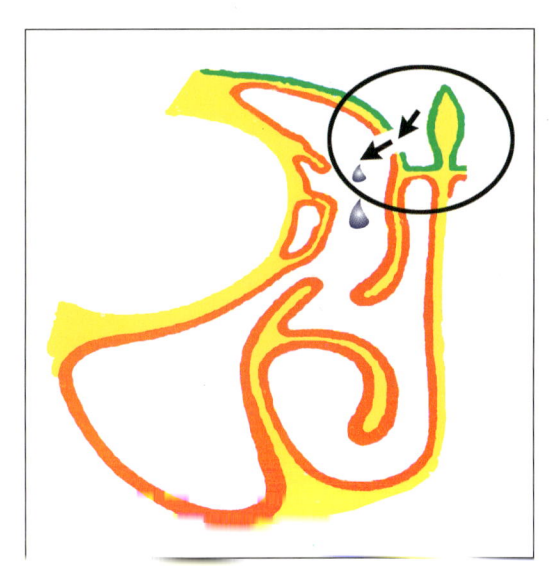

Fig. 8-7. Esquema mostrando fístula liquórica em região de teto de etmóide direito.

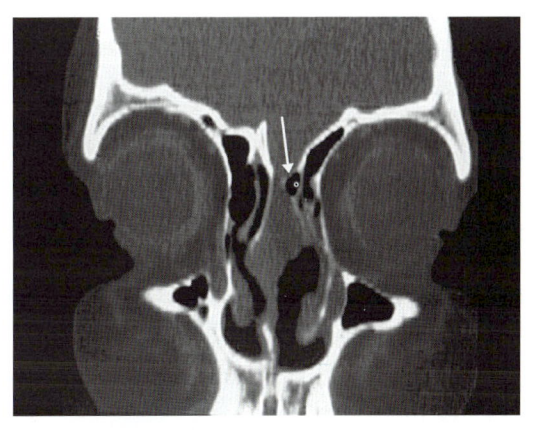

Fig. 8-8. Tomografia computadorizada em corte coronal e janela para osso mostrando falha óssea no teto do etmóide esquerdo com possível comunicação com a fossa craniana anterior (seta).

local podem ocorrer se exercermos forte pressão ou fraturarmos alguma estrutura como a concha média, caso esteja inserida superiormente.

Em fístulas observadas no intra-operatório, o reparo deve ser imediato. Ramadan,[21] em seu estudo, encontrou 0,9% de fístula liquórica no intra-operatório e, para o seu fechamento, utilizou um enxerto livre de mucosa e um tampão de Nugause impregnado com antibiótico para manter o enxerto posicionado. Vleming[30] teve em sua casuística 0,16% de fístula liquórica e nestes pacientes foram utilizados dura-máter e tamponamento nasal, além de alguns cuidados como decúbito elevado (semi-sentado). Em nosso serviço costumamos utilizar dura-máter liofilizada e mucosa nasal originada de concha inferior para procedermos ao fechamento da mesma. Utilizamos cola de fibrina (Tissucol®) para fixarmos tanto a dura-máter como o enxerto de mucosa e, finalizando, tamponamos o local da fístula com Surgycel®. Mantemos o paciente internado por cerca de cinco dias em decúbito elevado a 30°, sendo que nos três primeiros dias em repouso absoluto e nos outros dois em repouso relativo. Ocasionalmente pode ser necessária uma derivação lombar com o objetivo de diminuir a pressão do líquido cefalorraquidiano, dependendo do débito da fístula. Em nosso serviço,[14] num total de 706 cirurgias, tivemos apenas 1 caso de fístula liquórica secundária à cirurgia endonasal, no período de 1995 a 2000.

Se a fístula for descoberta tardiamente, no pós-operatório, geralmente trata-se conservadoramente por algumas semanas, aguardando o fechamento espontâneo. Caso isso não ocorra, é necessária uma abordagem cirúrgica que pode ser endoscópica ou não, dependendo do local da fístula e do seu tamanho.

Para o diagnóstico da fístula liquórica pode-se utilizar a injeção de fluoresceína sódica a 5% na dosagem de 0,1 ml/kg (dose máxima: 1 ml) através de punção lombar no espaço liquórico (Fig. 8-9). Com um filtro de luz azul é possível identificar mais facilmente o local exato da falha para proceder ao fechamento da fístula (Fig. 8-10).

Lesões da base do crânio, mesmo que raramente, podem levar a outras complicações como pneumoencéfalo, meningite, abscesso epidural ou intraparenquimatoso, meningocele ou encefalocele.

Recentemente, Bachmann[2] publicou um estudo em que foi verificado que a incidência de fístulas liquóricas ocultas durante a cirurgia endoscópica foi de 2,9%. Para se determinar a ocorrência de fístula oculta, foi realizada a dosagem de uma proteína (β-trace protein) por método imunocolorimétrico da secreção nasal pós-operatória de 69 pacientes operados num período de dois anos e que não apresentavam sinais evidentes de fístula no pós-operatório.

Lesões vasculares e parenquimatosas intracranianas

São complicações mais sérias e potencialmente fatais. Geralmente ocorrem por lesões iatrogênicas do lobo frontal e/ou do seu aporte vascular. As lesões mais freqüentes ocorrem nos vasos meníngeos intradurais e em ramos da artéria cerebral anterior, levando à formação de hematomas epidurais, subdurais e intracerebrais (Figs. 8-11 a 8-13).[30] A fim de se evitar este tipo de complicação, sempre que se estiver trabalhando superiormente na fossa nasal é necessário extremo cuidado para se

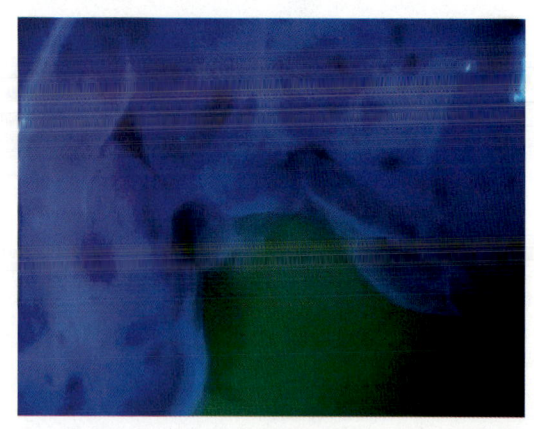

Fig. 8-10. Endoscopia da rinofaringe direita após uso de filtro azul, que facilita a evidenciação da fluoresceína.

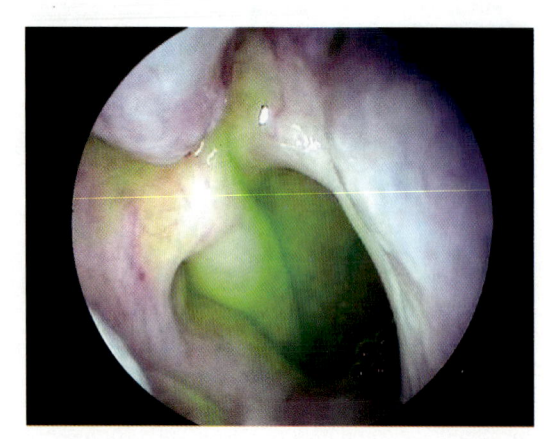

Fig. 8-9. Endoscopia da fossa nasal direita com presença de fluoresceína na rinofaringe.

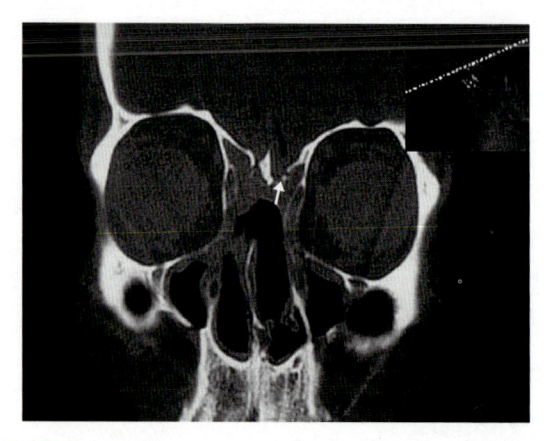

Fig. 8-11. Tomografia computadorizada em corte coronal e janela óssea evidenciando sinais de manipulação cirúrgica e lesão em região de teto de etmóide esquerdo (seta). Presença de ar na região de fossa craniana anterior.

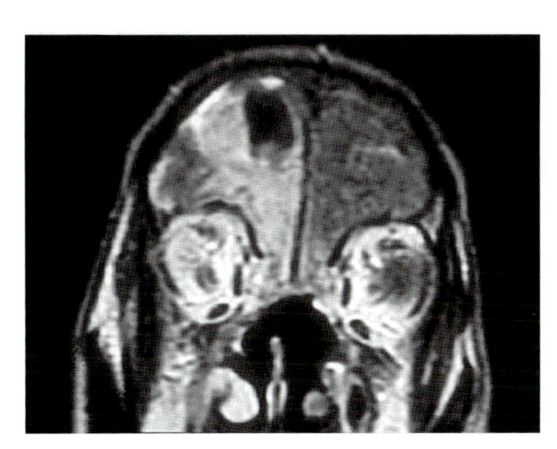

Fig. 8-12. Ressonância magnética nuclear mostrando presença de ar na fossa craniana anterior e provável lesão vascular intracraniana.

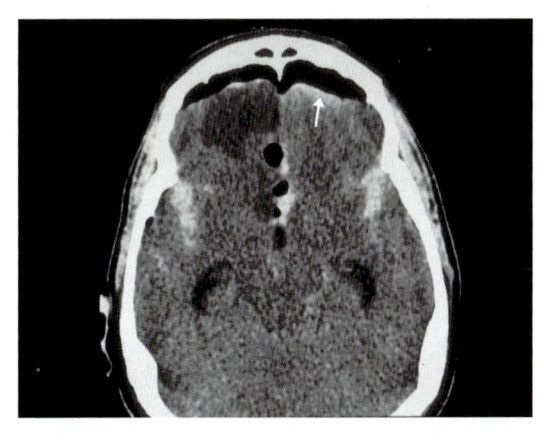

Fig. 8-13. Tomografia computadorizada em corte axial e janela para partes moles mostrando presença de pneumoencéfalo (seta). e provável lesão isquêmica parenquimatosa direita.

manter boa visibilização. Caso haja sangramento excessivo ou algum outro motivo que impeça a visibilização adequada, é preferível interromper a cirurgia e reiniciá-la num segundo tempo cirúrgico a prossegui-la.

Se houver penetração intracraniana, é imediatamente necessária uma avaliação neurocirúrgica para melhor condução do caso. Maniglia,[17] em 1991, descreveu cinco casos de complicações maiores, sendo três de complicações intracranianas. O primeiro paciente foi submetido à polipectomia endonasal e evoluiu com lesão de lâmina crivosa bilateralmente e fístula liquórica. O laudo anatomopatológico mostrou presença de células gliais e neurônios junto com a peça cirúrgica. Este paciente apresentou hemorragia intracerebral na região do lobo frontal e foi abordado cirurgicamente via craniotomia para fechamento da fístula em lâmina crivosa, apresentando boa evolução. O segundo paciente apresentava um tumor em região esfenoidal e base de crânio e foi submetido à biópsia e à ressecção tumoral. Devido a intenso sangramento, o procedimento foi interrompido e no pós-operatório descobriu-se extensa hemorragia intracraniana devido à laceração da artéria cerebral anterior. Foi submetido à craniotomia de emergência, porém evoluiu para óbito após dois dias. O terceiro paciente, também submetido à polipectomia via endonasal, após a realização da etmoidectomia o cirurgião notou que havia introduzido o endoscópio muito profundamente. Realizou uma radiografia lateral de crânio, verificando que o endoscópio havia sido introduzido cerca de 7 a 8 cm através da lâmina cribiforme. O exame tomográfico mostrou pequeno hematoma intracraniano e, após avaliação neurocirúrgica, optou-se por tratamento conservador. A falha no lâmina crivosa foi abordada via etmoidectomia externa e foi utilizada derivação liquórica lombar. O paciente recebeu altas doses de dexametasona e evoluiu bem, aparentemente sem maiores déficits neurológicos.

Berenholz[3] descreve um caso de hemorragia subaracnóidea por provável lesão de ramos da artéria cerebral anterior ou de ramos meníngeos da artéria etmoidal anterior numa paciente submetida à cirurgia endoscópica por rinossinusite crônica, usando-se instrumentos mais agressivos como o microdebridador Stryker, para a remoção de pólipos. A paciente permaneceu estável e fora tratada conservadoramente com ceftriaxona, evoluindo bem.

Estes relatos chamam a atenção para os potenciais riscos desta cirurgia e para a necessidade de adequado preparo e conhecimentos anatômicos no intuito de evitar danos irreversíveis.

Lesão da artéria carótida interna

A mais temida causa de hemorragia na cirurgia endoscópica é a lesão da artéria carótida interna. Ela se localiza lateralmente à parede do seio esfenoidal e, em alguns casos, pode estar deiscente e exposta no seio. Uma avaliação criteriosa da tomografia computadorizada deve ser feita antes de ser abordado o seio esfenoidal e sempre se deve dissecar medial e inferiormente no seio esfenoidal. Cuidado especial deverá ser tomado nos casos de presença de célula de Onodi no etmoide posterior, onde a anatomia das células etmoidais posteriores e do seio esfenoidal encontra-se alterada. Neste tipo de variação anatômica a carótida e o nervo óptico podem estar deiscentes no próprio etmoide posterior (Fig. 8-14A e B). Estudos em cadáver verificaram que a artéria carótida interna projeta-se na parede do esfenóide em 50% dos seios avaliados. Autores como Kennedy[10] encontraram 20% de deiscência da artéria dentro do esfenóide em estudos *post mortem*. Estes achados corroboram a necessidade de grande cautela na manipulação esfenoidal durante a cirurgia endoscópica.

Se houver lesão desta artéria, deve-se tentar o tamponamento da mesma nos casos de lesão puntiforme, com materiais hemostáticos como Oxycel. Se a lesão for substancial, com hemorragia profusa, as possíveis medidas emergenciais incluem: tamponamento rigoroso, compressão cervical manual da artéria carótida comum do lado afetado contra a vértebra e ligadura arterial. Exploração neurocirúrgica pode ser necessária para evitar complicações do sistema nervoso central. Outra alternativa para o controle do sangramento inclui a oclusão arterial por radiologia intervencionista, seja por embolização seletiva ou pelo uso de balão (Figs. 8-15 a 8-17).[20]

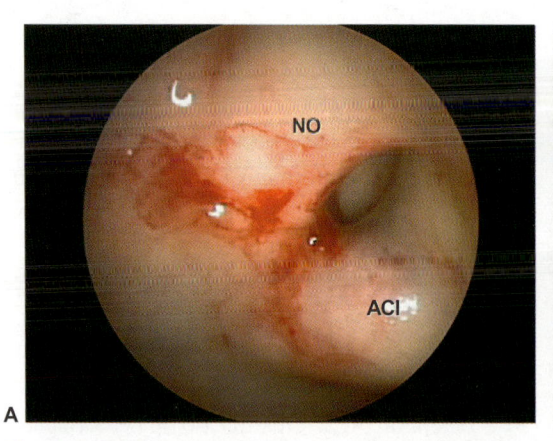

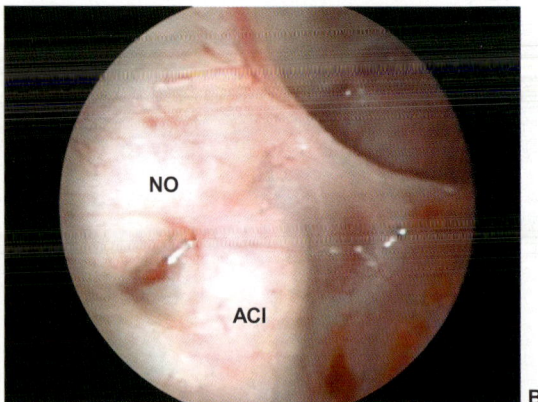

Fig. 8-14. (A) Endoscopia do seio esfenoidal esquerdo evidenciando artéria carótida e nervo óptico proeminentes na luz do seio. ACI = artéria carótida interna; NO = nervo óptico. **(B)** Endoscopia do seio esfenoidal direito evidenciando artéria carótida e nervo óptico proeminentes na luz do seio.

Hemorragia intra-orbitária

Pode ocorrer quando se está trabalhando anteriormente à lâmina papirácea e há lesão vascular, geralmente da artéria etmoidal anterior, associado à retração arterial para dentro da órbita. É rara, sendo que sua incidência em alguns trabalhos varia de 0,05 a 0,51%.[11,26,30] Quando a hemorragia é pequena, pode ser controlada com uso de solução vasoconstritora mas, caso haja sangramento excessivo, será necessária a descompressão orbitária e, eventualmente, a ligadura arterial.

O hematoma periorbitário ou intra-orbitário pode produzir uma série de complicações, inclusive amaurose. Os sinais clínicos incluem proptose ocular, quemose, alteração da movimentação ocular, rigidez ocular e distúrbios de acuidade visual, devendo o cirurgião estar preparado para realizar uma descompressão orbitária de emergência. Neste caso, o uso de anestesia local seria vantajoso uma vez que o próprio paciente poderia informar sobre qualquer alteração visual que por ventura acontecesse.[27] Para determinar a necessidade da descompressão orbitária, pode ser útil um equipamento de ultra-som para verificar a localização do hematoma, sua direção de expansão (periorbitário, intra-orbitário, retrobulbar) e o grau de deslocamento e distensão do nervo óptico. Uma hemorragia entre a lâmina papirácea e a área periorbitária raramente produz alteração visual ou de campimetria.

De acordo com Vleming,[30] pode se tentar tratamento medicamentoso com acetazolamida (500 mg) e manitol (0,5 a 1,0 mg/kg) para diminuir a pressão intra-ocular e fosfato dissódico

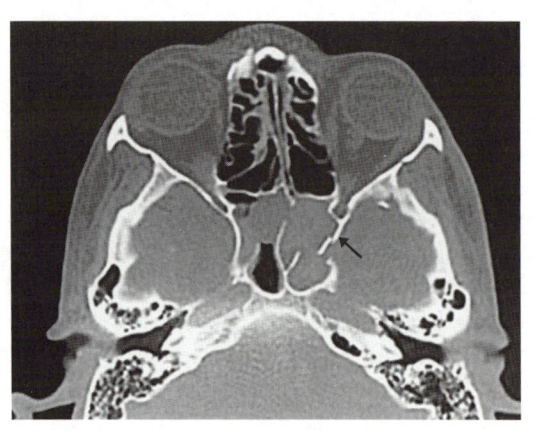

Fig. 8-15. Tomografia computadorizada em corte axial e janela óssea com velamento esfenoidal bilateral e lesão do septo intersinusal e parede posterior do esfenóide esquerdo com provável lesão arterial (seta).

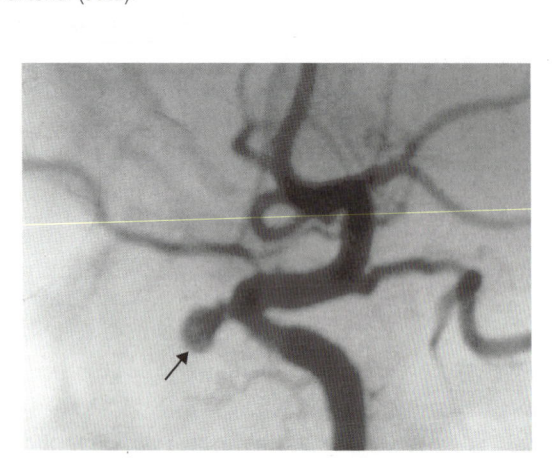

Fig. 8-16. Arteriografia mostrando presença de pseudo-aneurisma de artéria carótida interna (seta).

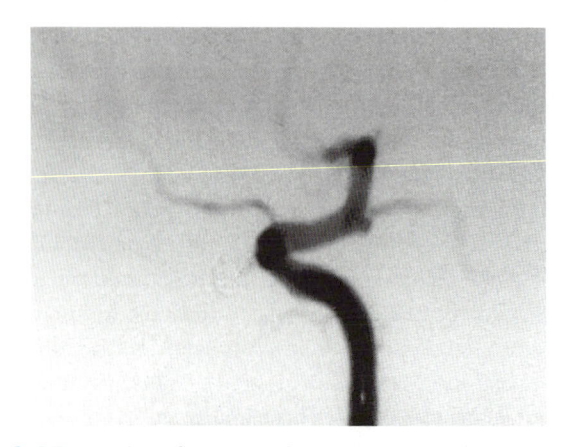

Fig. 8-17. Arteriografia após embolização de pseudo-aneurisma.

de dexametasona (0,1 a 0,5 mg/kg) para prevenir edema do nervo óptico. Não havendo melhora com este tratamento, ou se houver piora visual, está indicada a descompressão orbitária. Stammberger[27] refere que se houver hematoma periorbitário ou intra-orbitário com evidência de alteração de campo visual ou perda visual, o tratamento clínico com diuréticos, manitol e corticosteróides isoladamente não está indicado, sendo necessária a intervenção cirúrgica dentro de 60 a 120 minutos, senão a perda visual poderá ser irreversível.[30]

O primeiro passo da descompressão seria a realização de uma cantotomia lateral com abertura adjacente do septo orbitário, na pálpebra inferior, associadas à remoção endoscópica da lâmina papirácea e/ou do assoalho da órbita. Este procedimento permite que a gordura periorbitária desloque-se anteriormente, reduzindo a pressão intraorbitária e descomprimindo o nervo óptico e os vasos ópticos. Após a manobra de descompressão, é necessário o controle do local de sangramento, geralmente com cauterização bipolar ou ligadura da artéria etmoidal anterior via externa.

Lesão de nervo óptico

Quando se trabalha na região posterior à lâmina papirácea, tanto no etmóide posterior como no esfenóide há um potencial risco de lesão ao músculo reto medial e ao nervo óptico. Novamente, a dissecção só pode ser feita sob boa visibilização e deverá ser evitada a parede lateral do seio esfenoidal. É necessária uma boa avaliação tomográfica pré-operatória para avaliar esta região, devendo-se verificar a extensão do seio esfenoidal, a proximidade do nervo óptico da parede lateral dos seios esfenóide e etmóide posterior, presença de célula de Onodi e deiscência de nervo óptico na parede do esfenóide. A maior parte das lesões ao nervo óptico não ocorre no esfenóide, onde os cirurgiões geralmente são mais cautelosos, mas no etmóide posterior.[27] Especialmente nos casos de célula de Onodi bem pneumatizada estendendo-se superior e lateralmente ao esfenóide, tanto o nervo óptico como a artéria carótida interna podem estar proeminentes em sua parede súpero-lateral e, se esta parede for fina ou deiscente, haverá uma chance maior de lesão iatrogênica.

Nestas lesões, a avaliação oftalmológica intra-operatória é imperiosa para avaliar se há necessidade de descompressão nervosa dependendo do grau de lesão. O reflexo pupilar é o primeiro parâmetro avaliado e, em casos de lesão do nervo óptico, tanto a pesquisa do reflexo direto quanto do consensual estarão alteradas.[30] Maniglia[17] descreveu um caso de lesão iatrogênica bilateral de nervos ópticos após polipectomia endonasal. A paciente foi submetida à polipectomia bilateral, septoplastia, etmoidectomia anterior e posterior bilateral e esfenoidectomia bilateral. No pós-operatório verificou-se amaurose bilateral e, na tomografia computadorizada, lesão bilateral de nervos ópticos, sendo severa em um lado.

Huang et al.[8] recentemente publicaram um caso de amaurose após cirurgia endoscópica endonasal, sem lesão direta do nervo óptico ou hemorragia intra-orbitária. Atribuem essa complicação a uma neuropatia óptica isquêmica causada por vasoespasmo da artéria oftálmica decorrente do uso de tampão com vasoconstritor.

Sistema nasolacrimal

A lesão do ducto nasolacrimal está relacionada principalmente ao alargamento do óstio natural do seio maxilar. Na ampliação do óstio maxilar, o ducto pode estar a cerca de 0,5 a 1 cm anteriormente, constituído de uma camada óssea espessa circundada por finas traves ósseas, motivo pelo qual, caso se sinta um aumento da resistência durante a ampliação, deverá ser tomado cuidado para não lesar o ducto nasolacrimal. Este tipo de lesão é mais freqüente nas antrostomias de meato inferior do que nas de médio.[30]

Geralmente a lesão do ducto nasolacrimal acaba passando desapercebida, pois há fistulização direta para a cavidade nasal mas, nos casos de estenose do ducto, podem acontecer dacriocistites de repetição, levando à necessidade de abordagem cirúrgica. Ramadan[21] encontrou em sua amostra 0,6% de lesão do ducto nasolacrimal, sendo necessária a realização de dacriocistorrinostomia para desobstrução do saco lacrimal. Smith[10] encontrou 0,05% de lesão de ducto nasolacrimal, evoluindo com epífora.

Síndrome do choque tóxico

Abram[1] e Gross[7] relataram casos de síndrome do choque tóxico (SCT) associados à cirurgia endoscópica. A síndrome do choque tóxico é uma desordem multissistêmica resultante da ação de uma toxina produzida pelo *Staphylococcus aureus* (toxina da síndrome do choque tóxico 1) e se caracteriza por febre, eritema cutâneo, hipotensão, hiperemia mucosa, vômitos, diarréia e evidências laboratoriais de disfunção de múltiplos órgãos. Os casos de SCT relacionados à cirurgia nasal têm sido associados com tamponamento nasal, redução da barreira mucosa, colonização por cepas de *S. aureus* específicas e baixo nível de anticorpo antitoxina. O tratamento inclui o uso de antibióticos endovenosos,[7] além da drenagem do local infectado e remoção do tamponamento.

Hipoplasia de seio maxilar

Levine[16] relata o caso de um paciente de 12 anos submetido à cirurgia endoscópica endonasal bilateral para tratar um quadro de cefaléia associada a queixas nasais de rinorréia, obstrução e tosse, refratários ao tratamento clínico, cuja tomografia computadorizada era normal.

Após a cirurgia, os sintomas pioraram a despeito de nova abordagem clínica e, 10 meses após, numa avaliação endoscópica, observou-se desvio septal para a direita, ressecção parcial de ambas as conchas médias que estavam lateralizadas e, à esquerda, apresentava sinéquia com a parede lateral. O estudo tomográfico 19 meses após a cirurgia evidenciou involução do seio maxilar esquerdo e ausência de rinossinusite ou defeitos cirúrgicos.

Achados da literatura sugerem que a hipoplasia maxilar está associada a doenças sistêmicas como fibrose cística, talassemia, granulomatose de Wegener devido à osteíte inflamatória local ou por fibroproliferação, como em doenças ósseas como displasia fibrosa ou doença de Paget. Kosko[12] revisou cinco casos de crianças submetidas à cirurgia endoscópica endonasal por rinossinusite crônica devido à fibrose cística ou associada a asma que evoluíram para hipoplasia maxilar uni ou bilateral.

Neste caso citado, Levine classifica esta evolução a uma rara, mas possível complicação da cirurgia endoscópica em pacientes pediátricos, devido a alterações da aeração do seio, conseqüência de sinéquias no complexo osteomeatal.

■ REFERÊNCIAS BIBLIOGRÁFICAS

1. Abram AC, Bellian KT, Giles WJ, Gross CW. Toxic shock syndrome after functional endoscopic sinus surgery: an all or none phenomenon? *Laryngoscope* 1994;104:927-931.
2. Bachmann G *et al.* Incidence of occult cerebrospinal fluid fistula during paranasal sinus surgery. *Arch Otolaryngol Head Neck Surg* 2002;128:1299-1302.
3. Berenholz L, Kessler A *et al.* Subarachnoid hemorrhage: a complication of endoscopic sinus surgery using powered instrumentation. *Otolaryngol Head Neck Surg* 1999;121(5):665-667.
4. Fernandes SV. Postoperative care in functional endoscopic sinus surgery? *Laryngoscope* 1999;109:945-48.
5. Fujii K. Neurovascular relationships of the sphenoid sinus. A microsurgical study. *J Neursurg* 1979;50:31-39.
6. Grahan SM, Nerad JA. Orbital complications in endoscopic sinus surgery using powered instrumentation. *Laryngoscope* 2003;113:874-878.
7. Gross RD, Sheridan MF, Burgess LP. Endoscopic sinus surgery complications in residency. *Laryngoscope* 1997;107:1080-85.
8. Huang TW *et al.* Posterior ischemic optic neuropathy following endoscopic sinus surgery. *Otolaryngol Head Neck Surg* 2003;129:448-450.
9. Jiang RS, Hsu CY. Functional endoscopic sinus surgery in children and adults. *Ann Otol Laryngol* 2000;109:1113-1116.
10. Kennedy DW, Zinreich SJ *et al.* The internal carotid artery as it relates to endonasal sphenoethmoidetomy. *Am J Rhinol* 1990;4:7-12.
11. Kinsella JB, Calhoun KH, Bradfield JJ, Hokanson JA, Bailey BJ. Complications of endoscopic sinus surgery in a residency training program. *Laryngoscope* 1995;105:1029-32.
12. Kosko JR, Hall BE, Tunkel DE. Acquired maxillary sinus hypoplasia: a conseqüence of endoscopic sinus surgery? *Laryngoscope* 1996;106:1210-1213.
13. Lazar RH, Younis RT, Long TE. Functional endonasal sinus surgery in adults and children. *Laryngoscope* 1993;103:1-5.
14. Lessa MM, Marcondes RA, Goto EY, Romano FR, Voegels RL, Butugan O. Cirurgia endoscópica endonasal: experiência em 706 casos. *Rev Bras Otorrinolaringol* 2001;67:513-518.
15. Levine SB, Gill AJ *et al.* Diagnostic nasal endoscopy and functional sinus surgery: an update and review of complications. *Conn Med* 1991;55:574-576.
16. Levine SB, Mitra S. Maxillary sinus involution after endoscopic sinus surgery in a child: a case report. *Am J Rhinol* 2000;14(1):7-11.
17. Maniglia AJ. Fatal and other major complications of endoscopic sinus surgery. *Laryngoscope* 1991;101:349-54.
18. May M, Levine HL *et al.* Complications of endoscopic sinus surgery: analysis of 2108 patients – Incidence and prevention. *Laryngoscope* 1994;104:1080-1083.
19. Nguyen QA, Cua DJ *et al.* Safety of endoscopic sinus surgery in aresidency training program. *ENT J* 1999;78(12):898-904.
20. Park AH, Stankiewicz JA *et al.* A protocol for management of a catastrophic complication of functional endoscopic sinus surgery: internal carotid artery injury. *Am J Rhinol* 1998;12(3):153-158.
21. Ramadan HH, Allen GC. Complications of endoscopic sinus surgery in a residency training program. *Laryngoscope* 1995;105:376-79.
22. Reardon EJ. Navigational risks associated with sinus surgery and the clinical effects os implementing a navigational system for sinus surgery. *Laryngoscope* 2002;112:1-19.
23. Rice DH. Endoscopic sinus surgery: results at 2-year follow-up. *Otolaryngol Head Nack Surg* 1989;101:476-479.
24. Rice DH, Schaffer SD. *Avoidance and management of complications in endoscopic paranasal sinus surgery.* 2nd ed. Raven Press Ltd, 1993. 241-246p.
25. Schaefer SD, Manning S, Close LG. Endoscopic paranasal sinus surgery: indications and considerations. *Laryngoscope* 1989;99:1-5.
26. Smith LF, Brindley PC. Indications, evaluation, complications and results of functional endoscopic sinus surgery in 200 patients. *Otolaryngol Head Neck Surg* 1993;108:688-96.
27. Stammberger H *et al. Results, problems and complications in functional endoscopic sinus surgery.* 1st ed. St Loius: Mosby Year Book, 1991. 459-477p.
28. Stankiewicz JA. Complications in endoscopic intranasal ethmoidectomy: an update. *Laryngoscope* 1989;99:686-690.
29. Van Damme D, Ingels K, van Cauwenberge P. Per and postoperative management of functional endoscopic sinus surgery. A questionnaire of otorhinolaryngologist in Flandles. *Acta Otorhinolaryngol Belg* 1998;52:229-34.
30. Vleming M, Middelweerd RJ, de Vries N. Complications of endoscopic sinus surgery. *Arch Otolaryngol Head Neck Surg* 1992;118:617-23.
31. Wolf JS *et al.* Informed consent in functional endoscopic sinus surgery. *Laryngoscope* 2002;112:774-778.
32. Wolfgang A *et al.* Plasma adrenaline concentrations during functional endoscopic sinus surgery. *Laryngoscope* 1999;109:204-207.

Cirurgia Endoscópica Endonasal na População Pediátrica

Francini Pádua ❖ Gerald Wolf

■ INTRODUÇÃO

A cirurgia endoscópica funcional dos seios paranasais (FESS) tem apresentado crescente aceitação e popularidade como método de escolha no tratamento da população pediátrica.[1,2] Além de um treinamento especial, a prática em cirurgia endoscópica e o preciso conhecimento da anatomia e desenvolvimento dos seios paranasais em crianças são essenciais para a realização do procedimento neste grupo de pacientes em particular.[3]

Em crianças, a rinossinusite crônica (RSC) é a indicação mais freqüente, e geralmente é parte de um processo multifatorial,[4,5] sendo mais freqüentemente associada a fatores predisponentes, quando comparada à população adulta. O diagnóstico e tratamento da RSC requerem uma atenção multidisciplinar, que envolvem o pediatra, alergista/imunologista, um especialista em doenças infecciosas e o otorrinolaringologista.[6]

■ ANATOMIA CIRÚRGICA

O conhecimento da anatomia do nariz e seios paranasais é um pré-requisito para o entendimento da patogênese da rinossinusite em crianças e suas complicações, além de ser necessário para que o procedimento seja o mais seguro, com mínimos riscos aos pacientes.[3,7,8]

A anatomia dos seios paranasais das crianças é semelhante à dos adultos,[2,9] e é descrita sucintamente no capítulo "Técnica Cirúrgica" deste livro. Entretanto, a complexa anatomia é caracterizada, nesse grupo em crescimento, por alterações em tamanho, volume, distância e acesso,[10] o que pode dificultar o procedimento.[3] Em crianças de até 1 (um) ano de vida, a relação de tamanho entre o seio etmóide e o seio maxilar é de 2:1, enquanto em adultos é de 4:5 (Fig. 9-1A e B).[11] Para um diagnóstico e um procedimento cirúrgico adequado, é essencial entender que cada idade apresenta uma característica anatômica específica em relação aos seios paranasais.[12]

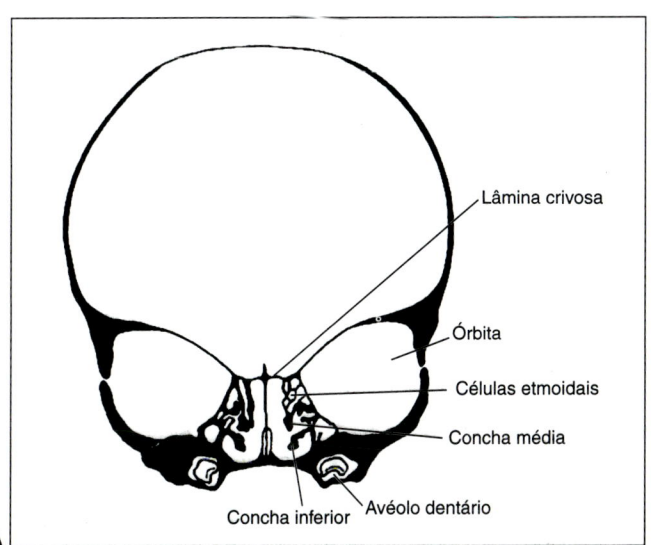

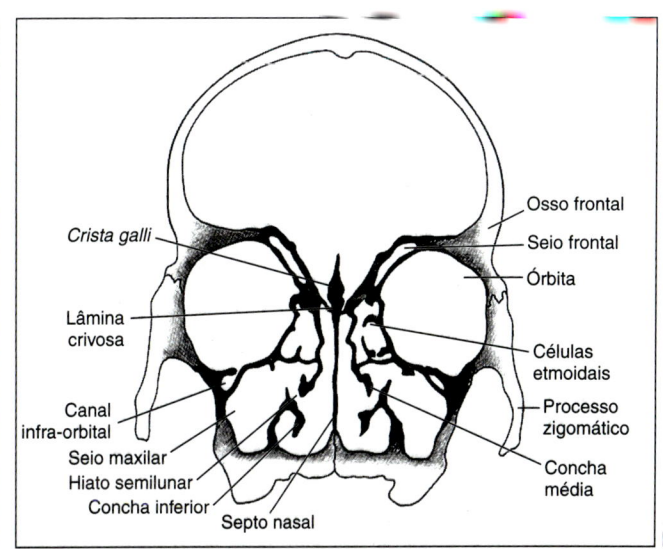

Fig. 9-1. (A) Note a diferença de tamanho e proporção dos seios paranasais nas crianças. (B) E adultos.[45]

Wolf et al.,[3] em 1993, examinaram 102 espécimes de cadáver infantil e determinaram o crescimento dos seios paranasais desde o nascimento até os 12 anos de idade, e os separaram em quatro diferentes grupos (Quadro 9-1). Eles observaram que os recém-nascidos respiram por um meato nasal único, o que poderia explicar porque um grau moderado de inflamação mucosa poderia causar obstrução nasal severa neste grupo (Fig. 9-2).[2,3] O seio etmóide expande rapidamente nos primeiros anos de vida (1- 4 anos), em comparação com os outros seios, e é responsável pelas complicações orbitárias da rinossinusite observada na infância (Fig. 9-3). Seus achados em relação ao desenvolvimento dos seios paranasais (Quadro 9-2) são comparados aos de Onodi[13] e Grünwald.[14]

O desenvolvimento dos seios é diretamente relacionado ao desenvolvimento do crânio e dentição.[3] Atenção deve ser dada aos alvéolos dentários antes da erupção dos dentes secundários (que ocorre entre 8 e 12 anos), porque eles podem ser lesados facilmente durante uma cirurgia de Caldwell-Luc, antrostomia em meato inferior e irrigações antrais (Fig. 9-4A e B). Ao criar uma janela antral ou antrostomia em meato inferior, a concha

Quadro 9-1. Desenvolvimento dos seios paranasais em crianças

	RN-1 ano	1-4 anos	4-8 anos	8-12 anos
Presença de concha suprema	Sim	Não*	Não*	Não*
Concha média	Aumentado			
Concha inferior	Aumentado			
Meatos inferior, médio e superior	Estreitos pelo aumento das conchas nasais	Metade do meato inferior está desenvolvida (aos 4 anos)		
Óstio da tuba auditiva	Atrás e posterior à cauda da concha inferior	Atrás da cauda da concha média	Atrás da cauda da concha média	Atrás da cauda da concha média
Processo uncinado	Desenvolvido			
Hiato semilunar	Desenvolvido			
Bula etmoidal	Desenvolvido			
Células etmoidais anteriores e posteriores	Quase completamente desenvolvido em número, não desenvolvido em tamanho	Expansão rápida, porém mais lenta que seio maxilar e frontal	Células etmoidais se tornam maiores	Proporção de adulto
Seio frontal	Não pneumatizado	Início da pneumatização	Expansão lateral e medial	Proporção de adulto
Seio maxilar	Ao nascimento, representa um "pequeno saco" na parede lateral do nariz	Expande-se lateral e rapidamente em direção ao nervo infra-orbitário e inferior em direção à concha inferior	Expansão lateral, passando o canal do nervo infra-orbitário, e inferior em direção à metade da concha inferior	Proporção de adulto
	Atinge o nível do assoalho nasal e expande lateralmente em direção ao dente molar e medialmente ao ducto nasolacrimal			
Seio esfenóide	Não pneumatizado*	Início da pneumatização	Expansão	Alcança proporções do adulto em tamanho permanente, mas não em sua forma permanente

*Na maioria dos casos.
RN = recém-nascidos.

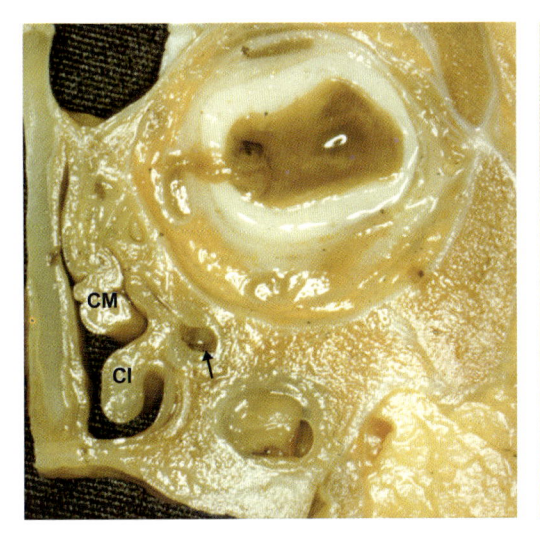

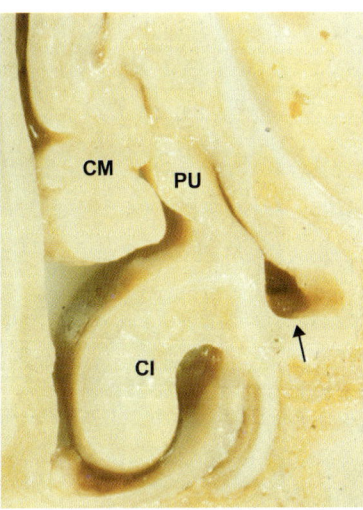

Fig. 9-2. As conchas nasais do recém-nascido são aumentadas e um meato comum é observado. O seio maxilar ao nascimento apresenta-se como um pequeno saco na parede lateral do nariz. CI = concha inferior; CM = concha média (seta); PU = processo uncinado.

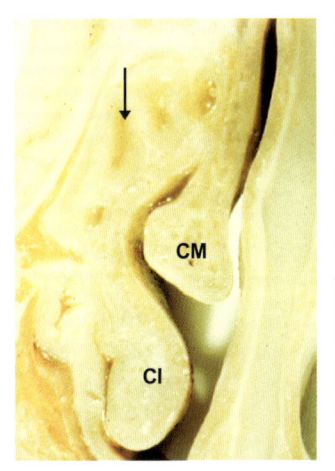

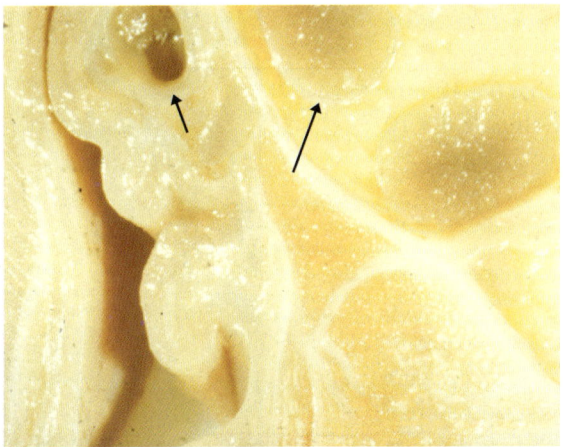

Fig. 9-3. Note a expansão das células etmoidais nos primeiros anos de vida (setas). CM = concha média; CI = concha inferior.

Quadro 9-2. Tamanho dos seios paranasais segundo estudo de Wolf et al.[3]				
Idade	Seio	Comprimento (mm)	Altura (mm)	Largura (mm)
Recém-nascido	Etmóide (A-P) Maxilar	8-12 10	1-5 4	1-3 3
1-4 anos	Etmóide (A-P) Frontal Maxilar Esfenóide	12-21 4-8 22-30 4-6	8-16 6-9 12-18 3-5	5-11 4-7 11-19 6-8
4-8 anos	Etmóide (A-P) Frontal Maxilar Esfenóide	18-24 6-10 34-38		
11-14		10-15 15-16 22-26 7-11	9-13 8-10 18-24 9-11	

(A-P) = seio etmoidal anterior e posterior.

inferior pode ser fraturada medialmente, o que forçaria o processo uncinado lateralmente, estreitando o infundíbulo e criando condições para o desenvolvimento de RSC.[15]

O processo uncinado pode estar muito próximo à parede medial da órbita (Fig. 9-5) e, desse modo, durante sua remoção (antrostomia média), em FESS, o risco de penetração na lâmina papirácea é aumentado. Em determinados casos a inserção do processo uncinado é alta, estreitando a distância entre o processo uncinado e a lâmina papirácea. Se um instrumento não é introduzido precisamente durante a antrostomia, a órbita pode ser lesada.

Por muito tempo, o seio esfenóide foi tido como pouco desenvolvido ou até ausente em criança. Com o desenvolvimento da Tomografia Computadorizada (TC), no entanto, o seio esfenóide pode ser visibilizado em idades precoces. Mesmo quando o seio esfenóide não é visibilizado na TC, seu óstio pode ser encontrado intra-operatoriamente[10] (Fig. 9-6). Smith et al.[10] observaram que a distância da parede anterior do seio esfenóide a partir da espinha nasal anterior varia de acordo com a altura, peso, idade e sexo.

O seio frontal do recém-nascido (RN) é apenas uma célula óssea, a então chamada "célula frontal", que drena ao infundí-

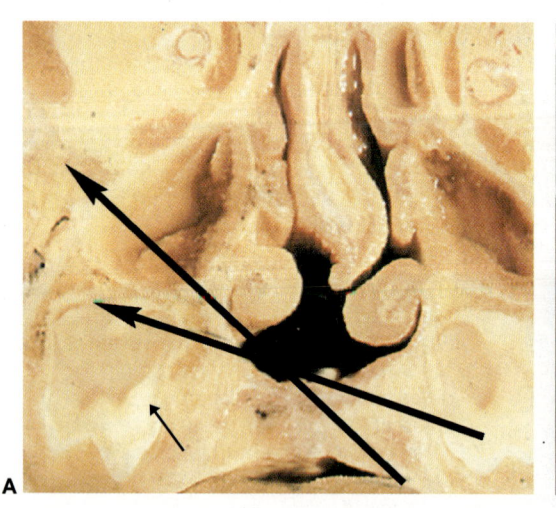

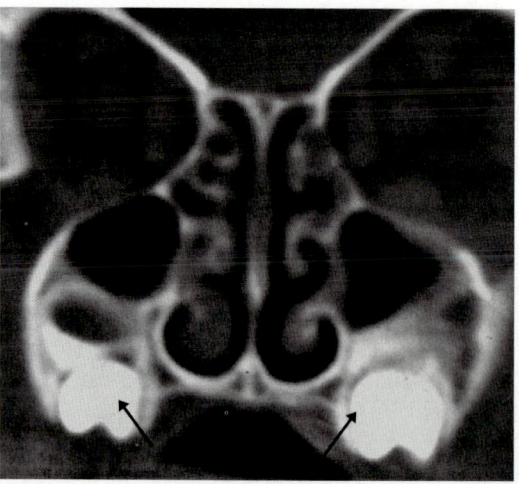

Fig. 9-4. **(A)** Os alvéolos dentários (seta) podem ser vistos na dissecção do cadáver. **(B)** E na tomografia computadorizada. As setas maiores indicam o acesso pela antrostomia inferior.

bulo etmoidal.[3] Sua pneumatização se inicia por volta dos 4 anos de idade e sua expansão lateral e medial ocorre entre 4 e 8 anos (rapidamente aos 7 anos), quando apresenta 6 a 10 mm de extensão ântero-posterior, 15 a 16 mm de altura e 8 a 10 mm de extensão látero-lateral.[3]

■ INDICAÇÕES PARA A CIRURGIA

A cirurgia endoscópica funcional dos seios paranasais tem apresentado crescente aceitação e popularidade como método de escolha no tratamento da população pediátrica.[1,2] No entanto, as indicações para o procedimento cirúrgico, num paciente que está num período de crescimento facial e craniano, devem ser restritas. Algumas indicações absolutas para a cirurgia em crianças estão expostas no Quadro 9-3[4,5,16] e ilustradas nas Figuras 9-7A a 9-8B. A RSC que persiste apesar do tratamento clínico é considerada uma indicação relativa.[4,16]

Alguns princípios para a cirurgia na população pediátrica devem ser seguidos: nas complicações de rinossinusite aguda o médico deve ser o mais agressivo possível, enquanto na RSC o mesmo deve ser o mais conservador possível.[4,9]

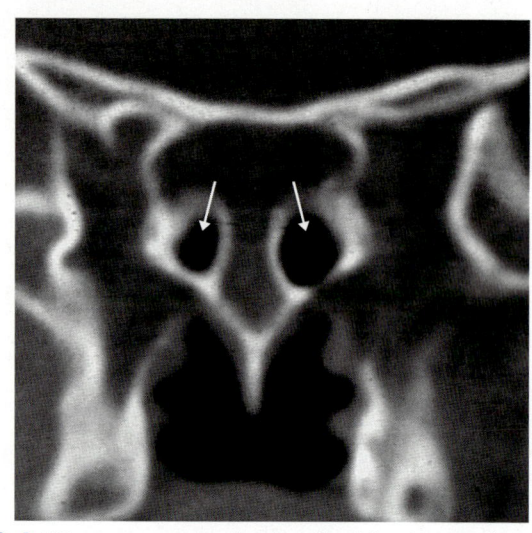

Fig. 9-6. TC em corte coronal. Seio esfenóide não completamente desenvolvido (seta) pode ser observado neste paciente de 2 ½ anos de vida.

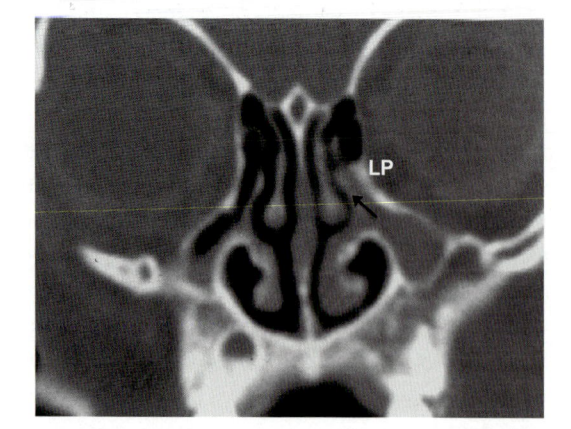

Fig. 9-5. TC em corte coronal. Note a proximidade do processo uncinado e lâmina papirácea à esquerda (seta). LP = lâmina papirácea.

Quadro 9-3. Indicações absolutas para cirurgia pediátrica sinusal

- Obstrução nasal completa em fibrose cística
- Pólipo antrocoanal
- Complicações intracranianas
- Mucoceles
- Abscesso orbitário
- Lesão traumática do canal do nervo óptico
- Rinossinusite fúngica
- Meningoceles e meningoencefaloceles
- Algumas neoplasias
- Dacriocistorrinostomias
- Fístulas liquóricas

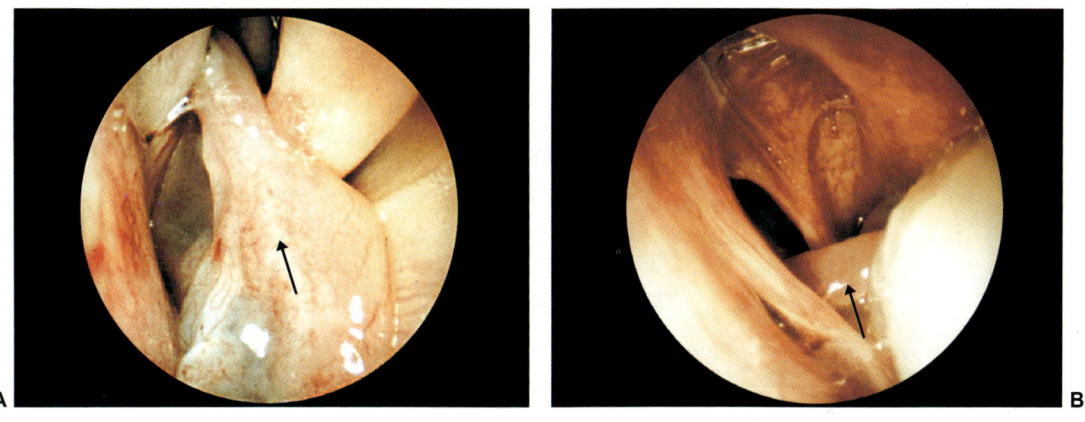

Fig. 9-7. (A) Pólipo antrocoanal através do meato médio à direita (seta). **(B)** Mais especificamente através do óstio acessório (7b).

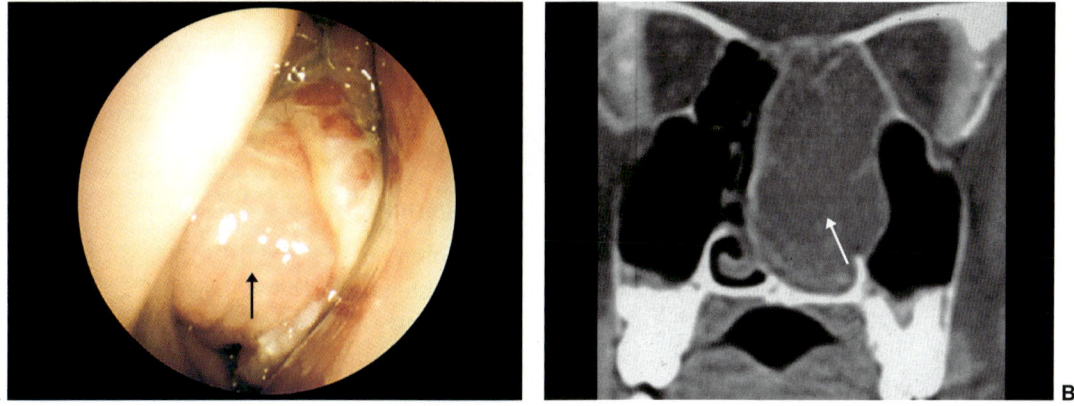

Fig. 9-8. (A) Nasoangiofibroma é observado endoscopicamente na fossa nasal esquerda (seta). **(B)** E na TC em corte coronal.

Abscesso subperiosteal (Fig. 9-9A e B)

A rinossinusite é uma causa comum de inflamação orbitária em crianças.[17] As complicações orbitárias de rinossinusite aguda, como descritas por Chandler[18] em 1970, são:

- Celulite periorbitária.
- Celulite orbitária.
- Abscesso subperiosteal.
- Abscesso orbitário.
- Trombose do seio cavernoso.

A conduta-padrão tem sido a drenagem cirúrgica do abscesso e administração de antibióticos intravenosos.[18] Arjmand et al.[17] realizam drenagem do abscesso associada à etmoidectomia em todas as crianças com abscesso subperiosteal. Os mesmos autores preferem a abordagem endoscópica por não haver incisão externa, ter menos edema pós-operatório, e tempo de internação mais curto quando comparado ao acesso externo.

Os autores do presente capítulo indicam FESS logo que o abscesso é identificado na TC. Em todos esses pacientes a drenagem do abscesso subperiosteal (Chandler III) é realizada removendo a lâmina papirácea através da etmoidectomia,[19] associada ou não a uma drenagem externa do abscesso, quando se faz necessária. A complicação de uma rinossinusite aguda é uma doença diferente na qual o médico deve ser o mais rápido e agressivo possível para tratá-la. Nas complicações ósseas como a osteomielite do osso frontal, ou mesmo num abscesso palpebral, uma abordagem externa deve ser realizada quando necessária. Desse modo, algumas vezes FESS não é o tratamento de escolha e o cirurgião deve saber quando deve utilizar a via externa.

Rinossinusite crônica (RSC)

Definição

RSC é a infecção sinusal com sinais e sintomas que persistem por mais de 12 semanas.[16]

Diagnóstico

A apresentação de RSC em criança pode ser muito variável, o que faz o diagnóstico ser um pouco difícil.[6,20] Em crianças, geralmente é parte de um processo multifatorial,[4,5] sendo freqüentemente associada a fatores predisponentes. No acompanhamento desses pacientes é importante a participação conjunta do pediatra, alergista/imunologista, especialista em doenças infecciosas e do otorrinolaringologista.[6]

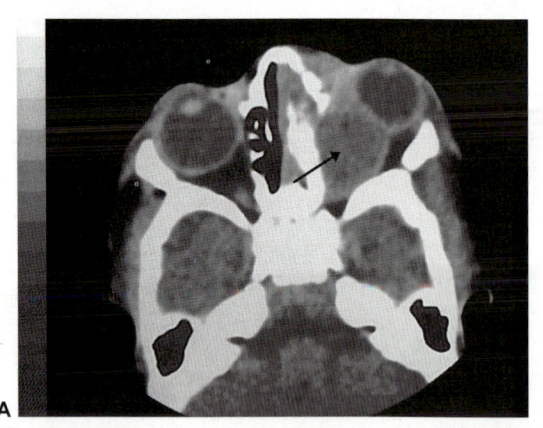

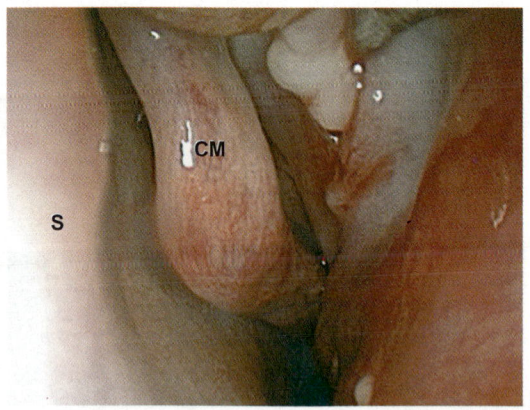

Fig. 9-9. (A) Abscesso subperiosteal à esquerda em TC, (seta) corte axial. **(B)** Drenagem de pus após remoção de processo uncinado no intra-operatório. CM = concha média; S = septo nasal.

O diagnóstico de RSC na população pediátrica é difícil, uma vez que a maior parte desses pacientes não expressa adequadamente seus sintomas ou, ainda, porque seus sinais e sintomas são inespecíficos.[6] Em crianças menores, irritabilidade pode ser o único sintoma,[21] enquanto em crianças maiores, os **sinais e sintomas** mais comuns são: rinorréia purulenta, tosse crônica, congestão nasal, dores de cabeça e otite média secretora.[4-6,22] A rinossinusite pediátrica pode se manifestar com doenças associadas como otite média, hipertrofia de adenotonsila ou exacerbações de asma e bronquite.[4] Os sintomas mais freqüentes de RSC e sua melhora após FESS estão demonstrados no Quadro 9-4.

O exame físico do nariz de uma criança pode ser difícil, e muitas vezes, apenas uma rinoscopia anterior é tolerada por esses pacientes. O exame pode ser complementado com o uso do otoscópio para melhor visibilização da concha média e meato médio.[6] Em crianças maiores pode ser utilizado o endoscópio.[4] Quando necessário, a criança é submetida à anestesia geral para realização da nasofibroscopia. O exame físico geralmente é menos revelador do que em adultos.[4,6] Conchas hipertrofiadas, secreção mucopurulenta no assoalho nasal ou crostas podem ser visibilizadas. O exame da orofaringe pode apresentar drenagem de secreção purulenta ou hipertrofia e inflamação crônica das tonsilas palatinas.[6] O achado de secreção purulenta no meato médio é um achado positivo e significante.[4] A polipose nasal é incomum na população pediátrica, com exceção de crianças com fibrose cística e Síndrome de Kartagener. Além disso, polipose unilateral em crianças é diagnóstico diferencial de meningoencefalocele.

Patogênese

A função sinusal efetiva depende de um fluxo mucociliar adequado através das vias anatômicas intactas dos seios para a fossa nasal.[6-8] A interferência em qualquer aspecto desse sistema pode levar à infecção, edema e RSC. Causas não infecciosas também podem contribuir com a patogênese da rinossinusite como obstrução do complexo osteomeatal, fatores predisponentes e células inflamatórias.

Embora a causa da rinossinusite possa ser multifatorial, a falta de um movimento adequado da cobertura mucosa pode levar à infecção e edema. Assim que o óstio natural dos seios se torna obstruído por secreções estagnadas ou mucosa edemaciada, infecção bacteriana se desenvolve, piorando o edema e produzindo sinais e sintomas de rinossinusite aguda ou crônica. Com o tempo, essas alterações se tornam irreversíveis, e há predomínio de um padrão de rinossinusite crônica.[4,6]

Na ausência de doença sistêmica, a grande maioria dos pacientes pediátricos com infecção sinusal não desenvolvem altera-

Quadro 9-4. Sintomas mais freqüentes em crianças com RSC e sua melhora após FESS

	Sintomas encontrados (%) por Wolf et al.[4]	Melhora dos sintomas (%) por Wolf et al.[4]	Melhora dos sintomas (%) por Lazar e Yonis[33]	Melhora dos sintomas (%) por Parsons e Phillips[22]
Rinorréia	53,3	93	83	88
Obstrução nasal	50,8	88	85	81
Recorrência da rinossinusite*	41,1	91	–	–
Cefaléia	27,4	85	84	96
Sintomas pulmonares	14,5	–	–	96
Tosse persistente	–	72	86	84

*Diminuição em freqüência.

> **Quadro 9-5. Fatores predisponentes para RSC em crianças**
>
> - Infecção de vias aéreas superiores
> - Alergias (asma)
> - Variações anatômicas
> - Discinesia ciliar
> - Imunodeficiência
> - Adenóide
> - Ressecamento
> - Toxinas *(S. pneumoniae, H. influenzae)*
> - Fatores ambientais
> - Refluxo gastroesofágico
> - Mucoviscidose
> - Trauma facial
> - Natação em piscina com cloro
> - Atresia de coana

ções crônicas. Não há nenhuma evidência que alterações crônicas na infância se tornem problemas crônicos na vida adulta.[23] Kennedy *et al.*[24] e Stammberger[25] observaram que raramente a mucosa maxilar sinusal se torna irreversível e, geralmente, a aeração adequada do mesmo, através do meato médio, é suficiente para a melhora dos sintomas. Assim, rinossinusite persistente em crianças, deve sempre ser considerada reversível.[9,23]

Fatores predisponentes

O aumento da incidência de RSC pode ser atribuído a vários fatores, como a poluição nas grandes cidades e inalantes irritantes em áreas industriais, assim como o aumento da prevalência de doenças alérgicas.[26]

Os fatores predisponentes mais comuns para o desenvolvimento de rinossinusite aguda recorrente ou RSC são a **infecção de vias aéreas superiores (IVAS) e as alergias** (Quadro 9-5).[4,27] Parsons e Phillips[22] observaram que dois terços de todos os seus pacientes apresentavam sintomatologia alérgica, sendo que 81% destes apresentava teste cutâneo (*prick-test*) positivo. Após FESS, 81% de seus pacientes ainda necessitaram de terapêutica antialérgica.

As **imunodeficiências**, principalmente deficiências de IgA e IgG, podem aumentar a incidência de infecções por organismos encapsulados.[2,6] Enquanto o tratamento de reposição de imunoglobulina, particularmente a reposição intravenosa, pode reduzir a incidência de infecções que levam a risco de vida nesses pacientes, a RSC ou rinossinusite recorrente mantém um problema persistente neste grupo de pacientes.[28] Imunodeficiências adquiridas também predispõem o paciente ao desenvolvimento de rinossinusite.[6]

Deficiências primárias ou secundárias do transporte mucociliar, assim como a síndrome do cílio imóvel (Fig. 9-10A e B) e IVAS, respectivamente, levam à estase de secreção na cavidade sinusal e conseqüente microambiente propício para o desenvolvimento da rinossinusite aguda ou crônica.[6]

Nas mucoviscidoses (**Fibrose Cística**) (Fig. 9-11A e B), anormalidades na viscosidade do muco impedem o movimento adequado da secreção para fora dos seios paranasais. Enquanto Cuyler[29] reportou que aproximadamente 6% a 26% dos pacientes com fibrose cística desenvolvem polipose nasal, outros autores reportaram uma incidência de 32% a 45%.[30] A alta incidência de polipose nos pacientes com fibrose cística comparada à população geral sugere a necessidade da suspeita clínica de fibrose cística em qualquer paciente pediátrico com pólipo nasal.[31] Cuyler observou que todos os seus pacientes com fibrose cística melhoraram da obstrução nasal após remoção cirúrgica dos pólipos, e considerou que esta é a melhor indicação para cirurgia nessas crianças.[29] Esse estudo sugere que FESS não é curativa para esse grupo de pacientes, mas é capaz de melhorar as vias anatômicas de drenagem. O cirurgião deve ter em mente que apenas a polipectomia se mostrou inefetiva no tratamento desses pacientes e é acompanhada de alta taxa de recorrência.[32]

Variações anatômicas podem levar ao bloqueio do complexo osteomeatal. Essas deformidades podem romper o fluxo laminar de ar e causar obstrução do complexo osteomeatal.[4,6-8] Irritantes químicos, como a fumaça do cigarro, também podem participar da patogênese da rinossinusite,[4,6,23] levando ao edema da mucosa nasal.

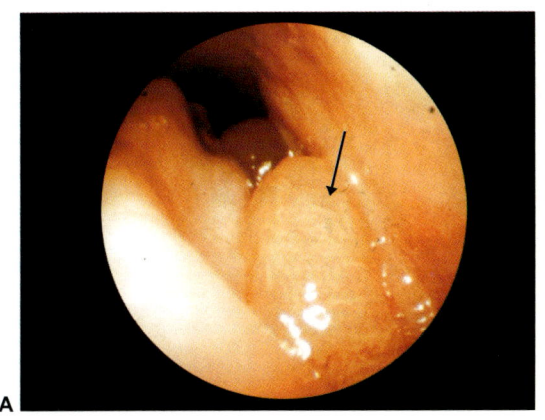

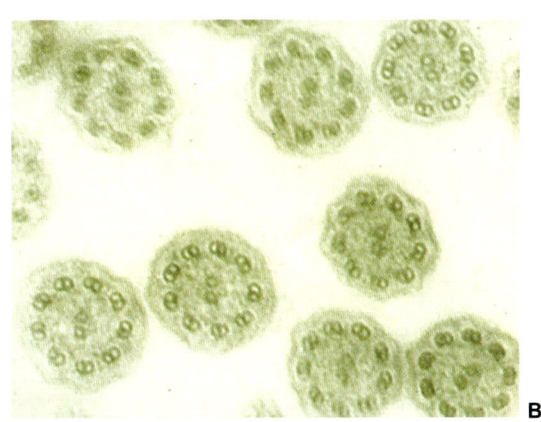

Fig. 9-10. (A) Síndrome de Kartagener. Polipose nasal em fossa nasal direita (seta). **(B)** Alteração ciliar observada em microscopia eletrônica.

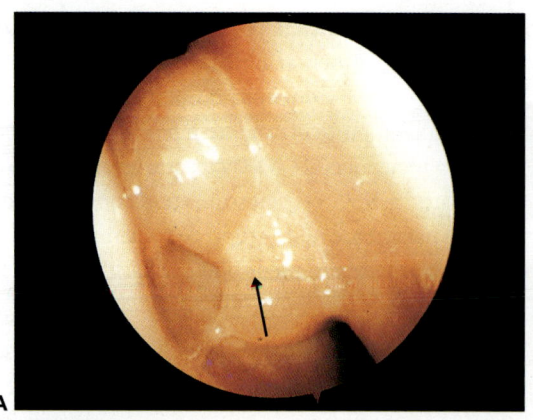

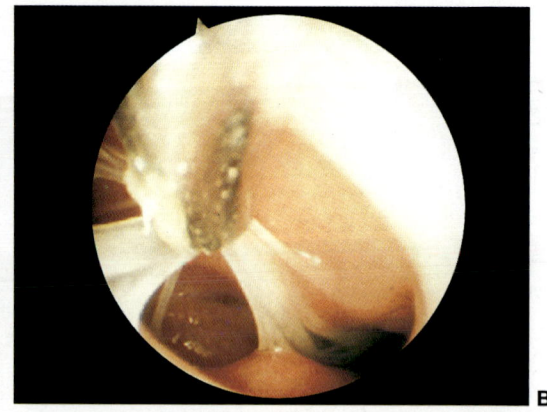

Fig. 9-11. (A) Polipose massiva num paciente com fibrose cística (seta). **(B)** Note a secreção espessa.

O papel das **tonsilas palatinas e faríngeas (adenóides)** na patogênese da RSC não é bem compreendido, mas acredita-se que possam agir como reservatórios bacterianos. Soma-se o fato da obstrução parcial do fluxo aéreo normal poder levar a alterações no microambiente dos seios e facilitar o crescimento bacteriano (Fig. 9-12).[6-8]

Outros fatores predisponentes, como trauma facial, exposição ao cloro durante a utilização de piscinas, rinite medicamentosa, refluxo gastroesofágico e atresia coanal também são reportados.[4]

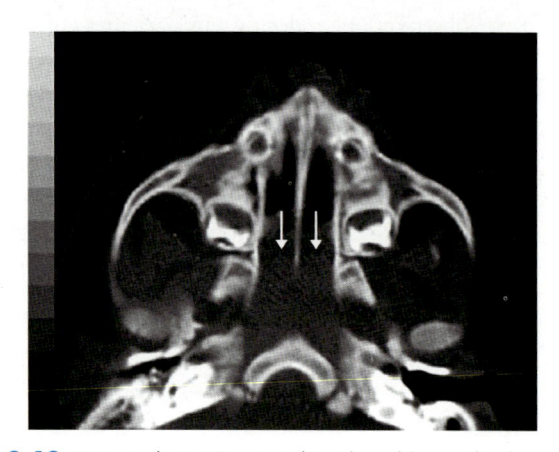

Fig. 9-12. Note a obstrução coanal total por hipertrofia das adenóides (setas).

Diagnóstico diferencial

O diagnóstico diferencial pode ser visto no Quadro 9-6 e deve ser feito baseado na história, exame físico, testes alérgicos, teste Na/Cl no suor, testes imunológicos e evolução radiológica.

Antes da cirurgia, os pacientes que não respondem ao uso prolongado de antibiótico e corticóide nasal, associado a lavagens nasais com solução salina, devem ser submetidos a testes alérgicos e perfil imunológico.[2] Willmer *et al.*[6] realizam testes alérgicos em todas as crianças submetidas à cirurgia. Entretanto, apenas se houver história de infecções pulmonares, polipose nasal recorrente após um procedimento cirúrgico bem sucedido, ou se alguma doença sistêmica for observada, um imunologista deverá avaliar a criança. Se o paciente apresenta polipose nasal, um teste de Na/Cl no suor deve ser realizado.

Evolução radiológica

Para crianças menores, com história relativamente curta de sintomas nasossinusais, em que os mesmos podem ser causados por adenotonsilite crônica, uma evolução inicial pode ser feita com raios X simples.[6] Entretanto, esta modalidade apresenta baixa sensibilidade e especificidade para doenças sinusais.[33]

Em crianças maiores e nos pacientes com história mais arrastada, são mais freqüentes as doenças sinusais. Uma TC de seios paranasais sem contraste pode ser solicitada após um ciclo

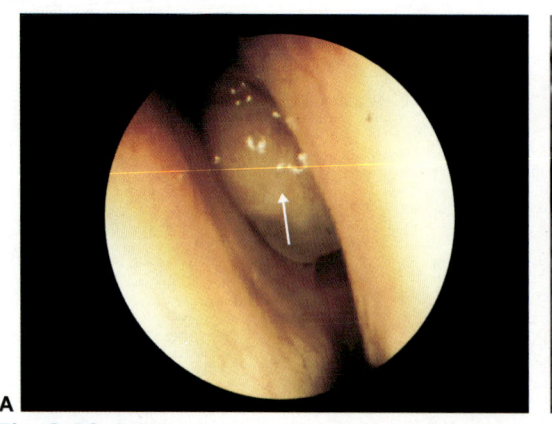

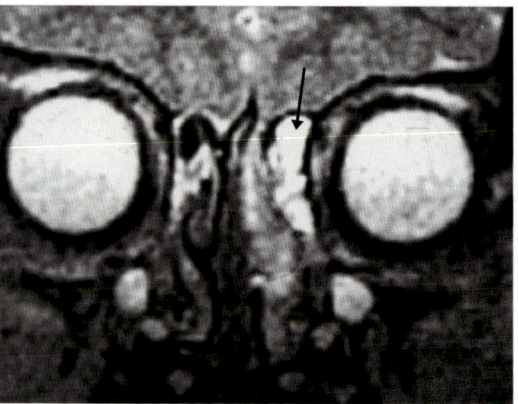

Fig. 9-13. (A) Meningoencefalocele endoscopicamente visibilizada na fossa nasal esquerda (seta).
(B) Ressonância magnética, corte coronal, T2.

adequado e prolongado de antibiótico. Na maioria dos casos, a TC ilustra acuradamente a extensão da doença e mostra qualquer anormalidade anatômica,[6] entretanto, a TC tende a subestimar a extensão da doença.[6] Lazar e Younis[34] observaram alteração de mucosas em 10 pacientes submetidos a FESS com sintomas de RSC e TC normal. Assim, os achados tomográficos devem ser interpretados juntamente com a história e exame físico do paciente.[6] Todos os pacientes que irão ser submetidos à cirurgia devem fazer uma TC antes do procedimento.

No departamento de ORL de Graz, quando o paciente já apresenta TC prévia e o cirurgião quer avaliar o processo inflamatório antes da cirurgia, uma ressonância magnética é solicitada ao invés da TC para evitar mais irradiação ao paciente. No entanto, se a estrutura óssea é alterada por qualquer razão, a TC é o exame-padrão para a avaliação. Enquanto a irradiação da TC-padrão é de 0,7 mSv e a TC de baixa dose é de 0,05 mSv, nenhuma irradiação é aplicada ao paciente durante a RM. Além disso, a RM deve ser solicitada nos casos de polipose unilateral, para excluir anomalias congênitas como meningoceles ou meningoencefaloceles (Fig. 9-13A e B).

Tratamento medicamentoso

O tratamento medicamentoso da RSC constitui-se de prolongados cursos de antibióticos com cobertura anaeróbica, irrigação nasal com solução salina, umidificação, tratamento alérgico quando a alergia é presente, mucolíticos e corticóide nasal tópico.[4] Descongestionantes não se têm mostrado benéficos e podem ser cilioestáticos, mas alguns pacientes reportam melhora de seus sintomas com o uso dos mesmos.[4]

Em todos os pacientes com doença que envolvem a mucosa respiratória direta ou indiretamente (fibrose cística, síndrome de Kartagener, intolerância à aspirina) deve ser explicado aos pais do paciente que a cirurgia apenas melhorará os sintomas, e não curará o processo de base.[5]

■ MODALIDADES CIRÚRGICAS

Muitas recomendações cirúrgicas podem ser encontradas na literatura para os pacientes pediátricos com RSC:[5,35] adenoidectomia, tonsilectomia e adenoidectomia, irrigação sinusal, fenestrações do seio maxilar através do meato médio ou inferior, cirurgias de Caldwell-Luc, e FESS baseada na técnica de Messerklinger[7] e Stammberger[8] têm sido indicadas.[5]

O papel da **tonsilectomia e adenoidectomia** no tratamento da rinossinusite é incerto.[20] Nos casos de retenção de muco na cavidade nasal secundária a hipertrofia de adenóides, a adenoidectomia pode ser benéfica.[4,5] A adenoidectomia ou tonsilectomia associada à adenoidectomia pode ser um primeiro passo prudente.[4,21] No entanto, não curam todos os casos de rinossinusite.[9,20] Willner et al.[6] reportaram que a remoção de grandes reservatórios bacterianos (adenóide e tonsila palatina) melhora a inflamação no infundíbulo. Pransky et al.[4] reportaram que freqüentemente os sintomas se resolvem apenas com esta intervenção.

A irrigação sinusal pode melhorar a doença localizada no complexo osteomeatal, especialmente nos casos de rinossinusite aguda. Entretanto, este é um difícil procedimento para realizar na população pediátrica.[5] Além do mais, não é visibilizada com freqüência secreção purulenta e, desse modo, é questionável como modalidade cirúrgica.[35] Stammberger não considera a necessidade de múltiplas lavagens necessárias se uma adequada aplicação de descongestionante for colocada no complexo osteomeatal.[25] Alguns autores[4,6] consideram que a irrigação pode ser útil para obtenção de material para cultura, mas geralmente não permite boa aeração do seio.

Assim como as irrigações sinusais, a antrostomia inferior apresenta riscos de lesão dos alvéolos dentários ou de entrada no osso espongiótico logo abaixo do assoalho do seio maxilar, com a manipulação na região do seio paranasal. Lusk[20] e Muntz e Lusk[35] mostraram que a antrostomia inferior não é um método satisfatório para manutenção da ventilação e drenagem do seio maxilar pela tendência de estenose. Além disso, a secreção produzida no seio maxilar continua a ser transportada em direção ao óstio natural do seio,[24,25] mesmo com a presença da antrostomia inferior. Desse modo, a secreção pode circular através do óstio natural e do novo orifício criado.[20] Entretanto, se a discinesia ciliar[20,35] estiver presente, ou se o cílio estiver temporariamente não-funcionante como numa infecção, a drenagem através da antrostomia inferior pode ajudar a aerar e resolver a infecção,[6,35] uma vez que a gravidade seria o método primário para eliminação da secreção do seio.[20] Em todas as crianças com discinesia ciliar ou fibrose cística, submetidas à cirurgia, é realizada antrostomia inferior.[19]

De todos os procedimentos cirúrgicos, os autores preferem a FESS para curar doenças no complexo osteomeatal e permitir drenagem e ventilação do seio paranasal. FESS para RSC é recomendada apenas se o paciente não respondeu à terapia com antibiótico prolongado associada a esteróides nasais e solução salina nasal.[4,6,9,22,23] Alguns autores recomendam um ciclo curto de corticoesteróides orais em determinados casos.[6]

■ TÉCNICA CIRÚRGICA

A eficiência da FESS, em crianças para o tratamento da rinossinusite que não respondeu a tratamento clínico, é baseada na idéia de que os seios frontal e maxilar são dependentes de condições fisiopatológicas do etmóide anterior. A ventilação adequada através do óstio natural permite a drenagem de secreção e previne a obstrução sinusal. Procedimentos cirúrgicos clássicos não eliminavam a doença no complexo osteo-meatal, o que explica o insucesso desses procedimentos.[22]

A técnica descrita por Messerklinger,[7] Stammberger[8] e outros autores[2,5,36,37] é adequada para o paciente pediátrico, especialmente quando é considerado a potencial alteração no crescimento e desenvolvimento dos seios paranasais, assim como dos alvéolos dentários.[38] A técnica é considerada segura, mesmo nos pacientes muito jovens, e apresenta baixa morbidade se aplicada adequadamente, e permite múltiplos procedimentos necessários, sem a destruição da anatomia normal do nariz e seios paranasais.[31]

Instrumentos pediátricos especiais muitas vezes são necessários para um procedimento atraumático e funcional.[5,22] Outros autores[6] reportam que os mesmos instrumentos usados em paciente adulto podem ser utilizados em crianças. Além disso, esses autores consideram que a utilização de endoscópios com pequeno diâmetro podem quebrar facilmente. O uso de microdebridadores em crianças é possível e tende a reduzir a lesão mucosa.[4]

A mesma técnica cirúrgica descrita para adultos e baseada nos conceitos de Messerklinger,[7] e apresentada detalhadamente no capítulo "Técnica Cirúrgica" desse livro, é usada em crianças. Entretanto, o cirurgião deve ter em mente que a anatomia do paciente pediátrico é diferente em tamanho, volume, distância e proporções,[8,10] o que pode dificultar o procedimento.[3] Previamente ao ato cirúrgico, a TC deve ser analisada cuidadosamente e deve ser mantida na sala de operação durante o procedimento.

Todos os procedimentos são realizados com anestesia geral.[5,6] O halotano é sempre evitado durante a anestesia geral por causa de seus efeitos cardiovasculares quando associado à adrenalina.[39] O uso de propofol é sempre preferido em FESS pelos autores.

Cotonóides embebidos em solução de adrenalina 1:1.000 ou 1:2.000 são colocados no nariz dos pacientes 10 minutos antes do início da cirurgia. Alguns autores utilizam oximetazolina 0,05%[4,23,40] por apresentar baixo efeito cardiovascular sistêmico,[23] associada à infiltração de lidocaína 1% com adrenalina 1:100.000. Riegle et al.[40] compararam o uso tópico de oximetazolina 0,05%, fenilefrina 0,25% e cocaína 4% em crianças submetidas à FESS. Em todos os casos, a anestesia geral foi feita com tiopental sódico intravenoso ou inalação de halotano. Eles concluíram que todos os vasoconstritores eram bem tolerados pelos pacientes, embora tenha tido um aumento de pressão 10 minutos após o uso de fenilefrina. A oximetazolina foi associada a uma redução subjetiva do sangramento quando comparada aos outros vasoconstritores.

Uma vez que a maioria das crianças apresenta doença localizada no etmóide anterior e complexo osteomeatal (COM) com extensão para o seio maxilar, a tendência recente, neste grupo de pacientes, é confinar a cirurgia ao COM, a menos que haja outras razões médicas ou extensa pansinusite que justifique um procedimento mais extenso.[4]

A **etmoidectomia** é realizada nas crianças da mesma forma que em adultos, exceto pelas distâncias, que são menores.[6] O **processo uncinado** é menor e mais fino, e desse modo, a incisão do mesmo deve ser cuidadosa para prevenir a incisão da bula etmoidal e lâmina papirácea.[9] O processo uncinado é então removido e a bula etmoidal é exposta.

A **bula etmoidal** pode ser perfurada com mínimo trauma e risco, com uma cureta em J ou ponta do aspirador, em sua região mais medial e inferior. Se a mucosa é normal, o procedimento pode ser interrompido neste ponto. Se há mucosa edemaciada, ou secreção purulenta, deve ser realizada uma **etmoidectomia anterior**, com a remoção completa da bula etmoidal. Após a identificação da lamela basal da concha média, as células **etmoidais posteriores** podem ser alcançadas após a perfuração da lamela basal em sua região mais medial e inferior. Cuidado deve ser tomado para que não haja lesão da porção horizontal e vertical da concha média a fim de não instabilizá-la. A mucosa doente do etmóide posterior, quando presente, é então removida. Por outro lado, se as células não se encontrarem alteradas, podem ser deixadas intactas.

O tratamento da **concha média** depende da necessidade individual.[6] Se há degeneração polipóide, edema de concha ou instabilidade da mesma, de forma a por a concha média em risco de sinéquia com a parede lateral no pós-operatório, a mesma pode ser incisada e removida.[6] Uma concha bulosa grande pode ser tratada com a remoção de sua porção meatal, através de uma turbinectomia parcial. Felizmente alterações na concha média são incomuns, e na grande maioria dos casos, a mesma é deixada intacta. Quanto menor a manipulação da concha média, menor a chance de sinéquia pós-operatória. Os autores raramente removem a concha média em crianças.

Uma variedade de *stents* pode ser deixada no meato médio, incluindo materiais de teflon e gelfoam.[4,9] Nos últimos anos, o sepragel® *sinus* (catálogo #7089-0805, genzime Biosurgery, Cambridge, MA, USA) tem sido utilizado no meato médio após o ato cirúrgico. É uma forma viscoelástica, quimicamente modificada de hialuronato de sódio, também denominada de "Hylan B gel" ou "Hyaluronan", bioabsorvível (10-14 dias), que reduz o sangramento pós-operatório e previne a formação de sinéquias. Outra substância que pode ser utilizada no meato médio é um curativo nasal (*Rapid Rhino-Sinu Knit*) em forma de malha, que em contato com água destilada adquire a consistência de gel hemostático e acelera a epitelização, reduz a ocorrência de necrose, cicatrizes e sinéquia.

Uma esponja de merocel também pode ser colocada no meato médio por 24-48 horas, quando considerada benéfica pelo cirurgião.

Uma vez que o assoalho do seio maxilar não está necessariamente no mesmo nível do assoalho da fossa nasal, deve se ter cuidado durante a abordagem do **seio maxilar**,[12] principalmente durante uma cirurgia via fossa canina ou antrostomia inferior.[3] Por causa da situação anatômica do seio maxilar, pode ocorrer lesões dos alvéolos dentários, do osso espongiótico abaixo do assoalho do seio, da parede nasal lateral, ou da concha inferior. Wolf et al.[3] sugerem que a antrostomia inferior deve ser evitada, não apenas por questões funcionais como anatômicas. O óstio do seio maxilar é identificado com endoscópio de 30 graus, entre os remanescentes do processo uncinado e a porção anterior da bula etmoidal. Se o óstio é claramente encontrado e não se apresenta obstruído, não deve ser ampliado. No entanto, quando não bem visibilizado, remanescentes do processo uncinado devem ser removidos com *back biter*. A ampliação do óstio deve ser realizada mais posteriormente do que anteriormente, a fim de evitar lesões do ducto nasolacrimal. Kennedy[24] e Lusk[9] reportaram altos índices de patência de antrostomia média pós-operatória, maior que 90%.

A **sinusectomia esfenoidal** raramente é necessária em crianças, uma vez que a erradicação da doença no seio etmóide geralmente resulta em melhora do seio esfenóide.[9,10] Assim, Smith *et al.*[10] não recomendam esfenoidectomia em crianças. Alguns autores reportam que, quando realizada, deve-se preservar a concha média e superior o máximo que puder,[41] entretanto, a ressecção da concha superior pode permitir mais espaço para a antrostomia esfenoidal. A decisão para abordagem do seio esfenóide deve ser baseada nos sintomas clínicos não responsivos a tratamento medicamentoso, assim como por evidências na TC de doença esfenoidal[6,10] ou presença de doença extensa em etmóide posterior.[10] O óstio do seio esfenóide pode ser alcançado por via transetmoidal ou transnasal, estando medialmente à inserção da cauda da concha superior. Durante a via transnasal deve-se tomar o cuidado de não fraturar a concha média, o que poderia levar à sua lateralização no pós-operatório, obstruir o meato médio ou criar uma fístula liquórica. Smith *et al.*[10] observaram esta complicação mesmo sendo cuidadosos e gentis com as conchas nasais; assim, alguns autores sugerem que a abordagem do seio esfenóide seja sempre lateral às conchas nasais.[9,10]

Uma vez eliminada a doença no COM[7,8,23] e realizada uma adequada ressecção do processo uncinado (recesso terminal), freqüentemente o **seio frontal** tem sua drenagem normalizada. É importante salientar que a doença no COM, e não propriamente no "óstio" do seio frontal, é a causa mais comum de RSC ou rinossinusite recorrente frontal.[7,8,23] As indicações para abordagem da rinossinusite em crianças são as mesmas do adulto:[23] complicações decorrentes de doenças localizadas no seio frontal; falência de uma rinossinusite frontal aguda em responder à antibioticoterapia intravenosa em 24-48 horas associada a descongestionantes tópicos e lavagem antral; rinossinusite frontal crônica ou recorrente; mucocele ou micetoma frontal.

A abordagem do seio frontal apresenta particular dificuldade na população pediátrica, que apresenta acesso intranasal estreito, aumento da fragilidade óssea e grande proximidade com estruturas vitais.[23] Talbot[23] também considera que quanto maior a célula *agger nasi*, maior a drenagem do seio frontal após remoção da mesma. Outras estruturas no recesso frontal, como a bula etmoidal e as células frontais, também podem ser causa de obstrução da drenagem do seio. Felizmente abordagem do seio frontal por rinossinusite crônica ou recorrente em crianças é um dos eventos mais incomuns e dispensa discussão.[23] O objetivo ao abrir o recesso frontal, quando necessário, é ampliar e permitir a drenagem do seio. A causa primária de falência desse procedimento é a estenose, que pode ser prevenida, evitando a remoção de muitas áreas de mucosa e colocando o hialuronato sódico modificado ou o gel hemostático no meato médio, no final da cirurgia.

■ CONTRA-INDICAÇÕES

A inexperiência do cirurgião com FESS é considerada uma contra-indicação absoluta.[17]

Nos casos de osteomielite frontal, abscesso orbitário ou cerebral, assim como alguns tumores dos seios paranasais, uma abordagem externa deve ser utilizada.

■ CUIDADOS PÓS-OPERATÓRIOS

Apesar de a técnica cirúrgica não ter apresentado grandes variações nos últimos anos, os cuidados pós-operatórios evoluíram com o surgimento de novas medicações que permitiram melhores resultados após FESS.

Todos os pacientes recebem antibióticos para prevenir infecção e corticóides tópicos para a prevenção de sinéquias e edema pós-operatório, associados à lavagem nasal com solução salina. Soluções hipertônicas tamponadas também podem ser prescritas, associadas a antibióticos com cobertura anaeróbia e corticóide tópico nasal.[19] A duração do tratamento medicamentoso depende de achados endoscópicos durante o acompanhamento dos pacientes.

O uso do hialuronato sódico modificado ou do gel hemostático no meato médio, permite uma redução das sinéquias no pós-operatório, e como são absorvidos pelo organismo em 10-14 dias, essa é a data da primeira consulta pós-cirúrgica.

A esponja de merocel é removida em 24-48 horas após o procedimento. Não é realizada cirurgia de revisão ou *second-look* para limpeza nasal. Os autores que utilizam *stents* nasais, no entanto, removem-nos em 10-14 dias[4,9] com anestesia geral.[4,9,23] Todo o tecido de granulação é removido, sinéquias são desfeitas e todas as crostas são removidas.[6,23] Crianças cooperativas, no entanto, podem ser submetidas aos mesmos procedimentos no ambulatório.[23]

Se a deficiência de imunoglobulina for diagnosticada, a terapia de reposição intravenosa e o tratamento antibiótico profilático serão instituídos pelo imunologista.[6]

■ COMPLICAÇÕES

A segurança da FESS na população pediátrica pode ser constatada pela escassez de complicações.[31] O conhecimento preciso da anatomia dos seios paranasais e a hemostasia meticulosa no decorrer do procedimento são essenciais para minimizar os riscos de lesão ao paciente.[31]

Wolf *et al.*[5] observaram alguns problemas relacionados com FESS em seu estudo retrospectivo. Dificuldades anatômicas foram encontradas em 16,9% dos pacientes, enquanto sangramento difuso foi observado em 10,5%. A dificuldade anatômica mais comum foi o estreitamento das fossas nasais naqueles pacientes. As complicações mais freqüentemente encontradas são sinéquias,[4-6] polipose persistente ou recorrente[5,6] e sangramento.[6]

Em relação ao abscesso orbitário subperiosteal, há invariavelmente uma inflamação significante e maior, o que leva a um sangramento mais excessivo quando comparado à cirurgia eletiva.[17] Outras possíveis complicações são descritas por Lusk,[9] como amaurose, diplopia, epífora e fístulas liquóricas.

■ DISTÚRBIO DE CRESCIMENTO

Existe uma preocupação por parte dos cirurgiões a respeito de possíveis alterações futuras no desenvolvimento ósseo dos pacientes pediátricos submetidos a procedimentos cirúrgicos, seja FESS ou qualquer outra intervenção no nariz e seios paranasais.[5] A área nasossinusal na criança com desenvolvimento do seu esqueleto ósseo é considerada a "base" da arquitetura facial.[42] Se esta área principal está alterada, outros componentes poderiam ser afetados e poderia ocorrer displasia.[1]

Mair *et al.*,[1] em seu estudo animal, observaram que houve alteração no crescimento facial e sinusal de cobaias submetidas à FESS. Entretanto, essas alterações ocorreram em ratos, e esses resultados não poderiam ser transferidos para humanos. Kosko *et al.*[43] observaram perda de volume do seio maxilar em cinco crianças submetidas à FESS sem, no entanto, apresentarem redução no tamanho da maxila ou deformidades/assimetrias faciais. Na experiência de Wolf *et al.*[5] não houve alterações clínicas significantes no desenvolvimento ósseo facial nos pacientes submetidos a procedimentos uni ou bilaterais. Bothwell *et al.* (2002)[44] não observaram nenhum distúrbio facial após FESS.

■ RESULTADOS

Os resultados da FESS em crianças são encorajadores, mostrando alívio satisfatório dos sintomas e diminuição de episódios recorrentes de rinossinusite (Quadro 9-6). Em geral, as taxas de sucesso de FESS em crianças estão em torno de 80%.[4,5,22,34] Associada ao tratamento clínico agressivo, a FESS tem mostrado ser segura e efetiva no tratamento infantil.[6]

Parsons e Phillips[22] reportaram que a intervenção cirúrgica não é um tratamento efetivo para as crianças alérgicas. Lusk *et al.*[28] tiveram a impressão de que a maioria dos pacientes com imunodeficiência submetidos à FESS apresentavam-se menos sintomáticos após o procedimento.

Quadro 9-6. Diagnóstico diferencial de RSC em crianças

- Hipertrofia de adenóide
- Infecção recorrente de vias aéreas superiores
- Alergias
- Doenças sistêmicas:
  – Deficiências imune: seletiva de IgA
                                       subclasse de IgG
                                       comum variável
  – Discinesia ciliar
  – Fibrose cística

■ COMENTÁRIOS FINAIS

A cirurgia endoscópica nasossinusal no paciente pediátrico deve ser realizada apenas por cirurgiões treinados que tenham experiência com a população adulta. A cirurgia pode ser dificultada pela estreita fossa nasal e outros fatores como sangramento difuso. Apesar de não existir, em estudos recentes, distúrbios de crescimento após FESS nas crianças, a indicação cirúrgica deve ser restrita e sua extensão minimizada. Embora acesso externo para rinossinusite crônica em crianças deva ser evitado, o mesmo é mandatório em algumas situações específicas, como abscessos palpebrais ou intracranianos, alguns tumores e algumas meningoencefaloceles. O conceito de ser o mais conservador possível, no paciente pediátrico com rinossinusite crônica, e o mais agressivo possível nas complicações de uma rinossinusite deve ser seguido pelos otorrinolaringologistas.

■ REFERÊNCIAS BIBLIOGRÁFICAS

1. Mair EA, Bolger WE, Breisch EA. Sinus and facial growth after pediatric endoscopic sinus surgery. *Arch Otolaryngol Head Neck Surg*, 1995, 121:547-552.
2. Lusk RP, Wolf G. Pathophysiology of chronic sinusitis. In: Lusk RP (eds.) *Pediatric sinusitis*. New York: Raven Press, 1992. 7-13p.
3. Wolf G, Anderhuber W, Kuhn F. Development of the paranasal sinuses in children: implications for paranasal sinus surgery. *Annals of Otol, Rhinol & Laryngol* 1993;102(9):105-711.
4. Pransky SM, Low WS. Pediatric ethmoidectomy. *Otolaryngol Clin North Am* 1996;29(1):131-41.
5. Wolf G, Greistorfer K, Jebeles JA. The endoscopic endonasal surgical technique in the treatment of chronic recurring sinusitis in children. *Rhinology* 1995;33:97-103.
6. Willner A, Lazar RH, Younis RT, Beckford NS. Sinusitis in children: current management. *ENT J* 1994;73(7):485-491.
7. Messerklinger W. *Endoscopy of the nose*. Baltimore MD: Urban und Schwarzenberg, 1978.
8. Stammberger H. *Functional endoscopic sinus surgery*. Philadelphia, PA: BC Decker, 1991.
9. Lusk RP. Endoscopic approach to sinus disease. *J Allergy Clin Immunol* 1992;90:496-505.
10. Smith WC, Boyd EM, Parson D. Pediatric sphenoidotomy. *Otolaryngol Clin North Am* 1996;29(1):159-67.
11. Plenk H, Tschabitscher M. *Entwicklung, makro – und mikromorphologie der kieferhöhle*. New York: Springer, 1986.
12. Ritter FN. *The paranasal sinuses*. St Louis, MO: CV Mosby, 1943.
13. Onodi A. *Die nebenhöhlen der nase beim kinde*. Würzburg: Verlag Kabitzsch, 1911.
14. Grünwald L. Anatomie und entwicklungsgeschichte. In: Denker A, Kahler O, Handbuch D (eds.) *Hals-Nasen-Ohren-Heikunde*. Berlin: Springer Verlag, 1925. 1-95p.
15. Stammberger H, Zinnreich SY, Kopp W, Kennedy DW, Johns ME, Rosenbaum AE. Zur operativen Behandlung der chronisch-rezidivierenden Sinusitis Caldwell-Luc versus funktionelle endoskopische technik. *HNO* 1987;35:93.

16. Clement PAR, Bluestone CD, Gordts F, Lusk RP, Otten FWA, Goosens H et al. Management of rhinosinusitis in children: consensus meeting, Brussels, Belgium, September 13, 1996. *Arch Otolaryngol – Head Neck Surg* 1998;124(1):31:34.
17. Arjmand EM, Lusk RP, Munitz H. Pediatric sinusitis and subperiosteal orbital abcess formation: diagnosis and treatment. *Otolaryngol Head Neck Surg* 1993;109:886-94.
18. Chandler JR, Langenbrunner DJ, Stevens ER. The pathogenesis of orbital complications in acute sinusitis. *Laryngoscope* 1970;80:1414-28.
19. Voegels RL, Lessa MM, Botugan O, et al. *Condutas práticas em rinologia*. Fundação Otorrinolaringologia, São Paulo, 2002.
20. Lusk RP. Surgical modalities other than ethmoidectomy. *J Allergy Clin Immunol* 1992;90:538-42.
21. Yonis RT, Lazar RH. The approach to acute and chronic sinusitis in children. *ENT Journal* 1991;70:35-9.
22. Parsons CD, Phillips CSE. Functional endoscopic surgery in children: a retrospective analysis of results. *Laryngoscope* 1993;103:899-903.
23. Talbot AR. Frontal sinus surgery in children. *Otolaryngol Clin North Am* 1996;29(1)143:58.
24. Kennedy DW, Zinreich SJ, Shaalan H, et al. Endoscopic Middle meatal antrostomy: theory, technique, and patency. *Laryngoscope* 1987;97(suppl 43):1-9.
25. Stammberger H. Endoscopic endonasal surgery – concepts in treatment of recurring rhinossinusitis. Part II. Surgical technique. *Otolaryngol Head Neck Surg* 1986;94:147-156.
26. Stammberger H. Komplikationen entzündlicher nasen-nebenhöhlenerkrankungen einschliesslich iatrogen bedinger komplikationen. *Arch Otorhinolaryngol* 1993;1(suppl):61.
27. Wald ER. Diagnosis and management of acute sinusitis. *Pediatr Ann* 1988;17:629-38.
28. Lusk RP, Polmar SH, Munttz H. Endoscopic ethmoidectomy and maxillary antrostomy in immunodeficient patients. *Arch Otolaryngol Head Neck Surg* 1991;117:60-63.
29. Cuyler JP. Follow-up of endoscopic sinus surgery on children with cystic fibrosis. *Arch Otolaryngol Head Neck Surg* 1992;118:505-06.
30. Slieker MG, Schilder AGM, Uiterwaal CSPM, van der Ent AK. Children with cystic fibrosis. Who should visit the otorhinolaryngologist? *Arch Otolaryngol Head Neck Surg* 2002;128:1245:48.
31. Duplechain JK, White JA, Miller RH. Pediatric sinusitis: the role of endoscopic sinus surgery in cystic fibrosis and other forms of sinonasal disease. *Arch Otolaryngol Head Neck Surg* 1991;117:422-26.
32. Crocket DM, McGill TJ, Healy GB et al. Nasal and paranasal sinus surgery in children with cystic fibrosis. *Ann Otol Rhinol Laryngol* 1987;96:367.
33. McAlister W, Lusk R, Muntz H. Comparison of plain radiographs and coronal CT scans in infants and children with recurrent sinusitis. Am J Radiol, 1989;153:1259-64.
34. Lazar RH, Younis RT. Functional endonasal sinus surgery in adults and children. *Laryngoscope* 1993;103:1-5.
35. Muntz HR, Lusk RP. Nasal antral windows in children: a retrospective study. *Laryngoscope* 1990;100(6):643-646.
36. Voegels RL. Cirurgia endoscópica dos seios paranasais. *Arquivos da Fundação Otorrinolaringologia* 1997;1(1):15-8.
37. Voegels RL, Pádua FGM. Cirurgia endoscópica funcional dos seios paranasais. In: Campos CAH, Costa HOO (eds.) *Tratado de Otorrinolaringologia da Sociedade Brasileira de Otorrinolaringologia*. Vol. 5. São Paulo: Roca, 2002. 278-289p.
38. Lusk RP. *Pediatric sinusitis*. New York: Raven Press, 1992.
39. Anderhuber W, Walch C, Nemeth E, Semmelrock HJ, Berghold A, Ranftl G, Stammberger H. Plasma adrenaline concentrations during functional endoscopic sinus surgery. [Clinical Trial. Journal Article] *Laryngoscope* 1999;109(2 Pt 1):204-7.
40. Riegle EV, Gunter JB, Lusk RP, Muntz HR, Weiss KL. Comparison of vasoconstrictors for functional endoscopic sinus surgery in children. *Laryngoscope* 1992;102(7):820-823.
41. Kennedy DW. Functional endoscopic sinus surgery. *Arch Otolaryngol* 1985;111:643-49.
42. Verwoerd CDA, Urbanus NAM, Nijdam DC. The effect of septal surgery on the growth of the nose and the maxilla. *Rhinology* 1979;17:53-63.
43. Kosko JR, Hall BE, Tunkel DE. Acquired maxillarry sinus hypoplasia: a conseqüence of endoscopic sinus surgery? *Laryngoscope* 1996;106:1210-1213.
44. Bothwell MR, Piccirillo JF, Lusk RP, Ridenour BD. Long-term outcome of facial growth after functional endoscopic sinus surgery. *Otolaryngol Head Neck Surg* 2002;126(6):628-634.
45. Krmpotic-Nemanic J, Draf W, Helms J. Nasennebenhohlen und retromaxillarer raum. In: *Chirurgische anatomie des kopf-hals-bereiches*. New York, Berlin Heidelberg: Springer-Verlag, 1985. 142-143p.

ANOMALIAS

Richard Voegels ❖ Daniel Chung ❖ Marcus Lessa

SEÇÃO 1
FÍSTULAS E MÁS-FORMAÇÕES

■ INTRODUÇÃO

A descrição detalhada do primeiro caso de fístula liquórica nasal remonta do século II d.C. e é creditada a Galeno, que postulava que o líquido cristalino que fluía das fossas nasais se originava da glândula pituitária ou do labirinto etmoidal.[1] No século XVII, Bidloo, um cirurgião holandês, relata um caso de fístula rinoliquórica traumática. Miller (1826), por sua vez, contribui com o assunto descrevendo um caso de fístula liquórica nasal de alta pressão em decorrência de uma hidrocefalia.[2] Somente em 1899, com a publicação de 20 casos pelo médico SaintClair Thompson, surge a primeira grande série de pacientes com o diagnóstico de fístula rinoliquórica espontânea.[2]

O histórico do tratamento cirúrgico dessa doença é inaugurado em 1926, com a primeira cirurgia reparativa bem sucedida. Nessa ocasião, Dandy realiza a sutura de um fragmento de fáscia lata sobre uma falha dural localizada na parede posterior do seio frontal, através de um acesso intracraniano.[3] Dois anos mais tarde, De Almeida, na tentativa de encontrar um acesso cirúrgico menos traumático, realiza a cauterização endonasal da dura-máter com ácido crômico (50%), porém sem atingir os resultados desejados. O primeiro acesso extracraniano que alcança êxito só é conseguido por Dohlman, em 1948, seguido por Hirsch (1952), que repara uma lesão dural do seio esfenoidal através de uma via endonasal. Já em 1964, Vrabec e Hallberg descrevem o uso da cirurgia endonasal no tratamento das fístulas localizadas na lâmina crivosa.

Frente ao avanço técnico formidável dos materiais cirúrgicos e endoscópicos nessas últimas décadas, podemos afirmar que atualmente a cirurgia endonasal representa uma alternativa muito segura para o tratamento da maioria dos casos de fístula liquórica nasal.

■ ANATOMIA DAS MENINGES E FISIOLOGIA DO LÍQUOR

O sistema nervoso central é envolvido por membranas conjuntivas denominadas meninges, que são classicamente três: dura-máter, aracnóide e pia-máter.[4] A meninge mais superficial é a dura-máter, espessa e resistente, formada por tecido conjuntivo muito rico em fibras colágenas, contendo vasos e nervos. A dura-máter do encéfalo se distingue da dura-máter espinhal por ser formada por dois folhetos, externo e interno, dos quais apenas o interno continua com a dura-máter espinhal. O folheto externo adere intimamente aos ossos do crânio e comporta-se como o periósteo destes ossos.

A aracnóide é constituída por uma membrana muito delicada, justaposta à dura-máter, da qual se separa por um espaço virtual, espaço subdural, contendo pequena quantidade de líquido necessário à lubrificação das superfícies de contato entre as duas membranas. A aracnóide separa-se da pia-máter pelo espaço subaracnóideo, que contém o líquido cerebroespinhal, havendo ampla comunicação entre o espaço subaracnóideo do encéfalo e da medula. A pia-máter é a mais interna das meninges, aderindo intimamente à superfície do encéfalo e da medula, acompanhando as depressões até o fundo dos sulcos cerebrais.

O líquor, líquido cerebroespinhal ou cefalorraquidiano, é um fluido aquoso e incolor que ocupa o espaço subaracnóideo e as cavidades ventriculares. Sua função primordial é de proteção mecânica do sistema nervoso central, formando um coxim líquido entre este e o estojo ósseo. Sua produção ocorre nos plexos corióides numa taxa de 20 ml/h em adultos, ou seja, 500 ml/dia. A concentração de glicose (glicorraquia) é de aproximadamente dois terços do valor plasmático, porém raramente atinge valor menor que 50 mg/dL. Mesmo sendo um valor mais elevado do que aqueles encontrados no muco nasal, na saliva e na lágrima, existem sérias restrições ao uso diagnóstico de testes rápidos de dosagem de glicose, como será visto adiante. Finalmente, para compreendermos a etiopatogenia das fístulas liquóricas, devemos nos lembrar que o líquor é desprovido de elementos humorais e celulares de regeneração. Este fato explica porque certas lesões, mesmo de dimensões diminutas, produzem comunicações persistentes.[2]

■ CONCEITO

A fístula rinoliquórica decorre da lesão da aracnóide, dura-máter, osso e mucosa nasal, que resulta num fluxo extracraniano de líquor. Em geral a comunicação entre a cavidade nasal e o compartimento intracraniano ocorre através da fossa craniana anterior, porém, em casos excepcionais o líquor provém da fossa média ou posterior e se exterioriza através da tuba auditiva.

■ ETIOLOGIA E FREQÜÊNCIA

A principal causa de rinorréia liquórica corresponde ao trauma, responsável por aproximadamente 90% a 96% dos casos.[5] Cerca de 5% dos casos de fratura de base de crânio cursam com fístula liquórica nasal, sendo a lâmina crivosa e o teto do etmóide os locais mais acometidos, pois nessas áreas o osso é mais delgado e a dura-máter é mais firmemente aderida.

As causas traumáticas podem, ainda, ser divididas em dois grupos distintos: traumatismo cranioencefálico (cerca de 80%) e iatrogênico (16%). No passado, a maioria das fístulas liquóricas iatrogênicas decorria de procedimentos neurocirúrgicos, entretanto, esse posto é atualmente ocupado pela cirurgia endoscópica nasossinusal, que gera essa complicação em 0,5% a 1,3% dos procedimentos realizados.[6-8] Os sítios mais freqüentemente lesados durante a cirurgia são: lamela lateral da placa cribriforme (Fig. 10-1), fóvea etmoidal e seio esfenoidal.[8,9]

Ao lado das causas traumáticas, temos ainda as fístulas consideradas espontâneas (4% a 33% dos casos), que tendem a ocorrer em mulheres (2:1) a partir da terceira década de idade. Podem surgir em um ambiente de pressão intracraniana alta ou normal. As fístulas de alta pressão são mais comuns e resultam de tumores ou hidrocefalia, já as de pressão normal ocorrem como resultado de anomalias congênitas ou osteomielite.[6]

■ QUADRO CLÍNICO

A história típica consta de rinorréia cristalina unilateral, sem outros sintomas associados, que ocorre de forma intermitente, principalmente quando o paciente abaixa a cabeça ou realiza a manobra de Valsalva. Essa característica intermitente pode ser explicada pelo "armazenamento" do líquor no interior de um seio paranasal ou ainda por drenagem dependente de aumento da pressão liquórica. A hiposmia ou anosmia ocorre em 60 a 80% dos pacientes, devido à lesão do nervo olfatório pela fratura da placa cribriforme.

Cerca de 55% das rinoliquorréias decorrentes de trauma surgem dentro de 48 horas. Esta freqüência sobe para 70% ao final da primeira semana, quando o edema que temporariamente previne a fístula se resolve. Os casos de instalação imediata possuem maior chance de resolução, enquanto que os tardios têm maior tendência à persistência e recorrência.

A cefaléia causada pela presença de ar intracraniano tem sido relatada em 20% dos pacientes com fístula liquórica traumática. Cerca de 10% dos pacientes com rinoliquorréia não tratados com antibiótico desenvolvem meningite.[10] Porém, quanto maior a duração da doença, maior será o risco de adquirir uma infecção.[10]

A fístula rinogênica não traumática é de aparecimento insidioso e pode permanecer sem diagnóstico durante anos. Estes pacientes apresentam queixas de coriza ou quadros sugestivos de lesões intracranianas com efeito de massa. A quantidade de fluido drenado pode ser maior do que em casos traumáticos. Cefaléia é bastante comum, entretanto, a presença de pneumoencéfalo, assim como a anosmia e a meningite são raras.

■ DIAGNÓSTICO

O diagnóstico clínico é realizado através da anamnese e do exame físico geral, otorrinolaringológico e neurológico. Nessa fase da investigação diagnóstica deve-se manter um elevado grau de suspeita clínica, principalmente nos casos não traumáticos que cursam apenas com rinorréia intermitente e meningites de repetição. A anamnese pode revelar traumatismos cranianos ou cirurgias nasais prévias, que devem ser levados em consideração mesmo que tenham ocorrido há muitos anos.

O exame físico otorrinolaringológico é essencial e pode demonstrar sinais de cirurgia nasal prévia e aumento da drenagem de secreção com manobras de Valsalva ou compressão da veia jugular. Nas vítimas de trauma com epistaxe associada podemos observar um sinal clássico, conhecido como "sinal do halo", que consiste na formação de um halo em torno de uma gota de sangue quando aplicada sobre um filtro de papel. Esse achado se deve à diferença entre as densidades do sangue e do líquor, no entanto, vale lembrar que é apenas um achado sugestivo, não sendo suficiente para confirmar o diagnóstico.

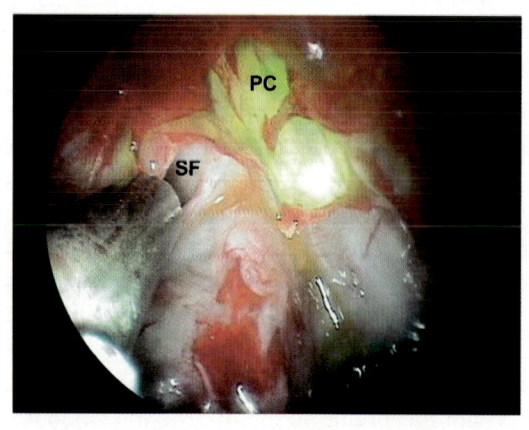

Fig. 10-1. Aspecto intra-operatório de fístula liquórica localizada na lamela lateral da placa cribriforme (SF = seio frontal; PC = lamela lateral da placa cribriforme).

EXAMES COMPLEMENTARES

Diagnóstico de líquor extracraniano

Dosagem de glicose

A dosagem de glicose do material coletado sugere o diagnóstico de líquor quando apresenta valor maior que 30 mg/dL. Apesar de largamente utilizado, esse exame é inviável, pois requer a coleta de grandes quantidades para a análise adequada. Do mesmo modo, os testes de fita (glicose oxidase) são imprecisos e seu uso geralmente fornece informações equivocadas.[1]

Dosagem de cloreto

De acordo com Pearson,[2] a dosagem de cloreto é bastante fidedigna, pode fornecer informações confiáveis e ainda apresenta a vantagem de requerer a coleta de pequena quantidade de material (0,5 ml). A concentração do líquor é maior, 120 a 130 mEq/L, quando comparada aos níveis séricos, 98 a 112 mEq/L.

Detecção de beta-2-transferrina

Representa o método mais sensível (100%) e específico (95%) para a confirmação do líquido suspeito.[11] Além disso, apresenta uma série de outras vantagens, a saber: não é invasivo, não necessita de manuseio especial, não é afetado pela contaminação com sangue e requer uma pequena quantidade de material (1 ml). Se o paciente apresentar uma rinoliquorréia subclínica, a coleta poderá ser feita inserindo-se uma esponja na cavidade nasal e recolhendo o material no dia seguinte.

A eletroforese em gel pode demonstrar beta-1-transferrina em diversos tecidos e secreções, porém, quando se identificam as duas bandas (beta 1 e 2), podemos afirmar que se trata de líquor, humor vítreo ou perilinfa.[12]

Localização do sítio da fístula

Endoscopia nasal

A endoscopia nasal é primordial tanto para a localização do defeito dural quanto para o planejamento da cirurgia que se seguirá. Podemos utilizar endoscópios flexíveis ou telescópios nasais rígidos de 0, 45 e 70 graus à procura de sinais de cirurgia nasal prévia ou de lacerações mucosas.

Teste da fluoresceína sódica 5%

A injeção da fluoresceína sódica 5% (Fig. 10-2) no espaço subaracnóideo foi introduzida por Kirchner em 1960.[13] Desde então, apesar de ainda não ter sido aprovada pelo FDA (*Food and Drug Administration*) para tal fim, tem adquirido crescente popularidade, podendo ser indicada tanto no pré quanto no intra-operatório.

A técnica clássica se inicia com o acesso ao espaço subaracnóideo, através da punção entre os espaços intervertebrais L3-L4 ou L4-L5 (Fig. 10-3). Em seguida aspira-se 10 ml de líquido cerebroespinhal para promover a diluição de aproximadamente 0,7 ml (0,1 ml/10 kg até o máximo de 1 ml) de fluoresceína sódica 5% já presente na seringa (Fig. 10-4). Essa mistura é então lentamente infundida no espaço subaracnóideo, durante o período de 5 minutos, e o paciente é colocado na posição de Trendelenburg (Fig. 10-5). Dependendo do fluxo da fístula, devemos aguardar um período de 20 minutos a 3 horas para realizar a inspeção da fossa nasal, com o auxílio de telescópios rígidos de diversas angulações, em busca do sítio da lesão (Fig. 10-6). Esse exame geralmente é realizado sob a iluminação de uma fonte de

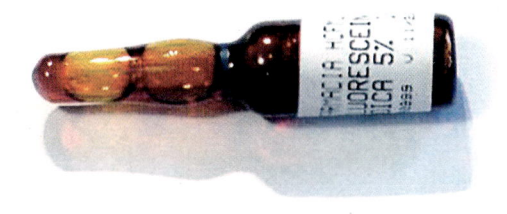

Fig. 10-2. Fluoresceína sódica a 5%.

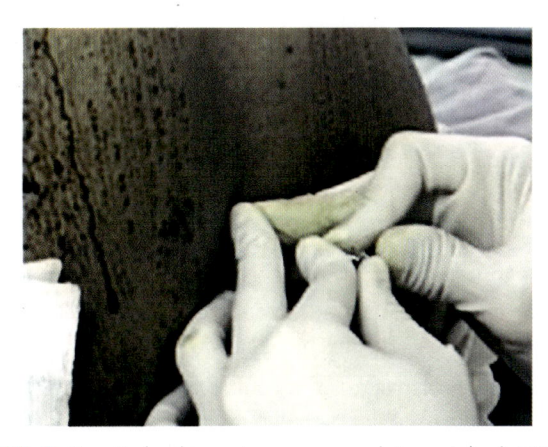

Fig. 10-3. Punção lombar entre os espaços intervertebrais L3-L4 ou L4-L5.

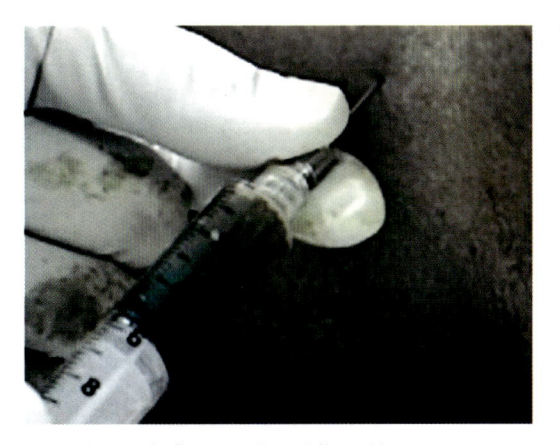

Fig. 10-4. Injeção da fluoresceína sódica 5% no espaço subaracnóideo.

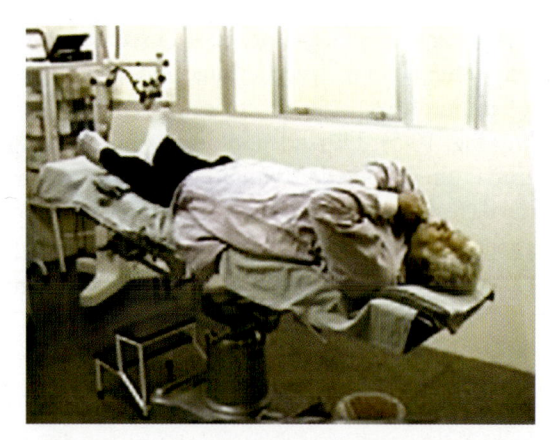

Fig. 10-5. Paciente em posição de Trendelenburg após injeção de fluoresceína sódica a 5% em solução hiperdensa.

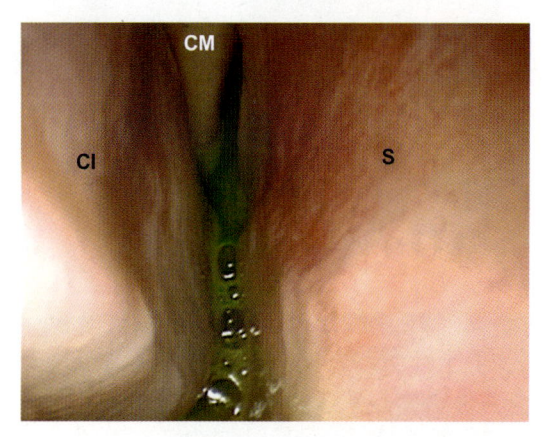

Fig. 10-6. Endoscopia nasal evidenciando a presença de fluoresceína em fossa nasal direita (S = septo; CI = concha inferior; CM = concha média).

luz ultravioleta,[14] no entanto, o corante pode ser visto mesmo com uma iluminação convencional.

Como alternativa à técnica supracitada, podemos diluir a fluoresceína em 10 ml de água destilada, tornando a mistura hipodensa e facilitando, assim, sua migração às cisternas cerebrais.[15] Além do uso intratecal, que pode apresentar complicações como paresia de membros inferiores, paralisias, convulsões, opistótono e alterações de pares cranianos, está descrita a sua utilização tópica. De acordo com Jones,[16] quando há um fluxo ativo de líquor, podemos perceber que a fluoresceína aplicada topicamente muda sua coloração de amarela para uma tonalidade verde-escura.

Injeção subaracnóidea de isótopos radioativos

Exame pouco utilizado na prática clínica por diversos motivos: é impreciso na localização do sítio de drenagem e apresenta muitos resultados falso-positivos, devido à absorção da radioatividade pelo fluxo sanguíneo e redistribuição pela mucosa nasal ou migração dos isótopos para a mucosa nasal através dos nervos olfatórios.

Tomografia computadorizada

Os exames radiológicos são essenciais na investigação diagnóstica e podem nos auxiliar de três maneiras:

1. Confirmando a presença da fístula.
2. Identificando fatores causais.
3. Determinando o sítio anatômico, lado e tamanho da lesão.

A tomografia computadorizada do crânio e seios paranasais é bastante acessível na maioria dos serviços e pode revelar detalhes da estrutura óssea. Alguns dos possíveis achados desse exame são: deiscências ósseas (Fig. 10-7), desvio da *crista galli*, pneumoencéfalo e a presença de fatores causais (hidrocefalia, tumor, encefalocele).

Além da tomografia convencional, podemos contar com a tomocisternografia, que é realizada após a injeção de contraste no espaço subaracnóideo. O contraste mais utilizado é o metrizamide, um composto hidrossolúvel, não-iônico e triiodado que é aplicado de maneira similar à fluoresceína. Após a sua aplicação o paciente é posicionado adequadamente, sob controle fluoroscópico, para o início da tomografia computadorizada de alta resolução. De acordo com uma revisão de casos, Eljamel[17] determinou que a sensibilidade do exame é maior nas fístulas ativas (92%) do que nas inativas (40%).

Ressonância magnética

Apesar de ser mais oneroso que o exame anterior e não identificar defeitos ósseos, tem a seu favor o fato de dispensar o uso de contrastes para a realização de cisternografias. Nas imagens obtidas em T2, o líquor apresenta um sinal diferente das demais estruturas, atuando, assim, como um contraste natural. Alguns autores[1,18] recomendam um ajuste mais específico do aparelho (T2 com supressão de gordura e compressão de imagens) para aumentar ainda mais o grau de contraste do líquor.

■ TRATAMENTO CLÍNICO

A escolha da modalidade terapêutica dos pacientes com rinoliquorréia é guiada por fatores como etiologia, localização do de-

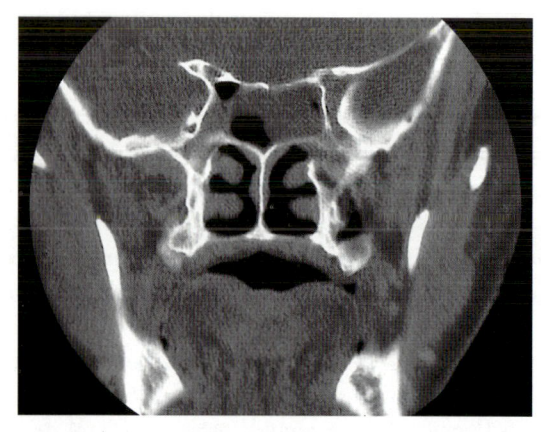

Fig. 10-7. Tomografia computadorizada coronal de seios paranasais em janela óssea evidenciando pequena deiscência óssea em esfenóide.

feito e intervalo de tempo transcorrido desde o início da lesão. De modo geral, as fístulas traumáticas acidentais tendem à cura espontânea, no entanto, se a drenagem liquórica se inicia dias ou semanas após o trauma, a correção cirúrgica geralmente se impõe.

As fraturas faciais de pacientes politraumatizados devem ser reduzidas ainda na fase aguda. Esse procedimento muitas vezes leva à resolução da fístula (85% dos casos após uma semana),[2] afastando a necessidade de uma intervenção cirúrgica.

O tratamento clínico da fístula liquórica envolve medidas como:

- Repouso absoluto no leito.
- Decúbito elevado.
- Prevenção quanto a manobras de Valsalva e esforço físico.
- Orientar o paciente a não assoar o nariz e espirrar de boca aberta.
- Dieta e medicação laxativa.
- Antibioticoterapia. De acordo com Brodie,[10] a incidência de infecção aumenta de acordo com a duração da fístula liquórica e o uso profilático de antibióticos reduz a chance de meningite de 10 para 2,5%.
- Drenagem lombar de líquor, caso não haja resolução do quadro após 72 horas do início do tratamento clínico ou em alguns casos selecionados de pós-operatórios. A drenagem deve ser contínua ou repetida durante quatro dias consecutivos, com débito máximo de 150 ml/dia ou 20 ml a cada 2 horas.

Devemos lembrar que a punção lombar só deve ser realizada depois de afastada a possibilidade de hipertensão intracraniana, seja com a tomografia computadorizada de crânio ou exame de fundo de olho.

■ TRATAMENTO CIRÚRGICO

As principais indicações cirúrgicas são:

- Ausência de evidência de resolução espontânea após uma semana.
- Rinorréia liquórica com início tardio (dias após o trauma).
- Associação com meningite ou pneumoencéfalo que não apresentam melhora com medidas conservadoras.
- Fístula liquórica causada por ferimento por arma de fogo. Não representa uma indicação absoluta, mas a resolução espontânea é rara.
- Defeitos amplos de base de crânio, herniação de tecido encefálico ou evidências de espículas ósseas penetrando no cérebro.
- Rinorréia maciça em pós-operatório imediato.
- Fístulas iatrogênicas. Devem ser reparadas no intra-operatório.

Os acessos cirúrgicos podem ser divididos em intracranianos, mais comumente empregado por neurocirurgiões, e extracranianos. O primeiro apresenta a vantagem de permitir a visibilização direta do defeito dural, o tratamento de lesões cerebrais associadas (herniações e hematomas) e o reparo de defeitos múltiplos, já que oferece um acesso mais amplo. Por outro lado, apresenta maior morbidade e mortalidade, pelo risco de desenvolver edema e hemorragia cerebral, além de levar freqüentemente à anosmia. Por se tratar de um acesso predominantemente neurocirúrgico, a via intracraniana não será discutida nesse capítulo.

Os acessos extracranianos são os mais utilizados pelos otorrinolaringologistas e têm como vantagens a menor morbidade e mortalidade. Permitem excelente visibilização do defeito dural, mas para se obter êxito, é fundamental a localização precisa da fístula durante o preparo cirúrgico. Mesmo com o prévio conhecimento do local da fístula, muitos cirurgiões optam por injetar a fluoresceína também durante o pré-operatório imediato, com o intuito de facilitar e confirmar a localização do sítio da lesão.

Os acessos extracranianos podem ainda ser divididos em endonasais e externos. A técnica endonasal tem ganho reconhecimento e pode ser aplicada com sucesso na maioria dos casos, entretanto, determinadas situações ainda obrigam o cirurgião a utilizar o acesso externo: fístulas localizadas na região posterior do seio frontal e casos selecionados de fístulas no recesso lateral do seio esfenoidal.[3]

Acessos extracranianos externos

Teto do etmóide e lâmina crivosa

Inicia-se a etmoidectomia externa com uma incisão nasorbital, com o cuidado de não lesar a periórbita e o saco lacrimal. Feita a cauterização da artéria etmoidal anterior, realiza-se a etmoidectomia completa a fim de permitir a exposição da dura-máter.[19] A técnica de reparo da lesão, assim como o tipo de tamponamento nasal, apresentam diversas variações na literatura e serão discutidos posteriormente.

Seio frontal

Os defeitos durais do seio frontal podem ser reparados através da confecção de um *flap* osteoplástico. As incisões coronais ou supra-orbitárias expõem a parede anterior do seio, permitindo a sua remoção. Após o reparo da lesão, alguns autores sugerem obliterar o seio com gordura,[20] lembrando sempre de remover toda a cobertura mucosa a fim de evitar a produção de secreção e posterior desenvolvimento de abscessos. Em nossa experiência, a obliteração do seio frontal, na maioria das vezes, não se encontra justificada, além de estar associada à maior morbidade pós-operatória.

Seio esfenoidal

O melhor acesso externo ao seio esfenoidal se faz através da via transeptal. Assim que identificamos a parede anterior do seio, procedemos à remoção desta, além do septo intersinusal e de toda a mucosa. Feita a restauração do defeito, podemos preencher a cavidade com gordura, músculo ou osso e sustentar o conjunto com um fragmento de cartilagem septal.[20]

Acesso extracraniano endonasal

O preparo do paciente é realizado da mesma forma que as cirurgias endonasais convencionais, ou seja, inspeção minuciosa da fossa nasal com telescópios rígidos de angulações diferentes (0, 30, 45 e 70 graus) e colocação de algodões embebidos em solução de adrenalina (1:2.000). Após a identificação exata do local da fístula, iniciamos o reparo da lesão. Este reparo pode ser aplicado em qualquer tipo de acesso e é feito em camadas.[21,22] Inicialmente devemos delimitar bem o defeito e escarificar as margens do mesmo, removendo um pouco de mucosa com o objetivo de reavivar as bordas e facilitar a cicatrização e pega do enxerto. Nesta etapa é importante também a remoção de fragmentos ósseos presentes no local da fístula. Em seguida posicionamos um enxerto livre entre o osso craniano e a dura-máter (osso, cartilagem, fáscia lata, fáscia temporal, periósteo craniano, dura liofilizada etc.).[21,23] Fixamos o enxerto com cola de fibrina, ou qualquer outra cola biológica, e cobrimos a região com um *flap* de mucoperiósteo, livre ou pediculado (Fig. 10-8A a C).

Os *flaps* mucosos podem ser obtidos em diversas regiões da fossa nasal e caso se opte pelo tipo vascularizado, devem ser escolhidos de acordo com a proximidade do defeito dural. A concha inferior pode fornecer um enxerto de mucoperiósteo através da turbinectomia inferior parcial. A concha média e o septo nasal podem ter seus revestimentos mucosos elevados e reposicionados sobre o sítio da lesão como *flaps* pediculados, mas também podem ser transferidos integralmente. Nesse último caso, a concha média ou o septo nasal são fraturados e empurrados contra o local da falha dural, tomando sempre o cuidado de remover a mucosa do lado voltado para a lesão. Além dos materiais citados acima, alguns autores têm experimentado o cimento de hidroxiapatita, uma substância utilizada na remodelação de defeitos da calota craniana, para a correção de fístulas frontais e esfenoidais, com resultados promissores.[24]

Ao final da cirurgia, podemos aplicar uma nova camada de cola de fibrina e introduzir materiais sintéticos absorvíveis (p. ex.: Gelfoam®, Surgicel®) para comprimir a área reconstruída e conter o sangramento pós-operatório.

■ PROGNÓSTICO

As fístulas traumáticas geralmente regridem espontaneamente e, mesmo quando requerem correção cirúrgica, apresentam resultados favoráveis em até 95% dos casos.[12] Em contrapartida, as fístulas espontâneas sempre necessitam de tratamento cirúrgico e apresentam maiores índices de falha (27% dos acessos intracranianos).[19]

■ COMPLICAÇÕES

As complicações podem ser decorrentes da presença da fístula rinoliquórica ou da cirurgia corretiva. A meningite representa a complicação mais comum e ocorre em 3 a 11% dos casos nas primeiras três semanas.[20] O pneumoencéfalo hipertensivo, formado por um mecanismo de válvula unidirecional, configura uma emergência clínica e felizmente surge em uma fração sensivelmente menor dos pacientes.

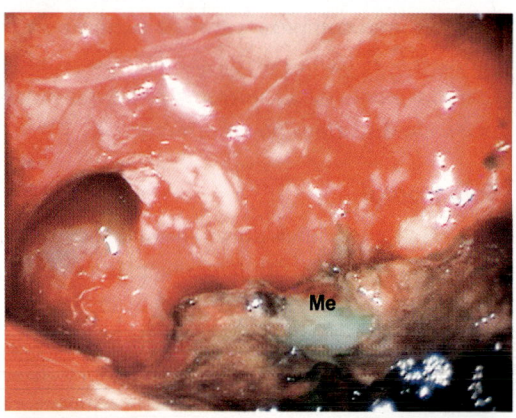

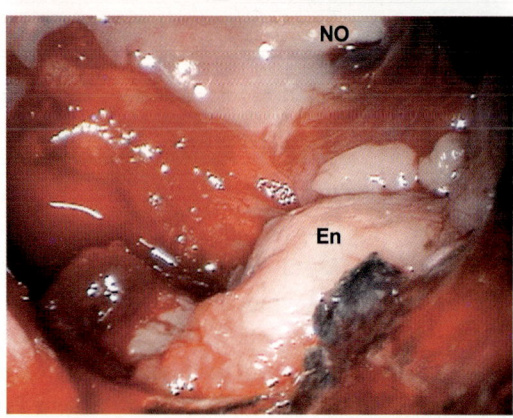

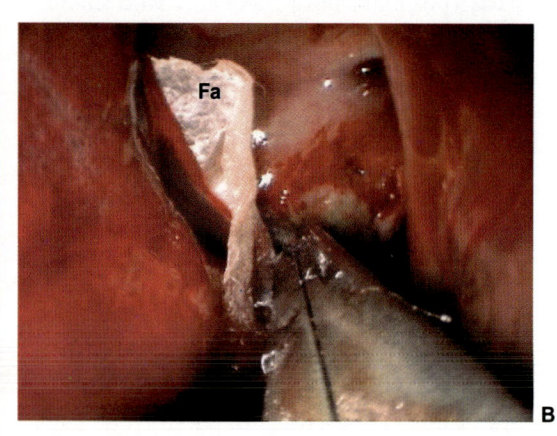

Fig. 10-8. (A) Aspecto intra-operatório após ressecção de meningocele em recesso lateral de seio esfenoidal esquerdo (Me = meningocele). **(B)** Fáscia temporal sendo conduzida até o seio esfenoidal esquerdo (Fa = fáscia temporal). **(C)** Posicionamento do enxerto de mucoperiósteo de concha inferior recobrindo a falha (En = enxerto; NO = nervo ótico).

A cirurgia nem sempre alcança o sucesso desejado, porém a única complicação grave foi descrita por Coiffier,[25] que relatou uma hemiparesia transitória logo após uma duraplastia endonasal.

■ CONTROVÉRSIAS

Em relação a algumas controvérsias existentes no tratamento cirúrgico das fístulas rinoliquóricas, segue-se adiante a conduta baseada na experiência do nosso serviço.

Drenagem lombar

A drenagem lombar é utilizada geralmente nos casos de fístulas espontâneas de alto débito. Realizada no pré-operatório imediato, na sala cirúrgica, pode permanecer por 3 a 5 dias. Durante o período de drenagem, o paciente permanece em repouso absoluto e a cabeceira da cama não deve estar muito levantada. A troca da bolsa coletora deve ser extremamente cuidadosa, realizando-se com adequada anti-sepsia.

Fluoresceína sódica 5%

Utilizamos a injeção subaracnóidea de fluoresceína sódica 5% no pré-operatório imediato de todos os casos de fístulas, logo antes da indução anestésica. A fluoresceína, além de ajudar na localização exata do sítio da fístula, permite o controle do fechamento correto da mesma. Damos preferência para a solução hipodensa pela sua maior rapidez de migração às cisternas cerebrais, ou seja, é detectada na fossa nasal em um menor espaço de tempo. Em algumas ocasiões o filtro de luz azul (Fig. 10-9) pode ser útil, pois torna a detecção da fluoresceína ainda mais evidente (Fig. 10-10A e B).

Uso de antibiótico

Introduzimos antibiótico (ceftriaxona 1 g via endovenosa 12/12 h) 12 horas antes do procedimento e o mantemos por 24 horas.

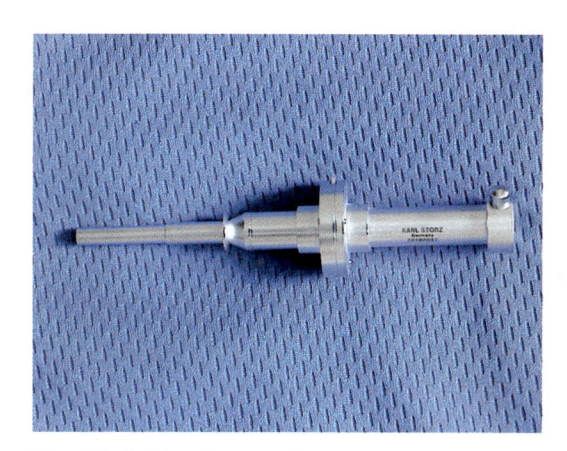

Fig. 10-9. Filtro de luz azul.

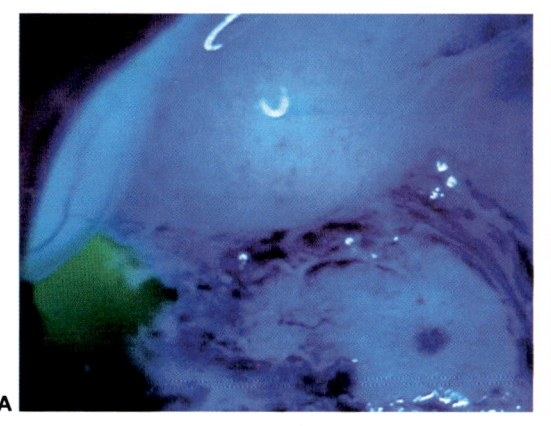

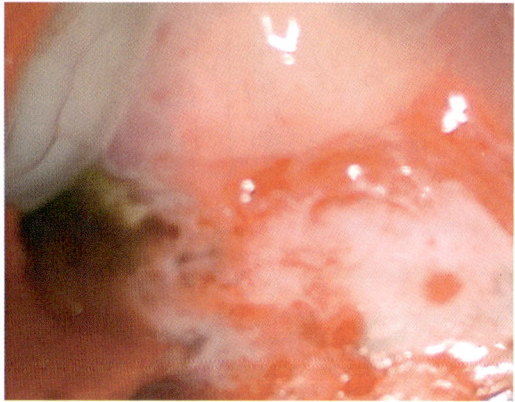

Fig. 10-10. (A, B) Aspecto intra-operatório de fístula liquórica em seio esfenoidal direito com e sem o filtro de luz azul.

SEÇÃO 2
ANOMALIAS CONGÊNITAS DO NARIZ

■ INTRODUÇÃO

As anomalias congênitas do nariz englobam os cistos dermóides, os gliomas e as encefaloceles. São malformações bastante raras, com incidência próxima de um caso em cada 10.000 a 40.000 nascimentos,[26] podendo ser isoladas ou se associarem a outros tipos de malformações, principalmente cerebrais. Serão abordados no presente capítulo, os dois últimos subtipos, glioma e encefalocele, pois correspondem às únicas lesões do grupo acima que podem se manifestar também como tumorações intranasais. Já os cistos dermóides, por sua vez, são exclusivamente extranasais,[26] portanto não são passíveis de tratamento cirúrgico endoscópico.

As encefaloceles adquirem relevância ainda maior nesse capítulo, pois se confundem com as fístulas liquóricas, uma vez que a sua manifestação clínica predominante pode ser a rinorréia hialina de aparecimento súbito, evidentemente nos casos em que há rompimento da dura-máter. Além disso, ao contrário dos gliomas, as encefaloceles podem ser adquiridas, ou seja, a herniação da meninge e do parênquima cerebral em direção à fossa nasal pode ocorrer espontaneamente ou, mais comumente, após traumas ou cirurgias nasais extensas, nas quais se removem grandes porções ósseas.

As encefaloceles congênitas manifestam-se principalmente na região occipital do crânio. Os tipos parietais e frontais correspondem, respectivamente, a 10 e a 15% dessas alterações, sendo as nasais equivalentes a menos de 5%.

São classificadas de acordo com o seu conteúdo em:

- *Meningocele*: contém somente meninge (Fig. 10-11A).
- *Meningoencefalocele*: contém meninge e tecido cerebral (Fig. 10-11B).
- *Meningoencefalocitocele*: contém meninge, tecido cerebral e parte do sistema ventricular (Fig. 10-11C).

Não existe predileção sexual. Nos Estados Unidos, a incidência de meningoencefalocele intranasal congênita é de 1:16.000. Na população asiática essa incidência é maior, chegando a 1:5.000.

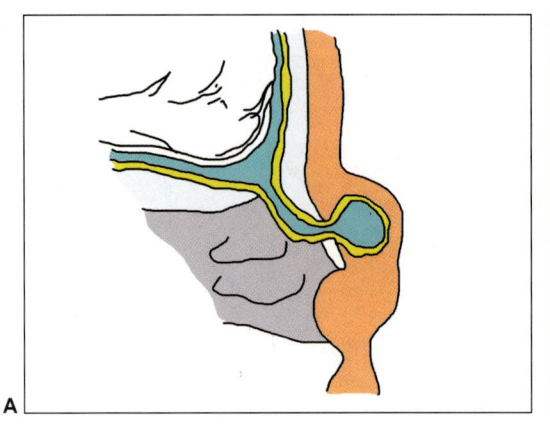

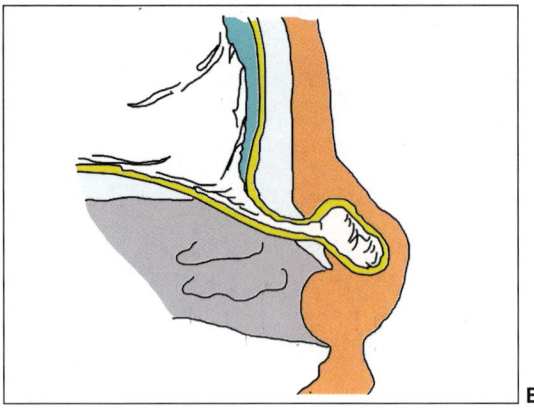

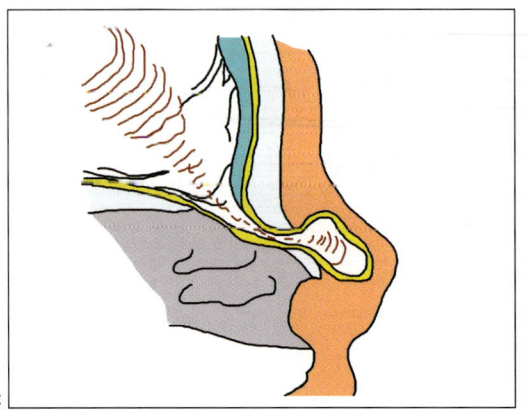

Fig. 10-11. (A) Meningocele. **(B)** Meningoencefalocele. **(C)** Meningoencefalocitocele.

EMBRIOLOGIA

Os gliomas são compostos por coleções de células gliais envoltas em tecido conectivo, que podem manter uma conexão fibrosa à dura-máter. As encefaloceles são lesões histologicamente idênticas aos gliomas, mas que se comunicam amplamente com o sistema nervoso central (SNC) e contêm líquor. A origem embrionária de ambas as lesões são semelhantes, podendo o glioma ser considerado uma encefalocele que não manteve comunicação com o sistema nervoso central.[27]

De acordo com a localização do defeito na base do crânio, apresentam alterações embriológicas com manifestações características e classificam-se em: occipital, sincipital e basal. As manifestações otorrinolaringológicas estão associadas a dois tipos: sincipital e basal.

1. **Sincipital**: formações frontoetmoidais com defeito entre os ossos frontais e etmoidais (forame cego). Geralmente são extranasais e subdividem-se em:
   - *Nasofrontal*: entre os ossos frontal e nasal (lesão na glabela).
   - *Nasoetmoidal*: depois de atravessar o forame cego, passa abaixo dos ossos nasais e acima das cartilagens laterais (lesão na região lateral do nariz).
   - *Nasorbital*: falha óssea abaixo dos ossos frontal e nasal (lesão lateral através de um defeito no processo frontal da maxila, na parede medial da órbita).
2. **Basal**: mais raro que o sincipital (1:35.000 nascimentos).[28] O defeito pode ocorrer desde a parte anterior da placa crivosa até a clinóide posterior ou pela fissura orbitária superior. Geralmente são intranasais, subdividindo-se em:
   - *Transetmoidal*: defeito na lâmina crivosa (lesão no meato superior).
   - *Esfenoetmoidal*: lesão passa entre as células etmoidais posteriores e o esfenóide, estendendo-se para a rinofaringe.
   - *Transesfenoidal*: defeito extenso desde a parte posterior da lâmina crivosa até a região clinóide posterior (lesão na rinofaringe).
   - *Esfenorbital*: lesão projeta-se através da fissura orbitária superior e inferior para se apresentar na fossa pterigomaxilar.

QUADRO CLÍNICO

Gliomas

Podem se apresentar no interior da cavidade nasal, no exterior ou em ambas as posições. São massas firmes e sólidas. Aproximadamente 30% dos gliomas se apresentam como uma tumoração intranasal unilateral, que pode até se exteriorizar pela narina. Entre os gliomas intranasais, cerca de 15% mantêm uma conexão com a dura-máter, fato de elevada importância quando se considera o tratamento cirúrgico.[29]

Encefaloceles

Cerca de um terço das encefaloceles congênitas são intranasais.[26] Ao exame físico, encontramos geralmente massas macias, compressíveis, de coloração azulada, translúcidas e pulsáteis. Devido ao líquor contido em seu interior, observamos um aumento do volume da tumoração à manobra de Valsalva, fato também observado ao comprimir as veias jugulares na região cervical (sinal de Furstenberg) em crianças. No glioma o sinal de Furstenberg é negativo.

As encefaloceles basais geralmente cursam com obstrução nasal, mas também podemos observar a lateralização do septo nasal e, eventualmente, o alargamento do osso nasal e hipertelorismo. Dependendo da posição da encefalocele, outras alterações neurológicas podem acompanhar o quadro, como é o caso das encefaloceles transesfenoidais, que cursam com distúrbios visuais e endocrinológicos.[28]

EXAMES COMPLEMENTARES

A tomografia computadorizada (TC) de seios paranasais é de fundamental importância para demonstrar deiscências ósseas, persistência do forame cego ou do fontículo nasofrontal, desvios ou bifidez da *crista galli*, e tamanho e localização do orifício de comunicação (Fig. 10-12). Investiga-se ainda, através da TC de crânio, a possível presença de hidrocefalia.

A ressonância nuclear magnética oferece melhor resolução dos tecidos moles, revelando melhor a presença ou não de comunicação intracraniana nos gliomas, presença de fístula liquórica, herniação das meningoencefaloceles e a presença de lesões intracranianas associadas. Em T1, as lesões aparecem em iso ou hipossinal de maneira heterogênea (Fig. 10-13).

TRATAMENTO

O tratamento dos gliomas e encefaloceles geralmente é cirúrgico. Quando não há prejuízos para o paciente a conduta é expectante, valendo a experiência e o bom senso do cirurgião.

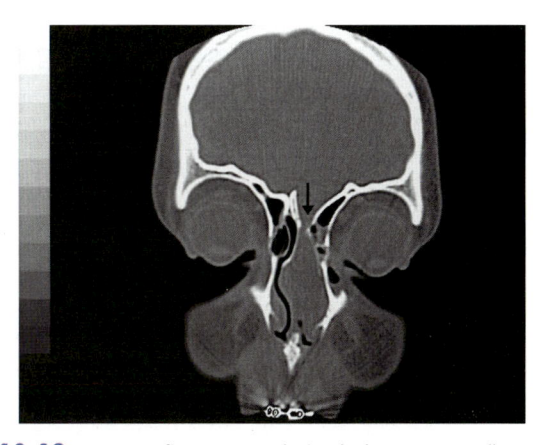

Fig. 10-12. Tomografia computadorizada (corte coronal) evidenciando falha óssea na lâmina crivosa e meningocele à esquerda (seta).

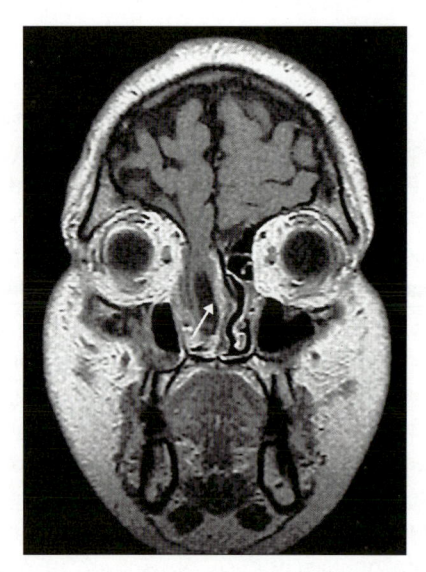

Fig. 10-13. Ressonância nuclear magnética (corte coronal em T1): meningoencefalocele à direita (seta).

A biópsia está contra-indicada diante de casos suspeitos. O correto diagnóstico quanto à origem da lesão diminui as chances de erro do cirurgião.

Nos gliomas, meningoceles e meningoencefaloceles intranasais podemos utilizar a via endoscópica nasossinusal sempre que possível. A contra-indicação para esta via não se relaciona com o tamanho da falha óssea na base do crânio, mas sim à localização desta falha. Falhas muito laterais no seio esfenoidal podem aumentar o grau de dificuldade na utilização desta via de acesso.

A fluoresceína sódica 5% pode ser utilizada para oferecer melhor visibilização da lesão e também do exato local de drenagem liquórica caso ocorra.[30]

Inicialmente fazemos a vasoconstrição tópica da fossa nasal, principalmente da região a ser abordada, com uma solução de xilocaína 2% (20 ml) acrescida de adrenalina na concentração de 1:1.000 (20 ml). A seguir realizamos a ressecção do componente intranasal da lesão, utilizando o aspirador cautério bipolar (Fig. 10-14A e B).[30] Em relação ao fechamento da falha na base do crânio, diversos materiais podem ser utilizados como: mucosa das conchas nasais ou do septo, pericôndrio ou fáscia, fragmento ósseo, cola biológica, ou a associação entre eles. Por fim, para garantir a sustentação do material utilizado no fechamento da fístula e também para estimular a granulação nesta região, colocamos várias camadas de Surgicel® e cola de fibrina.[31]

Em casos de hidrocefalia, a abordagem neurocirúrgica deve preceder a correção da encefalocele. A abordagem, dependendo da extensão e localização da lesão, é multidisciplinar, envolvendo o otorrinolaringologista, o neurocirurgião e o oftalmologista.

■ CONCLUSÕES

As fístulas liquóricas que se exteriorizam pelas fossas nasais podem surgir espontaneamente ou como conseqüências de traumatismos. Apesar de merecer atenção imediata, seja com manobras clínicas ou cirúrgicas, sua resolução ocorre na grande maioria dos casos. Mesmo com inúmeros métodos de diagnóstico à disposição, a suspeita clínica elevada e a anamnese detalhada continuam sendo ferramentas de grande utilidade.

As cirurgias de reparo das fístulas foram beneficiadas pelo rápido avanço tecnológico recente, que gerou uma diversidade muito grande de técnicas e materiais, mas vale sempre ressaltar que o sucesso da cirurgia depende essencialmente da precisa localização da fístula. Tanto o diagnóstico quanto a cirurgia corretiva podem ser realizados com o auxílio de telescópios rígidos, que já se demonstraram seguros, eficazes e de manuseio fácil. Sua utilização pode ser vantajosa mesmo em cirurgias com acessos externos, atuando como um complemento na inspeção do leito cirúrgico ao final do procedimento.

Algumas anomalias congênitas nasais também podem ser tratadas cirurgicamente pela via endoscópica nasal. As malformações aqui citadas foram os gliomas e as encefaloceles. Esse último tipo, além da origem congênita, pode ainda decorrer de traumas mecânicos, cirurgias nasais ou surgir espontaneamente. A técnica cirúrgica e os cuidados pós-operatórios são basicamente os mesmos dispensados na correção da fístula liquórica.

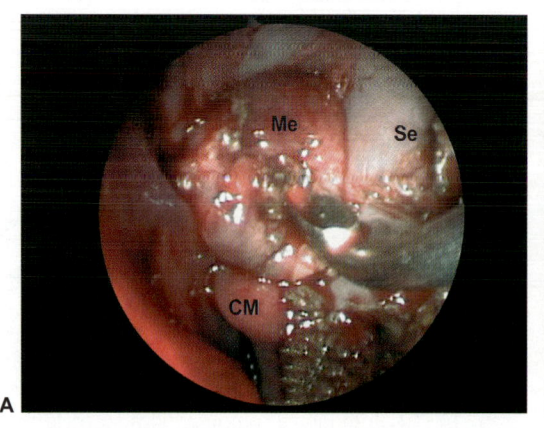

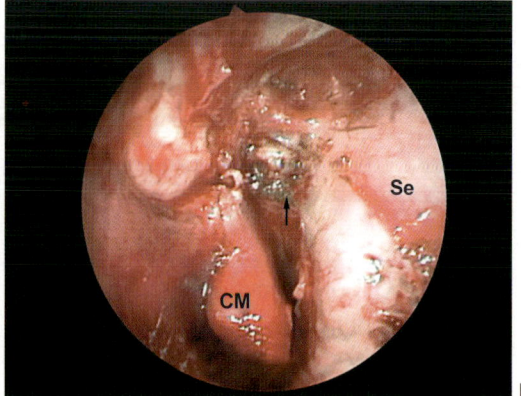

Fig. 10-14. (A) Meningocele localizada em teto de fossa nasal. **(B)** Aspecto após a remoção endoscópica da meningocele (seta) de teto de fossa nasal direita (Se = septo nasal; CM = concha média; Me = meningocele).

REFERÊNCIAS BIBLIOGRÁFICAS

1. Wax MK, Ramadan HH, Ortiz O, Wetmore SJ. Contemporary management of cerebrospinal fluid rhinorrhea. *Otolaryngol Head Neck Surg* 1997;116(4):442-9.
2. Pearson B. Cerebrospinal fluid rhinorrhea. In: Donald PJ, Gluckman JL, Rice DH (ed.) *The sinuses*. New York: Raven Press, 1995. 563-79p.
3. Schick B, Ibing R, Brors D, Draf W. Long-term study of endonasal duraplasty and review of the literature. *Ann Otol Rhinol Laryngol* 2001;110:142-7.
4. Machado A. *Neuroanatomia funcional*. 2. ed. São Paulo: Atheneu, 1993. 35-42p.
5. Ommaya AK, DiChiro G, Baldwin M. Non-traumatic cerebrospinal fluid rhinorrhea. *J Neurol Neurosurg Psychiatry* 1968;31:214-55.
6. Mattox DE, Kennedy DW. Endoscopic management of cerebrospinal fluid leaks and cephaloceles. *Laryngoscope* 1990;100:857-62.
7. May M, Levine HL, Mester SJ, Schaitkin B. Complication of endoscopic sinus surgery: analysis of 2108 patients – incidence and prevention. *Laryngoscope* 1994;104:1080-3.
8. Gjuric M, Goede U, Keimer H, Wigand ME. Endonasal endoscopic closure of cerebrospinal fluid fistulas at the anterior cranial base. *Ann Otol Rhinol Laryngol* 1996;105:620-3.
9. Pinheiro DC, Demarco RC, Anselmo WT. Abordagem endoscópica das meningoenceloceles nasais e fístulas liquóricas rinogênicas. *Rev Bras Otorrinolaringol* 2001;67(2):274-8.
10. Brodie HA. Prophylactic antibiotics for posttraumatic cerebrospinal fluid fistulae. *Arch Otolaryngol Head Neck Surg* 1997;123:749-52.
11. Skedros DG, Cass SP, Hirsch BE, Kelly RH. Beta-2 transferrin assay in clinical management of cerebral spinal fluid and perilymphatic fluid leaks. *J Otolaryngol* 1993;22:341-4.
12. Koso-Thomas A, Harley EH. Traumatic cerebrospinal fluid fistula presenting as recurrent meningitis. *Otolaryngol Head Neck Surg* 1995;112(3):469-72.
13. Kirchner FR, Proud GO. Method for identification and localization of CSF fluid, rhinorrhea and otorrhea. *Laryngoscope* 1960;70:921-30.
14. Voegels RL, Santoro PP, Medeiros IRT, Butugan O. O uso da fluoresceína sódica no tratamento endoscópico das fístulas liquóricas rinogênicas. *Rev Bras Otorrinolaringol* 1999;65(4):326-30.
15. Guimarães RE, Becker H. A new technique for the use of intrathecal fluorescein in the repair of cerebrospinal fluid rhinorrhea using a hypodense diluent. *Rev Laryngol Otol Rhinol* 2001;122(3):191-3.
16. Jones ME, Reino T, Gnoy A, Guillory S, Wackym P, Lawson W. Identification of intranasal cerebrospinal fluid leaks by topical application with fluorescein dye. *Am J Rhinol* 2000;14(2):93-6.
17. Eljamel M, Pidgeon C, Toland J, Phillips J, O'Dwyer A. MRI cisternography, and the localization of CSF fistula. *Br J Neurosurg* 1994;8:433-7.
18. Sillers MJ, Morgan E, Gammal TE. Magnetic resonance cisternography and thin coronal computerized tomography in the evaluation of cerebrospinal fluid rhinorrhea. *Am J Rhinol* 1997;11(5):387-92.
19. Calcaterra TC. Cerebrospinal rhinorrhea. In: English G (ed.) *Otolaryngology*. Philadelphia: JB Lippincott Co., 1994. 1-7p.
20. Applebaum EL, Chow JM. CSF leaks. In: Cummings CW, Fredrickson JM, Harker LA, Krause CJ, Schuller DE (ed.) *Otolaryngology head and neck surgery*. 2. ed. St Louis: Mosby Year Book, 1993. 965-74p.
21. Goldberg AN, Lanza DC. Extracranial closure of cerebrospinal fluid rhinorrhea using a mucoperiosteal flap. In: Bayley BJ, Calhoun KH (ed.) *Atlas of head and neck surgery – otolaryngology*. 2.ed. Phyladelphia: Lippincott, Williams and Wilkins, 2002. 890-3p.
22. Rice DH, Schaeffer SD. *Endoscopic paranasal sinus surgery*. 2. ed. New York: Raven Press, 1993. 241-6p.
23. Stammberger H. *Functional endoscopic sinus surgery*. Philadelphia: Mosby Year Book, 1991;436-77.
24. Costantino PD, Hiltzik DH, Sem C, Friedman CD, Kveton JF, Snyderman CF, Gnoy AR. Sphenoethmoid cerebrospinal fluid leak repair with hydroxyapatite cement. *Arch Otolaryngol Head Neck Surg* 2001;127:588-93.
25. Coiffier T, Cabanes J, Visot A, Dupuy M, Freche C, Chabolle F. Le traitement endonasal des rhinorrhées cérébro-spinales iatrogènes ou spontanées de l'étage entérieur de la base du crâne. *Ann Otolaryngol Chir Cervicofac* 1995;112:367-73.
26. François M, DeGaudemar I, Elmaleh M. In: Vercken S (ed.) *Encyclopédie Médico-Chirurgicale*. Paris: Editions Scientifiques et Médicales Elsevier, 2002. 20-400-A-10.
27. Sessions R. Nasal dermoid sinuses: new concepts and explanations. *Laryngoscope* 1982;[suppl 92]:92.
28. Jabre A, Tabaddor R, Samaraweera R. Transsphenoidal meningoencephalocele in adults. *Surg Neurol* 2000;54:183-8.
29. Hengerer A. *Congenital anomalies of the nose: their embriology, diagnosis, and management*. Monograph. Philadelphia: American Academy of Otolaryngology Head and Neck Surgery, 1987.
30. Schlosser RJ, Bolger WE. Management of multiple spontaneous nasal meningoencephaloceles. *Laryngoscope* 2002;112:980-5.
31. Khan MA, Salahuddin I. Intranasal meningoencephalocele and the use of fibrin glue. *Ear Nose Throat J* 1997;76(7):646-7.

ATRESIA COANAL CONGÊNITA

Elder Goto ❖ Richard Voegels ❖ Marcus Lessa

■ INTRODUÇÃO

A atresia coanal congênita é caracterizada por um defeito no desenvolvimento da comunicação entre a cavidade nasal e a rinofaringe.[1,2] Apresenta incidência variando de 1 para cada 5.000 a 8.000 nascidos vivos,[3-5] sendo mais freqüente no sexo feminino (proporção de 2:1) e mais comum a forma unilateral.[1,4,5]

Classicamente, foi inicialmente descrito em 1755, por Johann Roeder, ao relatar um caso de recém-nascido falecido nas primeiras horas de vida e que durante o exame necrológico, verificou-se atresia coanal bilateral. Em 1854, Emmert realiza a primeira intervenção cirúrgica ao permeabilizar as fossas nasais de um recém-nascido com uso de um trocarte curvo.

A atresia coanal congênita pode se apresentar como uma alteração única ou estar associada a outras malformações, incluindo a chamada síndrome CHARGE (coloboma ocular, doença cardíaca, atresia coanal, retardo mental e anomalias geniturinárias e auriculares). A associação com outras malformações é presente em até 50% dos casos.[1,5,6]

■ EMBRIOLOGIA

Dentre as teorias embriológicas para explicar a presença da atresia coanal, destacam-se:

- Persistência da membrana bucofaríngea do intestino anterior.
- Adesão mesodérmica culminando na formação de uma placa atrésica.
- Crescimento medial dos processos verticais e horizontais do osso palatino.
- Fatores locais possivelmente levando a alterações no fluxo mesenquimal, impedindo a canalização da placa atrésica.

■ CLASSIFICAÇÃO

Existem várias maneiras de classificar a atresia coanal (Quadro 11-1). Quanto aos lados acometidos, pode ser classificada em bi ou unilateral. A forma unilateral é mais freqüente (cerca de 60%), principalmente o lado direito.[1,7-10]

Quanto à natureza da placa atrésica, classicamente eram divididas em óssea (90%) e membranosa (10%).[2,3,5,6,11] Atualmente, principalmente devido ao advento da tomografia computadorizada, verificou-se que o padrão predominante seria misto, ou seja, com componentes ósseos e membranosos associados (cerca de 70%).[3] Consideramos atresia membranosa quando não ocorrem alterações ósseas no septo ou parede lateral.

Consideramos atresia quando não há comunicação entre a fossa nasal e a rinofaringe, e chamamos de estenose quando a comunicação entre a fossa nasal e a rinofaringe se encontra presente, porém insuficiente.

Quadro 11-1. Classificação da atresia coanal

Classificação	Característica
Quanto aos lados acometidos	Unilateral Bilateral
Quanto à natureza da placa atrésica	Óssea Membranosa Mista (óssea e membranosa)
Quanto à permeabilidade da fossa nasal	Atresia (obstrução total) Estenose (obstrução parcial)

■ QUADRO CLÍNICO

A atresia bilateral costuma ser mais sintomática, pois os recém-nascidos são respiradores nasais exclusivos, até cerca da 3ª semana de vida. Por essa razão, os pacientes podem apresentar dispnéia em graus variados, geralmente intensa, necessitando de medidas de suporte e cianose cíclica. A cianose seria devida à hipoxigenação sanguínea decorrente da dispnéia levando à dessaturação da hemoglobina. Com choro ou tosse, haveria a melhora da ventilação e conseqüente melhora da cianose. Passado o período inicial de respiração nasal exclusivo, a criança desenvolveria a respiração bucal com melhora das condições ventilatórias. Como uma das exceções à regra, recentemente atendemos um paciente de 13 anos com quadro de atresia coanal bilateral sem diagnóstico prévio, o qual foi submetido a tratamento cirúrgico com sucesso.[12]

O quadro de atresia unilateral é mais discreto, sendo que muitas vezes pode passar desapercebido e o diagnóstico realizado tardiamente. Além da obstrução unilateral, pode se verificar rinorréia unilateral abundante. O quadro de desconforto respiratório e cianose pode ser variado, mas em geral não é muito intenso.[2,3]

■ DIAGNÓSTICO

Logo na sala de parto, durante a aspiração das fossas nasais pelo pediatra, após o nascimento, é possível suspeitar de atresia coanal se houver dificuldade em passar a sonda de aspiração.

O quadro clínico é altamente sugestivo. O recém-nascido com quadro de desconforto respiratório logo nas primeiras horas de vida, associado à cianose cíclica desperta a possibilidade de atresia coanal bilateral.

A ausência de fluxo aéreo pela fossa nasal também é sugestiva desta doença, e dentre os métodos para se avaliar a ausência de fluxo aéreo e a permeabilidade das fossas nasais podem ser realizados:

- Observar a movimentação de fiapos de algodão em frente à fossa nasal decorrente da passagem do ar.
- Observar a condensação do ar expirado em frente a uma placa de vidro ou metal limpos.
- Instilação de corantes como azul-de-metileno ou violeta de genciana nas fossas nasais e verificar a progressão para rinofaringe.

Como exames complementares, podem ser realizados:

- Radiografia lateral em decúbito dorsal com colocação de contraste em fossas nasais.
- Nasofibrolaringoscopia, considerada um excelente exame para diagnóstico, porém nem sempre é possível realizar em crianças muito pequenas pelas dimensões reduzidas das fossas nasais. Permite ainda avaliar presença de outra doenças nasais associadas, além de auxiliar na programação cirúrgica. A nasofibrolaringoscopia também é extremamente útil na avaliação do seguimento pós-cirúrgico (Figs. 11-1 a 11-3).
- Tomografia computadorizada de seios paranasais, atualmente considerado como exame-padrão na avaliação e diagnóstico da atresia coanal. Permite avaliar exatamente a localização, o tipo de atresia (ósseo, membranoso ou misto), além de permitir avaliar presença de outras malformações ou doenças nasais concomitantes. A presença de atresia coanal não implica em alteração de desenvolvimento dos seios paranasais, fato esse observado com o estudo tomográfico em pacientes com essa doença (Figs. 11-4 a 11-8).[1,2,5,9]

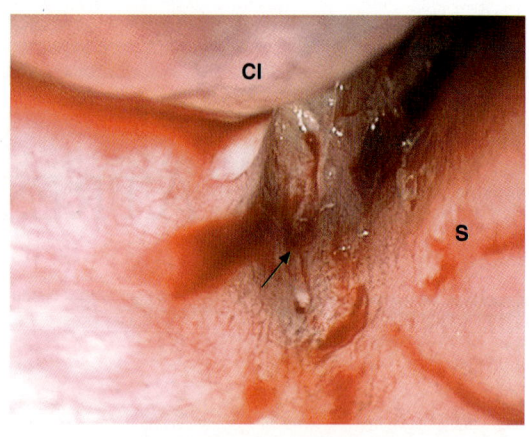

Fig. 11-2. Endoscopia da fossa nasal direita, com endoscópio mais próximo da atresia coanal (seta). CI = concha inferior; S = septo nasal.

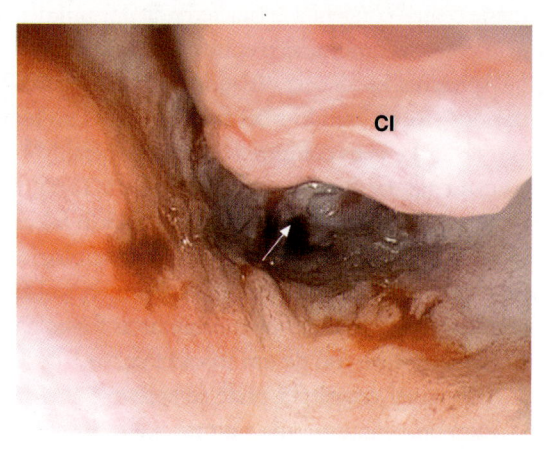

Fig. 11-3. Endoscopia da fossa nasal esquerda realizada sob a concha inferior e visibilização de fundo cego mais distalmente (seta). CI = concha inferior.

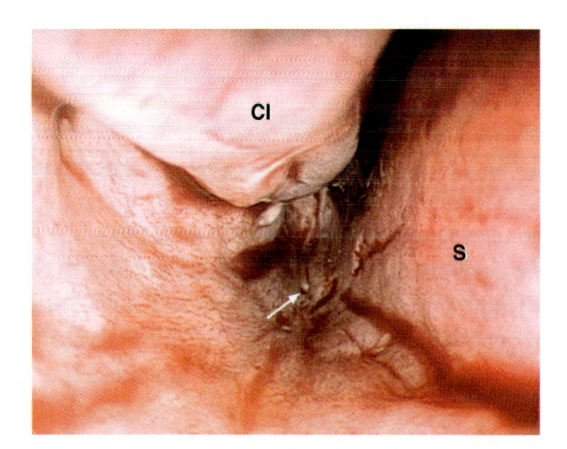

Fig. 11-1. Endoscopia da fossa nasal direita. Onde seria a abertura coanal, encontra-se um fundo cego (seta). CI = concha inferior; S = septo nasal.

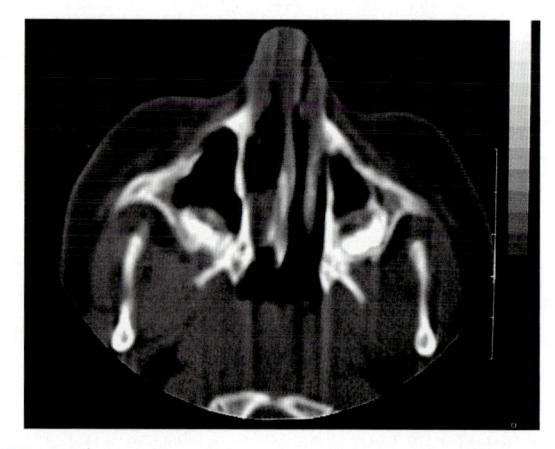

Fig. 11-4. Tomografia computadorizada em corte axial e janela para osso visibilizando atresia mista à direita com retenção de secreção na fossa nasal direita e simetria de seios maxilares.

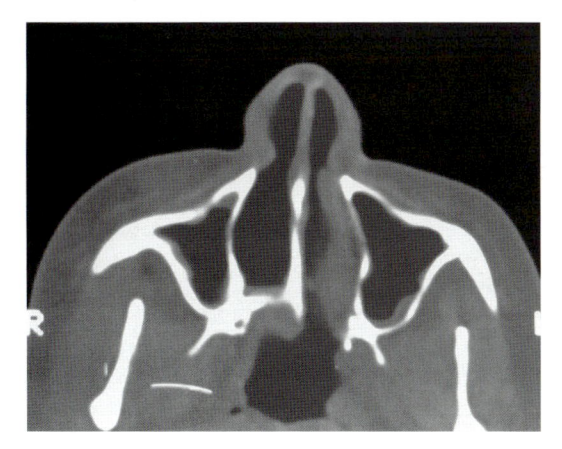

Fig. 11-5. Tomografia computadorizada em corte axial e janela para osso visibilizando atresia predominantemente óssea à direita.

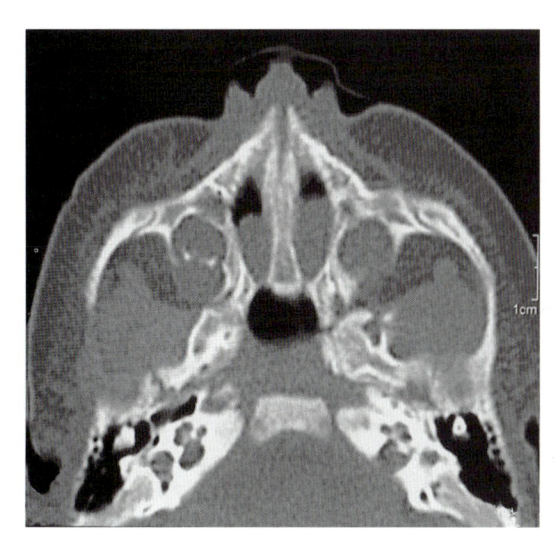

Fig. 11-6. Tomografia computadorizada em corte axial e janela para osso visibilizando atresia bilateral por componente misto. Verifica-se espessamento distal do septo nasal e acúmulo de secreção nas fossas nasais.

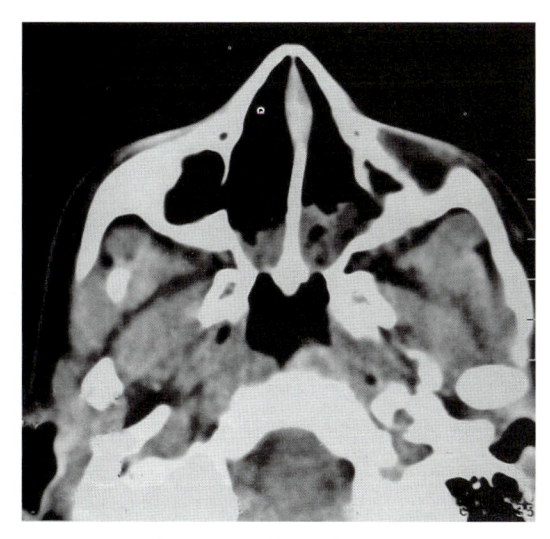

Fig. 11-7. Tomografia computadorizada em corte axial e janela para partes moles com atresia bilateral por componente misto.

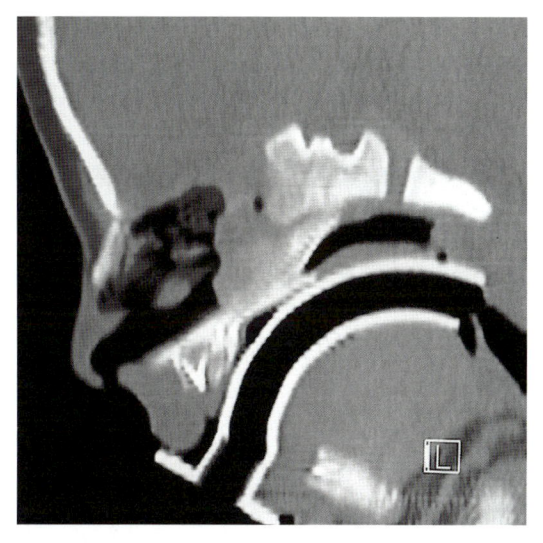

Fig. 11-8. Tomografia computadorizada em janela para partes ósseas em corte sagital, mostrando espessamento ósseo entre a cavidade nasal e a rinofaringe.

Os métodos diagnósticos se encontram resumidos no Quadro 11-2.

Quadro 11-2. Métodos diagnósticos	
Método diagnóstico	**Avaliação**
Quadro clínico	Fluxo aéreo (movimentação de algodão, condensação de ar) Passagem de sonda nasal Passagem de corante da fossa nasal para rino e orofaringe
Radiológico	Radiografia contrastada em decúbito dorsal
Endoscópico	Nasofibrolaringoscopia flexível Endoscopia nasal rígida
Tomográfico	Exame-padrão Cortes axiais e coronais

■ DIAGNÓSTICO DIFERENCIAL

Com relação à atresia coanal bilateral em recém-nascidos, os principais diagnósticos diferenciais são as alterações laríngeas como laringomalácea e outras doenças congênitas devido ao quadro clínico de desconforto respiratório precoce. Outras lesões nasais congênitas devem ser lembradas, como a presença de massas intranasais como gliomas, meningoenceloceles ou cistos dermóides (Figs. 11-9 a 11-12).[13,14]

Em lactentes e crianças menores, a presença de hipertrofia de tonsila faríngea (adenóide) pode levar a quadros clínicos semelhantes (Figs. 11-13 e 11-14). Ainda em relação a crianças pequenas, corpos estranhos nasais e rinolitos podem levar à presença de obstrução nasal, geralmente unilateral, associada à rinorréia

Desvios septais, hipertrofia de conchas nasais e anormalidades da região da válvula nasal são condições que também devem ser lembradas no diagnóstico diferencial.

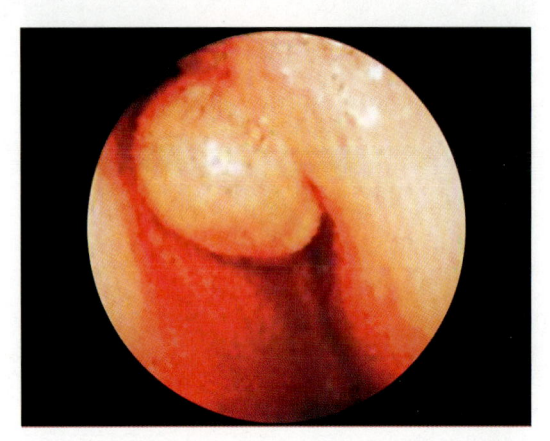

Fig. 11-9. Endoscopia de fossa nasal esquerda mostrando abaulamento de característica cística vindo do teto do etmóide compatível com meningocele.

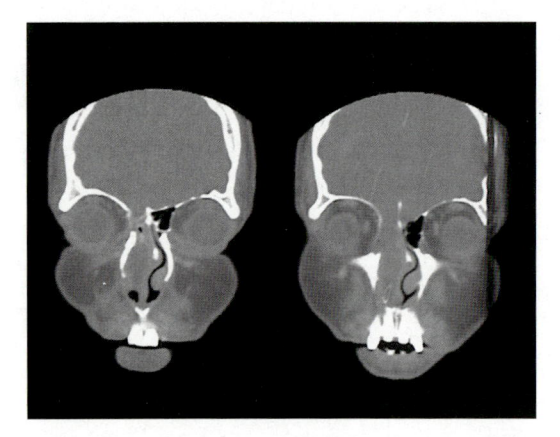

Fig. 11-10. Tomografia computadorizada em corte coronal e janela para osso mostrando falha em região do teto do etmóide e tecido ocupando a fossa nasal direita compatível com meningocele.

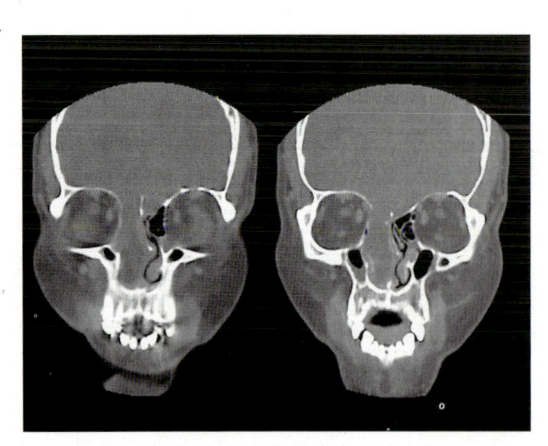

Fig. 11-11. Tomografia computadorizada em corte coronal e janela para osso mostrando falha em região do teto do etmóide e tecido ocupando a fossa nasal direita compatível com meningocele.

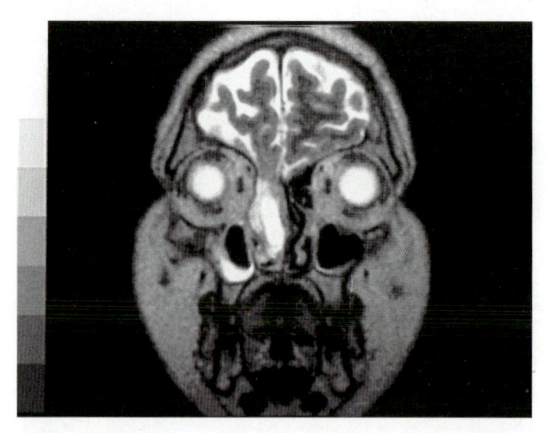

Fig. 11-12. Ressonância nuclear magnética em cortes coronais verificando massa vindo da fossa craniana e ocupando a fossa nasal direita com característica de realce a líquido, compatível com meningocele.

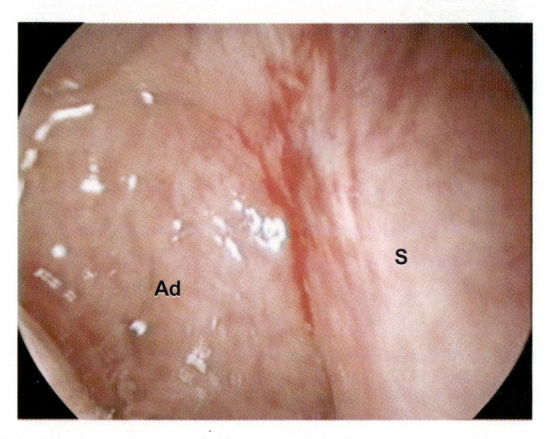

Fig. 11-13. Endoscopia de fossa nasal direita mostrando hipertrofia acentuada de adenóide ocupando toda a rinofaringe. S = septo nasal; Ad = adenóide.

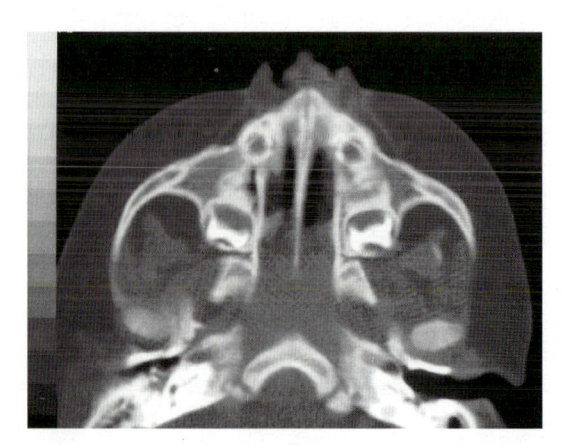

Fig. 11-14. Tomografia computadorizada em corte axial e janela para osso mostrando tecido com atenuação de partes moles, ocupando toda a rinofaringe compatível com hipertrofia adenoideana. Observe que o septo nasal se encontra retificado, sem espessamento distal.

■ TRATAMENTO

O tratamento cirúrgico é obrigatório. A atresia coanal bilateral em recém-nascidos é considerada uma emergência clínica, necessitando suporte adequado. O tratamento cirúrgico deve ser realizado assim que possível, após adequada avaliação do paciente.

Em casos de atresia bilateral em recém-nascidos, geralmente realizamos a permeabilização das fossas nasais com uso de um trocarte ou pinça de Cottle e passamos uma sonda de modo a manter a via aérea nasal aberta. Esse procedimento pode ser guiado sob visibilização direta com o endoscópio de 2,7 mm e 0 grau (Figs. 11-15 a 11-17). Após cerca de 3 a 6 semanas, retiramos a sonda e acompanhamos clinicamente a evolução do paciente. Muito provavelmente o paciente necessitará de nova abordagem cirúrgica, o qual tentamos realizar o mais tardiamente possível, de preferência após os 2 anos de idade (Quadro 11-3).

Nos casos de atresia coanal unilateral (Quadro 11-3), ou quando já é possível realizar uma cirurgia mais definitiva nos casos bilaterais, utilizamos a técnica transnasal endoscópica. Utilizamos o endoscópio de 4 mm e 0 grau se as dimensões da fossa nasal assim o permitir. Adotamos os seguintes passos:

- Aspiração cuidadosa da fossa nasal para remoção de secreções nasais, evitando-se traumatismos à mucosa nasal (Figs. 11-18 e 11-19).

Quadro 11-3. Comparação do tratamento entre atresia bilateral e unilateral

	Atresia bilateral	Atresia unilateral
Idade do paciente (abordagem cirúrgica)	Primeiros dias de vida ou meses	Preferencialmente após 2 anos
Endoscópio	2,7 mm (se possível)	4 mm (preferencialmente)
Colocação de sonda/*stent*	Sim (duração 3-6 semanas)	Não
Necessidade de reabordagem	Provável	Somente se necessário

- Vasoconstrição da fossa nasal com solução de lidocaína e adrenalina 1:2.000.
- Abertura da placa atrésica buscando sempre a posição mais inferior e medial possível (Figs. 11-20 e 11-21).
- Ampliação da abertura dentro dos limites da coana, com auxílio de pinça cogumelo reta (*Stammberger sphenoid punch*) (Figs. 11-22 a 11-24).

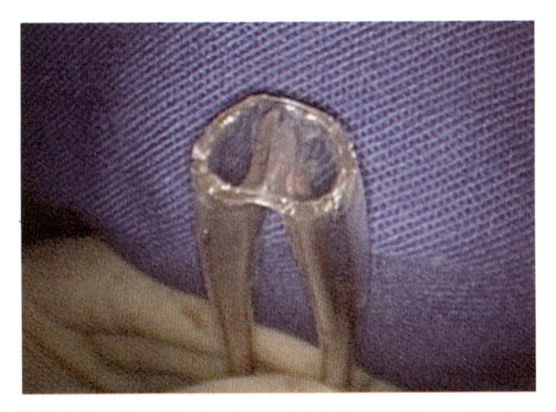

Fig. 11-15. Detalhe da abertura distal da sonda nasal colocada em recém-nascidos.

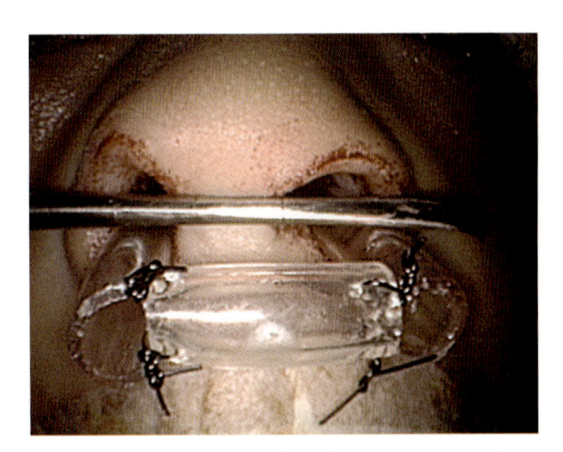

Fig. 11-17. Fixação da sonda utilizando-se um intermediário que serve para se evitar compressão da região columelar.

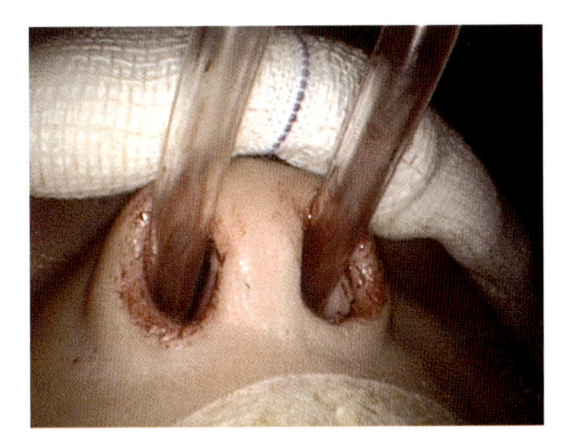

Fig. 11-16. Sonda nasal colocada nas fossas nasais, exteriorizando pelas narinas.

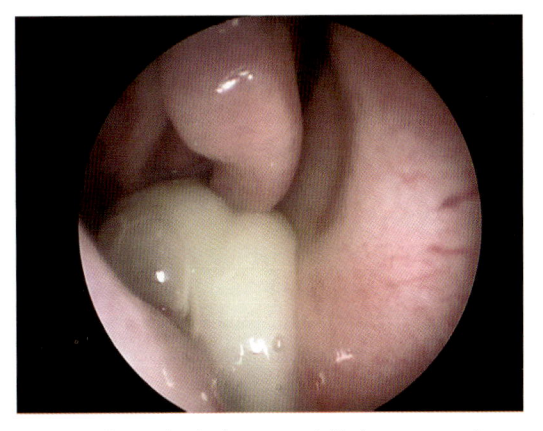

Fig. 11-18. Endoscopia da fossa nasal direita mostrando secreção acumulada.

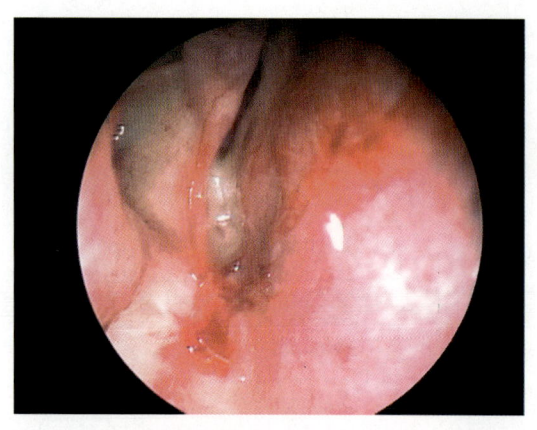

Fig. 11-19. Endoscopia da fossa nasal direita após aspiração de secreção e vasoconstrição local.

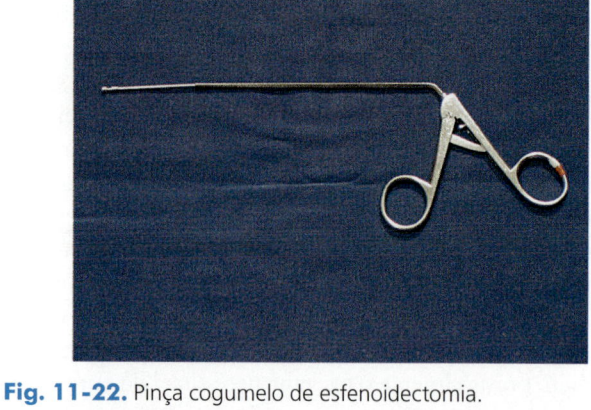

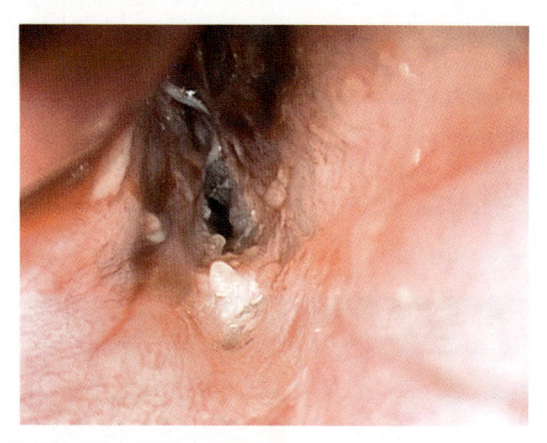

Fig. 11-22. Pinça cogumelo de esfenoidectomia.

Fig. 11-20. Abertura da região coanal direita com pinça de Cottle.

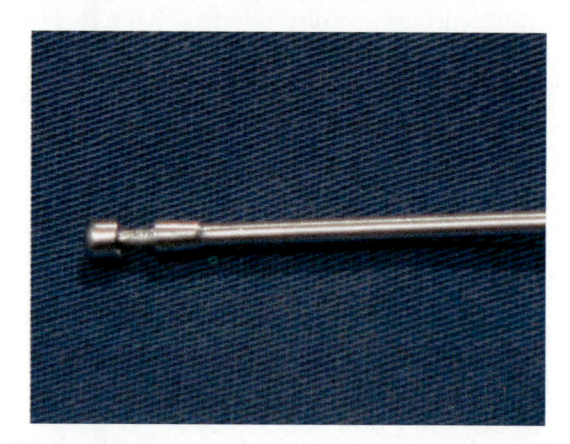

Fig. 11-23. Detalhe da abertura da pinça-cogumelo mostrando somente a região de corte.

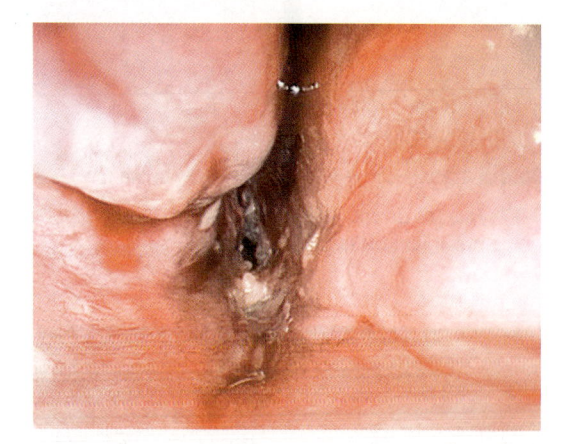

Fig. 11-21. Abertura realizada na porção inferior e medial.

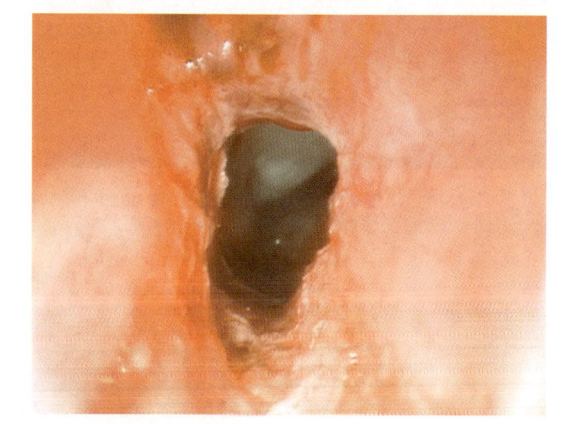

Fig. 11-24. Ampliação da abertura inicial com pinça-cogumelo.

- Retirada de septo nasal posterior, com auxílio de pinça *back biter* ou escopro. Consideramos esse passo essencial na ampliação da abertura coanal, uma vez que evita-se, assim, a ocorrência de estenose cicatricial circunferencial (Figs. 11-25 e 11-26).

- Uso de mitomicina tópica 0,4 mg/ml nas bordas da nova abertura coanal, um agente antimitótico, também como forma de diminuir a ocorrência de estenose cicatricial (Figs. 11-27 e 11-28).

É importante lembrar que nesses casos de cirurgia endoscópica, procuramos não deixar nenhum tipo de sonda ou *stent* na fossa nasal por acreditarmos que a presença desse material poderia levar a maior reação local com formação de tecido de granulação e possibilidade de estenose. O uso de sonda fica re-

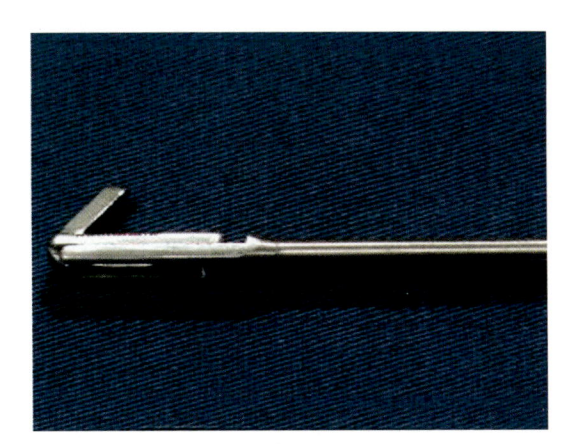

Fig. 11-25. Detalhe da extremidade cortante da pinça *back biter*.

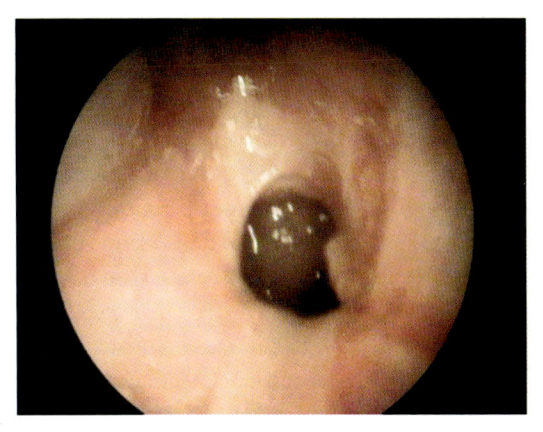

Fig. 11-27. Abertura da fossa nasal mostrando estenose local. O uso de mitomicina visa evitar o fechamento cicatricial da abertura realizada.

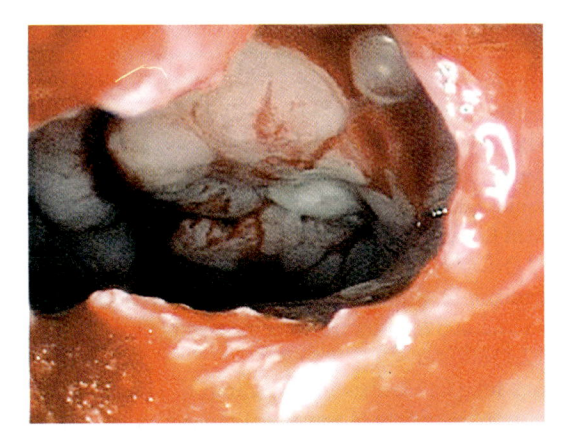

Fig. 11-26. Abertura do septo ósseo posterior com a pinça *back biter*. Removemos a mucosa juntamente com o osso septal.

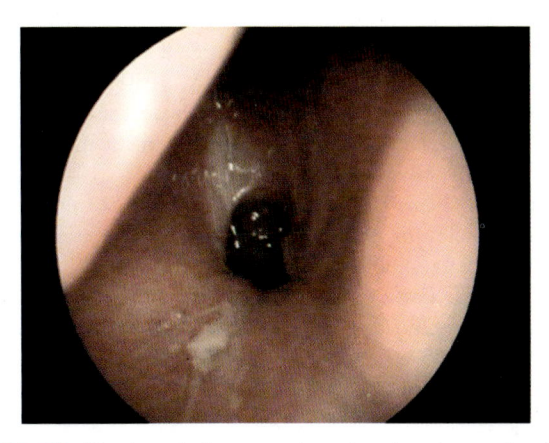

Fig. 11-28. Abertura da fossa nasal mostrando estenose local. O uso de mitomicina visa evitar o fechamento cicatricial da abertura realizada.

servado somente para os casos de crianças muito pequenas ou com menos de 1 ano de idade.[14]

Alguns autores, como Mc Leod[15] e Rombaux,[16] têm utilizado microdebridadores como forma de ampliar a nova abertura da coana, além de utilizarem mitomicina C também como forma de prevenir a reestenose cicatricial. Outros autores, como Pasquini,[17] preconizam a confecção de *flaps* mucosos recobrindo a região operada como forma de prevenir a reestenose. Holzmann,[18] além de remover o septo ósseo posterior, ainda remove a parede anterior e inferior do seio esfenoidal, como forma de ampliar a abertura da coana. Potoschnig[19] utiliza o laser de KTP para realização da correção cirúrgica referindo que apresenta poucas complicações, tanto intra como pós-operatórias.

■ CUIDADOS PÓS-OPERATÓRIOS

Normalmente não costumamos utilizar antibioticoterapia após a cirurgia, sendo os pacientes medicados somente sintomaticamente. Nos casos de atresia bilateral, na qual foi necessário uso de sonda, orientamos a lavagem nasal abundante com solução fisiológica 0,9% tanto na fossa nasal como dentro da sonda.

Após cerca de 3 a 6 semanas, retiramos a sonda e observamos clinicamente a evolução do paciente. Nos casos em que a sonda não foi utilizada, somente orientamos lavagem nasal abundante.

■ COMPLICAÇÕES

As complicações mais freqüentes são as recidivas ou estenoses. Graças à técnica endoscópica transnasal, complicações como deformidades palatais, mordida cruzada, estreitamento maxilar, fístula e disfunção muscular palatal, que poderiam ser observados na técnica transpalatina,[1,2,5,8,11,20] não são mais presentes na nossa experiência.

Até o momento não tivemos nenhum tipo de complicação grave. Richardson e Osguthrpe[2] relataram uma taxa de 36% de reestenose, Ferguson[9] relatou 56% e Lantz e Feurstein[5] 15%. O acesso transnasal é mais rápido, causa menos sangramento e tem menor morbidade, mas a visibilização da placa atrésica é difícil e as taxas de reestenose altas. No levantamento de cirurgias de correção de atresia realizado nos últimos 20 anos, no total de 46 pacientes, o uso do endoscópio nasal reduziu nossa taxa de reestenose de 54 para 22,2%. Lazar e Younis[1] relataram uma taxa de

30% em 10 pacientes, com apenas 1 com idade inferior a 1 mês e os demais variando de 3 a 14 anos. Kamel[8] teve 0% de reestenose em 5 pacientes de idade entre 4 e 18 anos.

O uso do endoscópio permite melhor visibilização da placa atrésica e confecção de *flaps* mucosos, se necessários. O acesso endoscópico reduziu as taxas de reestenose e permitiu o tratamento de casos mais complexos em que o acesso transpalatino estaria indicado, mantendo as vantagens da via transnasal.[1,8] Em nossa experiência o uso do endoscópio diminuiu as taxas de reestenose, apresentando boa visibilização do leito cirúrgico com baixa morbidade e tornou-se o acesso de escolha para tratamento destes pacientes.

■ REFERÊNCIAS BIBLIOGRÁFICAS

1. Lazar RH, Younis RT. Transnasal repair of choanal atresia using telescopes. *Arch Otolaryngol Head Neck Surg* 1995;121(5):517-20.
2. Richardson MA, Osguthorpe JD. Surgical management of choanal atresia. *Laryngoscope* 1988;98(9):315-8.
3. Brown OE, Pownell P, Manning SC. Choanal atresia: a new anatomic classification and clinical management applications. *Laryngoscope* 1996;106(1 Pt 1):97-101.
4. Jones KM, Bauer BS, Pensler JM. Maintenance of airway patency following treatment of choanal atresia. *Plast Reconstr Surg* 1989;84(4):669-70.
5. Vickery CL, Gross CW. Advanced drill technology in treatment of congenital choanal atresia. *Otolaryngol Clin North Am* 1997;30(3):457-65.
6. Kawashiro N, Koga K, Tsuchihashi N et al. Choanal atresia and congenital pharyngeal stenosis. *Acta Otolaryngol (Stockh)* 1994;517(suppl):27-32.
7. Miho H, Kato I, Iwatake H et al. A case report of acquired choanal atresia. *Acta Otolaryngol (Stockh)* 1996;522(suppl):111-5.
8. Kamel R. Transnasal endoscopic approach in congenital choanal atresia. *Laryngoscope* 1994;104(5 Pt 1):642-6.
9. Ferguson JL, Neel III HB. Choanal atresia: treatment trends in 47 patients over 33 years. *Ann Otol Rhinol Laryngol* 1989;98:110-2.
10. Pirsig W. Surgery of choanal atresia in infants and children; historical notes and updated review. *Int J Pediatr Otolaryngol* 1986;11:153.
11. Krespi YP, Husain S, Levine TM et al. Sublabial transseptal repair of choanal atresia or stenosis. *Laryngoscope* 1987;97(12):1402-6.
12. Voegels RL, Chung D, Lessa MM, Lorenzetti FTM, Goto EY, Butugan O. Bilateral congenital choanal atresia in a 13-year-old patient. *Int J Pediatr Otorrhinolaryngol* 2002;65(1):53-57.
13. Stankiewicz JA. The endoscopic repair of choanal atresia. *Otolaryngol Head Neck Surg* 1990;103:931-7.
14. Butugan O, Voegels RL, Sennes LU et al. Tumores nasais na infância. *Rev Bras Otorrinolaringol* 1999;65(1):20-4.
15. McLeod IK, Brooks DB, Mair EA. Revision choanal atresia repair. *Int J Pediatr Otorhinolaryngol* 2003;67(5):517-24.
16. Rombaux P, de Toeuf C, Hamoir M, Eloy P, Bertrand B, Veykemans F. Transnasal repair of unilateral choanal atresia. *Rhinology* 2003;41(1):31-6.
17. Pasquini E, Sciarretta V, Saggese D, Cantaroni C, Macrì G, Farneti G. Endoscopic treatment of congenital choanal atresia. *Int J Pediatr Otorhinolaryngol* 2003;67(3):271-6.
18. Holzmann D, Ruckstuhl M. Unilateral choanal atresia: surgical technique and long-term results. *J Laryngol Otol* 2002;116(8):601-4.
19. Pototschnig C, Völklein C, Appenroth E, Thumfart WF. Transnasal treatment of congenital choanal atresia with the KTP laser. *Ann Otol Rhinol Laryngol* 2001;110(4):335-9.
20. Butugan O, Almeida ER, Caropreso CA. Imperfuração coanal bilateral. A propósito de 9 casos. *Rev Bras Otorrinolaringol* 1991;57(3):144-9.

RINOSSINUSITES CRÔNICAS

Francini Pádua ❖ Daniela Thomé ❖ Fábio Pinna ❖ Richard Voegels

SEÇÃO 1
RINOSSINUSITE FÚNGICA

■ INTRODUÇÃO

Rinossinusite é um dos problemas mais comuns de saúde pública nos Estados Unidos, apresentando incidência e prevalência crescentes. Enquanto a prevalência da rinossinusite aguda é estimada segundo a ocorrência de infecção das vias aéreas altas no decorrer do ano, a prevalência de rinossinusite crônica (RSC) é difícil de ser estimada, por sua heterogenicidade e imprecisão diagnóstica.

A RSC pode ser definida como um grupo de doenças caracterizadas pela inflamação da mucosa do nariz e seios paranasais por, no mínimo, 12 semanas. Esta definição requer a identificação de ao menos dois fatores maiores, ou um maior e dois menores (Quadro 12-1), que podem sugerir fortemente a presença de rinossinusite. São confirmados pela presença de sinais inflamatórios durante a rinoscopia ou endoscopia nasal, e exames de imagem, preferencialmente a tomografia computadorizada (TC) de seios paranasais. Outros exames laboratoriais são importantes no diagnóstico diferencial das RSC.

Várias classificações foram propostas para a RSC. De forma geral, pode ser classificada como extrínseca (ou ambiental) e intrínseca (Quadro 12-2). Neste capítulo, serão abordadas uma causa extrínseca infecciosa e duas causas intrínsecas de origem genética, respectivamente a rinossinusite fúngica, fibrose cística e discinesia ciliar.

Quadro 12-1. Fatores associados ao diagnóstico de rinossinusites[1]

Fatores maiores	Fatores menores
Dor ou pressão facial*	Cefaléia
Obstrução nasal	Febre
Rinorréia purulenta	Halitose
Drenagem pós-nasal	Fadiga
Hiposmia ou anosmia	Odontalgia
Pus na cavidade nasal ao exame físico	Tosse
Febre (apenas em RSA)**	Otalgia

RSA = rinossinusite aguda.
*Dor ou pressão facial isolados não são sugestivos de rinossinusite na ausência de outro fator nasal.
**Febre isolada em rinossinusite aguda não é considerada um forte fator se não associada a outros sinais ou sintomas nasais.

Quadro 12-2. Causas extrínsecas e intrínsecas de rinossinusite crônica[1]

Extrínsecas	Intrínsecas
1. Infecciosas • Viral • Bacteriana • Fúngica • Parasita	1. Genéticas • Anormalidades mucociliares • Estruturais • Imunodeficiências
2. Não-infecciosas/inflamatórias • Alérgica • Não-alérgica • Farmacológicas • Irritativas	2. Adquiridas • Hipersensibilidade à aspirina • Desregulação autonômica • Hormonal • Estrutural • Auto-imune ou idiopática • Imunodeficiência
3. Ruptura da ventilação ou drenagem dos SSPN	

SSPN = seios paranasais.

RINOSSINUSITE FÚNGICA

Em 1885, Schubert[2] descreveu pela primeira vez um caso de aspergilose do nariz e seios paranasais. Não existia uma classificação clara das rinossinusites fúngicas (RSF) e a maior parte dos casos era agrupada como rinossinusite aspergilosa.[3]

No decorrer desses anos outros fungos e apresentações clínicas foram observados e novas classificações foram propostas. De uma forma geral, as RSF são divididas em dois grupos (Quadro 12-3). Essa classificação diz respeito à presença ou ausência de hifas na mucosa nasal, e não à presença de destruição óssea, que pode também ser encontrada em formas não-invasivas.[4]

Quadro 12-3. Classificação das RSF
- RSF não-invasiva
  - Micose sinonasal superficial
  - Bola fúngica
  - Sinusite fúngica alérgica (SFA)
- RSF invasiva
  - Crônica invasiva
  - Aguda fulminante

Hoje se sabe que o fungo é um organismo onipresente na natureza. Segundo Ponikau, num artigo controverso, a colonização do nariz e seios paranasais pelos fungos é um achado comum tanto em indivíduos normais quanto nos que apresentam RSC.[5]

Dependendo da imunidade do hospedeiro e das características do fungo, uma forma extramucosa não-invasiva pode se tornar invasiva. Assim, qualquer tipo de Aspergilose nasossinusal pode progredir ou ser associada a um tipo de doença mais agressivo.[6-8] Alguns autores sugerem que existam formas que deveriam ser consideradas clinicamente como semi-invasivas, ilustrando a progressão de uma forma não-invasiva para semi-invasiva, para, então, lentamente, progressiva e invasiva.[8,9] Desse modo, a RSF deve ser definida como um espectro de condições patológicas associadas à inflamação rinossinusal relacionada à presença do fungo.

Um aumento da incidência das RSF tem sido observado, provavelmente pela maior suspeita clínica, uso da endoscopia nasal e aperfeiçoamento dos métodos de imagem,[4] assim como pelo uso indiscriminado de antibióticos e aumento do número de indivíduos imunossuprimidos.

Quando falamos de RSF, um alto grau de suspeita clínica por parte do médico é necessário, uma vez que os sinais e sintomas geralmente são inespecíficos.[3]

De maneira geral, a suspeita diagnóstica é baseada no quadro clínico, exame físico e exame radiológico, sendo confirmada por histologia e cultura. No entanto, em um grande número de casos de RSF comprovada a cultura é tida como negativa.[10]

O método de imagem de escolha para o estudo da RSF é a TC de seios paranasais. Os raios X apresentam baixa sensibilidade e especificidade na demonstração de características anatômicas e patológicas.[4] A RNM não é considerada a primeira escolha no estudo de RSF, uma vez que dependendo da quantidade de material proteináceo da estrutura estudada pode apresentar-se como baixa, intermediária ou alta densidade.[4] Podem, ainda, apresentar-se como um sinal negativo em T2 como se o seio estivesse completamente vazio. A mucosa adjacente do seio pode apresentar uma aparência irregular. Imagens pré e pós-contraste podem ajudar na percepção de qualquer sinal de inflamação dural adjacente. Normalmente a mucosa em volta do material fúngico também é mais contrastada que o próprio material.[4] Em geral a RNM é solicitada na suspeita de invasão de estruturas adjacentes.

Nesse capítulo serão abordadas as formas mais comuns descritas, seus critérios diagnósticos e seus respectivos tratamentos.

Formas não-invasivas

Por definição, são formas consideradas saprofíticas, extramucosa e benigna em natureza.[9]

Micose rinossinusal superficial

Nesta condição, os fungos podem ser detectados sob visibilização direta no nariz e seios paranasais ou através da cultura de crostas nasais. Por causa de sua baixa patogenicidade, muitas vezes não são descritos na literatura. É considerado uma forma de baixo risco.

Os pacientes geralmente são assintomáticos ou reportam cacosmia, que não é detectada por outras pessoas. Tipicamente, mas não exclusivamente, é achada em pós-operatório de pacientes submetidos à cirurgia nasal que apresentam ressecamento das vias aéreas nasais ou estase de muco nasal. A aspiração das crostas revela edema, eritema e secreção purulenta sob as mesmas. Ocasionalmente, observam-se pequenas áreas de osso exposto. A cultura das crostas geralmente mostra o crescimento não só de fungo mas também de bactéria.

O tratamento consiste no debridamento da região envolvida e redução de agentes que promovam ressecamento nasal como os anti-histamínicos ou corticóides tópicos nasais. A infecção bacteriana deve ser tratada com antibioticoterapia. A umidificação da cavidade nasal pode ser realizada com solução fisiológica. Como tende a recorrer, um acompanhamento mais rigoroso deve ser feito.

Bola fúngica

Antes denominada de aspergilose, hoje se sabe que o *Aspergillus* não é o único fator etiológico, sendo então denominado de bola fúngica. Dentre a etiologia mais freqüente, o *Aspergillus fumigatus* é o mais comum,[11] podendo ainda ser encontrado o *Aspergillus flavus* e a *Pseudallescheria boydii*.

Quadro clínico

Não existe um quadro específico. O paciente apresenta quadros de rinossinusite crônica[9,11] de difícil tratamento com

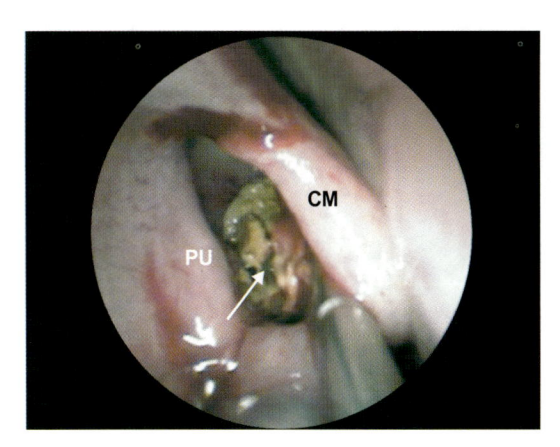

Fig. 12-1. FND. Material fúngico em meato médio à direita (seta). CM = concha média; PU = processo uncinado.

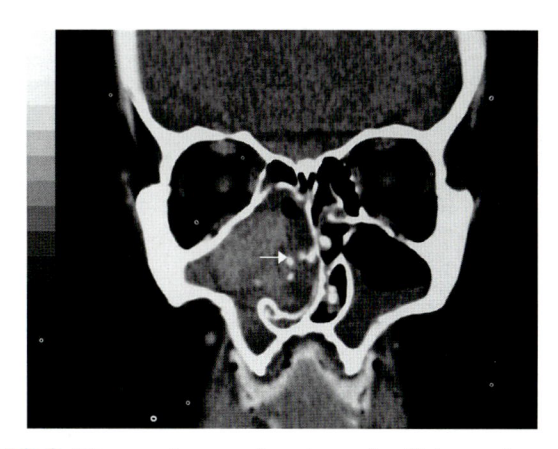

Fig. 12-2. TC em corte coronal, partes moles. Nota-se velamento de seio maxilar direito com material heterogêneo e abaulamento de parede medial (seta).

episódios agudos sobrepostos. A superinfecção viral ou bacteriana resulta em formação de secreção purulenta, que funciona como nutriente ao fungo, facilitando seu crescimento. A massa fúngica age como um corpo estranho dentro do seio paranasal, estimulando a atividade inflamatória e criando condições mais favoráveis para o crescimento do fungo.[11]

Acomete um único seio paranasal, freqüentemente o seio maxilar (Fig 12-1), podendo também acometer a concha bulosa, uma célula etmoidal isolada ou seio esfenóide.[4] Geralmente ocorre em indivíduos imunocompetentes.

Exames de imagem (Figs. 12-2 e 12-3A e B)

Freqüentemente é descrito como uma hiperatenuação no lúmem sinusal[3,11] semelhante a um corpo estranho metálico, sendo muitas vezes o único achado patológico.[11] Se o paciente não apresenta história sugestiva de corpo estranho, então o médico deve ter em mente a possibilidade de RSF. Essa hiperatenuação representa a porção necrótica central da massa fúngica, onde existem fosfato de cálcio e, em menor proporção, sulfato de cálcio.[11] O comprometimento sinusal pode ser parcial ou total, sendo este último relacionado à expansão do seio, associada ao adelgaçamento e esclerose de suas paredes.[4]

Histopatologia

A massa fúngica pode ser facilmente visibilizada quando corada por hematoxilina-eosina ou pela reação de PAS *(periodic acid-schiff)*. Freqüentemente se observa uma estrutura concêntrica[10,11] com várias camadas, como uma cebola, envolvidas por exsudato de leucócitos, detritos celulares, células epiteliais dissociadas e possíveis elementos bacterianos. Essas inúmeras camadas são formadas por incontáveis hifas (micélios) e representam cada fase de crescimento do fungo. Entre todos os tipos de acometimento sinusal pelo *Aspergillus*, a bola fúngica é a que apresenta maior número de hifas.[10] No centro da massa fúngica é possível reconhecer a morte de algumas células.[11] Segundo Hartwick *et al.*[10] a bola fúngica provoca pouca ou nenhuma inflamação no seio acometido.

Tratamento

Deve-se remover cirurgicamente o fungo, restabelecer a drenagem mucociliar e a ventilação do seio acometido (Figs. 12-4A, B e 12-5).[3,9,10] O procedimento pode ser realizado via endoscopia nasossinusal, promovendo a ampliação do óstio de drenagem do seio acometido. Algumas vezes pode ser difícil a

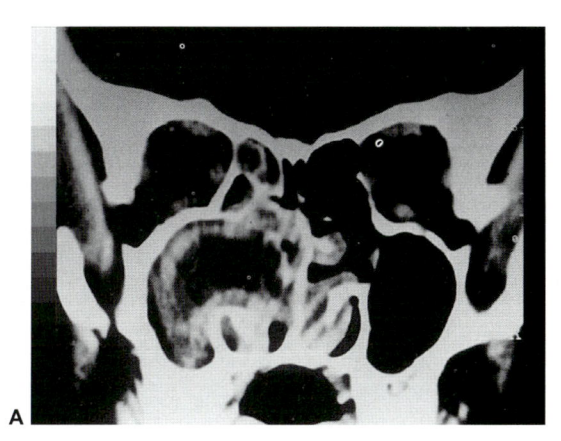

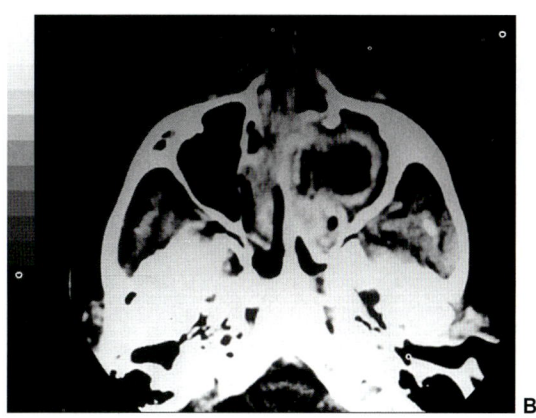

Fig. 12-3. (A). TC de partes moles em corte coronal. **(B)** TC de partes moles em corte axial. Nota-se hiperatenuação em seio maxilar à direita com remodelamento ósseo.

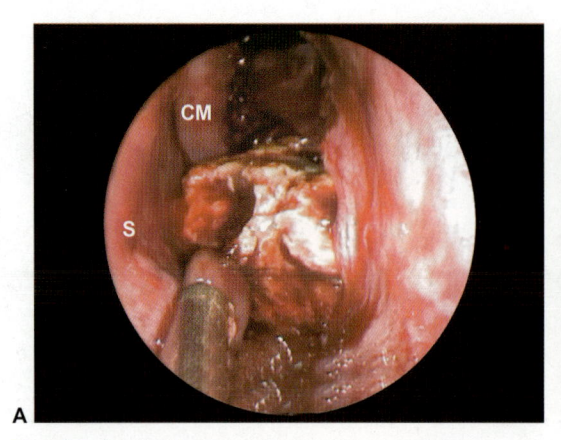

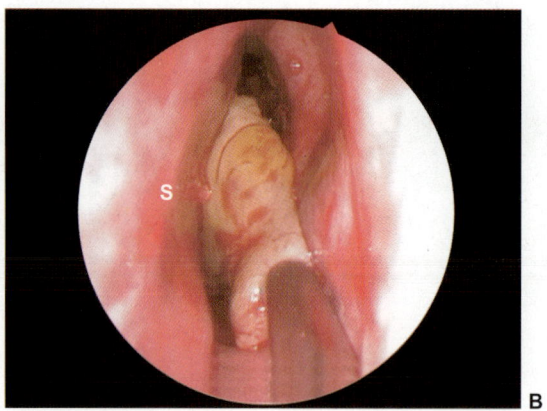

Fig. 12-4. (A, B) FNE. Aspiração de material fúngico de seio maxilar esquerdo. S = septo nasal; CM = concha média.

extração completa da bola fúngica do seio maxilar e uma abordagem externa (incisão sublabial) associada pode ser necessária, sendo preferida por alguns cirurgiões. A irrigação do seio acometido com solução fisiológica em baixa pressão pode auxiliar na remoção de restos fúngicos que por ventura tenham ficado no seio.

Antifúngicos não são utilizados, uma vez que não há invasão da mucosa.[10] O paciente é orientado a realizar lavagem nasal com solução hipertônica tamponada no pós-operatório.[12]

Rinossinusite fúngica alérgica (SFA)

Descrita primeiramente em 1983 por Katzenstein,[13] quase 20 anos mais tarde, ainda não é uma doença muito bem definida,[14] sendo considerada um desafio diagnóstico e terapêutico.[8] Pode ser considerada a forma mais avançada de RSC.[14] Vários critérios diagnósticos foram propostos,[15,16] diferenciando-se pela inclusão ou não da hipersensibilidade tipo I (atopia). Estudos mais recentes sugerem que a patogênese da mesma não esteja relacionada à hipersensibilidade do tipo I (mediada por IgE), como considerada por vários autores,[17] mas sim por mecanismos imunológicos que estimulariam a migração de eosinófilos dos tecidos em direção ao muco, para então formar agrupamentos de fungos envolvidos por esses eosinófilos.[5,18,19] Após a observação de eosinófilos na "mucina alérgica", independente da presença ou não de hipersensibilidade tipo I, foi proposta a utilização dos termos "mucina eosinofílica" e "rinossinusite fúngica eosinofílica".[5,10,18,20] Em indivíduos normais, os eosinófilos são praticamente ausentes na mucosa do nariz e seios paranasais.[18,19] Ponikau *et al.*[5] hipotetizaram que os eosinófilos poderiam ser estimulados pela presença do fungo extramucoso. Mais estudos são necessários para o esclarecimento de sua patogênese.

Geralmente os pacientes são imunocompetentes[8,14] e freqüentemente apresentam recorrência assintomática, devendo por isso ser acompanhados mensal ou bimensalmente.[14]

A SFA é mais comum em adultos jovens, com história de asma e atopia, sendo comum o encontro de polipose nasal (Figs. 12-6 e 12-7).[8,10] As manifestações clínicas são inespecíficas, apresentando-se como RSC ou recorrente.[10]

Dentre os achados radiológicos (Figs. 12-8 e 12-9), a SFA pode ocorrer em todos os seios paranasais, sendo comum o acometimento bilateral.[4] Fergusson,[14] contrariamente, observou que 50% dos casos eram unilaterais.[17] Podem ser visibilizadas expansão ou erosão óssea dos seios paranasais acometidos[3,4,8,10] justificados pela pressão gerada pelo fungo na parede sinusal,[8]

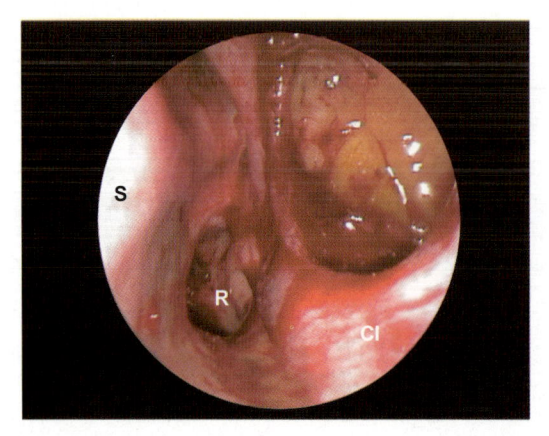

Fig. 12-5. FNE. Seio maxilar após aspiração e lavagem com solução fisiológica. S = septo nasal; R = rinofaringe; CI = concha inferior.

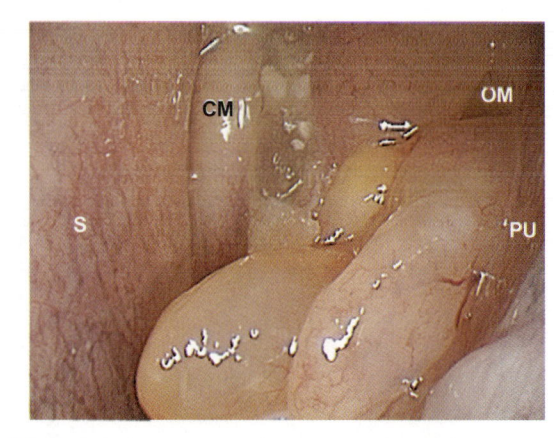

Fig. 12-6. FNE. S = septo nasal; CM = concha média; PU = processo uncinado; OM = óstio do seio maxilar.

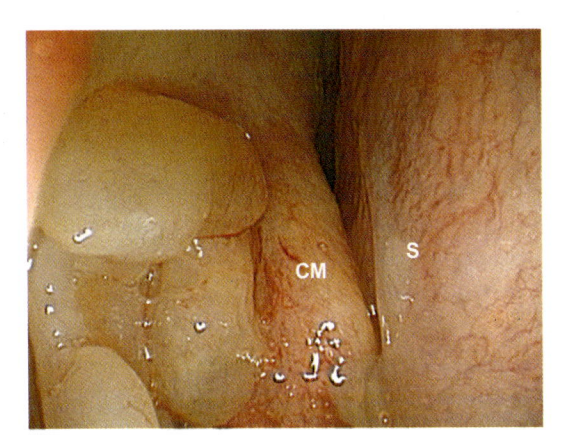

Fig. 12-7. FND. S = septo nasal; CM = concha média.

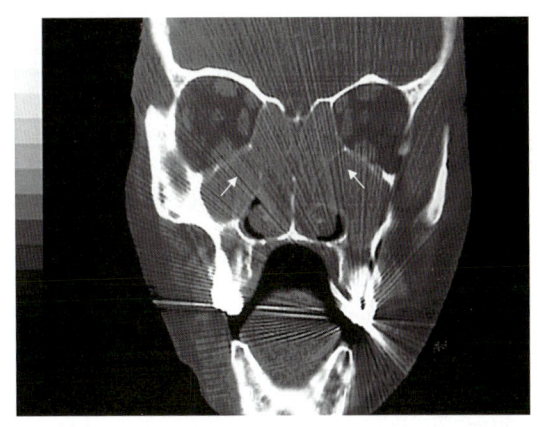

Fig. 12-8. TC de partes ósseas em corte coronal. Velamento pansinusal com alargamento do complexo osteomeatal bilateralmente (setas).

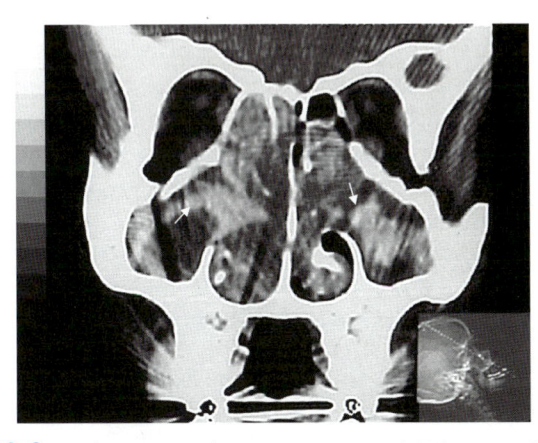

Fig 12-9. TC de partes moles em corte coronal. Velamento de seios maxilares bilateralmente e alargamento do complexo osteomeatal. Material heterogêneo sugestivo de rinossinusite fúngica (setas).

assim como o acometimento da órbita e cavidade intracraniana.[4] É freqüente o encontro de deformidades faciais em crianças.[21] Áreas de hiperatenuação intra-sinusal na TC também podem ser visibilizadas.[4,8,17] A grande quantidade de proteína encontrada na mucina alérgica freqüentemente registra um sinal negativo na RNM em T2.[17]

Histologia e cultura

O seio paranasal acometido apresenta um material mucóide e espesso no qual se encontram alguns debris.[8,10] Denominada por Katzenstein[13] de mucina alérgica, e por outros autores[5,10,18,20] de mucina eosinofílica, é descrita como um material mucóide com células inflamatórias agudas ou crônicas, com preponderância de eosinófilos[10] em diferentes graus de preservação, células epiteliais, debris celulares e cristais de Charcot-Leyden, birrefringentes, assim como outros cristais.[10] Uma camada distinta de células e debris celulares alerta o patologista a procurar por hifas fúngicas, que não são muito numerosas.[10] Cristais birrefringentes são observados em associação com as hifas. As hifas são mais facilmente visibilizadas quando se utilizam corantes impregnados por prata como o corante Methenamina Gomori. Uma vez que outros fungos podem mimetizar o *Aspergillus*, o diagnóstico não pode ser concluído até que se realize a cultura associada a testes séricos de precipitina e imunoglobulina E específica para determinados fungos.

Microbiologia

Em 2000, Karpovich-Tate *et al.*[22] descreveram que, historicamente, o fungo implicado na SFA é um *dematiaceous* e o mais comum seria a espécie de *Bipolaris spicifera*. A família *Dematiaceae* é caracterizada pela presença de melanina na parede de suas células, o que produz uma coloração preta nos tecidos e na cultura. Além do *Bipolaris*, a *Curvalaria lunata*, *Alternaria spicifera*, *Cladosporium herbarum* e *Exserohilum rostratum* também pertencem à essa família. No entanto, o *Aspergillus sp.* também pode ser encontrado. Dentre as espécies mais comuns de *Aspergillus*, encontram-se o *fumigatus* e o *flavus*.[10]

Tratamento

As estratégias para o tratamento mais adequado ainda não são bem definidas. Em parte, isso é conseqüência da diversidade de opiniões sobre a patogênese da doença. De uma forma geral, a grande maioria dos médicos concorda que a associação de medidas cirúrgicas e clínicas seja a mais adequada.

Cientes de que o espessamento mucoso polipóide, assim como os pólipos nasais, correspondem ao estágio final da inflamação crônica[23] estimulada pela presença da mucina eosinofílica, o objetivo principal do tratamento da SFA deve ser a remoção de todo o material fúngico, principalmente o muco presente nos seios paranasais.

A drenagem mucociliar e a ventilação do seio acometido devem também ser restabelecidas.[3,9,10,14] Ao remover a mucina eosinofílica, não é necessária a remoção de toda mucosa edemaciada, uma vez que a mesma retorna a sua condição normal no pós-operatório. Assim, procedimentos radicais e debilitantes devem ser evitados.[14] A esfenoetmoidectomia ou a sinusotomia frontal devem ser realizadas somente quando necessárias. Alguns autores sugerem a não-obliteração do seio frontal pelo prejuízo do controle pós-operatório da presença ou não de fungos.[14]

Alguns autores[12,14] preconizam a utilização pré-operatória de corticosteróides sistêmicos (0,5-1,0 mg/kg de predinisona por dia) 1 a 2 semanas anteriores à cirurgia, para que haja redução dos pólipos, diminuindo a inflamação mucosa e o sangramento intra-operatório.

O uso de corticóides sistêmicos seguidos por corticóides nasais, no pós-operatório, é importante para a redução da recorrência da doença,[10] porém a dose e o tempo ideais não são bem definidos.[10,14] Kuhn e Swain[14] preconizam o uso da predinisona oral de 40 mg (0,4 mg/kg) por dia por 4 dias, redução de 0,1 mg/kg/dia por 4 dias até alcançar a concentração da droga de 20 mg/dia (ou 0,2 mg/kg/dia). Com 1 mês de pós-operatório é então ajustada para 0,2 mg/kg/d. Nas visitas seguintes, se após 4 consecutivos meses o estágio da doença estiver em 0, então a droga é reduzida para 0,1 mg/kg/ dia por 2 meses e corticóides intranasais são então introduzidos numa dose 3 ou 4 vezes maiores que a usada para a rinite alérgica. Após 6 meses de mucosa estágio 0, a predinisona é descontinuada e os corticóides nasais são mantidos por tempo indeterminado associados à lavagem nasal.

Antifúngicos não são utilizados, uma vez que não há invasão da mucosa.[9,10] A eficácia de irrigações com antifúngicos também é controversa.[14]

A imunoterapia tem sido descrita como efetiva no controle da SFA, reduzindo a recorrência da doença. No entanto, quando usada pré-operatoriamente, pode piorar os sintomas dos pacientes.[14,17] Assim, deve ser iniciada apenas depois da remoção completa das hifas fúngicas cirurgicamente.[16]

Formas invasivas

Crônica invasiva

Geralmente causado por *Aspergillus*,[8] também é freqüente o encontro de *Mucor, Altenaria, Curvalaria, Bipolaris, Candida, Sporotrix schenckii* e *Pseudallescheria boydii*.[1] O *Aspergillus flavus* é o mais comumente encontrado no Sudão, onde a doença é endêmica.

Comporta-se como uma neoplasia maligna que se apresenta como uma massa facial e proptose. É lentamente progressiva e localmente destrutiva (Fig. 12-10A e B).[8,9] Uma clara imunodeficiência não é encontrada com facilidade,[10] podendo ocorrer em indivíduos imunocompetentes.[8,24]

Muitas vezes a diferenciação radiológica de formas invasivas e não-invasivas pode ser muito difícil, uma vez que semelhantes imagens podem ser vistas em ambos.[4] Entretanto, formas invasivas tendem a ser mais agressivas com extensão para áreas adjacentes como órbita e fossa craniana anterior e média, em particular o seio cavernoso[4] Além disso, inflamação adjacente da dura-máter pode ser visibilizada.[4]

Alguns autores[8] sugerem uma forma granulomatosa onde, histologicamente, apresenta granulomas não caseosos, compostos por material eosinofílico, envolvidos por fungos, células gigantes e núcleos em paliçada. Elementos fúngicos podem ser reconhecidos invadindo os tecidos, podendo haver necrose tecidual.[3,8]

O tratamento consiste na remoção cirúrgica do fungo, restabelecimento da drenagem mucociliar e ventilação do seio acometido, assim como a associação de anfotericina B.[9] Segue-se itraconazol oral por longa data[5,9,17] e lavagem nasal com solução hipertônica tamponada no primeiro mês, substituída por solução fisiológica após.

Aguda fulminante

Geralmente encontrada em indivíduos neutropênicos com neoplasias dos sistemas linforreticular ou hematopoiético que são imunossuprimidos. Apresenta um caráter angioinvasivo.[9] Iniciam geralmente como uma necrose ulcerativa da mucosa nasal, levando à destruição das conchas inferiores, progredindo rapidamente, em questão de dias.[4,9] Destrói os seios paranasais envolvidos e se estende para órbita e cérebro.[4,9]

Ao exame físico pode haver edema ou eritema periorbitário e/ou facial, assim como acometimento de nervos cranianos. Quemose, ptose, oftalmoplegia e até mesmo diminuição da acuidade visual indicam acometimento orbitário. A cavidade oral pode revelar áreas de necrose gengival ou palatal. O exame endoscópico nasal pode mostrar edema nasal generalizado ou, mais comumente, crostas necróticas.

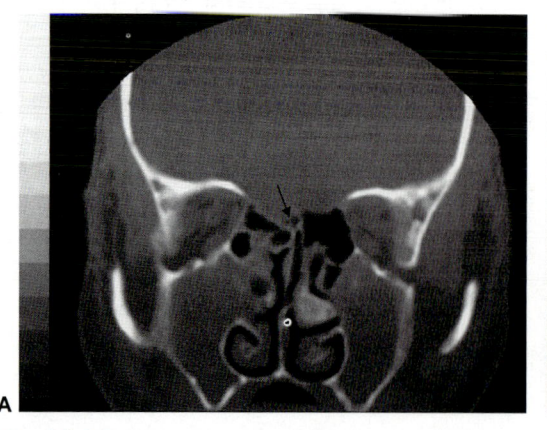

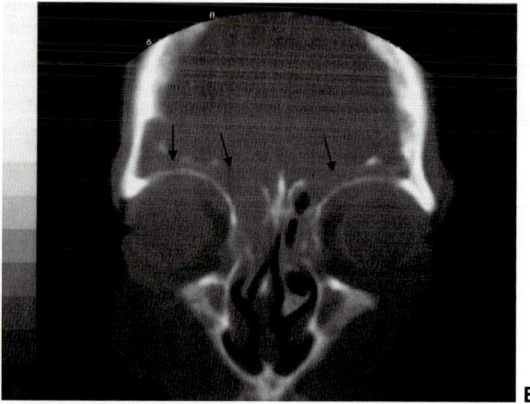

Fig. 12-10. TC em corte coronal de partes moles. Nota-se erosão óssea em teto de seio etmóide. **(A)** Assim como em tábua de seio frontal. **(B)** Mimetizando uma neoplasia maligna.

Há pouca reação tecidual a essa destruição e uma reação granulomatosa não é visibilizada.[10] É rapidamente destrutivo e freqüentemente fatal.[9] Aparenta uma neoplasia maligna e a densidade típica de material fúngico encontrado nos exames de imagem não está presente.[4]

Comumente associada com *Mucor*, também pode ser vista em associação com *Aspergillus* e outras formas de fungos. O termo mucormicose rinocerebral é empregado para descrever o acometimento dos seios paranasais em adição ao tecido cerebral.

O tratamento requer repetidos debridamentos cirúrgicos, correção de deficiências imunológicas, associados a antifúngicos intravenosos (anfotericina B) seguidos de antifúngicos orais por longa data.[1] Durante o ato operatório, deve ser removida toda a área de necrose tecidual até o encontro de tecido cruento, que será percebido pela presença de sangramento.

■ REFERÊNCIAS BIBLIOGRÁFICAS

1. Benninger MS, Ferguson BJ, Hadley JA, Hamilos DL, Md D, Jacobs M, Kennedy DW, Lanza DC, Marple BF, Osguthorpe JD, Stankiewicz JA, et al. Adult chronic rhinosinusitis: definitions, diagnosis, epidemiology, and pathophisiology. *Otolaryngol Head Neck Surg* 2003;129(3):1-33.
2. Schubert P. Fadenpilse in der nase. *Berl Klin Wochenschr* 1889;26:856-858.
3. Uri Nechama, Cohen-Kerem R, Elmalat I, Doweck I, greenberg E. Classification of fungal sinusitis in imunocompetent patients. *Otolaryngol Head Neck Surg* 2003;129:372-378.
4. Lund VL, lloyd G, Savy L, Howard D. Radiology in focus: fungal rhrinosinusitis. *J Laryngol Otol* 2000;114:76-80.
5. Ponikau JU, Sherris DA, Kern EB et al. The diagnosis and incidence of allergic fungal sinusitis. *Mayo Clin Proc* 1999;74:877-884.
6. Stammberger, H. Endoscopic surgery for mycotic and chronic recurring sinusitis. *Ann Otolaryngol* 1984;94(suppl 19):1-11.
7. Sarti J, Lucene FE. Aspergillosis of the paranasal sinuses. *Ear Nose Throat J* 1988;67:824-831.
8. Thakar A, Sarkar C, Dhiwakar M, Bahadur S, Dahiya S. Allergic fungal sinusitis: Expanding the clinicopathologic spectrum. *Otolaryngol Head Neck Surg* 2004;130:209-216.
9. Rowe-Jones J. Paranasal aspergillosis - a spectrum of disease (editorial). *J Laryngol Otol* 1993;107:773-774.
10. Hartwick RW, Batsakis JG. Pathology consultation: sinus aspergillosis and allergic fungal sinusitis. *Ann Otol Rhinol Laryngol* 1991;100:427-430.
11. Stammberger H, Jakse R, Beaufort F. Aspergillosis of the paranasal sinuses X-ray diagnosis, histopatology, and clinical aspects. *Ann Otol Rhinol Laryngol* 1984;93:251-256.
12. Voegels RL, Lessa MM, Butugan O, Bento RF, Miniti A. *Condutas práticas em rinolaringologia*. São Paulo: Fundação Otorrinolaringologia, 2002.
13. Katzentein AL, Sale SR, Greenberg PA. Pathologic findings in allergic Aspergillus sinusitis. A newly recognized form of sinusitis. *Am J Pathol* 1983;7:439-43.
14. Kuhn FA, Swain R. Allergic fungal sinusitis: diagnosis and treatment. *Curr Opin Otolaryngol Head Neck Surg* 2003;11:1-5.
15. Kuhn FA, Javer AR. Allergic fungal rhinosinusitis: perioperative management, prevention of recurrence, and role of steroids and antifungal agents. *Otolaryngol Clin North Am* 2000;33(2):419-432.
16. De Shazo RD, Swain RE. Diagnostic criteria for allergic fungal sinusitis. *J Allergy Clin Immunol* 1997;96:24-25.
17. Ferguson BJ. Eosinophilic mucin rhinusitis: a distinct clinicopathological entity. *Laryngoscope* 2000;110:799-813.
18. Braun H, Buzina W, Freudenschuss K, Behan A, Stammberger H. Eosinophilic funfal rhinosinusitis: a common disorder in Europe? *Laryngoscope* 2003;113:264-269.
19. Kaliner MA, Osguthorpe JD, Fireman P et al. Sinusitis: bench to bedside-current findings, future directions. *Otolaryngol Head Neck Surg* 1997;117:S1-20.
20. Robson JMB, Benn RAV, Hogan PG, Gateby PA. Allergic fungal sinusitis presenting as a paranasal sinus tumor. *Aust N Z J Méd* 1989;19:351-353.
21. McClay JE, Marple B, Kapadia L, Biavati MJ. Clinical presentation of allergic fungal sinusitis in children. *Laryngoscope* 2002;112:565-569.
22. Karpovich-Tate N, Dewey FM, Smith EJ et al. Detection of fungi in sinus fluid of patients with allergic fungal rhinosinusitis. *Acta Otolaryngol* 2000;120:296-302.
23. Lanza DC, Kennedy DW. Adult rhinosinusitis defined. *Otolaryngol Head Neck Surg* 1997;117:S1-7.
24. DeShazo RD, O'brien M, Chapin K et al. A new classification and diagnostic criteria for invasive fungal sinusitis. *Arch Otolaryngol Head Neck Surg* 1997;123:1181-1188.

SEÇÃO 2
FIBROSE CÍSTICA

■ INTRODUÇÃO

Fibrose cística (FC) ou mucoviscidose, descrita pela primeira vez por Fanconi em 1936,[1] é a exocrinopatia hereditária e letal mais comum da raça branca. Inicialmente, a FC era tida como uma doença da infância relativamente rara e invariavelmente fatal. Com o avanço das técnicas diagnósticas e da terapêutica houve um aumento significativo na expectativa de vida, com média de sobrevida para pacientes com FC nos Estados Unidos chegando aos 30 anos.[2]

■ FIBROSE CÍSTICA

Incidência

Na população caucasiana, a incidência da FC é de aproximadamente 1:2.000 a 1:2.500 recém-nascidos-vivos; na negra de 1:17.000 e na oriental de 1:90.000 recém-nascidos.[3-5] No Brasil, Raskin et al.[6] observaram uma incidência variável de acordo com a região geográfica e o grau de miscigenação: de 1:2.000 nos Estados do Sul a 1:10.000 no Estado de São Paulo.

Genética

A transmissão genética da FC é do tipo autossômica recessiva, sendo que aproximadamente 1 a cada 25 indivíduos da raça branca é portador do gene. Desta forma, quando ambos os pais carregam a informação genética da doença, a probabilidade de uma criança nascer com FC é de 25%, e quando apenas um dos pais é portador, 100% dos filhos serão normais, porém 50% portadores do gene.[7]

Em 1989, o gene da FC é localizado na região q31 no braço longo do cromossomo 7.[8-10] Este gene codifica uma proteína envolvida na regulação de canais iônicos, denominada proteína reguladora de condutância transmembrana da fibrose cística (Cystic Fibrosis Transmembrane Regulator Protein-CFTR). Mais de 800 mutações diferentes deste gene são descritas, sendo que cada uma modula especificamente uma esrutura molecular da proteína transmembrana. Dentre as mutações conhecidas, a DF508 é a mais freqüente (70-75%) e a mais severa. Nesta ocorre a deleção (D) de três nucleotídeos no gene, resultando na ausência de um aminoácido, a fenilalanina (F), na posição 508 da CFTR. No entanto, a prevalência de cada mutação é variável de acordo com a população estudada.

A heterogenicidade genética da FC pode, pelo menos em parte, explicar a grande variedade de apresentações clínicas da doença. Acredita-se que o amplo espectro de mutações resulte em diferentes expressões fenotípicas, e que nem todas as mutações estão necessariamente associadas aos achados clínicos clássicos da FC.[11]

Patogênese

De maneira geral, todo paciente com FC apresenta três anormalidades em grau variado:

1. **Concentração anormal de íons:** nas secreções das glândulas serosas, sendo a principal característica as concentrações elevadas de sódio e cloro no suor.
2. **Aumento da viscosidade das secreções:** das glândulas mucosas, resultando em obstrução e perda da função glandular.
3. **Susceptibilidade à colonização:** endobrônquica crônica por grupos específicos de bactérias.

As anormalidades do transporte iônico no epitélio respiratório de pacientes com FC têm sido constantemente pesquisadas. Uma grande diferença entre o potencial dos epitélios nasal ou traqueal e o sangue, o fluxo de sódio, e conseqüentemente da água, para o interior da célula epitelial respiratória duas vezes maior, e membrana apical relativamente impermeável ao cloro são alterações encontradas. Atualmente, acredita-se que a CFTR não é apenas uma proteína reguladora dos canais iônicos, mas sim o próprio canal de cloro na membrana apical das células epiteliais. A CFTR também parece participar na regulação dos canais de sódio e na função intracelular, como a acidificação das organelas intracelulares, que parece estar sob controle sinérgico tanto da ATPase quanto da proteína.[12]

Este desbalanço hidrossalino resulta em secreções respiratórias viscosas (viscosidade 30 a 60 vezes maior que o normal) e parece favorecer à colonização bacteriana crônica da via aérea. Além disso, o sódio é normalmente reabsorvido junto com o íon cloro nos ductos das glândulas sudoríparas. Porém, na FC, visto a impermeabilidade do cloro nas células epiteliais e a conseqüente não-reabsorção do sódio, o suor possui um alto conteúdo de sal. Ao nível do pâncreas, o principal íon secretado é o bicarbonato, cuja secreção máxima é clorodependente. Sendo assim, o suco pancreático nesses pacientes é reduzido em volume de água, bicarbonato e cloro.

Manifestações nasossinusais

A relação entre FC e as patologias nasossinusais foi primeiramente observada e relatada por Bodian, em 1952.[13] Posteriormente, Lurie, em 1959,[14] descreve uma alta prevalência de polipose nasal nessa população, a qual, em conjunto com a rinossinusite crônica, representam as principais manifestações otorrinolaringológicas da doença.

Características dos seios paranasais: comprometimento e desenvolvimento

O acometimento sinusal é rotineiramente encontrado nestes pacientes, sendo a **pan-opacificação dos seios paranasais** (com exceção do seio frontal, o qual raramente se desenvolve nessa população) observada no estudo radiológico de quase todos os pacientes acima de 8 meses de vida – 92 a 100% dos casos (Figs. 12-11A a C).[15-18] É interessante ressaltar que esta alteração é encontrada precocemente, porém os sintomas clínicos referentes à sinusite ou à polipose são raramente observados antes dos 5 anos.[19,20] Alguns autores relatam uma piora natural da doença sinusal com pico entre 8 e 12 anos de idade, seguido de melhora gradativa no final da adolescência.

A utilização mais rotineira da tomografia computadorizada tornou possível observar algumas características particulares na anatomia dos seios de pacientes com FC. Com certa freqüência se visibiliza uma hipoplasia ou o não desenvolvimento dos seios frontal e esfenoidal (Figs. 12-12 e 12-13).[21,22] Também pode ser observado um crescimento mais rápido do seio etmoidal anterior quando comparado ao posterior, gerando uma inversão na relação da extensão do labirinto etmoidal; e que a hipoplasia do seio frontal está freqüentemente associada à hipoplasia do esfenóide. Kim *et al.*[23] observam que o aumento das dimensões dos seios maxilares, com o avançar da idade, visto em pacientes normais e com rinossinusite crônica, não foi observado com a mesma proporção em pacientes com FC.

A severidade da doença nasossinusal nas crianças com FC é uma possível explicação para estas características anatômicas dos seios paranasais, pois as infecções sinusais já podem ser vistas desde o primeiro ano de vida. O maior comprometimento dos seios frontal e esfenoidal provavelmente relaciona-se ao fato de que estes se desenvolvem, predominantemente, no período pós-natal.

Além da FC, a discinesia ciliar primária é a única outra patologia que está claramente associada ao hipodesenvolvimento dos seios frontais.[24]

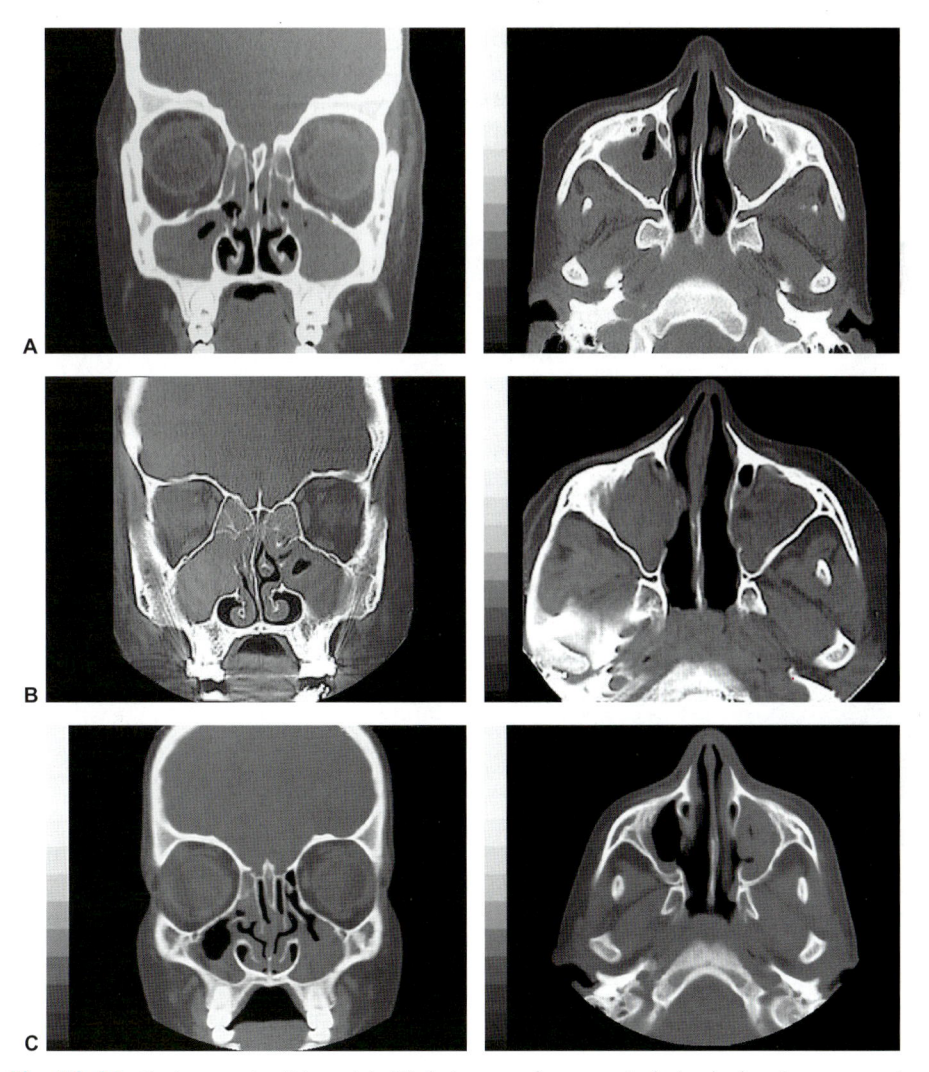

Fig. 12-11. Corte coronias (1) e axiais (2) de tomografia computadorizada de seios paranasais de pacientes com FC. **(A)** Feminino, 8 anos. **(B)** Masculino, 10 anos. **(C)** Masculino, 13 anos; onde se observa velamento dos seios maxilares e etmoidais bilateralmente.

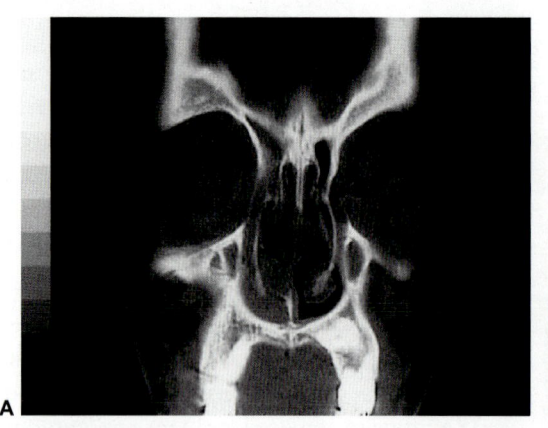

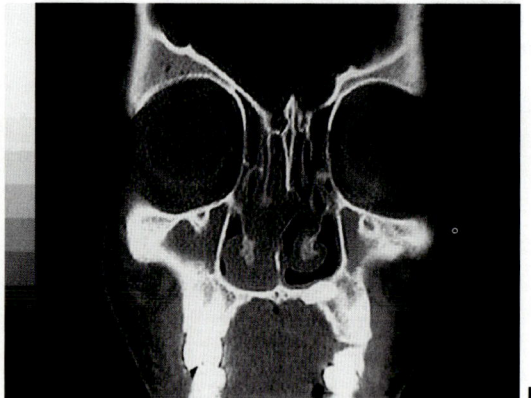

Fig. 12-12. Cortes coronais de tomografia computadorizada de seios paranasais de um paciente do sexo masculino com 16 anos, com FC que mostra um precário desenvolvimento do seio frontal.

Avaliação dos seios paranasais: tomografia e ressonância

Uma importante questão está na dificuldade geralmente encontrada no diagnóstico etiológico do velamento dos seios paranasais, detectado em exames de imagem. A radiografia simples não fornece dados significativos em pacientes com FC devido ao velamento praticamente constante dos seios frente à cronicidade das afecções. A tomografia é um exame bastante sensível, porém apresenta limitações na diferenciação entre espessamento mucoso e outros materiais (fluido, pólipos), sendo mais utilizada para esclarecer a extensão e a localização do acometimento nasossinusal. Muitas vezes é necessário obter amostras dos seios para exame histopatológico e microbiológico para um melhor esclarecimento sobre a origem do velamento. Recentemente, Eggesbo et al.[25] observaram que a imagem da ressonância nuclear magnética é superior à da tomografia computadorizada na diferenciação de tecido mole nos seios paranasais de pacientes com FC. O tecido se mostrou homogêneo na tomografia e heterogêneo na ressonância, sendo que em uma determinada seqüência de imagens da ressonância *(coronal short time inversion recovery images)*, as áreas de espessamento mucoso puderam ser facilmente diferenciadas de outros materiais, e áreas sem sinal, denominadas

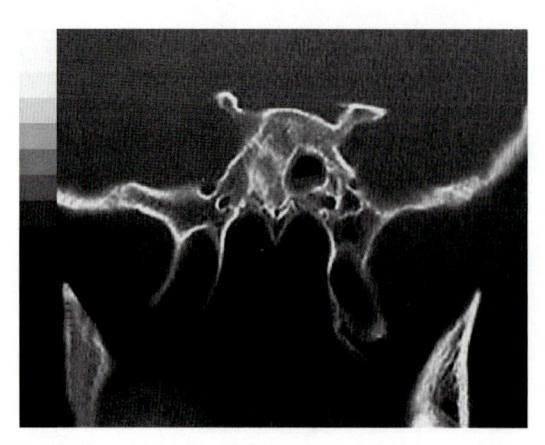

Fig. 12-13. Corte coronal de tomografia computadorizada de seios paranasais mostrando hipodesenvolvimento do seio esfenoidal de um paciente de sexo masculino de 17 anos.

"*sinais do ponto preto*", também foram descritas. Estas áreas, localizadas tanto interna quanto externamente à mucosa espessada, foram mais freqüentemente encontradas nos pacientes que apresentaram crescimento de *P. aeruginosa* na aspiração do seio maxilar. Desta forma, os autores acreditam que este sinal pode ser explicado por propriedades paramagnéticas relacionadas a agentes bacterianos.

Colonização bacteriana dos seios paranasais

As bactérias mais encontradas nos seios de pacientes com FC são a *P. aeruginosa*, o *S. aureus* e o *H. influenzae*. Não resta dúvida de que a *P. aeruginosa* é a bactéria mais observada nos seios desses pacientes,[25-27] porém os estudos não são uniformes no que se refere ao segundo agente mais comum (*S. aureus*[25]/*H. influenzae*).[27] Destaca-se aqui o raro encontro de *S. pneumoniae* e *M. catarrhalis*. Shapiro et al.[27] observaram 95% de positividade na punção de pelo menos um seio maxilar dentre 20 pacientes com FC estudados. Destes, 95% mostraram alteração na radiografia e apenas três pacientes apresentavam sintomatologia. O crescimento de 1, 2 ou 3 microrganismos ocorreu em 53, 21 e 3% dos seios, respectivamente. Não foi observada associação entre as espécies bacterianas provenientes dos seios e as predominantes na naso e orofaringe, e no escarro. Esta correlação entre agentes bacterianos encontrados na cultura de secreções dos seios maxilares, orofaringe, escarro e brônquios de pacientes com FC é controversa. Jaffe et al.[28] também não observaram uma relação positiva entre a cultura destas secreções, enquanto Eggesbo et al.[25] detectaram a mesma bactéria nas amostras do escarro, seio maxilar e nasofaringe.

O freqüente achado de bactérias nos seios de pacientes com FC com alteração radiográfica, porém sem sintomatologia, sugere que a colonização bacteriana dos seios é comum nessa população. A combinação de alguns fatores pode ser responsável pela criação de um ambiente favorável para essa colonização, como: a) secreção viscosa dos seios, b) comprometimento da drenagem normal dos seios, c) perda do transporte mucociliar normal dos seios, d) mudanças no pH e pO_2 dos seios, e e) acometimento de outras defesas do hospedeiro (Box 12-1). Além disso, a pequena quanti-

Box 12-1

Aumento da viscosidade do muco
↓
Lentificação do transporte para o óstio do seio
↓
Retenção do muco e aumento da viscosidade e espessura do muco
↓
Estase e mais mudanças nas propriedades viscoelásticas do muco
↓
Obstrução do óstio
↓
Hipóxia e retenção de dióxido de carbono
↓
Dano ciliar, edema de mucosa e inflamação
↓
Comprometimento de outras defesas → **Colonização bacteriana dos seios paranasais**

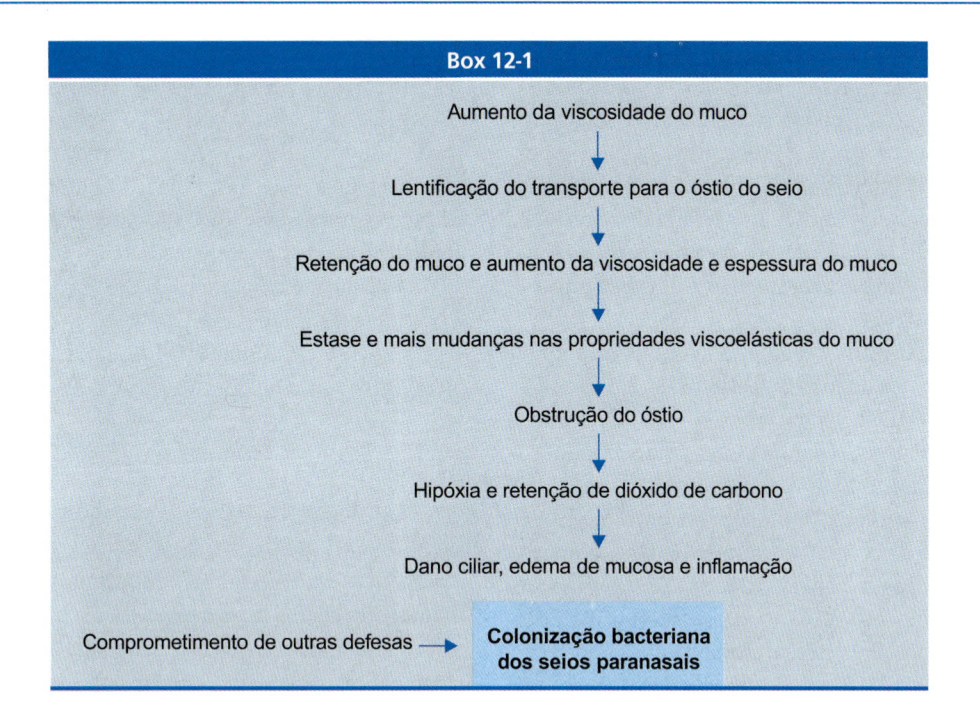

---

dade de células inflamatórias e a raridade de sintomas decorrentes do comprometimento sinusal sugerem que a colonização bacteriana, em geral, não desencadeia uma resposta inflamatória. Quando esta ocorre, provocando um "verdadeiro" quadro de rinossinusite, obstrução nasal, rinorréia purulenta, secreção retrofaríngea, respiração bucal, halitose, e roncos passam a ser queixas comuns em crianças com FC; crianças mais velhas e adolescentes também podem referir cefaléia. Estes sintomas, quando presentes, geralmente são mais severos do que em pacientes que não apresentam a doença. No entanto, é importante ressaltar que complicações de rinossinusite, como osteomielite e abcessos orbitário ou cerebral são raramente observados nesta população.

Doença sinusal e acometimento pulmonar

A relação entre a doença sinusal e o acometimento pulmonar é ainda uma questão bastante discutida. Não se sabe ao certo se os seios paranasais servem como um reservatório para a via aérea inferior[29-33] ou se a rinossinusite e as infecções da via aérea inferior são entidades separadas.[27,34] No entanto, alguns pacientes com FC submetidos a transplante pulmonar morrem no pós-operatório devido à pneumonia e acredita-se que a fonte dessa infecção seja os seios paranasais. Consequentemente, alguns autores sugerem cirurgia endoscópica com antrostomias amplas a nível do meato médio, seguida de irrigação dos seios com tobramicina e solução salina hipotônica antes do transplante.[35] Porém, esta questão ainda requer estudos para melhor esclarecimento.

Afecções nasossinusais

Rinossinusite crônica

A **rinossinusite crônica** é descrita, juntamente com a polipose, como uma das manifestações nasossinusais mais freqüentes na FC. Como dito anteriormente, algum grau de comprometimento dos seios é esperado nestes pacientes, porém com características celulares da mucosa diferentes de pacientes com rinossinusite crônica. Sobol et al.,[36] através de estudo imunoistoquímico da mucosa dos seios de pacientes com rinossinusite crônica com e sem FC, observaram maior número de neutrófilos, macrófagos e células mensageiras de RNA para interferon γ e IL-8 na vigência de mucoviscidose, e maior número de eosinófilos e células mensageiras de RNA para IL-4, IL-5 e IL-10 nos pacientes apenas com rinossinusite crônica.

Polipose

Com relação à **polipose nasossinusal**, observa-se um aumento surpreendente na sua incidência com o passar dos anos. Schwachman et al.[37] diagnosticaram esta afecção em apenas 43(6,6%) de 650 pacientes com FC, semelhante à incidência de 6% relatada por Magid et al.[38] Estudos mais recentes mostram um aumento significativo nestes valores, como os observados por Brihaye et al.[24] e Nishioka et al,[15] 57 e 67%, respectivamente. Este fato se deve, provavelmente, ao aumento da expectativa de vida dessa população e ao aperfeiçoamento nos métodos diagnósticos, representado, em especial, pela endoscopia nasal e pela tomografia computadorizada. Além disso, em estudos mais antigos as queixas otorrinolaringológicas não eram pesquisadas rotineiramente e os pacientes não eram examinados por especialistas. Acredita-se que a incidência da polipose possa ser ainda maior nesses pacientes, visto que o velamento dos seios, freqüentemente encontrado no exame radiográfico, pode ser devido a essa patologia.

A etiologia da polipose na FC ainda não está completamente esclarecida. Tos et al.[39] não encontraram diferença na densidade, distribuição ou arquitetura das glândulas de pólipos desses pacientes quando comparados a pacientes sadios, e também não observaram diferenças histológicas na superfície do epitélio ou no estroma. Estes achados divergem dos encontrados por Oppenheimer e Rosenstein,[40] que apontam diferenças histológicas nos pólipos quando associados à FC. É importante lembrar que a incidência de alergia nesses pacientes é a mesma da população em geral, e que essa não parece desempenhar um papel importante na formação da polipose.

De acordo com a faixa etária, a polipose sinusal parece apresentar dois comportamentos diferentes. O primeiro, caracterizado pelo abaulamento da parede lateral da fossa nasal, é visto em lactentes e crianças mais novas; o segundo, associado à polipose nasal, é observado em crianças mais velhas e adultos. Acredita-se que isso ocorra devido a resposta frente a pressão intraluminal exercida pelos pólipos e secreções. No primeiro grupo, a maior elasticidade do osso da parede lateral da fossa nasal gera uma deformação, enquanto no segundo, a pressão ulcera e depois destrói o osso, permitindo a invasão dos pólipos sinusais na cavidade nasal (Figs. 12-14 a 12-15).

Alguns estudos comprovam a baixa incidência de polipose nasal nas crianças mais novas. Brihaye et al.[24] detectaram excepcionalmente esta patologia em crianças abaixo de 5 anos; apenas dois casos (1,7%). Coste et al.[41] observaram a idade média de 13,5 anos para pacientes com polipose e FC, sendo 4 anos a menor idade. Além disso, Jaffe et al.[28] relatam um pico de incidência de polipose entre quatro e 12 anos. Desta forma, aparentemente, crianças mais novas com FC manifestam a doença sinusal através da opacificação dos seios, que pode estar associada à **medialização da parede lateral da fossa nasal**. Esta deformidade, associada à desmineralização do processo uncinado, foi observada em 100% das crianças com FC estudadas por April et al.[42] e pode ser atribuída à polipose sinusal (como já assinalado), pseudomucocele, mucopiossinusite, ou mucocele/mucopiocele.

Pseudomucocele

O primeiro relato sobre **pseudomucocele** data de 1995, quando Coste et al.,[41] ao estudarem tomografia dos seios paranasais de pacientes com FC, observaram uma imagem com duas atenuações (centro hiperdenso e heterogêneo com contorno relativamente hipodenso) com tendência à expansão em 87% dos casos. Nestes pacientes os seios maxilar, etmoidal e esfenoidal estavam acometidos em 100, 55 e 60% dos casos, respectivamente. Este fenômeno foi então denominado pseudomucocele (Fig. 12-16), sugerindo que essa entidade fosse uma doença sinusal

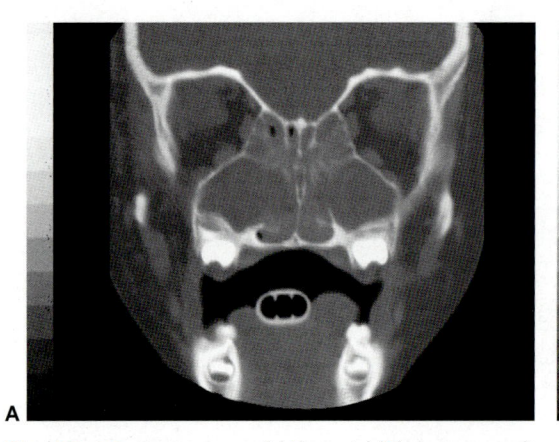

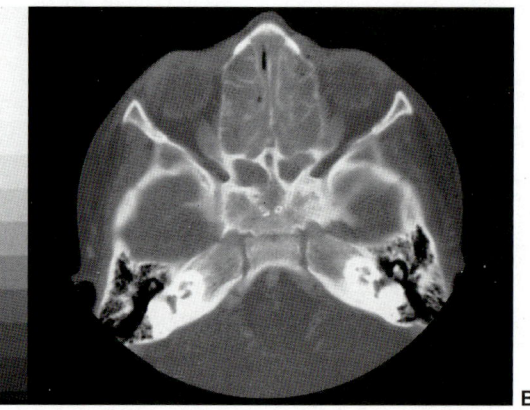

Fig. 12-14. Cortes coronal (**A**) e axial (**B**) de tomografia computadorizada de seios paranasais de um paciente do sexo masculino de 11 anos com FC e polipose nasossinusal maciça.

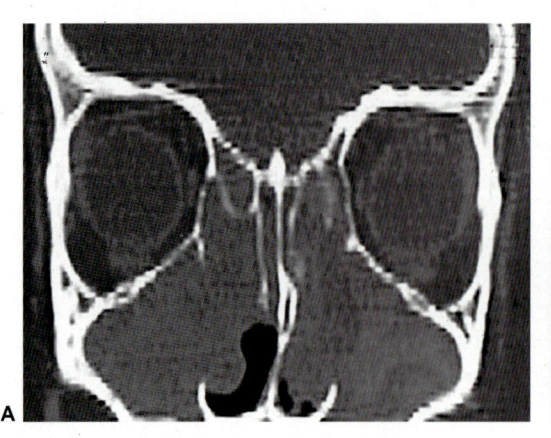

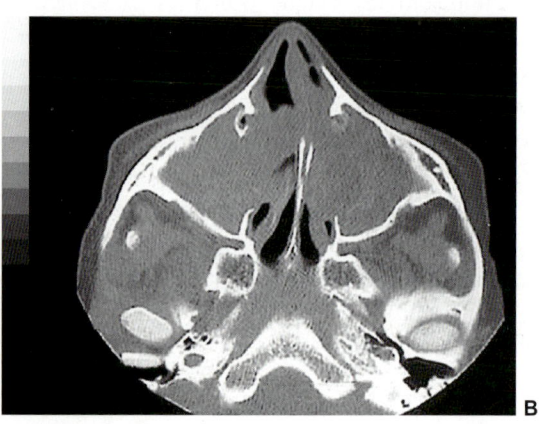

Fig. 12-15. Cortes coronal (**A**) e axial (**B**) de tomografia computadorizada de seios paranasais de um paciente com FC e 11 anos de idade, com velamento de seios maxilares e etmoidais devido à polipose.

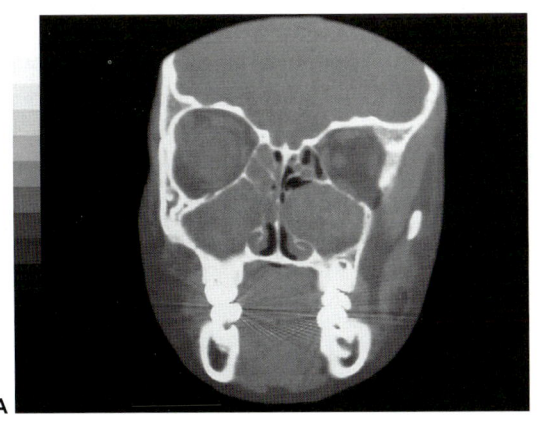

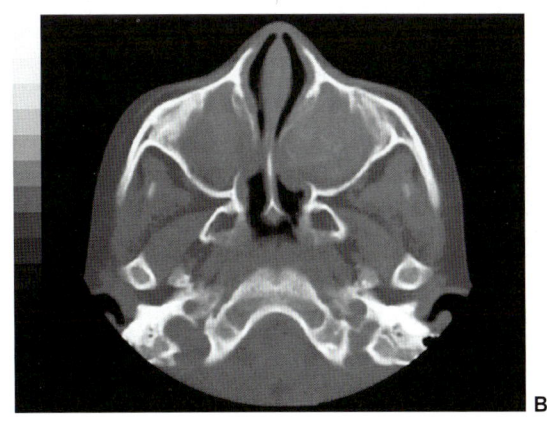

Fig. 12-16. Cortes coronal (**A**) e axial (**B**) de tomografia computadorizada de seios paranasais de uma paciente do sexo feminino com FC e 8 anos de idade, revelando pseudomucocele maxilar bilateral, com medialização das paredes laterais das fossas nasais.

característica da FC. O achado intra-operatório destes pacientes mostra uma cápsula inflamatória espessa e resistente seguindo os contornos das paredes do seio, o que corresponde ao contorno hipodenso observado na tomografia computadorizada.

A prevalência desta lesão parece estar relacionada à idade, tendo sido encontrada em todas as crianças menores de 5 anos, em 85% dos pacientes entre 5 e 8 anos e em apenas 60% de adolescentes com FC no estudo de Bryahe et al.[24] Segundo estes autores, a fisiopatogenia da pseudomucocele está relacionada com a estase de secreção viscosa dentro do seio maxilar e se manifesta de forma bilateral (> 80%) na maioria dos casos. Ambos os estudos observaram ao exame endoscópico a medialização da parede lateral da fossa nasal a nível do meato inferior, e principalmente do meato médio, estreitando a cavidade nasal. Destaca-se que muitas vezes este achado é subvalorizado ao exame, despertando atenção apenas ao se realizar a tomografia computadorizada dos seios paranasais. Bryahe et al.[24] acreditam que a diminuição da incidência da pseudomucocele, com o passar dos anos, sugere que o processo tenha uma resolução espontânea e que sua presença isolada não justifique uma abordagem cirúrgica. No entanto, quando ocorre o aparecimento de polipose dentro do seio acometido, a doença não é mais considerada autolimitada e a infecção purulenta crônica associada caracteriza o quadro de **mucopiossinusite**.

O termo **mucopiossinusite** também é utilizado por alguns autores para descrever grandes coleções de pus e material caseoso (geralmente multilobuladas), envoltas por mucosa polipóide, observadas na tomografia e no intra-operatório. Sendo assim, nem sempre há uma uniformidade na terminologia utilizada para descrever algumas lesões dos seios paranasais em pacientes com FC; até mesmo porque nem todos os estudos possuem estudo radiológico apropriado, avaliação endoscópica intranasal e achado intra-operatório para uma diferenciação exata do acometimento sinusal. Algumas imagens diagnosticadas como mucopiossinusite, como no estudo de Nishioka et al.,[15] onde esse processo envolveu os seios maxilares e/ou etmoidais em 52% dos casos, poderiam ser definidas como pseudomucocele para outros autores.

Mucocele

A **mucocele** é outra manifestação sinusal, menos freqüente, associada à FC. Corresponde a um cisto secretor envolto por epitélio respiratório, que pode aumentar seu volume através do acúmulo de secreção, provocando expansão do seio. Cresce lentamente e pode erodir o osso que a circunda, comprimindo estruturas adjacentes, em especial a fina lâmina papirácea. Quando o conteúdo da mucocele se infecta, essa passa a ser denominada mucopiocele ou piocele. Nos *adultos*, o seio mais acometido é o frontal, lembrando que esse muitas vezes não se desenvolve ou é hipoplásico em pacientes com FC. Três casos (20, 22 e 28 anos de idade) de mucopiocele frontal são relatados por Sharma et al.[43] nessa população. A baixa expectativa de vida desses pacientes, até há alguns anos, provavelmente é uma explicação para o pequeno número de relatos encontrados na literatura sobre mucocele em adultos com FC. Na *população pediátrica*, 14 casos são descritos,[44-53] com idade variando de 5 meses a 9 anos, sendo o etmóide o seio mais envolvido (Fig. 12-17), seguido do seio maxilar (acometimento bilateral em apenas três casos). Na verdade, a FC e a presença de atopia parecem ser os dois fatores relacionados à ocorrência de mucocele na infância. Alguns autores chegaram a acreditar que a mucocele ocorresse apenas em crianças com FC.[47] No entanto, esta hipótese não tem sido confirmada em estudos mais recentes, ou pelo menos a mucocele parece não se relacionar sempre a casos típicos de FC. Além disso, algumas crianças não apresentam diagnóstico da doença no momento da descoberta da lesão (Fig. 12-17), sendo, somente então, o teste do suor realizado. Muitas vezes a mucocele está associada à polipose, ou esta se desenvolve no pós-operatório (Fig. 12-18).

Correlação genótipo-fenótipo na doença sinusal

Do ponto de vista genético, alguns estudos têm se destinado a pesquisar a correlação genótipo-fenótipo da doença sinusal na FC. Recentemente, Jorissen et al.[53] publicaram o primeiro estudo, que mostra claramente a relação entre as mutações da

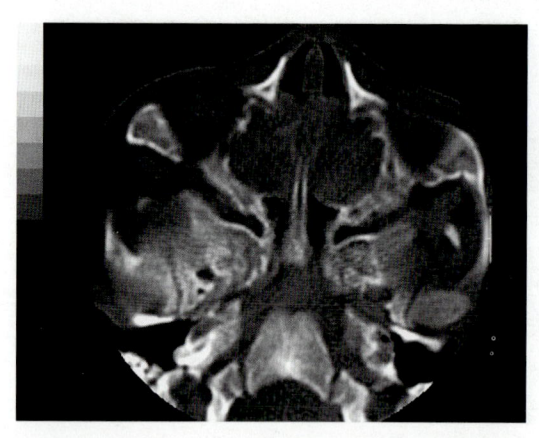

Fig. 12-17. Corte axial de tomografia computadorizada de seios paranasais de um paciente de 10 meses de vida e FC com mucocele etmoidal bilateral.

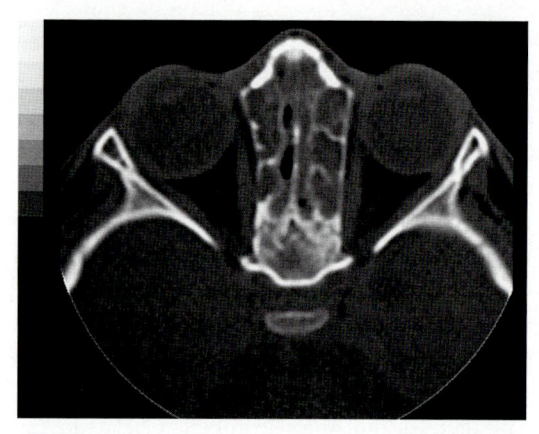

Fig. 12-18. Corte axial de tomografia computadorizada de seios paranasais do mesmo paciente da Figura 12-17, que após seis meses (com 1 ano e 4 meses de vida) da exérese endoscópica das mucoceles, evolui com polipose, que também podia ser conferida pela endoscopia nasal (pólipos em ambos os meatos médios).

CFTR e diferentes manifestações nasais e dos seios paranasais. Os autores observaram um risco aumentado para doença e cirurgia paranasal em pacientes homozigotos para a mutação DF508. Um terço destes pacientes foram submetidos à cirurgia sinusal comparado a apenas 1/7 da associação de pacientes heterozigotos para a DF508 e pacientes que não apresentavam essa mutação. Kingdom et al.[54] também relataram a correlação entre cirurgia para pólipos nasais e a mutação DF508.

Tratamento nasossinusal

A **abordagem terapêutica** das patologias nasossinusais, em pacientes com FC, é bastante controversa. É fundamental ter em mente que a normalização da mucosa sinusal não é possível devido à patologia de base.

Tratamento clínico

Em geral, a abordagem inicial da doença sinusal não é cirúrgica. Antimicrobianos sistêmicos são simultaneamente utilizados para infecções das vias aéreas superior e inferior. A duração do tratamento é variável, mas dificilmente são administrados por um período curto. Alguns antimicrobianos são mais apropriados devido à contaminação pela *P. aeruginosa* e pelo *S. aureus*. A ciprofloxacina por via oral é utilizada no tratamento ambulatorial de pacientes acima de 2 anos de idade. Oxacilina, amicacina, tobramicina e as cefalosporinas de terceira geração são as drogas mais freqüentemente administradas, de acordo com a sensibilidade dos microrganismos. Novas drogas antipseudomonas, como meropenem, e antiestafilocócicas, como vancomicina e teicoplamina, são empregadas quando há resistência ou ausência de resposta clínica. Antifúngicos também podem ser indicados.

Devido à ineficácia do tratamento clínico da panopacificação dos seios, essa tentativa terapêutica deve ser apenas utilizada na presença de sintomatologia significativa, e nunca com base no achado radiológico. Alguns fatores parecem estar relacionados à ineficácia do uso crônico de antimicrobianos na erradicação das bactérias encontradas nos seios: a) difusão prejudicada dessas substâncias nos seios da face; b) fatores inibitórios locais; c) altas concentrações de bactérias; e d) resposta prejudicada do hospedeiro frente à infecção.

Lavagem nasal com solução salina é recomendada rotineiramente de 1 a 3 vezes ao dia. Antibimicrobianos tópicos podem ser adicionados durante ou após as lavagens. A utilização destes tem se mostrado eficaz na melhora da função pulmonar, na diminuição da quantidade de bactérias nasais e na resolução do processo inflamatório da mucosa.[35] Com o intuito de diminuir a viscosidade da secreção, agindo, assim, no distúrbio de base da FC, Raynor et al.[55] utilizaram a DNase recombinante humana *(dornase alfa)* via inalatória no pós-operatório de cirurgia endoscópica funcional dos seios, observando uma diminuição significativa na necessidade de revisões cirúrgicas.

Agentes mucolíticos não têm se mostrado efetivos no tratamento da doença nasossinusal, e os anti-histamínicos devem ser evitados, pois podem aumentar a viscosidade das secreções. Isso é particularmente verdadeiro para drogas de geração mais antiga, que também possuem efeito anticolinérgico.

Corticosteróides tópicos são prescritos com o objetivo de diminuir, ou mesmo cessar o crescimento da polipose nasal. Diversos autores relatam um efeito positivo em aproximadamente 2/3 dos casos.[20,56,57] Hadfield et al.,[58] através de um estudo prospectivo, randomizado e duplo-cego, mostraram uma diminuição significativa no tamanho dos pólipos com o uso de gotas nasais de betametasona (2 gotas – 100 μg, 2 vezes ao dia, por 6 meses). No entanto, quando a polipose se torna extensa, os esteróides não são efetivos, mesmo administrados sistemicamente. Estes possuem alguns riscos para pacientes com FC, como: predisposição à contaminação pulmonar fúngica, pré-diabetes e agravar a diabetes clinicamente conhecida.

Tratamento cirúrgico

Dez a vinte por cento de todos os pacientes com FC poderão eventualmente requerer cirurgia sinusal,[59] porém a decisão de quando intervir cirurgicamente pode ser bastante difícil. Alguns fatores característicos da FC contribuem para isso: a) o comprometimento dos seios paranasais é praticamente universal nos pacientes com FC; b) as queixas dos pacientes geralmente não se correlacionam com a severidade da doença sinusal. Normalmente os pacientes relatam sintomatologia mínima ou ausente apesar de doença significativa. Essa discrepância entre os sintomas e os achados endoscópico e/ou tomográfico torna a decisão terapêutica um dilema; c) o processo da doença na FC permanece inalterado independente de abordagem clínica ou cirúrgica. Espera-se encontrar algum grau de doença sinusal na endoscopia ou na tomografia após o procedimento cirúrgico. Desta forma, a opção pela cirurgia deve objetivar principalmente o controle da sintomatologia (Fig. 12-19), já que a normalização da cavidade nasal e dos seios não parece ser uma meta atingível.

Sendo assim, dois pontos são questionados:

1. A cirurgia nasossinusal melhora significativamente os sintomas, a qualidade de vida ou a função pulmonar desses pacientes?
2. Longos procedimentos cirúrgicos são seguros em pacientes com FC?

O estudo prospectivo de Nishioka et al.[15] demonstrou uma melhora significativa dos sintomas após procedimento cirúrgico nasossinusal de maneira similar a outros estudos retrospectivos.[60] No entanto, a recidiva da sintomatologia parece ser freqüente. Schulte e Kasperbauer[59] observaram que 86% dos pacientes submetidos à cirurgia nasossinusal apresentaram sintomas recidivantes (tempo médio de recidiva de 17 meses) e 71% necessitaram de outro procedimento cirúrgico. A melhora observada nos sintomas respiratórios e a diminuição significativa de hospitalizações após a cirurgia dos seios paranasais em pacientes com envolvimento pulmonar severo também são relatadas. No entanto, Umetsu et al.[61] e Madonna et al.[62] não encontraram melhora na função pulmonar de pacientes submetidos à cirurgia endoscópica nasossinusal no pós-operatório de 3 e 6 meses, respectivamente. Com referência à segunda questão, alguns autores sugerem que cirurgias extensas que requerem anestesia geral de longa duração ou procedimentos maiores de 1 hora para cirurgia nasossinusal não são seguros para essa população, devido ao maior risco de sangramento (má-absorção de vitamina K) e pela presença de secreção pulmonar, que se torna um problema durante a intubação laringotraqueal prolongada. Porém, essa idéia não é uniformemente aceita. Schulte e Kasperbauer[59] observaram que as cirurgias sob anestesia geral com duração superior a 1 hora foram seguras, independente da idade, peso e severidade da doença pulmonar. Mesmo assim, alguns cuidados no pré-, intra e pós-operatório devem ser tomados, como será discutido mais adiante nas **considerações anestésicas.**

Quanto à **técnica cirúrgica**, a polipectomia nasal isolada tem se mostrado ineficaz e é acompanhada de uma alta taxa de recorrência. Ceppero et al.[56] relatam 69% de recediva em pacientes com FC submetidos a este procedimento. A polipectomia nasal deve ser combinada à abordagem cirúrgica dos seios, seja através de cirurgia de Caldweel-Luc, etmoidectomia externa ou cirurgia endoscópica. O advento da cirurgia endoscópica funcional permite uma abordagem funcional de todos os seios paranasais, evitando incisões externas e proporcionando uma abordagem mais fisiológica aos seios. Esta técnica é bem tolerada, segura, possui baixa morbidade e permite outros subseqüentes procedimentos sem destruir a anatomia normal do nariz e dos seios, quando realizada por cirurgião familiarizado com a técnica. Porém, em casos de polipose nasossinusal severa com destruição dos parâmetros anatômicos normais, cirurgias externas mais tradicionais dos seios podem ser necessárias. Com o intuito de ajudar na aeração e na drenagem do seios maxilares, a antrostomia no meato inferior está indicada nestes pacientes (Fig. 12-20).

Alguns fatores influenciam na escolha da abordagem cirúrgica: a) obstrução nasal persistente, particularmente com roncos e respiração bucal, associada à polipose nasal e/ou medialização da parede lateral da fossa nasal após tratamento clínico intensivo; b) agravamento do quadro pulmonar que parece se correlacionar à piora sinusal, principalmente com um componente reativo de via aérea e a presença de secreção purulenta retrofaríngea; ou se o quadro pulmonar ou o nível de atividade do paciente se

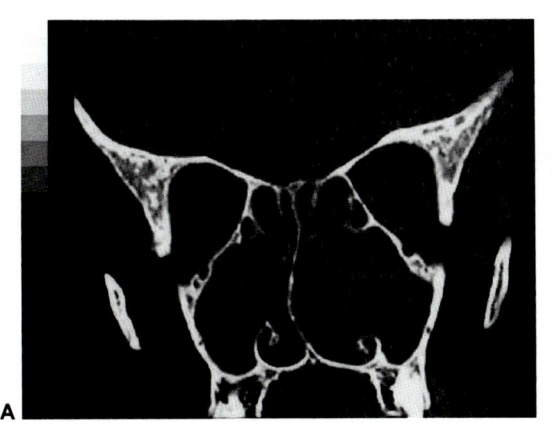

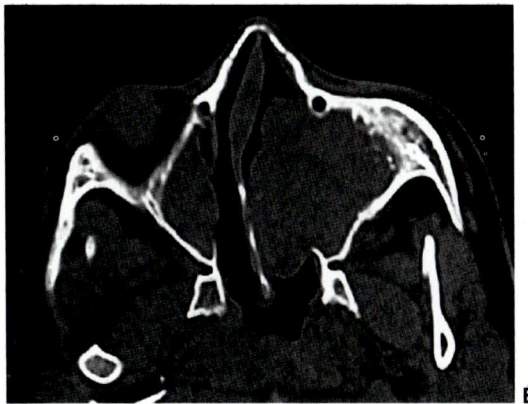

Fig. 12-19. Cortes coronal **(A)** e axial **(B)** de tomografia computadorizada de seios paranasais de um paciente do sexo masculino, sendo observado importante abaulamento da parede lateral da fossa nasal esquerda, com sintomatologia obstrutiva e indicação cirúrgica.

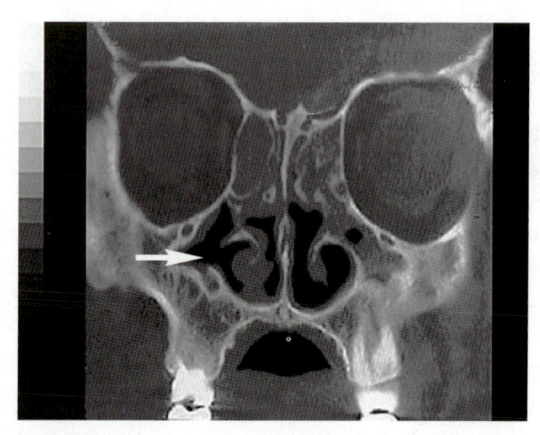

Fig. 12-20. Corte coronal de tomografia computadorizada de seios paranasais de um paciente com FC do sexo masculino de 16 anos em pós-operatório tardio, onde foi realizada antrostomia inferior (seta).

deteriorar apesar de tratamento clínico apropriado; c) dor facial e/ou cefaléia que não apresentam nenhuma outra causa aparente, afetando a qualidade de vida do paciente e; d) desejo de melhora mais significativa da sintomatologia que a proporcionada pelo tratamento clínico em um paciente com sintomas importantes.

É importante ressaltar que a polipose nasossinusal possui um caráter recidivante, apresentando uma alta taxa de recorrência após o procedimento cirúrgico, como observado por Nishioka et al.[15] (46%). No entanto, a resolução espontânea de pólipos em crianças com FC já foi descrita, tanto quanto a remissão a longo prazo seguida de apenas um procedimento cirúrgico (polipectomia).[20] O prognóstico da abordagem cirúrgica da mucocele em pacientes com FC parece ser excelente. Alvarez et al.[52] não observaram recidiva da lesão em 9 crianças com mucocele etmoidal associada à FC, independente da técnica cirúrgica adotada. Porém, 29% das crianças continuaram a apresentar rinossinusite crônica e 43% polipose nasal recorrente.

Diagnóstico

Embora a FC seja a doença autossômica recessiva severa mais comum da população branca, o seu diagnóstico é normalmente postergado. No Brasil, a média de idade ao se fazer o diagnóstico de FC foi de 4,5 anos em 1995.[63]

Na maioria das vezes a criança possui sintomas clínicos sugestivos ou antecedente familiar, e teste do suor positivo, confirmando a suspeita de FC. Os critérios diagnósticos, desenvolvidos na década de 60 e baseados nas considerações fenotípicas, têm sido utilizados como guia na prática clínica há mais de 30 anos. Recentemente, o *Concenso da Fundação de Fibrose Cística dos Estados Unidos* publicou os critérios para estabelecer o diagnóstico desta doença (Box 12-2).[64] Embora diagnósticos de falsos positivo e negativo tenham sido documentados, muitos erros são atribuídos às variantes da técnica do teste do suor. Com a descoberta do gene da FC acreditou-se que o diagnóstico errôneo da doença poderia não mais ocorrer, sendo o fenótipo correlacionado com o genótipo. Em especial, aqueles pacientes com características clínicas sugestivas de FC e teste do suor negativo, poderiam ser melhor investigados. Porém, alguns fatos nos afastam desta realidade ideal.

Box 12-2

1 ou mais característica fenotípica
    ou história de FC na família
    ou resultado positivo no *screening* do recém-nascido

E

Aumento na concentração de cloro no suor
    ou identificação de 2 mutações da FC
    ou demonstração de transporte iônico anormal no epitélio nasal

---

Diagnóstico laboratorial

Diagnóstico pré-natal

Desde a identificação do gene da FC, o diagnóstico antes do nascimento é viável através de biópsia coriônica ou amniocentese. O primeiro pode ser realizado em torno da 9ª semana de gestação, enquanto o segundo é feita a partir da 15ª semana. Ambos trazem risco para o feto, que se torna maior com a realização da biópsia.

Screening do recém-nascido

O *teste do mecônio*, mais utilizado no passado, é um método qualitativo para a presença de albumina não digerida no mecônio, que demonstra insuficiência pancreática.

A dosagem quantitativa da *tripsina imunorreativa (imunorreactive trypsin-IRT)* pode ser determinada no sangue, sendo 5 a 10 vezes maior em neonatos com FC. Reflete um certo grau de insuficiência pancreática e é extremamente sensível (sensibilidade de 99,8%), podendo apresentar um número razoável de falsos positivos. O teste não desempenha papel no diagnóstico definitivo de FC, mas apresenta algum potencial como *screening* em uma abordagem de duas fases que abrange a análise de mutação da CFTR.

Teste do suor

O teste do suor, descrito pela primeira vez em 1959, permanece o teste padrão para o diagnóstico da FC. Este deve ser realizado por pessoal experiente na técnica e com um volume de suor adequado, > 50 mg (preferencialmente > 100 mg), o qual é obtido através de estimulação com pilocarpina. A obtenção de um volume adequado de suor para análise nas primeiras semanas de vida é discutida. No entanto, Farrel et al.,[65] ao realizarem este teste em 725 crianças com menos de 6 semanas de vida, observaram um índice de sucesso de 99,3%. Tradicionalmente, aceita-se concentrações de cloro e sódio maiores que 60 mmol/l para o diagnóstico de FC, tendo em mente que as concentrações desses eletrólitos aumenta com a idade, após a puberdade. Porém, alguns autores relatam ser extremamente raro que os valores de cloro em uma criança normal sejam maiores que 30 mEq/L, sugerindo que este deveria ser o limite superior da normalidade. Desta forma, qualquer valor de cloro no suor maior que 40 mEq/L apresenta uma baixa probabilidade de ser realmente normal durante a infância, e o nível deste eletrólito entre 40 e 60 mEq/L traduz um possível diagnóstico de FC, devendo a criança ser observada para os sintomas da doença.

O teste deve ser realizado pelo menos três vezes se o genótipo não confirmar o diagnóstico.[66] É importante lembrar que algumas condições podem resultar em falsos negativos e falsos positivos neste teste (Quadro 12-4).

Quadro 12-4. Condições associadas a falsos positivos e falsos negativos no teste do suor[64]

- Insuficiência adrenal
- Anorexia nervosa
- Dermatite atópica
- Disfunção autonômica
- Doença celíaca
- Displasia ectodérmica
- Colestase familiar
- Fucosidose
- Deficiência de G6PD
- Glicogenólise do tipo I
- Hipogamaglobulinemia
- Hipoparatireoidismo
- Hipotireoidismo
- Síndrome de Klinefelter
- Má absorção
- Mucopolisacaridose do tipo I
- Diabetes *insipidus* nefrogênico
- Nefrose
- Pseudo-hipoaldosteronismo
- Distúrbios psicossociais

Avaliação genética

Todos os pacientes com suspeita de FC devem ser avaliados geneticamente. A maioria dos *kits* comerciais para identificação genética em FC detecta, no máximo, 80 a 85% dos alelos. Como exemplo, a principal mutação da doença, a DF508, foi observada em apenas 47% dos cromossomos dos pacientes caucasóides no Brasil.[6] Além disso, mesmo com a melhora da sensibilidade dos testes genéticos, uma grande parcela dos pacientes pode ser portadora de uma mutação não identificada. A situação mais complicada é quando o paciente apresenta manifestações clínicas da doença, associados a teste do suor negativo e a identificação de apenas uma mutação genética. Neste caso, é difícil definir se o paciente é portador (não doente) ou se apresenta FC atípica (doente).

Diferença de potencial nasal

Este teste avalia a voltagem através da mucosa nasal, que corresponde ao transporte iônico através do epitélio respiratório. Pacientes com FC demonstram uma diferença neste potencial quando comparado a pacientes sadios. Técnicas para medir a voltagem transepitelial na mucosa da concha inferior têm sido descritas, e em casos selecionados pode ajudar no processo de evidências para apoiar o diagnóstico de FC. No entanto, essas medidas são difíceis de serem obtidas, sendo mais trabalhoso alcançar resultados com este teste do que com o do suor em crianças. Os resultados podem ser influenciados por infecções virais recentes, cirurgia nasal prévia, rinite alérgica e polipose.

Avaliação de casos atípicos

É necessária uma avaliação mais detalhada de pacientes com fenótipos não usuais ou com concentrações duvidosas dos eletrólitos no suor, nos quais o genótipo falhou em demonstrar homozigosidade para FC. Uma abordagem sistemática deve incluir os seguintes parâmetros:[67]

- Sempre repetir o teste do suor em centros que realizem o teste regularmente e avaliem tanto o cloro quanto o sódio.
- Avaliação detalhada do sistema respiratório: dependendo da idade e das indicações clínicas, considerar:
  - Microbiologia do escarro, incluindo lavagem broncoalveolar e procurando especificamente por colonização por Estafilo e por Pseudomonas.
  - Espirometria.
  - Imagens radiológicas, incluindo tomografia computadorizada do tórax e seios paranasais.
- Excluir etiologias alternativas de doença pulmonar crônica:
  - Distúrbios na defesa do hospedeiro.
  - Aspiração persistente.
  - Discenesia ciliar.
- Avaliar funções pancreática, gastrintestinal e hepática, se indicadas.
- Avaliação urogenital quando apropriado:
  - Análise do sêmem.
  - Ultra-som retal do trato urogenital.
- Iniciar uma pesquisa extensa para mutações raras da CFTR.

Considerações anestésicas

Em pacientes com FC, alguns cuidados devem ser tomados em relação à anestesia.[67-69] O primeiro se refere à **função pulmonar**, que deve ser cuidadosamente avaliada, visto que esses pacientes apresentam abundante secreção brônquica. Desta forma, muitas vezes se faz necessária a realização de fisioterapia respiratória, antibioticoterapia para resolver infecções agudas e crônicas e hidratação previamente à cirurgia, sendo fundamental a avaliação de um pneumologista. Além disso, no paciente com FC e doença pulmonar significativa é importante a avaliação periódica intra e pós-operatória dos gases arteriais (gasometria), não sendo infrequente observar uma deterioração desses valores por horas ou mesmo dias após a cirurgia. A gasometria no pré-operatório também pode auxiliar na comparação dos valores.

Outro fator importante a ser considerado é a **coagulação**. A má absorção de vitaminas lipossolúveis e a diminuição da síntese gastrintestinal de vitamina K expõe o paciente a um risco maior de sangramento. A protrombina e o tempo de tromboplastia parcial devem ser analisados no pré-operatório, e a vitamina K administrada por via parenteral na noite anterior à cirurgia, se indicado.

A deficiência de vitamina K é apontada por Albritton e Kingdom[70] como uma das causas do sangramento pós-operatório observado em seu estudo sobre as complicações pós-operatórias da cirurgia endoscópica dos seios paranasais em 41 pacientes com FC. Estes autores referem que esta deficiência pode ser vista em 6 a 55% dos casos.

O uso de algumas **medicações** também deve ser cauteloso. Os depressores respiratórios são contra-indicados, sendo os narcóticos evitados sempre que possível em favor de analgésicos menos potentes, não depressores do sistema respiratório, como o acetoaminofen. O plano de anestesia deve objetivar uma rápida recuperação tanto para agentes anestésicos quanto para relaxantes musculares, para que o paciente possa voluntariamente tossir e expectorar as secreções traqueobrônquicas.

■ REFERÊNCIAS BIBLIOGRÁFICAS

1. Fanconi G, Wehlinger E, Knauer C. Das cocliakie-syndrom bei angeborenger zysticher pancreasfibromatose und bronchiectasein. *Weiner Mediziniche Wochens Chnift* 1936;86:753-756.
2. Fiel SB. Clinical management of pulmonary disease in cystic fibrosis. *Lancet* 1993;341:1070-1074.
2. Wood RE, Boat TF, Doershuk CF. Cystic fibrosis. *Am Rev Respir Dis* 1976;113:841.
4. Kulczycki L, Schauf V. CF in blacks in Washington, DC: incidence and characteristics. *Am J Child* 1974;127:64.
5. Wright SW, Morton NE. Genetics studies on CF in Hawaii. *Am J Hum Genet* 1968;20:157.
6. Raskin S, Phillips III-J, Rozov T et al. Diversas frequências da mutação DF508 da fibrose cística em três estados do Brasil e a relação genótipo/fenótipo. *Jornal de Pneumologia* 1991;17(suppl 1):7.
7. Rozov T. Mucoviscidose (fibrose cística do pâncreas). In: Rozov T. *Doenças pulmonares em pediatria. diagnóstico e tratamento.* Cap. 55. São Paulo: Atheneu 1999. 443-459p.
8. Rommens JM, Iannuzzi MC, Kerem BS et al. Identification of the cystic fibrosis gene: Chromosome walking and jumping. *Science* 1989;245:1059-1065.
9. Riordan JR, Rommens JM, Kerem B et al. Identification of the cystic fibrosis gene: Cloning and characterization of complementary DNA. *Science* 1989;245:1066-1073.
10. Kerem BS, Rommens JM, Buchanan JA et al. Identification of the cystic fibrosis gene: Genetic analysis. *Science* 1989;245:1073-1080.
11. Tsui L-C. The cystic fibrosis transmembrane condutance regulator gene. *Am J Respir Crit Care Med* 1995;151(3):547.
12. Frizzel RA. Functions of the cystic fibrosis transmembrane condunctance regulator protein. *Am J Resp Crit Care Med* 1995;151(3):S54-S58.
13. Bodian M. *Pathology in fibrocystic disease of the pancreas.* London: Heineman Medical Books, 1952.
14. Lurie MH. Cystic fibrosis of the pancreas and nasal mucosa. *Ann Otol* 1959;68:478.
15. Nishioka GJ, Barbero GJ, König P, et al. Sypmtom outcome after functional endoscopic sinus surgery in patients with cystic fibrosis: a prospective study. *Otolaryngol Head Neck Surg* 1995;113:440-445.
16. Hui Y, Gaffney R, Crysdale WS. Sinusitis in patients with cystic fibrosis. *Eur Arch Otorhinolaryngol* 1995;252:191-196.
17. Ramsey B, Richardson MA. Impact of sinusitis in cystic fibrosis. *J Allergy Clin Immunol* 1992;90:547-551.
18. Drake-Lee AB, Morgan DW. Nasal polyps and sinusitis in children with cystic fibrosis. *J Laryngol Otol* 1989;103:753-755.
19. Neely JG, Harrinson GM, Jenger JF et al. The otolaryngologic aspects of cystic fibrosis. *Trans Am Acad Ophthalmol Otolaryngol* 1972;76:313-324.
20. Stern RC, Boat TF, Wood RE et al. Treatment and prognosis of nasal polyps in cystic fibrosis. *Am J Dis Child* 1982;136:1067-1070.
21. Gentile V, Isaacson G. Patterns of sinusitis in cystic fibrosis. *Laryngoscope* 1996;106:1005-1009.
22. Ledesma-Medina J, Osman M, Girdany B. Abnormal paranasal sinuses in patients with cystic fibrosis of the pancreas. *Pediatr Radiol* 1980;9:61-64.
23. Kim HJ, Friedman EM, Sulek M et al. Paranasal sinus development in chronic sinusitis, cystic fibrosis, and normal comparison population: a computerized tomography correlation study. *Am J Rhinol* 1997;11:275-281.
24. Brihaye PB, Jorrisen M, Clement PAR. Chronic rhinosinusitis in cystic fibrosis (Mucoviscidosis). *Acta Oto-Rhino-Laryngologica* 1997;51:323-337.
25. Eggesbo HB, Ringetz S, Haanaes OC et al. CT and MR imaging of the paranasal sinuses in cystic fibrosis. Correlation with microbiological and histopathological results. *Acta Radiol* 1999;40:154-162.
26. Duplechain JK, White JA, Miller RH. Pediatric sinusitis. *Arch Otolaryngol Head Neck Surg* 1991;117:422-426.
27. Shapiro ED, Milmoe GJ, Wald ER et al. Bacteriology of the maxilary sinuses in patients with cystic fibrosis. *J Infec Dis* 1982;146:589-593.
28. Jaffe BF, Strome M, Khaw K-T et al. Nasal polypectomy and sinus surgery for cystic fibrosis: a 10-year review. *Otolaryngol Clin North Am* 1977;10:81-90.
29. Bert F, Lamberg-Zechovshy N. Sinusitis in mechanically ventilated patients and its role in the pathogenesis of nosocomial pneumonia. *Eur J Clin Microbiol Infect Dis* 1996;15:533.
30. Snell GI, de Hoyos A, Krajden M et al. Pseudomonas cepacia in lung transplant recipients with cystic fibrosis. *Chest* 1993;103:446.
31. Taylor RFH. Extrapulmonary sites of pseudomonas aeruginosa in adults with cystic fibrosis. *Thorax* 1992;47:426.
32. Umetsu DT, Moss RB, King VV et al. Sinus disease in patients with cystic fibrosis. Relation to pulmonary exacerbation. *Lancet* 1990;335:1077.
33. Walter S, Gudowius P, Bosshammer J et al. Epidemiology of chronic Pseudomonas aeruginosa infections in the airways of lung transplant recipients with cystic fibrosis. *Thorax* 1997;52:318.
34. Taylor CJ, McGaw J, Howden R et al. Bacterial reservoirs in cystic fibrosis. *Arch Dis Child* 1990;65:175.
35. Davidson TM, Murphy C, Mitchell M et al. Management of chronic sinusitis in cystic fibrosis. *Laryngoscope* 1995;105:354-358.

36. Sobol SE, Christodoulopoulos P, Manoukian JJ et al. Cytokine profile of chronic sinusitis in patients with cystic fibrosis. *Arch Otolaryngol Head Neck Surg* 2002;128:1296-1298.
37. Schwachman H, Kulezycki LL, Mueller HL. Nasal polyposis in patients with cystic fibrosis. *Am J Dis Child* 1961;102:768.
38. Magid SL, Smith CC, David AD. Nasal mucosa in pancreatic cystic fibrosis. *Arch Otolaryngol* 1967;86:212-216.
39. Tos M, Mogensen C, Thomsen J. Nasal polyps in cystic fibrosis. *J Laryngol Otol* 1977;91:827-835.
40. Oppenheimer EH, Rosenstein BJ. Differential pathology of nasal polyps in cystic fibrosis and atopy. *Lab Invest* 1979;40:445-449.
41. Coste A, Gilian L, Roger G et al. Endoscopic and CT-scan evaluation of rhinosinusitis in cystic fibrosis. *Rhinology* 1995;33(3):152-156.
42. April MM, Zinreich SJ, Baroody FM et al. Coronal CT scan abnormalities in children with chronic sinusitis. *Laryngoscope* 1993;103:985-990.
43. Sharma GD, Doershuk CF, Stern RC. Erosion of the wall of the frontal sinus caused by mucopyocele in cystic fibrosis. *J Pediatr* 1994;124(5):745-747.
44. Mendelsohn RS, Cohen, BM. Otorhinolaryngologic aspects of cystic fibrosis. *Arch Otolaryngol* 1964;79:312-317.
45. Stool S, Kertesz E, Sibinga M et al. Exophthalmos due to pyocele of the sinus in children with cystic fibrosis. *Tr Am Acad Ophth Otol* 1966;811-816.
46. Robertson DM, Henderson JW. Unilateral proptosis secondary to orbital mucocele in infancy. *Am J Ophth* 1969;68(5):845-847.
47. Moller NE, Thomsen J. Mucocele of the paranasal sinuses in cystic fibrosis. *J Laryngol Otol* 1978;92:1025-1027.
48. Guttenplan MD, Wetmore RF. Paranasal sinus mucocele in cystic fibrosis. *Clin Pediatr* 1989;28:429-430.
49. Stle T, Buhr W, Brassel F et al. Mucocele of paranasal sinuses in a young infant with cystic fibrosis. *Pediatr Radiol* 1990;20:600.
50. Castro HE, Carrasco MVL, Aguilar VA et al. Mucocele: Una forma de presentación de la fibrosis quística en la infancia. Revisión de la literatura. *An Esp Pediatr* 1992;37(4):327-330.
51. Kurlandsky LE. Recognition of a paranasal sinus mucocele in a child with cystic fibrosis. *Clin Ped* 1997;595-597.
52. Alvarez RJ, Liu NJ, Isaacson G. Pediatric ethmoid mucoceles in cystic fibrosis: long term follow-up of reported cases. *ENT-Ear, Nose Throat J* 1997;76(8):538-546.
53. Jorissen MB, Boeck K, Cuppens H. Genotype-phenotype correlations for the paranasal sinuses in cystic fibrosis. *Am J Res Crit Care Med* 1999;159:1412-1416.
54. Kingdom TT, Lee KC, FitzSimmons SC et al. Clinical characteristics and genotype analysis of patients with cystic fibrosis and nasal polyps requiring surgery. *Arch Otolaryngol Head Neck Surg* 1996;122:1209-1213.
55. Raynor EM, Butler A, Guil M et al. Nasally inhaled dornase alfa in the postoperative management of chronic sinusitis due to cystic fibrosis. *Arch Otolaryngol Head Neck Surg* 2000;126:581-583.
56. Ceppero R, Smith RJH, Catlin FI et al. Cystic fibrosis: an otolaryngologic perpective. *Otolaryngol Head Neck Surg* 1987;97(4):356-360.
57. Donaldson J, Gillespie C. Observations on the efficacy of intranasal beclomethasone diproprionate in cystic fibrosis patients. *J Otolaryngol* 1988;17:43-45.
58. Hadfield PJ, Rowe-Jones JM, Mackay IS. A prospective treatment trial of nasal polyps in adults with cystic fibrosis. *Rhinology* 38(2):63-5, 2000 jun.
59. Slte DL, Kasperbauer JL. Safety of paranasal sinus surgery in patients with cystic fibrosis. *Laryngoscope* 1998;108:1813-1815.
60. Jones JW, Parsons DS, Cuyler JP. The results of functional endoscopic sinus (FES) surgery on the symptons of patients with cystic fibrosis. *Int J Pediatr Otorhinolaryngol* 1993;28:25-32.
61. Umetsu DT, Moss RB, King VV et al. Sinus disease in patients with severe cystic fibrosis: relation to pulmonary exacerbation. *Lancet* 1990;335:1078-1080.
62. Madonna D, Iaacson G, Rosenfeld RM et al. Effect of sinus surgery on pulmonary function in patients with cystic fibrosis. *Laryngoscope* 1997;107:328-331.
63. REBRAM – Registro Brasileiro de Fibrose Cística, 1995. Análise clínica e nutricional de 594 pacientes – *Resúmenes del VIII Congresso Latino Americano de Fibrosis Quística (Mucoviscidosis) y III Jornada Hispanolatinoamericana*, Havana, Cuba, 1997. 53-54p.
64. Rosenstein BJ, Cutting GR for the Cystic fibrosis consensus panel. The diagnosis of cystic fibrosis: A consensus statement. *J Pediatr* 1998;132:589-595.
65. Farrel PM, Koscik RE. Sweat chloride concentrations in infants homozygous or heterozygous for F508 cystic fibrosis. *Pediatrics* 1996;97(4):524-528.
66. Wallis C. Diagnosing cystic fibrosis: blood, sweat, and tears. *Arch Dis Childhood* 1997;76:85-91.
67. Todres ID. Diseases of the respiratory system. In: Katz J, Steward DJ (ed.) *Anesthesia and uncommon pediatric diseases*. Cap. 5. Philadelphia: WB Saunders, 1987. 65-92p.
68. France NK, Beste DJ. Anesthesia for pediatric ear, nose and throat surgery. In: Gregory GA (ed.) *Pediatric anesthesia churchill livingstone*. 2. ed. Vol. 2. Cap. 31. p. 1097-1148, 1989.
69. Roizen MF. Anesthetic implantations of concurrent diseases. In: Miller RD (ed.) *Anesthesia*. 3. ed. Edinburgh: Livingstone-Churchill. Cap. 25. p. 793-894, 1990.
70. Albritton FD, Kingdom TT. Endoscopic sinus surgery in patients with cystic fibrosis: an analysis of complications. *Am J Rhinol* 2000;14:379-385.

SEÇÃO 3
DISCINESIA CILIAR

■ FUNÇÃO CILIAR – FISIOLOGIA CILIAR

Anatomia e histologia

As fossas nasais são duas cavidades aproximadamente iguais separadas pelo septo nasal. O teto da fossa nasal possui uma túnica especial, chamada mucosa olfativa, que contém três tipos de células em sua composição: nasais, de sustentação e olfativas. As conchas média e inferior são estruturas longas que se estendem horizontalmente em quase toda a extensão da parede lateral do nariz. A túnica mucosa que as recobre, dita respiratória, é formada por um epitélio pseudo-estratificado com cílios e células secretoras com 40 a 400 micrômetros de espessura, membrana basal e lâmina própria, com tecido conectivo que contém glândulas serosas e mucosas, assim como numerosas arteríolas e vênulas. Ele é basicamente constituído por células colunares ciliadas, células intermediárias, células basais, células secretoras e células inflamatórias.

De importância para este capítulo estão as células ciliadas colunares, as que mais ocorrem nesse epitélio. Medem de 15 a 20 micrômetros de altura e são compostas por várias zonas distintas.[1]

Cada célula ciliar projeta em média 200 cílios na via aérea.[2] A média de espessura dos cílios é de 0,25 micrômetro. Elas possuem 0,6 micrômetro de comprimento, diminuindo de tamanho nas vias aéreas inferiores, e se movem numa freqüência de 1.000 vibrações por minuto.[1]

Fisiologia e ultra-estrutura ciliar

A função ciliar normal exige primariamente muco com propriedades fisicoquímicas adequadas, assim como batimento ciliar normal. O *clearence* mucociliar no trato respiratório vai de 4,5 a 7 mm/min na mucosa nasal e de 3,8 a 4,7 mm/min na vias aéreas inferiores. De maneira geral, a maior parte dos debris é removida das vias aéreas, composta por epitélio ciliado, em um espaço de tempo de 6 a 24 horas.

O batimento ciliar é composto por três eventos. Primeiramente, temos a fase efetiva, onde há uma propulsão do muco; a fase estática, de pequena duração, e a fase de recuperação, com retorno à posição inicial, que dura duas vezes mais o tempo da fase de propulsão.[2] Nesta última fase não há transporte efetivo do muco na direção oposta. O batimento ciliar ocorre na fase aquosa (sol) do muco. Durante a fase efetiva, a fase muscosa (gel), situada sobre a fase sol, é empurrada para frente.[3] Todo este ciclo do batimento ciliar ocorre em uma freqüência de 11 a 16 Hz.[2] A velocidade do batimento ciliar diminui do centro para a periferia, nunca sendo retrógrada em condições normais. O muco é propelido, graças a essas diferenças de velocidade, para frente e ao exterior do organismo.

Cílios do pulmão, nariz e esperma têm uma estrutura muito semelhante e também muito parecida com a do flagelo do esperma.[4] Há mais de 200 proteínas e polipeptídeos envolvidos na formação e na estrutura ciliar. A estrutura ciliar é muito característica. A secção da base do cílio típico mostra nove microtúbulos periféricos duplos, organizados em círculo, e dois microtúbulos centrais completos e separados (Estrutura 9 + 2) (Fig. 12-21).[1] Toda a estrutura é revestida por membrana plasmática.[2] Os dois microtúbulos centrais são quase que completamente circundados por uma bainha e formam o eixo central do axonema.

O axonema, o centro do cílio respiratório ou da cauda de espermatozóides, é composto por microtúbulos longos, que se originam no citoplasma e vão até a ponta do cílio. Microtúbulos são estruturados em três formas: simples, duplas e triplas, e são compostos por polímeros de tubulina. As tubulinas α e β são proteínas globulares com 450 resíduos com diâmetro de 4nm. A associação da tubulina α e β forma um heterodímero com 8 nm de cumprimento (Fig. 12-22). Esses heterodímeros associam-se em uma espiral para formar um protofilamento. Microtúbulos são compostos por anéis de protofilamentos. O número de protofilamentos em cada tipo de microtúbulo é bem característico:

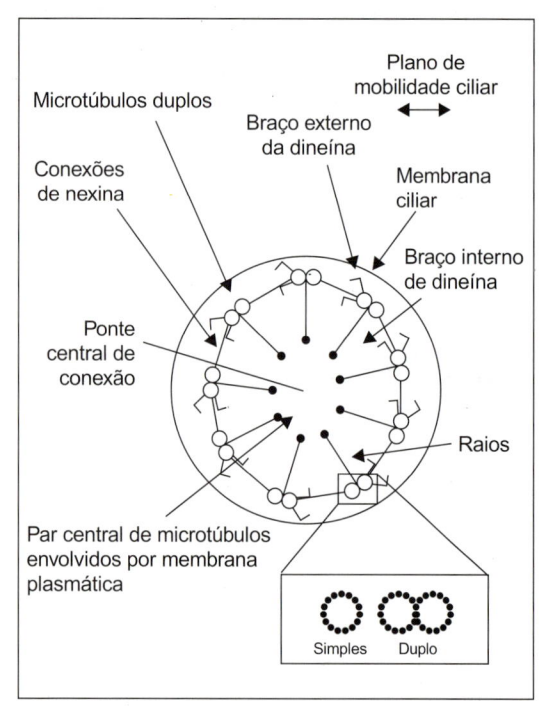

Fig. 12-21. Ultra-estrutura ciliar.[2]

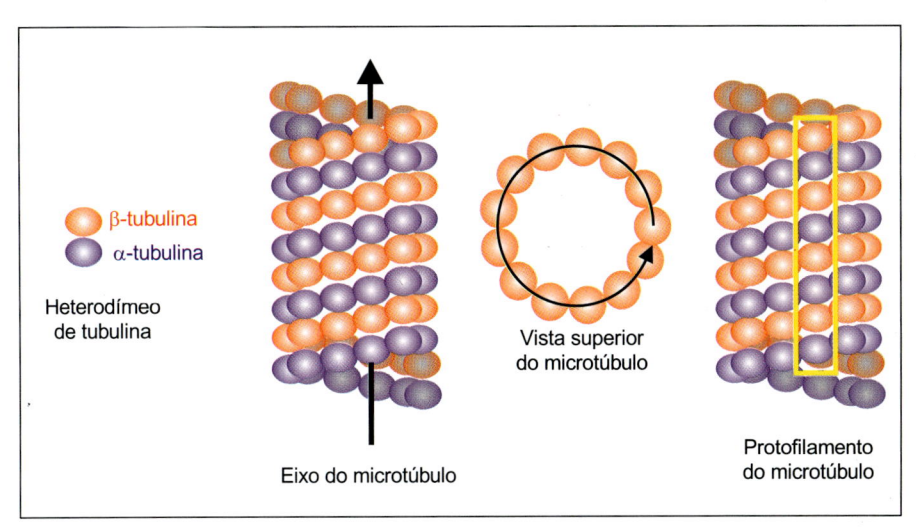

Fig. 12-22. Associação de β e α tubulina na formação de protofilamentos do microtúbulo.

13 em um simples, 23 em duplos e 33 em triplos. A nomenclatura-padrão dos microtúbulos define que os microtúbulos A são os que possuem um anel completo de 13 protofilamentos. Microtúbulos B e C são os que possuem anéis incompletos com 10 protofilamentos cada.

Cada cílio está ancorado em um corpúsculo basal no citoplasma próximo à membrana plasmática. Esta estrutura é composta por 9 microtúbulos triplos que saem do corpo basal e entram no cílio para formar os microtúbulos duplos e periféricos. Em uma estrutura pouco conhecida, chamada de zona de transição, cada um dos nove microtúbulos triplos transformam-se em duplos. Também há a formação de um par central de microtúbulos simples no centro desse anel de microtúbulos duplos para formar o axonema.

A integridade da estrutura ciliar é preservada pela membrana ciliar e por um sistema de estruturas internas que interconecta as várias estruturas axonêmicas. Uma bainha envolve o par central de microtúbulos. Os microtúbulos centrais são mantidos unidos por escadas de pontes protéicas. Cada par de microtúbulo é mantido unido a um par adjacente por filamentos circunferenciais de nexina. Finalmente, uma série de raios irradia do par central para cada microtúbulo A no anel periférico (Fig. 12-23).[2]

Cada subunidade A apresenta um par de braços de dineína, que são formações curvadas que se estendem no sentido horário e contêm ATPase e outros polipeptídeos necessários para manter a anatomia e integridade funcional dos cílios. Os braços externos de dineína (os próximos à membrana externa) são mais longos e lembram um gancho, enquanto os internos são mais curtos, levemente curvados e unidos ao filamento circunferencial de nexina.

A mobilidade ciliar ocorre através da hidrólise de ATP por cadeias de dineína, o que resulta no deslizamento do microtúbulo A em relação ao microtúbulo B. Dessa forma, o cílio se dobra em direção oposta aos microtúbulos que se deformaram. Os pares de microtúbulos do outro lado do cílio moderam a dobra do cílio na outra direção. O braço externo de dineína aumenta a velocidade de deslizamento entre os microtúbulos periféricos, mas não leva ao dobramento do cílio. O encurvamento do cílio ocorre pela ação dos braços internos de dineína. Todos esses fatores levam a dois tipos de movimentos: para frente, dado pelo batimento efetivo e um reverso; dado pelo batimento de recuperação, como explicado acima. Como resultado, temos um movimento de efetiva propulsão dois (Fig. 12-24).

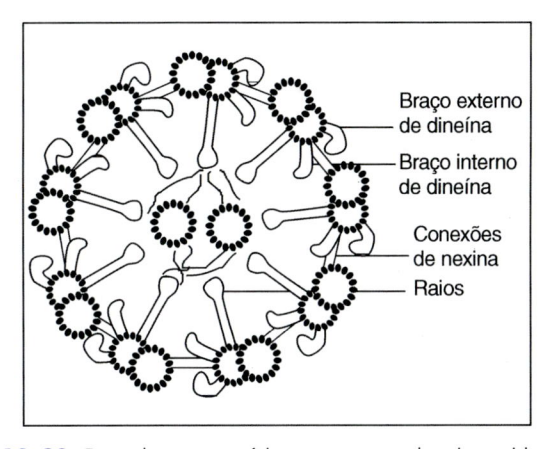

Fig. 12-23. Desenho esquemático representando a integridade da estrutura do microtúbulo pela associação de pontes protéicas como braço interno e externo de dineína, conexões de nexina e raios.

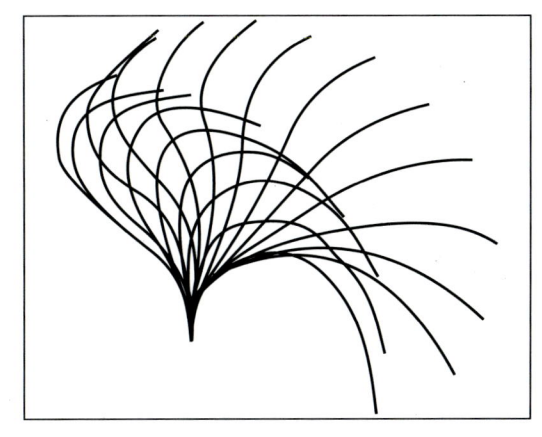

Fig. 12-24. Representação esquemática do batimento ciliar.

ALTERAÇÕES DA FUNÇÃO CILIAR

Após o entendimento da estrutura e função ciliar somos capazes de entender que defeitos na maior parte das proteínas dos cílios resultam em alguma alteração da mobilidade ciliar, o que leva a uma síndrome conhecida como discinesia ciliar. Ela é dita primária, quando congênita, e, secundária, quando adquirida.[2]

A discinesia ciliar primária (DCP) é, sem dúvida, a mais comumente encontrada. Trata-se de uma doença genética autossômica recessiva caracterizada por defeito na mobilidade de estruturas ciliadas. A propulsão do espermatozóide e o *clearence* do muco estão prejudicados. As manifestações clínicas mais comuns são doenças crônicas de vias aéreas superiores e inferiores e infertilidade masculina. De particular interesse para o otorrinolaringologista temos as seguintes doenças: rinossinusites, otomastoidite, pneumonia recorrente e, ocasionalmente, problemas na fala e no olfato. A síndrome de Kartagener refere-se à presença de *situs inversus*, juntamente às alterações previamente descritas. A incidência de DCP é de 1:15.000 a 1:30.000 nascidos vivos, baseada em vários estudos populacionais. Pelo menos 20 tipos diferentes de disfunção ciliar já foram descritos e muitas classificações já foram propostas. Dentre os vários defeitos ultra-estruturais primários, a ausência total ou parcial dos braços (externos, internos ou ambos) de dineína é o mais reconhecido e mais comumente descrito, sendo responsável por 80% de todos os casos de DCP.

A segunda mais freqüente (10%) anormalidade ultra-estrutural é a ausência do par de microtúbulos centrais. Nestes casos, aproximadamente um terço dos cílios apresentam a anormalidade. Pode estar associada (50%) à transposição de um microtúbulo periférico duplo para o local do par central.

Deficiência dos filamentos radiais também tem sido publicada (5%). A localização excêntrica do par central dos microtúbulos no axonema é encontrada em 66% desses cílios.

Em alguns casos (n < 30) nenhuma anormalidade foi escrita. Em alguns destes, a orientação aleatória dos cílios foi observada, porém não foi comprovada sua natureza primária.

A desorientação ciliar tem sido proposta como uma variante da DCP. O cílio tem uma ultra-estrutura normal ou quase normal e freqüência de batimento ciliar normal ou quase normal, no entanto, tem baixa eficácia em razão da desorientação da direção do batimento ciliar.

Outros casos foram descritos como específicos, mas não confirmados como anormalidades. Por exemplo, cílio em "bastão de *hockey*" e cílio longo.

A anormalidade axonêmica inespecífica é a do cílio composto (vários axonemas com uma membrana ciliar comum). Geralmente é associado à inflamação crônica das vias aéreas. Não se sabe ainda o mecanismo de formação de tais cílios, sabe-se apenas que ocorrem mais freqüentemente em pacientes portadores de DCP do que naqueles com outras doenças do trato respiratório.[1]

O consenso de que 50% dos pacientes com discinesia ciliar têm *situs inversus* é verdade para maioria dos subgrupos descritos acima, incluindo os que apresentam ultra-estrutura ciliar normal. No entanto, não é verdade para o grupo de pacientes que apresentam aplasia ciliar e nem para os que não apresentam o par central de microtúbulos.[4]

O Quadro 12-5[2] mostra as diferentes anormalidades encontradas nas discinesia ciliar primária.

Quadro 12-5. Anormalidades ciliares encontradas na discinesia ciliar primária[2]

1. Ausência de braços internos e externos de dineína
2. Ausência da maioria dos braços de dineína
3. Ausência dos braços externos de dineína
4. Braços de dineína anormais
5. Ausência de braços internos de dineína
6. Ausência de raios
7. Ausência de microtúbulos centrais e/ou bainha central
8. Ausência de conexões de nexina
9. Microtúbulos duplos supranumerários
10. Ausência de axonema com membrana ciliar
11. Ausência completa de cílios
12. Cílios alongados
13. Cílios normais com orientação randomizada
14. Cílios com morfologia normal

HISTÓRICO

A presença concomitante de rinossinusite crônica, otite, rinorréia, broncorréia e *situs inversus* como uma entidade clínica única é conhecida desde o início do século. Foi o médico Manes Kartagener, em 1933, na Suíça, quem primeiro a reconheceu como uma síndrome clínica e não como um produto do acaso. Pedersen, Afzelius *et al.*, em 1975, descreveram a ausência de braços de dineína no axonema de espermatozóides humanos imóveis. Em seguida Camner, Mossberg e Afzelius relataram a presença de cílios respiratórios não-funcionantes em dois pacientes com doença brônquica crônica. O termo "síndrome dos cílios imóveis" foi cunhado por Afzelius e definitivamente introduzido na literatura pelo artigo clássico de Eliasson. Depois, quando se descobriu que também pode haver alteração no batimento ciliar, o nome foi mudado para "síndrome da discinesia ciliar". Por fim, para diferenciar essa doença hereditária autossômica recessiva de outras anormalidades ultra-estruturais encontradas, durante ou após infecções respiratórias, Sleigh propôs, juntamente a outros 23 cientistas, o nome "discinesia ciliar primária" para a congênita, em oposição à "discinesia ciliar secundária" para a adquirida.[1]

■ QUADRO CLÍNICO

A prevalência da Síndrome de Kartagener gira em torno de 1:30.000 a 1:40.000. Aproximadamente 50% dos casos de discinesia ciliar primária têm *situs inversus*. Desta forma, acredita-se que a incidência de DCP é de 1:15.000 a 1:20.000. É importante frisar que estes dados muitas vezes são especulativos por que a DCP nem sempre é facilmente diagnosticada.[2]

Justamente por não ser facilmente diagnosticada, algumas características da DCP, como idade de apresentação, presença de *situs inversus* e severidade da doença são muitas vezes difíceis de serem coletadas.

No entanto, alguns padrões são observados na hora do diagnóstico. Apesar de ser uma doença pediátrica, a DCP não é diagnosticada precocemente, sendo que a idade média de reconhecimento da doença está em torno dos 16 anos. Mesmo assim, é muito comum a criança queixar-se de obstrução nasal e rinorréia purulenta desde o nascimento. A deficiência crônica do *clearence* mucociliar leva a severas doenças sinopulmonares caracterizadas por rinossinusite crônica, otite média com hipoacusia, polipose nasossinusal e bronquiectasias. Freqüentemente esses pacientes foram submetidos a diversas cirurgias como sinusectomias, mastoidectomias, turbinectomias, polipectomias, adenoidectomias e lobectomias. O curso da DCP é crônico e indolente, com prognóstico melhor que outras causas de bronquiectasias, como fibrose cística. Eventos inflamatórios agudos como pneumonias são raros. A esterilidade é muito comum entre os pacientes com DCP. Normalmente não há alteração do volume ejaculatório e nem da contagem de células do esperma.

A radiografia de tórax está anormal na maioria dos pacientes. As alterações mais encontradas são hiperinsuflação, espessamento brônquico, diminuição segmentar de volume e bronquiectasia segmentar.[5] Anormalidades do parênquima são comuns no lobo médio.

Testes da função pulmonar revelam um padrão obstrutivo da capacidade ventilatória de intensidade moderada a severa. Anormalidades mistas entre padrão obstrutivo e ventilatório também são encontradas.[2]

■ DIAGNÓSTICO

Alterações do batimento ciliar devem ser considerados em pacientes da faixa pediátrica ou adulta com história de infecções sinusais ou pulmonares crônicas ou intratáveis. Contudo, algumas outras síndromes como fibrose cística, imunodeficiência comum variável e granulomatose de Wegener são mais comumente encontradas que a discinesia ciliar primária. A não ser que haja uma associação com *situs inversus*, os outros diagnósticos diferenciais devem ser explorados antes de uma pesquisa específica por alterações da função ciliar.[2]

O diagnóstico precoce da doença é importante para iniciarmos o tratamento mais adequado e evitar exames desnecessários.[4] A Figura 12-25 propõe um algoritmo para avaliação diagnóstica em casos de suspeita de discinesia ciliar primária.

A maioria dos autores recomenda, inicialmente, uma avaliação da mobilidade ciliar e do transporte mucociliar.[2] O transporte mucociliar é um dos mecanismos de proteção das vias aéreas mais importantes e indispensáveis contra partículas do ar ambiente.[4,6]

A avaliação da função mucociliar pode ser dada pelo teste da sacarina.[6] Este teste pode contar com mínimas variações técnicas entre um serviço e outro. Segundo Andersen *et al.*, um grânulo de sacarina deve ser colocado na mucosa septal na localidade correspondente à borda ântero-inferior da concha média. O paciente deve permanecer sentado e não lhe é permitido comer ou beber durante o teste. O tempo em que tal grânulo leva para chegar a faringe, ou seja, o tempo em que o paciente leva para sentir o gosto doce é medido, então. Um teste de sacarina é considerado normal com valores até 30 min.[6] Pacientes com discinesia ciliar levam mais de 60 minutos para sentir o gosto doce da

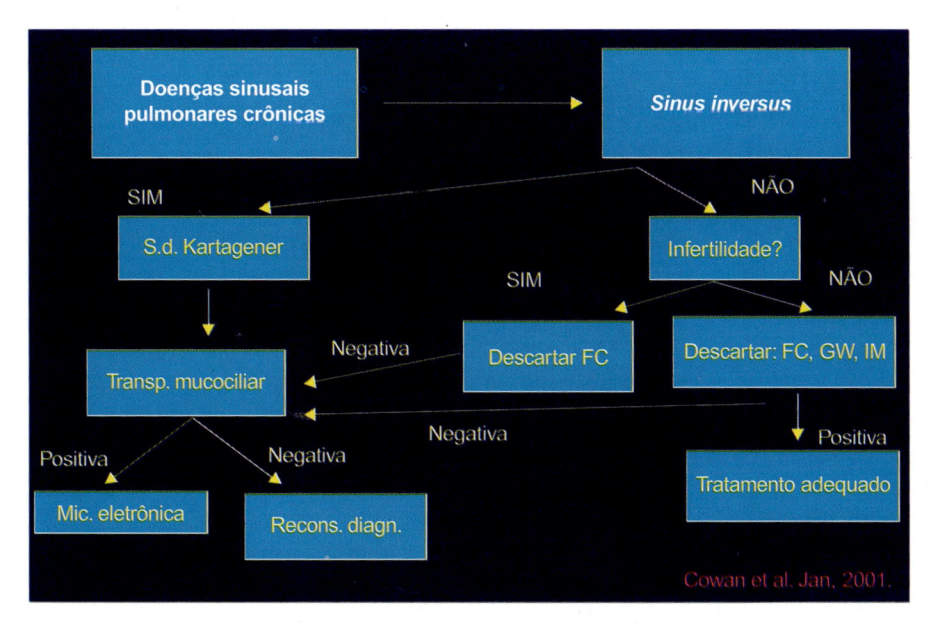

Fig. 12-25. Algoritmo para avaliação diagnóstica em casos de suspeita de discinesia ciliar primária (FC = fibrose cística; GW = granulomatose de Wergener; IM = imunodeficiências).[2]

sacarina. A vantagem deste teste é que é fácil de ser realizado, barato e muito sensível para o diagnóstico de discinesia ciliar.[2] Levando-se em consideração que a maioria desses pacientes é de crianças, podemos imaginar o quanto é difícil mantê-los imóveis e colaborativos por, no mínimo, 30 minutos. Desta forma, esse teste não é completamente confiável e não pode ser aplicado em crianças com idade abaixo de 5 anos de idade.[6]

O transporte mucociliar também pode ser avaliado pelo *clearence* de radioisótopos como albumina marcada com 99 mTc. Ela é colocada na concha inferior e visibilizada por cintilografia[7]. Esses marcadores não se moverão em pacientes com discinesia. De maneira alternativa, esses radioisótopos em forma salina de aerossol podem ser inalados, sendo que o *clearence* pulmonar pode ser mensurado por câmeras cintilográficas.[2]

O teste da **função ciliar** estará indicado se houver valores > 60 min nos testes de transporte mucociliar. O teste de função ciliar está baseado na medida da freqüência do batimento ciliar e na observação da onda de movimentação dos cílios.[1-3,8] A freqüência de batimento normal dos cílios é, aproximadamente, de 12 a 14 Hz.[2] O material citológico é recolhido através de raspagens, com auxílio de uma *cuturette*, da mucosa nasal entre a concha inferior e a parede nasal lateral. As células são lavadas, colocadas em meio de cultura e incubadas a 37°C. Para medir a freqüência de batimento ciliar são necessários vídeos e filmes de alta velocidade, assim como sistemas a *laser*, estroboscopia e material de fotoeletrimetria. Um sistema de vídeo com capacidade para *slow and stop motion* é útil na determinação tanto da freqüência como da onda de batimento ciliar. Pacientes com discinesia ciliar têm um freqüência de batimento ciliar diminuída (média de 8 Hz) e uma onda de batimento ciliar caracterizada por movimentos incoordenados, vibratórios, giratórios ou diminuição da amplitude, no lugar da movimentação clássica para frente e para trás.[1,2,8]

No paciente com função ciliar e *clearence* mucociliar anormais, um estudo detalhado da **ultra-estrutura** do cílio através de microscopia eletrônica é obrigatório (Figs. 12-26 e 12-27). Nesta técnica o epitélio ciliar é obtido através de biópsia da mucosa nasal ao nível da concha inferior. Este tecido é fixado em glutaraldeído 2,5% e preparado e processado para microscopia ele-

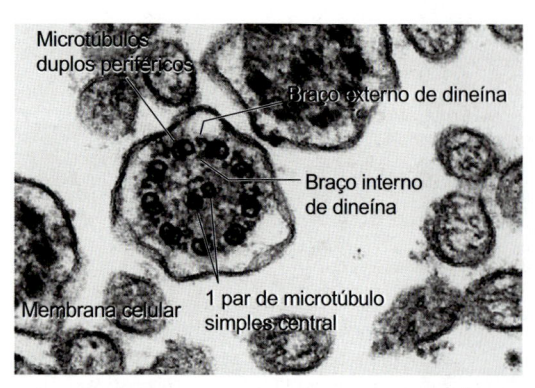

Fig. 12-26. Foto de microscopia eletrônica da ultra-estrutura do microtúbulo ciliar. (Universidade de Bern).

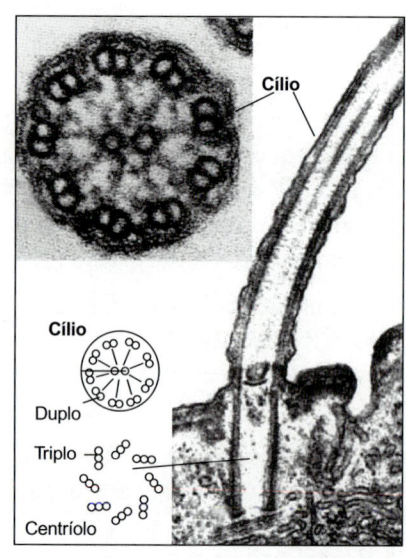

Fig. 12-27. Acima = foto de microscopia eletrônica da ultra-estrutura ciliar. Em destaque = foto de microscopia eletrônica mostrando a relação do cílio com o citoplasma ciliar e o envolvimento de toda a estrutura ciliar pela membrana plasmática.

trônica. Essas amostras de tecido não devem ser recolhidas após qualquer infecção respiratória, porque podem haver adições ou desaparecimento de microtúbulos centrais ou periféricos da estrutura do cílio. Na análise da ultra-estrutura ciliar pode-se avaliar a presença ou não de braços internos ou externos de dineína, conexões de dineína, filamentos radiais, configuração anômala de microtúbulos e orientação do batimento ciliar.[1,2]

O óxido nítrico (NO) é produzido nos tratos respiratório superior e inferior. Pode ser detectado no ar expirado e medido por quimioluminescência.[1,9] Parece estar envolvido tanto na regulação da movimentação ciliar quanto na defesa do hospedeiro por suas propriedades bacteriostáticas.[9] Em pacientes com discinesia ciliar, o NO nasal e o exalado estão muito baixos.[1]

O NO é produzido nas vias aéreas respiratórias superiores pela NO sintase, a partir do substrato L-arginina. Três formas de NO sintase têm sido descritas: a endotelial, a neuronal e a forma induzida. As duas primeiras são continuamente produzidas, enquanto que a última é expressa a partir da ação de algumas citocinas ou lipopolissacarídeos de algumas bactérias. Também tem sido demonstrado que o NO é produzido particularmente nos seios paranasais, uma vez que altas concentrações foram detectadas especificamente nos seios maxilares. Por estudos de imuno-histoquímica tem-se notado a presença da NO sintase, principalmente do tipo induzido, na parte apical das células epiteliais ciliadas dos seios paranasais.[9] É prematuro sugerir que a medida de NO possa diagnosticar ou excluir DCP, mesmo como um teste de rastreamento. Entretanto, se for encontrado NO inesperadamente muito baixo em pacientes considerados portadores de asma incontrolada ou bronquiectasia de causa inexplicada, então, o diagnóstico de DCP deve ser excluído.[1]

Um dos testes mais confiáveis é o elaborado por Jorissen and Bertrand, onde o material biopsiado do epitélio nasal é cultivado em cultura.[4] É realizada, então, uma avaliação funcional e ultra-estrutural do cílio após a ciliogênese em cultura. Este tipo de avaliação é muito útil na diferenciação entre discinesia ciliar primária e secundária.[1] Após a ciliogênese, se não houver batimento ciliar estamos diante de um paciente com discinesia ciliar primária. Se, após a ciliogênese, houver batimento ciliar, estamos diante de um paciente com discinesia ciliar secundária, provavelmente causada por toxinas bacterianas.[4]

■ TRATAMENTO E PROGNÓSTICO

O tratamento da discinesia ciliar é essencialmente sintomático.[1,2] Os pilares do tratamento respiratório são antibioticoterapia, fisioterapia respiratória e vacinação contra o vírus influenza, *Streptococus pneumoniae* e *Haemophilus influenza*.

Drogas antimicrobianas são úteis na supressão da colonização bacteriana e de infecções recorrentes; devem ser administradas freqüente ou continuamente. A administração intravenosa de antibióticos pode ser necessária em casos de exacerbações bacterianas agudas.[1] A escolha de drogas antimicrobianas deve ser baseada na flora identificada em culturas do trato respiratório.[1,2] *Haemophilus influenza* é o organismo mais comumente identificado (58% de positividade nas culturas).

Especificamente as toxinas produzidas por *Haemophilus influenzae, Pseudomonas aeruginosa* e *Streptococus pneumoniae* e a resposta inflamatória causarão discinesia ciliar secundária e, eventualmente, levarão à destruição do epitélio ciliar e de tecidos subepiteliais, e, por fim, bronquiectasia. Drogas broncodilatadoras são úteis na restrição da hiperatividade das vias aéreas.

Inflamação e infecção dos seios paranasais geralmente se apresentam como um problema muito difícil. A cirurgia endoscópica funcional nasossinusal pode ajudar em pacientes refratários ao tratamento clínico, mesmo em crianças.[1]

■ CONSIDERAÇÕES SOBRE O FUTURO DO MANEJO DA DISCINESIA CILIAR

O principal objetivo no estudo da discinesia ciliar é identificar o gene ou os genes responsáveis pela doença. Com certeza não será uma tarefa fácil, uma vez que centenas de diferentes genes estão envolvidos na produção do cílio e cada um deles pode ser responsável por um cílio imóvel, ausente ou com alteração de sua mobilidade. Alguns desses possíveis genes podem ser os que estão relacionados à codificação de dineína, ou os relacionados à síntese de tubulinas, ou até aqueles responsáveis pela codificação de proteínas que ligam a dineína às tubulinas. Quando todos esses genes forem isolados e caracterizados, será possível traçar o genoma do paciente com suspeita de discinesia ciliar. Talvez este diagnóstico do genoma não seja mais útil que o teste de Jorissen *et al.* citado anteriormente, mas poderá nos informar qual gene, em particular, é responsável pela doença em cada paciente. Ainda não se sabe se só alguns genes são responsáveis pela maioria dos casos. Também não se sabe se carregamos alguns genes que se, em dupla, podem levar à discinesia ciliar.[4]

A microscopia eletrônica também apresenta um grande potencial de evolução no futuro. Sabe-se que as técnicas utilizadas hoje em dia estão muito longe de serem ideais no tocante à visibilização de todos os braços de dineína. Por diversas razões técnicas, a análise da secção da base do cílio de pacientes saudáveis permite a visibilização de apenas três braços internos de dineína, enquanto nove são esperados. Com o aperfeiçoamento da técnica de fixação com ácido tânico desenvolvida por Mizuhira e Futaesaku, todos os braços de dineína poderão ser vistos. Com esta nova técnica, teremos, certamente, novas informações sobre a estrutura ciliar em diferentes grupos da síndrome da discinesia ciliar.[4]

Uma nova tendência é tentar estabelecer uma conexão entre cílios não funcionantes e um defeito na síntese de NO.[4]

■ REFERÊNCIAS BIBLIOGRÁFICAS

1. Patrocínio LG, Patrocínio JA. Discinesia ciliar primária. In: *Tratado de otorrinolaringologia*. Vol. 3. São Paulo. Roca, 2002.
2. Cowan MJ, Gladwin MT, Shelhamer JH. Disorders of ciliary motility (symposium). *Am J Med Sci* 2001;32(1):3-10.
3. Vd Baan S, Veerman AJP, WulfraatN, Bezemer PD, Feenstra L. Primary ciliary diskinesia: Ciliary activity. *Acta Otolaryngol (Stockh)* 1986;102:274-281.
4. Afzelius BA. *Thorax*. 1998;53(10):894-897.
5. Nadel HR, Stringer DA, Levinson H, *et al.* The immotile cilia syndrome: radiologic manifestations. *Radiology* 1985;154:651-655.
6. Sakakura Y, Majima Y, Harada T, Hattori M, Ukai K. Nasal mucociliary transporto of chronic sinusitis in children. *Arch Otolaryngol Head and Neck Surg* 1992;118:1234-1237.
7. Anderesn I, Camner P, Jensen PL, Philipson K, Proctor DF. Nasal clearance in monozygotic twins. *Am Rev Respir Dis* 1974;110:301-305.
8. Ahmad I, Drake Lee A. Nasal ciliary studies in children with chronic respiratory tract symptoms. *Rhinology* 2003;41:69-71.
9. Liondberg S, Cervin A, Runer T. Nitric oxide (NO) production in the upper airways is decreased in chronic sinusitis. *Acta Otolaryngol (Stockh)* 1997;117:113-117.

Polipose Nasal

Márcio Nakanishi ❖ Fábio Pinna ❖ Richard Voegels

■ INTRODUÇÃO

A polipose nasal (PN) é um processo inflamatório crônico da mucosa nasal que acomete em torno de 0,5% da população. Apesar da polipose nasal ter sido descrita desde a época do antigo Egito, há mais de 5.000 anos,[1] sua patogenia ainda permanece desconhecida. Existem inúmeras teorias que tentam explicar a formação do pólipo nasal, porém, muitos mecanismos ainda necessitam ser elucidados. Acredita-se que o pólipo nasal seja o resultado final de um processo inflamatório crônico com etiologia multifatorial, portanto, é possível que não seja uma doença, mas a manifestação nasal de doenças distintas.

Muitos dentre os tópicos básicos relacionados à PN são alvos de discussão e controvérsia, como a patogenia, a correlação com alergia, o tratamento de eleição, e até mesmo a avaliação de resultados terapêuticos.

Ao mesmo tempo, os avanços de novos fármacos e da cirurgia endoscópica trouxeram mudanças na abordagem e no controle da doença. Porém, a compreensão e o tratamento da polipose nasal ainda persistem como um grande desafio à rinologia.

■ DEFINIÇÃO

Pelo fato de não existir um único fator causal e por não se conhecer a sua fisiopatogenia, a definição da polipose nasal torna-se muito mais descritiva do que conceitual. O termo "polipose nasal" refere-se a uma doença inflamatória crônica da mucosa nasal e seios paranasais com formação de pólipos benignos, múltiplos, bilaterais, que se originam como protuberâncias pedunculadas, edematosas, presas a uma base na concha média, bolha etmoidal ou óstios dos seios maxilares ou etmoidais. Os pólipos são geralmente moles, brilhantes, móveis, com coloração levemente acinzentada ou rosada, com superfície lisa, indolor à palpação e de aspecto translúcido (Fig. 13-1). O tamanho do pólipo é variável, podendo se expandir do meato médio para toda a cavidade nasal, nasofaringe, narinas e seios paranasais.[2]

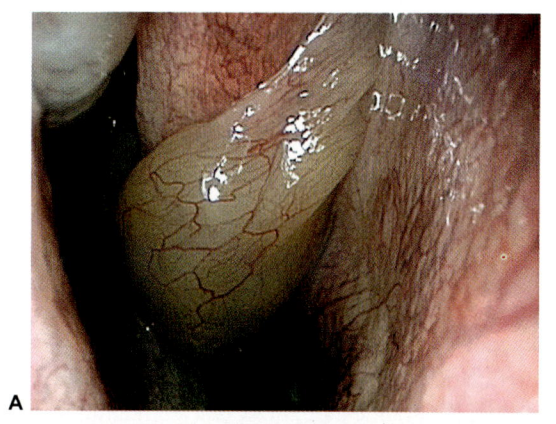

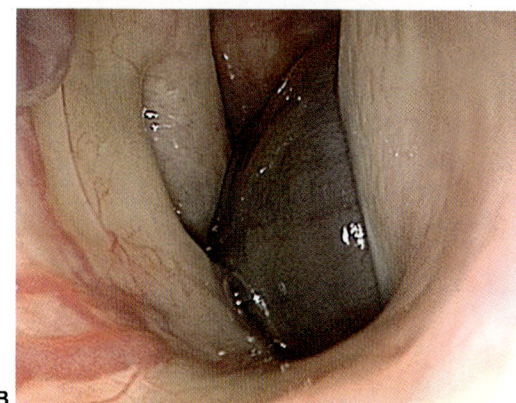

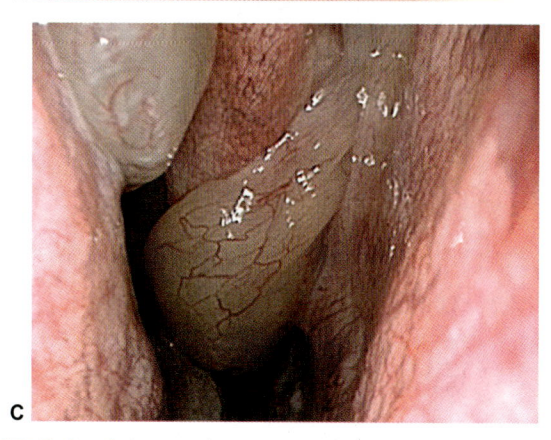

Fig. 13-1. (A-C) Aspecto intra-operatório macroscópico do pólipo nasal.

■ HISTÓRICO

O primeiro relato de PN ocorreu há quase 5.000 anos e retrocede ao antigo Egito.[1] Os egípcios se referiam à PN como "uvas descendo pelo nariz" e tratavam os pacientes com medicamentos contendo álcool (Fig. 13-2).[2] Posteriormente, na Grécia, Hipócrates revolucionou o tratamento cirúrgico da PN, introduzindo diversas técnicas para a exérese dos pólipos (Fig. 13-3). Ele definiu a PN como um distúrbio dos "quatro humores", teoria que permaneceu durante o Império Romano e toda a Idade Média.

Durante o Renascimento, Gabriel Fallopius (Padova, Itália) introduziu o uso da alça fria no tratamento da polipose (Fig. 13-4 e 13-5). Durante este período a PN começou a ser interpretada como neoplasia. O médico Percival Pott, no século XIX, descreveu os perigos da polipectomia, realçando que era "o método mais rápido de levar um paciente à morte" (Fig. 13-6). Essa idéia perdurou até 1882, quando Zuckerkandl publicou um importante estudo patológico no qual mencionou a presença de PN em mais de 12% das autópsias de rotina realizadas (Fig. 13-7 e 13-8). Relatou ainda a localização precisa dos pólipos, sempre provenientes do meato médio, e definiu-os como um processo inflamatório crônico catarral com intenso edema.[3]

No começo do século XX, aventou-se que a PN seria um processo inflamatório decorrente de alergia. Esta associação não está presente em grande parte dos casos, entretanto, muitos autores continuam definindo a PN como decorrente de um processo alérgico, principalmente devido à intensa eosinofilia presente no tecido dos pólipos (Fig. 13-9).[4]

Nos últimos anos, com os grandes avanços na área da imunologia e da histoquímica, muitas outras teorias têm surgido na tentativa de elucidar os mecanismos etiopatogênicos da PN, como será visto a seguir.

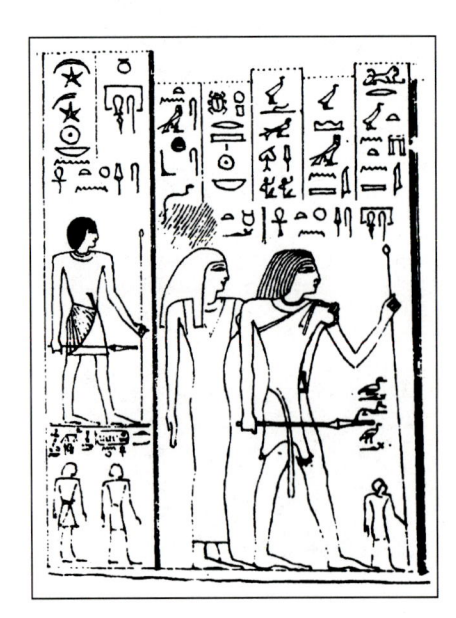

Fig. 13-2. Relato de polipose no Egito Antigo. Tumba do Rei Sahura do Egito mostrando o seu médico Ni Ankh Sekmet e a BMP.

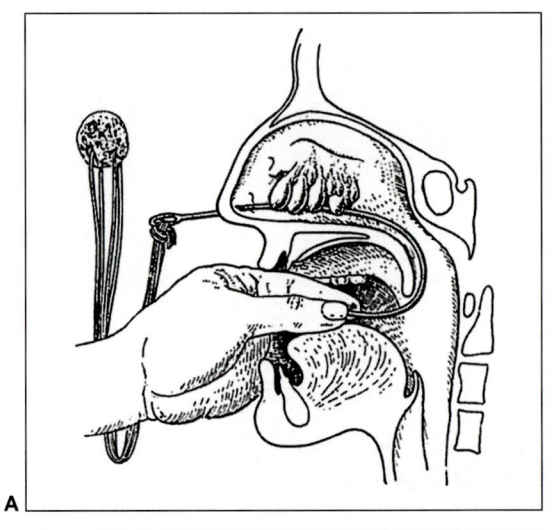

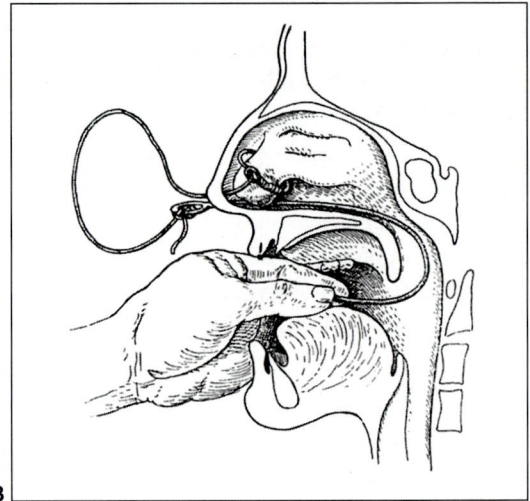

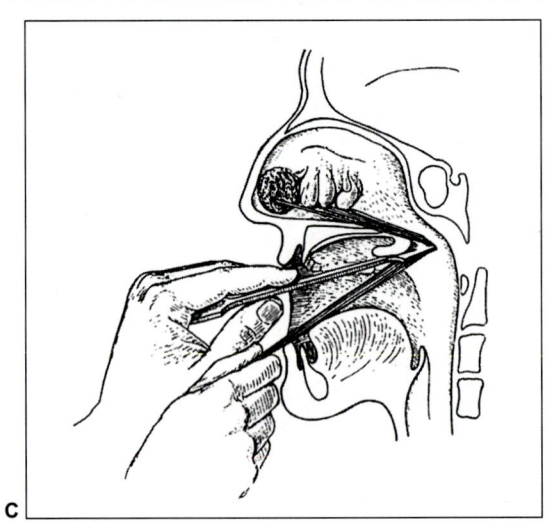

Fig. 13-3. Técnica descrita por Hipócrates. **(A)** Polipectomia. **(B)** Outra técnica com o uso de um laço. **(C)** Polipectomia através da raspagem de pólipos.

■ EPIDEMIOLOGIA

Existem poucos estudos epidemiológicos sobre a PN[5-8] e seus resultados são de difícil comparação por utilizarem métodos diagnósticos diferentes. Geralmente a prevalência da PN varia de 0,2% a 4,3% da população geral.[7-10] Em estudo realizado por Larsen e Tos,[11] observou-se uma incidência para a população da Dinamarca de 0,86 e 0,39 caso de polipose por 1.000 habitantes/ano, para o sexo masculino e feminino, respectivamente. A incidência aumentou com a idade, atingindo picos de 1,68 e 0,82 casos de polipose por 1.000 habitantes/ano nos sexos masculino e feminino, respectivamente no grupo etário de 50 a 59 anos. A incidência estimada para os casos de polipose sintomáticos foi de 0,627 paciente por 1.000 habitantes/ano. Os mesmos autores,[12] ao estudarem a prevalência em cadáveres, encontraram porcentagens extremamente elevadas (entre 26 a 42%), sugerindo que muitos pacientes com polipose são assintomáticos ou que exista alta reversibilidade dos pólipos.

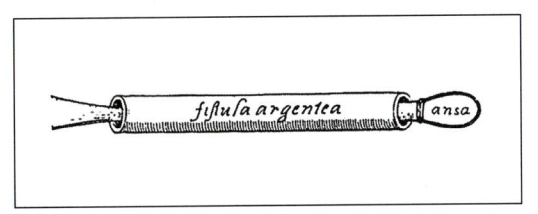

Fig. 13-4. Alça fria descrita por Fallopius.

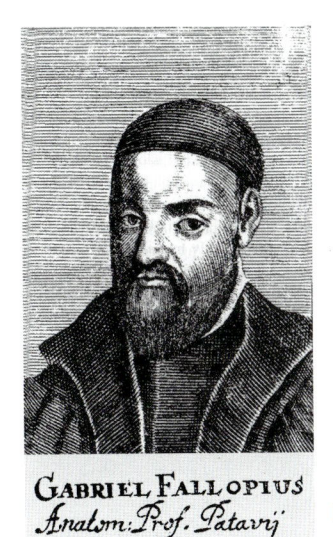

Fig. 13-5. Gabriel Fallopius: anatomista de Padova, Itália.

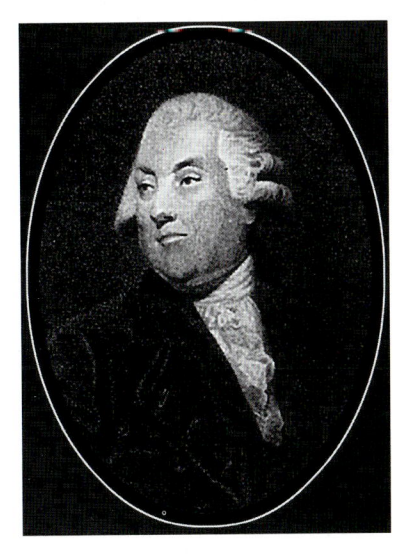

Fig. 13-6. Percival Pott (Inglaterra).

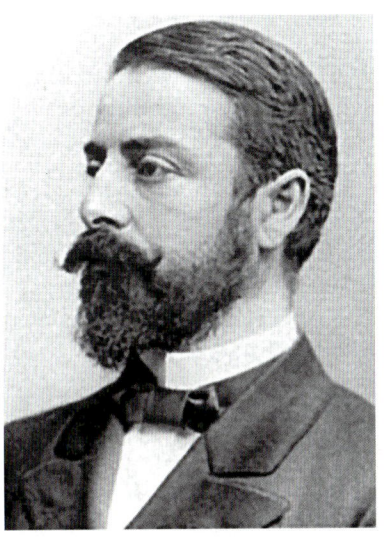

Fig. 13-7. Zuckerkandl – Vienna, Áustria.

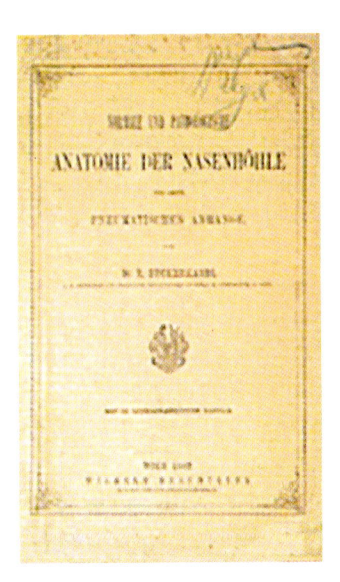

Fig. 13-8. Tratado de Anatomia de Zuckerkandl, final do século XIX.

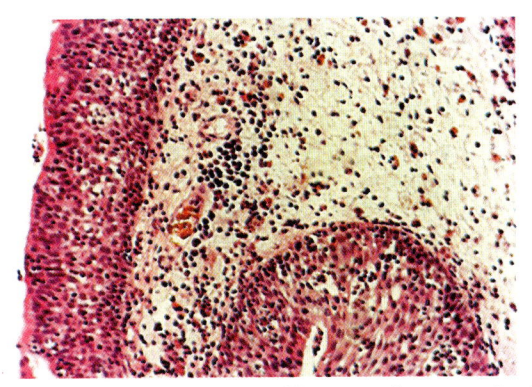

Fig. 13-9. Intenso infiltrado eosinofílico em toda a extensão do tecido (pólipo nasal) (Microscopia ótica – HE 100x).

A PN acomete principalmente adultos, atingindo todas as raças e classes sociais. As crianças raramente apresentam PN, mas quando presente, deve-se suspeitar da associação com a fibrose cística. Observa-se uma predominância no sexo masculino[13-15] e a população feminina geralmente é acometida pelos sintomas mais severos.[16]

Existem certas condições de reconhecida associação com a PN:

Polipose nasal e asma

A prevalência da PN em asmáticos varia de 6,7% a 13%,[17,18] enquanto a prevalência da asma em indivíduos com polipose nasal varia de 18% a 45%.[16,19]

Apesar da prevalência de PN ser maior no sexo masculino (2,2 a 2,5:1), pacientes com PN do sexo feminino apresentam maior probabilidade de ter asma.[8,16,20,21]

Na maioria dos casos, a asma (geralmente a não-alérgica) costuma preceder a polipose nasal, no entanto, os pacientes com polipose incipiente sem asma podem desenvolver a doença, visto que pacientes com pólipos em estágios mais avançados apresentam duas vezes mais asma quando comparados com pacientes com PN em estágios iniciais.[16] A asma não-alérgica costuma aparecer após os 30 anos e a polipose por volta dos 40. Muitas vezes o quadro é grave e o paciente torna-se córtico-dependente.[2]

Em um estudo retrospectivo de 445 pacientes com polipose nasal, 95(21%) apresentaram asma. A PN foi duas vezes mais comum no sexo masculino, porém as mulheres com PN apresentaram duas vezes mais asma que os homens. A idade média para o aparecimento dos pólipos foi de 39 anos. A asma teve início antes da polipectomia na proporção de 2,5:1. Os pacientes que desenvolveram asma após a polipectomia tiveram maior recorrência do que os pacientes não-asmáticos e aqueles que tiveram asma precedendo a PN. Nesse estudo os autores sugerem que a polipectomia não está relacionada ao desenvolvimento da asma.[20]

Larsen,[8] em estudo de metanálise sobre polipose nasal e asma observou que pacientes com asma apresentaram polipose nasal em 7% a 15%, sendo a maior freqüência na faixa etária acima dos 50 anos. Pacientes com PN, asma e intolerância ao AAS apresentaram um início mais tardio, tanto da PN como da asma, quando comparado com aqueles sem essas características. A asma teve início antes da PN em 69% dos casos.

Um estudo epidemiológico realizado na França[16] observou predominância do sexo masculino (63%). A associação da asma com a polipose nasal esteve presente em 45% dos casos. Na Grécia, em 3.817 pacientes com rinite crônica e asma não-alérgica, foi encontrada uma prevalência de 13% de PN.[22] No Brasil, ainda não há estudos populacionais suficientes sobre o assunto.

Polipose nasal e intolerância ao ácido acetil salicílico

A associação da asma, PN e intolerância ao ácido acetil salicílico (AAS) foi inicialmente descrita na Europa por Widal *et al.* em 1922, sendo conhecida como "tríade de Fernand Widal".[23] Na literatura americana, Samter, em 1967, descreve tal associação como "tríade de Samter".[24]

A incidência de intolerância ao AAS em indivíduos portadores de PN varia de 3[25] a 26%.[26] Em pacientes com asma induzida pelo AAS a PN pode ser encontrada em 50% a 95% dos casos.[27-29] Por esse motivo, os pneumologistas devem estar atentos a esses pacientes, encaminhando-os para exame otorrinolaringológico, pois a PN costuma aparecer posteriormente à asma e é bastante evidente o melhor prognóstico do tratamento clínico da polipose em estágio inicial.[2]

O início dos sintomas da intolerância ao AAS ocorre entre a terceira e quarta década de vida,[24,28,30-32] com predominância do sexo feminino.[5,33,34]

A rinite eosinofílica não-alérgica (RENA) pode ser desencadeada pela ingestão do AAS e freqüentemente está associada à hiper-reatividade brônquica e polipose nasal. É caracterizada por hiper-reatividade nasal e eosinofilia no esfregaço, sem origem alérgica. Alguns autores acreditam que a RENA seja um estágio evolutivo para a tríade da intolerância ao AAS.[2,35,36]

Outras drogas, como tartrazina, aminopirina antiinflamatórios não-esteróides podem apresentar reação cruzada nos indivíduos com intolerância ao AAS.[28,32,37,38] Quando a PN está associada à asma, à intolerância aos salicilatos ou a alimentos ocorre agravamento da história natural da polipose.[16]

Jantti-Alanko[26] estudaram a recorrência da polipose nasal e observaram risco maior de recorrência nos pacientes com intolerância aos salicilatos e maior necessidade de utilização de corticosteróides tópicos, quando comparado com pacientes sem intolerância. A asma esteve associada em 91% dos indivíduos com intolerância aos salicilatos.

Polipose nasal e alergia

Uma série de estudos mostra que não existe maior prevalência de atopia nos indivíduos com PN quando comparados com a população geral.[1,5,39,40] Da mesma forma, indivíduos atópicos não apresentam maior prevalência de PN.[39,41,42] A PN está associada à asma (intrínseca) manifestada na idade adulta, isto é, à asma não-alérgica.[43]

Apesar da PN não ser uma manifestação da atopia, nas estações polínicas, observa-se maior recorrência dos pólipos em indivíduos sensíveis.[7] No pós-operatório, a chance de recidiva é maior nos indivíduos atópicos.

A quantidade de eosinófilos e mastócitos encontrada no pólipo nasal não mostrou relação com a alergia.[44-46] Achados estruturais mostram que a expressão de COX-2 nos pólipos nasais foi a mesma em pacientes atópicos e não-atópicos,[47] enquanto que a expressão de VCAM-1 correlaciona-se com a presença de polipose nasal, independentemente de haver ou não alergia.[1]

Polipose e alergia local

Altos níveis de IgE no pólipo nasal, mesmo na ausência de marcadores de atopia (como o *prick test*) sugere uma produção local de IgE. No trabalho de Powe *et al.* sobre rinite idiopática, os autores citam a produção local de IgE como um possível fator etiológico.[64]

Bachert *et al.*[65] demonstraram que a IgE total e específica não está relacionada com o teste cutâneo positivo, mas sim com o grau de eosinofilia. Nesse trabalho, os autores encontraram IgE específica para enterotoxinas dos *Stafiloccocus aureus*, sugerindo um possível envolvimento na patogenia da PN.

Polipose e inflamação

A formação e o crescimento do pólipo pode ser a manifestação clínica de um processo inflamatório que envolve epitélio da mucosa, matriz epitelial e células inflamatórias.[18] Tos e Mogensen[48] acreditam que o estágio inicial da formação do pólipo envolve ruptura ou necrose epiteliais causadas por inflamação. No local da ruptura ocorre o prolapso da lâmina própria com formação vascular e glandular no novo tecido e migração epitelial na sua superfície. O resultado final é um pólipo epitelizado com glândulas tubulares longas. A rinossinusite crônica, quando associada à PN, pode ser um dos fatores responsáveis pela formação e crescimento do pólipo.

Polipose e rinossinusite fúngica

A polipose nasal associada ao *Aspergillus* foi inicialmente descrita por Safirstein, em 1976.[49] Novos relatos descrevendo outros fungos além do *Aspergillus* reconheceram o termo "rinossinusite fúngica alérgica" como uma entidade clínica freqüentemente associada à PN.

Os critérios diagnósticos e os protocolos de tratamento ainda são motivos de muitas divergências. A rinossinusite fúngica alérgica é uma doença sinusal benigna não-invasiva, possivelmente decorrente de uma hipersensibilidade a antígenos fúngicos. A maioria dos fungos determinantes pertence à família Dermatiacea, mas muitos outros podem estar implicados.

A rinossinusite fúngica alérgica típica costuma apresentar história de atopia ou hipersensibilidade mediada por IgE para fungos, polipose nasal, cultura para fungos positiva, achados radiológicos característicos (Fig. 13-10) e a mucina eosinofílica

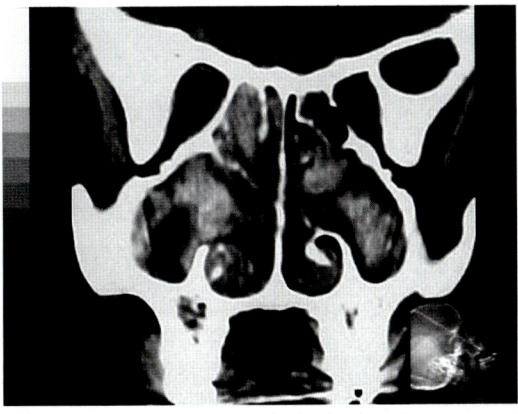

Fig. 13-10. Tomografia computadorizada de seios paranasais mostrando hiperatenuação bilateral em seios maxilares e etmoidais, característica de infecção fúngica.

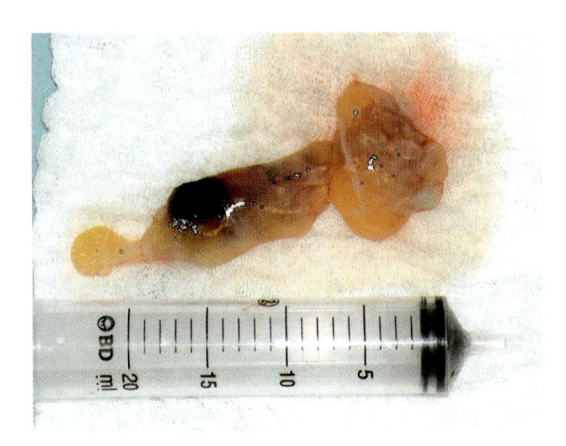

Fig. 13-11. Pólipo nasal com mucina eosinofílica ao seu redor.

(Fig. 13-11). Os pacientes são imunocompetentes, não diabéticos, com predomínio na terceira década de vida.[50,51]

A exata natureza da reação imunológica é incerta. Acredita-se que não seja uma simples reação de hipersensibilidade tipo I, pois a presença de IgG específica para fungos sugere um possível envolvimento de uma reação de hipersensibilidade tipo III.[51,52]

Ponikau *et al.*[53] demonstraram a presença de fungos na cavidade nasal e seios paranasais em 93% dos pacientes com rinossinusite crônica e em 100% dos controles. Os autores sugerem que a inflamação mediada pela IgE não é crucial na patogênese da rinossinusite fúngica alérgica, e que os eosinófilos são as células inflamatórias principais. Por esse motivo, propõem a mudança do termo, "rinossinusite fúngica alérgica", para "rinossinusite fúngica eosinofílica".

Ferguson[54] propõe o termo *eosinophilic mucin rinosinusistis (EMRS)* como uma entidade clínico-patológica diferente da rinossinusite fúngica alérgica. A autora acredita que a rinossinusite fúngica alérgica seja decorrente de uma resposta alérgica ao fungo em indivíduos predispostos, e também que a EMRS seja causada por uma desregulação sistêmica dos controles imunológicos.

O estado atual dos conhecimentos a respeito do tema sugerem que a rinossinusite fúngica alérgica está associada a uma resposta eosinofílica à presença do fungo na cavidade nasal e seios paranasais, que resulta na formação de pólipos e presença da mucina eosinofílica. A exposição isolada aos fungos parece não ser suficiente para iniciar a doença. Pelo contrário, o início da cascata inflamatória parece ser um evento multifatorial que requer, simultaneamente, a ocorrência de sensibilidade mediada pela IgE (atopia), receptores HLA específicos nas células T, exposição ao fungo e anomalias nos sistemas locais de defesa da mucosa nasossinusal.[52]

Na cirurgia esse diagnóstico pode ser levado em conta quando for encontrada mucina espessa, típica dos alérgicos (Fig. 13-12A a C). Deve ser colhido material para cultura, e o patologista deve ser alertado para o diagnóstico. A técnica cirúrgica pode ser conservadora, mas inclui a retirada da mucina. Deve-se lembrar que a recidiva pode ser muito comum. No pós-operatório são recomendados corticosteróides por via sistêmica por um período curto, seguidos por corticosteróides nasais tópicos.[2]

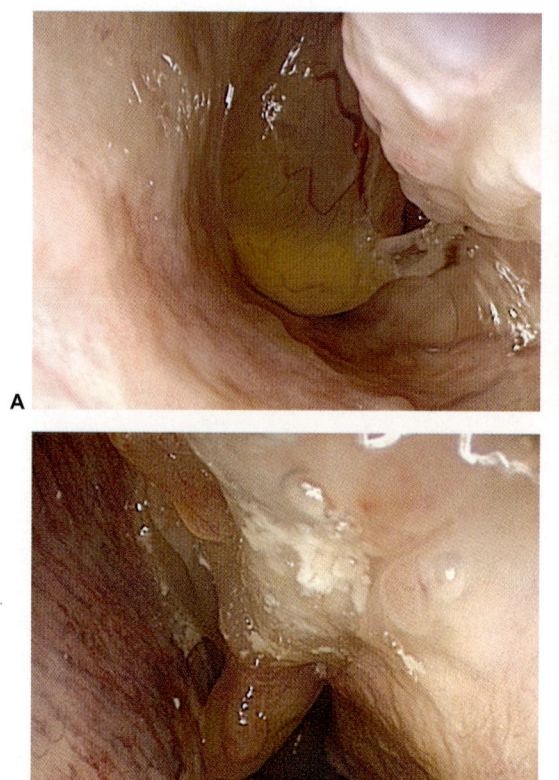

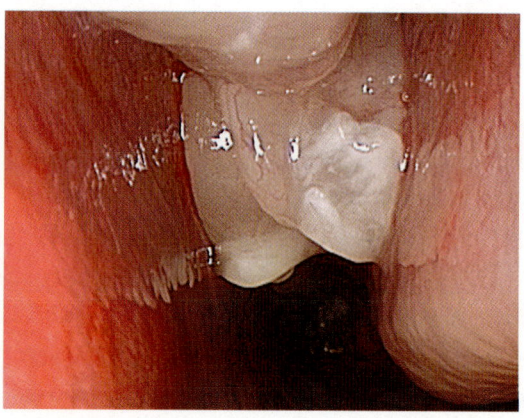

Fig. 13-12. (A-C) Foto intra-operatória de mucina espessa.

Polipose e fibrose cística

A associação da PN com a fibrose cística encontra-se bem documentada. Hadfield *et al.*[56] estudaram 221 pacientes com FC e encontraram polipose nasal em 37%. Outros estudos relatam uma prevalência que varia de 10% a 32%.[57,58] A sinusopatia é comum na fibrose cística (FC) apresentando sinais radiológicos de comprometimento sinusal em 90% dos pacientes.[55]

A fibrose cística é uma doença genética, autonômica recessiva, em que se observa uma mutação no gene localizado na porção q31 do cromossomo 7, responsável por codificar a proteína reguladora da condutância iônica transmembrana (CFTR). A anormalidade dessa proteína leva a um bloqueio da secreção ativa do íon cloro e conseqüente acúmulo intracelular. Com isso as secreções tornam-se extremamente espessas, favorecendo a estase e o crescimento bacteriano, cujo agentes etiológicos mais freqüentes são a *Pseudomonas aeruginosa*, *Staphyloccocus aureus* e *Haemophilus influenzae*.

Anormalidades na proteína reguladora da condutância iônica transmembrana também foram encontradas em pacientes com polipose nasal sem fibrose cística, sugerindo que a mutação no gene da FC possa ter algum papel na formação do pólipo.[59] Histologicamente, no pólipo nasal associado à fibrose cística, existe o predomínio de neutrófilos, linfócitos e plasmócitos sobre os eosinófilos.[60]

Polipose e quadros sindrômicos

Alguns quadros sindrômicos podem estar relacionados com a polipose nasal. Na síndrome de Churg-Strauss ocorre uma vasculite alérgica associada à asma e rinite alérgica, podendo evoluir com afecções cardíacas, renais e pulmonares. Na síndrome de Kartagener existe uma discinesia ciliar primária acompanhada de manifestações clínicas como *situs inversus*, bronquectasia, otite média e rinossinusite crônica. A síndrome de Young é caracterizada por discinesia ciliar primária, doenças respiratórias recorrentes, polipose nassosinusal e azoospermia.[2]

■ CARACTERÍSTICAS CLÍNICAS

História

Os indivíduos com PN apresentam como sintomas principais obstrução nasal, hiposmia, cefaléia, secreção mucóide e espirros, em geral de início insidioso e evolução lenta.

No estudo de Setippane,[61] a polipose nasal foi encontrada em 36% dos pacientes com intolerância aos salicilatos, 7% nos asmáticos, 0,1% nas crianças e 20% nos pacientes com fibrose cística. Outras condições associadas à polipose nasal foram a síndrome de Churg-Strauss, sinusite fúngica alérgica, discinesia ciliar e síndrome de Young. Os pólipos nasais são estatisticamente mais comuns na asma não-alérgica.

Os sintomas relacionados com a asma costumam preceder os sintomas nasais em 69% a 73% dos casos. A história familiar está presente em 52,6% dos pacientes com PN e em 43,5% dos pacientes com PN e asma.[8,16]

Exame físico

Podemos identificar na rinoscopia anterior, tumorações de coloração rósea, levemente acinzentadas, com superfície lisa e

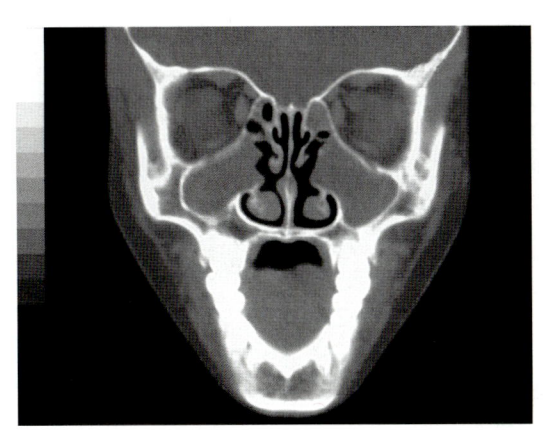

Fig. 13-13. Tomografia computadorizada de seios paranasais, corte coronal, janela óssea de paciente com polipose nasossinusal.

brilhante, indolor, originando-se, na grande maioria dos casos, na região do meato médio nasal ou fenda olfatória, podendo se estender para toda a cavidade nasal. O exame endoscópico, rígido ou flexível, oferece maiores detalhes e permite identificar pólipos de menor tamanho (Fig. 13-1A a C).

Exames laboratoriais

A eosinofilia no sangue periférico é um dado que pode ser observado principalmente nos indivíduos asmáticos e alérgicos.[1]

As dosagens de IgE total e específicas (RAST), bem como os testes cutâneos de leitura imediata, podem ser usados para investigação de alergia.[1,62]

Exames de imagem

Os achados na tomografia computadorizada dos seios paranasais estão relacionados com a localização do pólipo nasal e sua evolução.(Fig. 13-13) Nos estágios iniciais observa-se o velamento das células etmoidais anteriores e posteriores. À medida que a PN estende-se além do meato médio nasal ao exame endoscópico, geralmente observa-se na TC o comprometimento dos seios maxilares. Com a progressão dos pólipos para toda a cavidade nasal ao exame endoscópico, observa-se o velamento também dos seios frontal e esfenoidal. A radiografia do tórax se faz necessária, principalmente nos pacientes asmáticos.

■ CLASSIFICAÇÃO E TERMINOLOGIA

Bachert et al.[63] classificam a PN conforme abaixo:

- Pólipo antrocoanal.
- Pólipo unilateral.
- Polipose bilateral (eosinofílica).
- Polipose associada a condições específicas (fibrose cística, discinesia ciliar, micose).

Stammberger cita classificação semelhante, porém acrescenta a dominância eosinofílica:

- Pólipo antrocoanal.
- Pólipo unilateral.
- Polipose bilateral sem dominância eosinofílica.
- Polipose bilateral com dominância eosinofílica.
- Polipose associada a condições específicas (fibrose cística, discinesia ciliar, micose).

Atribui-se à polipose bilateral com dominância eosinofílica, uma dificuldade maior de controle clínico e maior taxa de recorrência pós-operatória.

■ ESTADIAMENTO

Pelo fato de o pólipo nasal ser o resultado final de um processo inflamatório associado a diversas doenças, torna-se difícil estadiar em um único sistema, diversas doenças com prognósticos totalmente diferentes. Mesmo assim, diversos autores têm proposto formas de estadiamento,[66-68] principalmente pela necessidade de se comparar os resultados dos tratamentos.

Johansson et al.[69] compararam diversos sistemas de estadiamento para polipose nasal e observaram que o sistema proposto por Lildholdt et al.[67] mostrou ser reprodutível e de uso simples. Nesse sistema de estadiamento, o pólipo é classificado em relação a pontos de reparo anatômico nasal, seguindo 4 passos (0 a 3):

0. Ausência de pólipos.
1. Polipose discreta (pólipos de tamanho pequeno que não atingem o bordo superior da concha inferior) (Fig. 13-14A).
2. Polipose moderada (pólipos de tamanho moderado que atingem a região entre o bordo superior e inferior da concha inferior).
3. Polipose severa (pólipos de grande tamanho que ultrapassam a região do bordo inferior da concha inferior) (Fig. 13-14B).

■ DIAGNÓSTICOS DIFERENCIAIS

Os diagnósticos diferenciais incluem: papiloma invertido, anormalidades anatômicas (como a concha média bolhosa), tumores epiteliais e mesenquimais benignos, granulomas inflamatórios e malignidades. Nas crianças, encefalocele, gliomas, cisto dermóide, cisto de ducto lacrimal, e neoplasias como craniofaringioma, rabdomiossarcoma, neurofibroma e hemangioma.[69]

■ ESTUDOS RELACIONADOS À GENÉTICA

No estudo de Griesner e Settipane, 14% dos pacientes com polipose nasal apresentaram história familiar enquanto que no grupo-controle não houve história familiar.[70] No estudo de Rugina,[16] a história familiar esteve presente em 52,66% dos pacientes, 11,33% apresentaram dois ou mais membros da família com polipose nasal.

Indivíduos com HLA-DR7 DQA1 e DQB1 apresentam chance duas a três vezes maior de desenvolver PN que o controle (sem HLA) e pacientes com intolerância à aspirina apresentam freqüentemente o alelo DR7.[71] Luxemberger et al.[72] encontraram o HLA-A74 com mais freqüência nos pacientes com PN.

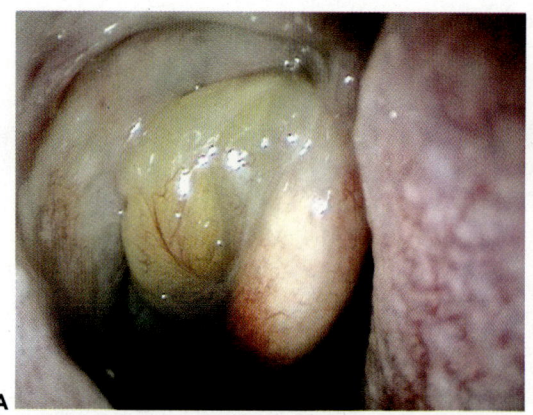

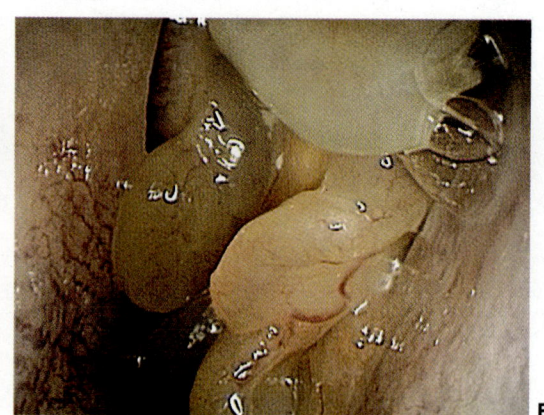

Fig. 13-14. Exame com endoscopia rígida de paciente com polipose. **(A)** Discreta. **(B)** Severa.

Leprini [73] identificaram um aumento de células positivas para o HLA de classe II DR no estroma dos pólipos em comparação com a mucosa nasal da concha inferior.

Fritz et al.[74] observaram que o crescimento celular desregulado, por meio de ativação de genes na polipose nasal é similar ao mecanismo da neoplasia. Além disso, a mamoglobulina, cujo gene apresenta função ainda não definida, pode estar relacionada ao crescimento da PN.

■ PATOLOGIA

A polipose nasal caracteriza-se pela inflamação crônica da mucosa nasal e seios paranasais, com um acúmulo anormal de eosinófilos, mastócitos, linfócitos, neutrófilos e fibroblastos. Mediadores inflamatórios secretados por essas e outras células contribuem direta ou indiretamente para alterações estruturais da PN. Essas alterações são encontradas no epitélio e submucosa e caracterizam-se por metaplasia escamosa do epitélio, edema fluido na submucosa, formação de pseudocistos, glândulas submucosas e espessamento da membrana basal.[75]

Epitélio

O epitélio do pólipo nasal é uma barreira vulnerável que está continuamente exposta ao fluxo aéreo. Na sua superfície encontra-se restos celulares, bem como vírus, bactérias e partículas aéreas. O fluxo aéreo, por si só, pode levar à metaplasia encontrada na PN.

Vários tipos de epitélios podem ser encontrados na superfície dos pólipos nasais, sendo o mais comum o epitélio respiratório pseudo-estratificado com células ciliadas e caliciformes; não raramente encontramos epitélio cúbico, cilíndrico e pavimentoso estratificado. No trabalho realizado por Larsen e Tos [76] os pólipos localizados na região anterior mostraram predominância de epitélio estratificado (62%), enquanto que os pólipos da região posterior demonstram predominância de epitélio cilíndrico (78%).

A distribuição das células caliciformes no epitélio é extremamente irregular, existindo uma grande variação entre diferentes pólipos, como também dentro do mesmo pólipo. Quando comparada à densidade destas células na mucosa nasal, conchas nasais e seios paranasais, a densidade no pólipo é bem mais baixa.[77]

Em alguns pólipos podemos encontrar glândulas intra-epiteliais que são estruturas constituídas de 30 a 50 células mucosas posicionadas ao redor de um lúmen. Segundo Messerkinger, essas glândulas são formações instáveis que podem ser induzidas experimentalmente com injeção de pilocarpina.

A presença de vários tipos epiteliais, várias densidades de células caliciformes, como também de glândulas intra-epiteliais na superfície do pólipo nasal, ilustram a natureza dinâmica da cobertura epitelial.

Estroma

O estroma do pólipo é formado por tecido conjuntivo frouxo, com vasos e variados tipos celulares imunocompetentes como neutrófilos, eosinófilos, basófilos, mastócitos, plamócitos, linfócitos e outros. Entretanto, para alguns tipos celulares, podemos encontrar uma grande variação na densidade celular em diferentes áreas dentro de um mesmo pólipo, sugerindo a existência de um processo dinâmico dentro do mesmo pólipo.

A distribuição glandular no estroma é extremamente irregular. Na maioria dos pólipos a densidade varia de 0,1 a 0,5 glândula por mm^2 de superfície do pólipo. Essa densidade é considerada menor do que a da mucosa nasal. A estrutura das glândulas no pólipo nasal é tubular, com diferentes formas, assim como o revestimento epitelial dos túbulos são polimorfos.

A estrutura das glândulas diferem muito da mucosa nasal. Isso sugere que as glândulas são formadas durante o crescimento do pólipo e não são glândulas que cresceram da mucosa nasal em direção ao pólipo. As glândulas podem se apresentar na forma ativa ou completamente degeneradas; as glândulas mais distendidas estão geralmente degeneradas.

Composição celular

Eosinófilos

Uma das características principais da composição celular da PN é a infiltração eosinofílica no epitélio e estroma. Geralmente os eosinófilos representam cerca de 60% da celularidade da PN, secretam uma série de mediadores inflamatórios, incluindo grânulos protéicos, enzimas proteolíticas, mediadores lipídicos, metabólitos do oxigênio e citocinas.[78] Esses mediadores são capazes de causar lesão tecidual, hiper-reatividade da via aérea e hipersecreção de muco. Quando o eosinófilo está ativado, torna-se mais tóxico e o marcador específico para identificar esta ativação é a proteína catiônica eosinofílica (ECP).

Em um estudo com 28 casos de pólipos nasais recorrentes e 48 casos de pólipos nasais não-recorrentes, os autores[79] encontraram infiltração eosinofílica de 74 e 44% respectivamente. Pacientes com polipose nasal apresentaram 10 vezes mais eosinófilos por unidade de superfície que pacientes com rinossinusite ou mucosa sadia.[80]

Pacientes com polipose nasal e hiper-reatividade brônquica apresentam eosinofilia na mucosa brônquica semelhante à observada em pacientes com asma, enquanto que pacientes com polipose nasal sem hiper-reatividade brônquica não apresentam eosinofilia na via aérea inferior.[81,82]

O eosinófilo parece ser o denominador comum da polipose nasal e asma.[83] Utilizando imuno-histoquímica, Park et al.[84] encontraram um número aumentado de eosinófilos no pólipo nasal de indivíduos com asma e intolerância à aspirina.

Mastócitos

Os mastócitos são conhecidos por estarem envolvidos nas reações de hipersensibilidade tipo I mediada pela IgE, porém eles também podem ser encontrados em doenças não mediadas por IgE. Os mastócitos podem ser encontrados tanto no epitélio como no estroma do pólipo nasal, e são observados também na mucosa nasal dos pacientes com rinite alérgica.

Mecanismos alternativos para a degranulação de mastócitos e instalação do processo inflamatório podem estar atuando em indivíduos nos quais características de atopia estão ausentes.[85]

Inversamente à mucosa nasal alérgica, a maioria dos mastócitos degranulados está localizada na porção profunda do epitélio, sugerindo que os mastócitos no pólipo nasal não sejam ativados pelos alérgenos inalados.[3,86] Os mastócitos no pólipo nasal secretam uma série de citocinas como, IL-4, IL-5, IL-6, IL-13, IL-8, GM-CSF e TNF-alfa. Além disso, alguns mediadores dos mastócitos, como a histamina e a triptase, IL-4 e IL-13 são capazes de estimular a liberação de RANTES, GM-CSF, SCF e TARC, localizados nas células epiteliais e fibroblastos, indicando um ciclo vicioso que perpetua a inflamação eosinofílica.[3]

Agentes específicos como alérgenos, vírus, bactérias, fungos, complemento ou autoanticorpos, estimulam os mastócitos que podem contribuir na inflamação eosinofílica diretamente, através da liberação de mediadores inflamatórios, ou indiretamente, através da ativação de células estruturais, como os fibroblastos e células epiteliais.

Linfócitos

Os linfócitos presentes na PN encontram-se na forma ativada e apresentam um padrão misto Th1 e Th2, que é definido pela produção simultânea de gama-INF e IL-5.[87,88]

Os linfócitos costumam acumular-se nas áreas subepiteliais e possivelmente estão envolvidos na quimiotaxia e degranulação dos mastócitos através da liberação de citocinas. O subtipo CD8 é encontrado em maior quantidade que o CD4.[89,90]

Stoop et al.[91] estudando indivíduos com PN, encontrou maior quantidade de linfócitos CD8 na concha média e inferior, quando comparado com os linfócitos CD4. Já nos indivíduos sadios, o número de linfócitos CD8 na concha média e inferior foi menor que o número do linfócitos CD4, o que sugere um possível envolvimento dos linfócitos CD8 no desenvolvimento da PN.

Fibroblastos e miofibroblastos

Os fibroblastos presentes no estroma do pólipo nasal podem produzir citocinas e desempenhar funções de células inflamatórias, contribuindo para a formação dos pólipos nasais. São importante fonte de fator de crescimento de mastócitos, GM-CSF, IL-8 e IL-6.[92] Podem desempenhar um importante papel no recrutamento de eosinófilos através da produção de RANTES.[93,94]

Existe um número aumentado de miofibroblastos (fibroblastos ativados) e células TGF-beta-positivas no pólipo nasal quando comparado com a mucosa nasal normal.[95] Estudos recentes mostram que baixas concentrações de citocinas produzidas pelas células mononucleares apresentam efeitos potentes nos fibroblastos derivados do pólipo nasal.[96]

Wang et al.[97] descreveram um acúmulo de miofibroblastos e TGF-beta no pólipo nasal e sugeriram que essas células podem estar envolvidas na sua patogênese através da liberação de matriz extracelular, com produção de **metaloproteinase-1.**

Classificação histológica

Hellquist[98] classificou histologicamente o pólipo nasal em quatro tipos:

1. Tipo eosinofílico ou edematoso.
2. Tipo fibroinflamatório.
3. Tipo hiperplasia de glândulas seromucinosas.
4. Tipo estroma atípico.

O tipo eosinofílico ou edematoso foi encontrado em 86% dos 107 casos estudados e apresentou como característica principal a numerosa infiltração de eosinófilos no estroma.

Perfil de citocinas

Existe uma série de citocinas e quimiocinas descritas no pólipo nasal, muitas delas estão envolvidas na regulação da migração, sobrevivência e ativação dos eosinófilos. O TNF-alfa e a IL-4/IL-13 podem aumentar a expressão de VCAM-1 e facilitar a migração de eosinófilos no tecido. Além disso, o GM-CSF e a IL-5 são cruciais para prolongar a sobrevivência (reduzindo a apoptose) e a ativação dos eosinófilos. De forma semelhante, a RANTES e a eotaxina, que estão aumentadas na PN, promovem a atração de eosinófilos para o tecido.[99,100]

A IL-8 possui capacidade de quimiotaxia de neutrófilos e encontra-se aumentada na PN em comparação com a mucosa nasal normal. Além disso, citocinas pró-inflamatórias, como a IL-1 beta e o TNF-alfa podem aumentar a expressão de VCAM-1 nas células endoteliais e induzir a migração de linfócitos T e neutrófilos.

O TGF-beta é uma importante citocina responsável por induzir a proliferação de fibroblastos. O aumento de fibrose no estroma dos pólipos é observado por aumento do TGF-beta.[95,101] Estudos recentes mostram que o TGF-beta pode aumentar a função do fibroblasto através do aumento de IL-4 e lipopolissacarídeos produzidos por bactérias presentes na PN.[102] Como os eosinófilos são importantes fontes de TGF-beta, acredita-se que eles possam aumentar sua própria migração na PN através da regulação na função dos fibroblastos. O fator de crescimento endotelial vascular, o qual desempenha um importante papel na angiogêncese e edema, também sofre regulação doTGF-beta.[103]

Uma grande variedade de células epiteliais, fibroblastos, linfócitos T e mastócitos são fontes de citocinas e quimiocinas como o IL-1, TNF-alfa, IL-8 GM-CSF, IL-5, RANTES, eotaxina e TARC, podendo assim atuar na migração de eosinófilos, neutrófilos e linfócitos Th2 na PN.[104,105] Além disso, uma interação célula-célula, pode aumentar a produção dessas citocinas e quimiocinas, como por exemplo, a histamina e a triptase produzida pelos mastócitos, que podem aumentar a produção de RANTES nas células epiteliais; a IL-4 e IL13 também produzidas pelos mastócitos e linfócitos T, em sinergia com o TNF-alfa podem aumentar a produção da TARC nas células epiteliais e fibroblastos.[106] Os eosinófilos, sendo uma importante fonte de várias citocinas e quimiocinas (IL-5, GM-CSF, TNF-alfa, TGF-beta), são capazes de aumentar sua própria sobrevida, migração e ativação, de maneira autócrina. Os eosinóflios, por liberarem uma série de proteínas tóxicas como a proteína catiônica eosinofílica e proteína básica principal, ainda podem causar lesão epitelial.

Além da citocinas e quimiocinas, outros mediadores como a histamina encontram-se muito aumentados no pólipo nasal, ultrapassando níveis de 4.000 ng/ml. Os níveis de triptase, histamina e ECP encontram-se aumentados no pólipo nasal quando comparados com a mucosa normal.[107] Outros dados relatados nos pólipos são o aumento dos níveis de IgA, IgE, IgM e IgG. Nos asmáticos com intolerância ao ASS encontra-se um aumento de leucotrienos e redução de PGE2 tanto no pólipo nasal como no sangue periférico.

■ FISIOPATOGENIA

A fisiopatogenia da polipose nasal não é conhecida, porém existem vários fatores que são de extrema importância para o desenvolvimento dos pólipos. Anatomicamente ocorre uma obstrução dos óstios de drenagem pela presença dos pólipos no meato médio nasal; com a progressão da doença para toda a cavidade nasal, ocorre a obstrução do fluxo aéreo. Patologicamente é caracterizada por múltiplas anomalias no epitélio, membrana basal, lâmina própria, acompanhada da infiltração de várias células inflamatórias. Qualquer que seja a explicação para a formação dos pólipos, deve ser levado em consideração que existe um processo inflamatório crônico persistente, relacionado a diferentes fatores etiológicos.

O processo inflamatório crônico é reconhecido como o componente central na fisiopatogenia da PN, onde ocorre uma complexa interação de células inflamatórias e células residentes da mucosa nassosinusal, com aumento importante de diversos mediadores inflamatórios. Na maioria dos pólipos nasais, os eosinófilos representam cerca de 60% da população celular. Além dos eosinófilos, mastócitos e linfócitos T ativados também encontram-se aumentados.[3]

Fatores locais, fatores ambientais e da mucosa nasossinusal, associados a uma predisposição genética, propiciam um ambiente favorável à ativação de células epiteliais, mastócitos e macrófagos por vários fatores (bactérias, vírus, fungos, metabolismo anômalo dos aminoácidos, fluxo aerodinâmico alterado etc.) que resultam na liberação de mediadores inflamatórios.[108] Esses mediadores, promovem um aumento da expressão de moléculas de adesão como a VCAM-1*(vascular cell adhesion molecule)* e ICAM-1 *(intercellular adhesion molecule)* nas células endoteliais dos vasos sanguíneos e conseqüente infiltração de células inflamatórias (predominantemente eosinófilos). O aumento da produção de citocinas que atraem eosinófilos como a eotaxina e RANTES contribuem ainda mais para essa inflamação crônica eosinofílica. Os eosinófilos, por sua vez, podem aumentar o processo inflamatório através da liberação de grânulos tóxicos como a proteína catiônica eosinofílica (ECP) e proteína básica principal (MBP), que irão causar fibrose no estroma, lesão epitelial, edema intersticial e aumento de produção da matriz extracelular. Portanto, essa complexa interação de células estruturais e inflamatórias no microambiente do pólipo, leva a esse estado de inflamação crônica com o subseqüente crescimento e persistência dos pólipos.[3]

■ TRATAMENTO

Corticosteróides tópico e sistêmico

Até o presente momento os corticosteróides, administrados tópico ou sistemicamente, são as medicações que suprimem de forma mais eficaz a resposta inflamatória na PN. Seu mecanismo de ação ocorre através da ligação ao receptor de glicocorticóide no citoplasma da célula-alvo e, como efeito, reduz a produção de citocinas, número de células inflamatórias, induz à apoptose nos eosinófilos, e reduz o extravasamento microvascular.[68,109,110]

Os corticosteróides tópicos na PN reduzem, de forma eficaz, os sintomas de obstrução nasal, secreção e espirros, porém, seu efeito sobre a hiposmia é menos evidente. O uso de corticosteróides intranasais pode reduzir o tamanho, ou até mesmo fazer desaparecer a PN. Seu uso no período pós-operatório é importante para reduzir a taxa de recorrência.[111,112]

Os corticosteróides intranasais podem ser administrados na forma de *spray*, gotas ou pó. Apenas uma pequena fração da medicação chega ao meato médio (local de origem da PN), porém, esse fato parece não ser de importância crucial.[113] Apesar da eficácia demonstrada quando comparado com o placebo, os corticosteróides não resolvem a totalidade dos problemas. Para casos de pólipos residuais após tratamento tópico, a polipectomia pode ser uma opção satisfatória.

O corticosteróide sistêmico reduz o tamanho do pólipo, bem como os sintomas associados, melhorando, inclusive, a hiposmia. Podem ser administrados na forma de injeções de depósito, bem como por via oral em doses regressivas. Os pacientes devem ser informados sobre o risco dos efeitos adversos, principalmente os diabéticos, hipertensos, tabagistas, obesos, pacientes que apresentem glaucoma, úlcera gástrica, descompensação cardíaca ou psicose, devem ser avaliados cuidadosamente.

Os corticosteróides sistêmicos são eficazes na diminuição dos pólipos e atuam melhor sobre o olfato quando comparados a corticóides tópicos. Essa eficácia dos costicosteróides sistêmicos é conhecida como "polipectomia medicamentosa". Quando utilizados no período pré-operatório, podem facilitar o procedimento cirúrgico e beneficiar o paciente, em particular os asmáticos e com intolerância ao AAS.

Anti-histamínicos

O anti-histamínico não é a medicação de escolha no tratamento da PN. Entretanto, quando um paciente com PN apresenta um quadro concomitante de rinite alérgica, existe um risco maior de exacerbação dos pólipos durante a exposição aos alérgenos.[114] Esses pacientes podem se beneficiar com o uso do anti-histamínico no período de exposição aos alérgenos. Em um estudo controlado, a cetirizina (20 mg/dia) não diminuiu o tamanho e número de recorrência da PN após a etmoidecomia, porém reduziu os sintomas da rinite.[115]

Antileucotrienos

Os pacientes com a tríade da intolerância ao AAS apresentam altas taxas de recorrência e provavelmente apresentam mecanismos fisiopatogênicos associados ao metabolismo do ácido aracdônico. Um evento importante na intolerância a salicilatos é a liberação de grandes quantidades de leucotrienos LTC4, LTD4 e LTE4, efetivos ativadores de células inflamatórias. Antileucotrienos, medicamentos já em uso por pacientes asmáticos, supostamente ajudariam no controle da PN.

Os efeitos benéficos dos antagonistas dos receptores do leucotrieno, encontrados em alguns pacientes asmáticos, ainda não foram demonstrados nos pacientes com PN. Em um estudo retrospectivo de 18 pacientes com a tríade de intolerância ao AAS tratados com o antileucotrieno, 9 apresentaram melhora no exame endoscópico.[116] Parnes e Chuma,[117] em um estudo não-controlado, utilizaram em 40 pacientes com PN e rinossinusite crônica dois antileucotrienos diferentes (zafirlukast e zileuton).

Houve uma melhora objetiva em 50% dos pacientes. O uso dos antileucotrienos, nos pacientes com PN com ou sem intolerância ao AAS, ainda necessita de futuros estudos.

Antifúngico tópico

Recentemente, Ponikau *et al.*[118] em um estudo não-controlado com 51 pacientes com rinossinusite crônica, demonstraram que o uso da anfotericina tópica parece ser seguro e efetivo no tratamento da rinossinusite crônica, inclusive naqueles com PN. Apesar de obterem uma resposta favorável em 75% dos pacientes, os autores concluem que ensaios clínicos controlados são necessários para esclarecer o papel dos antifúngicos tópicos no tratamento da rinossinusite crônica e PN.

AAS oral ou lisina acetilsalicilato

Os pacientes com a tríade da intolerância ao AAS apresentam mecanismos fisiopatogênicos associados ao metabolismo do ácido aracdônico.

O uso oral do AAS em pacientes com intolerância ao AAS parece melhorar os sintomas nasais e reduzir a recorrência da PN. O uso da lisina acetilsalicilato nasal mostrou ser efetivo após a polipectomia, quando comparado com o grupo controle.[119,120] Porém, estudos controlados e de longo seguimento ainda são necessários.

Terapia antimicrobiana

Quando a PN coexiste com a rinossinusite, torna-se muito importante o controle da infecção. Em pacientes com fibrose cística, disfunção ciliar e imunodeficiências, a infecção apresenta-se com muito mais freqüência.

A escolha do antibiótico, quando possível, deve ser baseada na cultura do agente bacteriano, e em casos de infecção crônica, deve se lembrar das bactérias produtoras de betalactamase.

É fundamental o controle do processo infeccioso no pré-operatório, controlando assim o estado geral do paciente com melhora da asma, e também tratando das condições locais da mucosa para não haver intercorrências no ato operatório.

Macrolídeos

O interesse dos antibióticos macrolídeos sobre o sistema imune está baseado nos estudos japoneses, que demonstram efeitos positivos no tratamento da rinossinusite crônica com o uso dos macrolídeos em baixas doses e por tempo prolongado. Esse efeito dos macrolídeos não se refere ao do antibiótico, mas a um efeito antiinflamatório por inibição da expressão de moléculas de adesão envolvidas no recrutamento de células inflamatórias. Em modelos animais, os macrolídeos estimulam o transporte mucociliar.[121] Outros efeitos dos macrolídeos incluem a indução da apoptose dos neutrófilos, reduzindo assim os efeitos lesivos dos subprodutos dessas células e supressão da proliferação dos fibroblastos.[122,123] Estudos controlados, duplo cego e aleatorizados ainda são necessários para que os macrolídeos sejam recomendados na rotina do tratamento da PN.

Outros medicamentos

Outros tratamentos como o uso intranasal da capsaicina[124] (substância encontrada na pimenta vermelha), uso intranasal da furosemida,[125] e interferon-alfa,[126] necessitam de investigações para que possam ser considerados alternativas aos corticosteróides, e nenhum deles é utilizado como rotina na prática clínica.

Tratamento cirúrgico

O tratamento cirúrgico da PN varia desde uma simples polipectomia com uso de luz frontal, cirurgia com auxílio do microscópio ou cirurgia endoscópica com ou sem uso de instrumentos auxiliares como os microdebridadores *(powered instruments)*. A maioria dos artigos relacionados ao tratamento cirúrgico é de retrospectivas ou envolve estudos de coorte sobre uma determinada técnica, dificilmente são aleatorizados e freqüentemente misturam grupos diferentes (rinossinusite crônica e PN), o que torna difícil a interpretação dos resultados.

A cirurgia endoscópica indubitavelmente oferece um excelente campo de visão, com oportunidade de se realizar com precisão a cirurgia. O uso do microdebridador (Fig. 13-15A) permite a remoção da PN, redução de sangramento durante o procedimento e preservação dos pontos de reparo anatômico como o meato médio (Fig. 13-15B). Essa preservação é de extrema importância, visto que muitos pacientes são submetidos a cirurgias subseqüentes.

Vários autores elegem a cirurgia endoscópica radical como o procedimento que oferece maior benefício, especialmente nos casos de associação à intolerância ao AAS ou lesão extensa.[127-130]

O cirurgião deve analisar os potenciais benefícios de uma cirurgia radical com os riscos de sérias complicações orbitárias e da base anterior do crânio.[131,132]

Seguimento pós-operatório

O tratameno complementar da polipose é sempre necessário, já que o tratamento cirúrgico não consegue tratar o componente inflamatório da mucosa. Os cuidados pós-operatórios meticulosos são insistentemente recomendados aos bons resultados descritos e incluem acompanhamento clínico com corticosteróides tópicos para prevenir recorrências (Fig. 13-15C) e tratar o processo inflamatório.[133]

■ PERSPECTIVAS

Diante de complexidade e dificuldade de se compreender a etiologia e os inúmeros processos patológicos envolvidos na polipose nasal, as perspectivas encontram-se nos estudos clínico-epidemiológicos e na pesquisa básica.

Apesar da associação da polipose nasal com a asma, intolerância à aspirina, rinossinusite crônica, rinossinusite fúngica alérgica e doenças geneticamente transmitidas como a fibrose cística, nem todos os pacientes com tais doenças desenvolvem o pólipo nasal. Dentre as perspectivas futuras do diagnóstico está a identificação entre os indivíduos com tais associações, aqueles que estariam geneticamente predispostos, ou que se apresentassem em situações ou condições de "risco" para desenvolverem o pólipo.

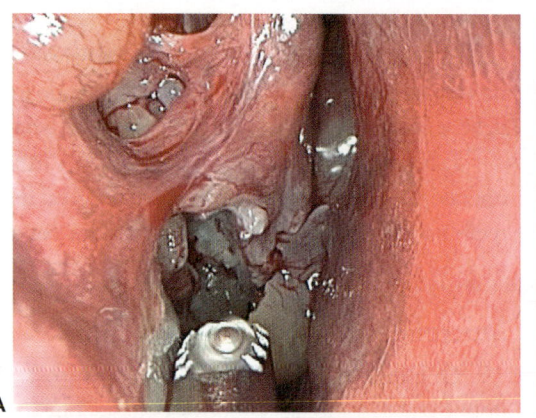

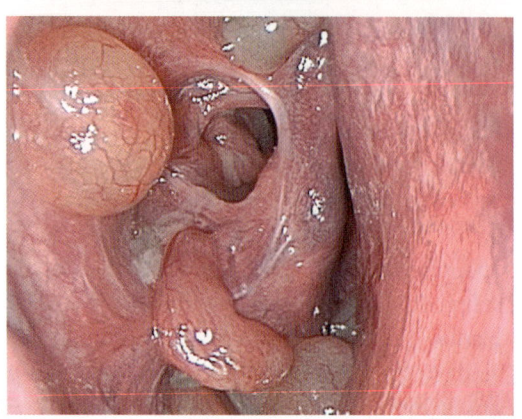

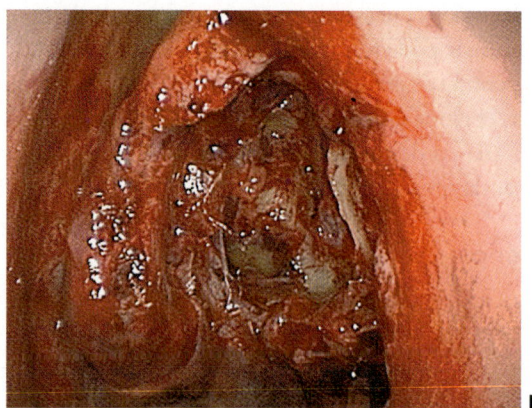

Fig. 13-15. Foto intra-operatória. **(A)** Utilização de microdebridador em polipectomia endoscópica.
(B) Meato médio após sinusectomia endoscópica.
(C) Reoperação por recorrência de polipose nasal.

A polipose tem uma natureza crônica e a recorrência após o tratamento (seja clínico ou cirúrgico) parece estar relacionada com uma exacerbação da atividade inflamatória na mucosa nasossinusal. Identificar os fatores etiológicos dessas exacerbações são também perspectivas futuras.

Na pesquisa básica, recentemente foi observado que os níveis de triptase e proteína catiônica eosinofílica (ECP) encontram-se aumentados em pólipos nasais recorrentes quando comparados com pólipos nasais iniciais.[3] Esses achados são confirmados nos estudos de Di Lorenzo,[107] que correlaciona níveis elevados de triptase e ECP no lavado nasal de pacientes com PN com a gravidade dos sintomas.

A perspectiva do tratamento está no conhecimento dos agentes etiológicos do processo inflamatório, seguido do bloqueio e controle genético desse processo.

Com isso, o tratamento poderia ser realizado de forma preventiva ou em estágios iniciais.

■ REFERÊNCIAS BIBLIOGRÁFICAS

1. Voegels RL. Nasal polyposis and allergy: is there a correlation? *American Journal of Rhinology* 2001;15(1):9-14.
2. Miyake MAM, Voegels RL. Polipose nasossinusal. *Tratado de Otorrinolaringologia*.São Paulo: Roca, 2002.
3. Pawankar R. Nasal polyposis: an update. *Curr Opin Allergy Clin Immunol* 2003;3:1-6.
4. Tos M, Larsen PL, Larsen K, Cayé-Thomasen P. *Nasal polyps*. Micro-endoscopic surgery of paranasal sinuses and the skull base. Berlin: Springer, 2000.
5. Braun JJ, Haas F, Conraux C. Polyposis of the nasal sinuses. Epidemiology and clinical aspects of 350 cases. Treatement and follow-up over 5 years on 93 cases. *Ann Otolaryngol Chir Cervicofac* 1992;109:189-199.
6. Hosemann W, Gode U, Wagner W. Epidemiology, pathophysiology of nasal polyposis, and spectrum of spectrum of endonasal sinus surgery. *Am J Otolaryngol* 1994;15:85-98.
7. Settipane GA. Epidemiology of nasal polyps. *Allergy and Asthma Proc* 1996;17:231-236.
8. Larsen K. The clinical relationship of nasal polyps to asthma. *Allergy Asthma Proc* 1996;17:243-249.
9. Hedman J, Kaprio J, Poussa T, Nieminen MM. Prevalence of asthma, aspirin intolerance and chronic obstructive pulmonary disease in a population based study. *Int J Epidemiol* 1999;28:717-22.
10. Myngind N, Dahl R, Bachert C. Nasal polyposis, eosinophil inflamation and allergy. *Thorax* 2000;55:S79-S83.
11. Larsen K, Tos M. The estimated incidence of symptomatic nasal polyps. *Acta Otolaryngol* 2002;122:179-82.
12. Larsen PL, Tos M. Site of origin of nasal polyps: endoscopic nasal and paranasal sinus surgery as a screening method for nasal polyps in autopsy material. *Am J Rhinol* 1996;10:211-216.
13. Delaney JC. Aspirin idiosyncrasy in patients admitted for nasal polypectomy. *Clin Otolaryngol* 1976;1(1):27-30.
14. Rouvier P, Mondain M, Elkhoury J. Secretory eosinophilia and obstructive rhinitis. *Ann Otolaryngol Chir Cervicofac* 1992;109(5):264-271.
15. Larsen PL, Tos M. Origin of nasal polyps. *Laryngoscope* 1991;101:305-312.
16. Rigina M, Serrano E, Klossek JM, CRampette L, Stoll D, Bebear JP, Perrahia M, Rouvier P, Peynegre R. Epidemiological and clinical aspects of nasal polyposis in France; the ORLI group experience. *Rhinology* 2002;40:75-79.
17. Settipane GA. Nasal polyps: epidemiology, pathology immunology and treatement. *Am J Rhinol* 1987;1:119-126.
18. Stierna PL. Nasal Polyps: relationship to infection and inflammation. *Allergy Asthma Proc* 1996;17(5)251-257.
19. Schenck NL. Nasal polypectomy in the aspirin-sensitive asthmatic. *Trans Am Acad Ophtalmol-Otolaringol* 1974;78:108-19.
20. Moloney JR. Nasal polyps, nasal polypectomy, asthma, and aspirin sensitivity. Their association in 445 cases of nasal polyps. *Journal of Laryngology & Otology* 1977;91(10):837-46.
21. Johansson L, Akerlund A, Holmberg K, Melen K, Melen I, Benden M. Prevalence of nasal polyps in adults: the Skovde population-based study. *Ann Otol Rhinol Laryngol* 2003;112(7):625-9.
22. Grigoreas C, Vourdas D, Pétalas L, Simeonidis G, Demeroutis I, Tsiould T. Nasal polyps in patients with rhinitis and asthma. *Allergy Asthma Proc* 2002;23(3):169-74.
23. Widal MF, Abrami P, Lermoyez J. Anaphylaxie et idiosyndraise. *Press Med* 1922;30:189.
24. Samter M, Beers RF. Concerning the nature of intolerance to aspirin. *J Allergy* 1967;40(5):281-293.
25. Delaney JC. Aspirin idiosyncrasy in patients admitted for nasal polypectomy. *Clin Otolaryngol* 1976;1(1):27-30.
26. Jantti-Alanko S, Holopainen E, Malmberg H. Recurrence of nasal polyps after surgical treatment. *Rhinology* 1989(suppl)8:59-64.
27. Spector SL, Wangaard CH, Farr RS. Aspirin and concomitant idiosyncrasies in adult asthmatic patients. *J Allergy Clin Immunol* 1979;64(6):500-506.
28. Probst L, Stoney P, Jeney E, Hawke M. Nasal polyps bronchial asthma and aspirin sensitivity. *J Otolaryngol* 1992;21(1):60-65.
29. Schapowal AG, Simon HU, Schmitz-Schumann M. Phenomenology, pathogenesis, diagnosis and treatment of aspirin-sensitive rhinosinusitis. *Acta Otorhinolaringol (Belg)* 1995;49(3):235-250.
30. Ogino S, Harada T, Okawachi I, Irifune M, Matsunaga T, Nagano T. Aspirin induced asthma and nasal polyps. *Acta Otolaryngol* 1986(suppl)430:21-27.
31. English GM, Spector S, Farr R, Carr R. Histopathology and immunofluorescent immunoglobulins in asthmatics with aspirin idiosyncrasy. *Arch Otolaryngol Head Neck Surg* 1987;113:377-79.
32. Schiavino d, Nucera E, Milani A, Ninno MD, Buonomo A, Sun J, Patriarca JSG. The aspirin disease. *Thorax* 2000;55:s66-9.
33. Dekker JW, Nizankowska E, Schmitz-Schumann M, Pile K, Bochenek G, Dyczek, Cookson WOCM, Szceklik A. Aspirin induced asthma and HLA-DR1 and HLA DPB1 genotypes. *Clin Exp Allergy* 1997;27(5):574-577.
34. Szceklik A, Niankowska E. Clinical features and diagnosis of induced asthma. *Thorax* 2000;55:s42-44.
35. Becker MH, Estudo clínico imunológico e pesquisa de eosinofilia conjuntival em pacientes portadores de polipose

36. Ingels K, Durdurez JP, Cuvelier C, Cauwenberge PV. Nasal biopsy is superior to nasal smear for finding eosinophils in noallergic rhinitis. *Allergy* 1997;52(3):338-341.
37. Patriarca G, Romano A, Schiavino D, Venuti A, Di Rienzo V, Fais G, Nucera E. ASA disease: the clinical relationship of nasal polyposis to ASA intolerance. *Arch Otorhinolaryngol* 1986;243(1):16-19.
38. Sturtevant J. NSAID-induced bronchospasm a common and serious problem. A report from MEDSAFE, the New Zealand Medicines and Medical Devices Safety Authority. *N Z Dent J* 1999;95:421-484.
39. Settipane GA, Chaffe FH. Nasal polyps in asthma and rhinitis: a review of 6037 patients. *J Allergy Clin Immunol* 1976;59:17-21.
40. Jamal A, Maran AGD. Atopy and nasal polyposis. *J Laryngol Otol* 1987;101:355-8.
41. Chaplin I, Haynes TJ, Spahn J. Are nasal polyps an allergic phenomenon? *Ann Allergy* 1971;29:63-8.
42. Bunnag C, Pacharee P, Vipulakom P. A study of allergic factors in nasal polyposis patients. *Ann Allergy* 1983;50:126-132.
43. Drake-Lee AB, Lowe D, Swanston A, Grace A. Clinical profile and recurrence of nasal polyps. *J Laryngol Otol* 1984;98:783-93.
44. Rhuno J, Howie K, Anderson B, Vanzieleghem M, Hitch D, Laap P, Denburg J, Dolovich J. The increased number of epithelial mast cells in nasal polyps and adjacent turbinates is not allergy-dependent. *Allergy* 1990;45:370-374.
45. Slavin RG. Allergy is not a significant cause of nasal polyps. *Arch Otolaryngol Head Neck Surg* 1992;118:771.
46. Liu CM, Shun CT, Hsu MM. Lymphocyte subsets and antigen-specific IgE antibody in nasal polyps. *Ann Allergy* 1994;72(1):19-24.
47. Grzegorczyk J, Kowalski ML, Kornatowski T, Pawliczak R. Exppression of cyclooxigenase in nasal polyps from atopics and nonatopic subjects. *J Investig Allergol Clin Immunol* 1999;9(6):380-385.
48. Tos M, Mogensen C. Pathogenesis of nasal polyps. *Rhinology* 1977;15:87-95.
49. Safirstein BH. Allergic bronchopulmonary aspergillosis with obstruction of the upper respiratory tract. *Chest* 1976;70:788-90.
50. De Shazo RD, Swain RE. Diagnostic criteria for allergic fungal sinusitis. *J Allergy Clin Immunol* 1995;96:24-35.
51. Manning SC, Holman M. Further evidence for allergic pathophysiology in allergic fungal sinusitis. *Laryngoscope* 1998;108:1485-96.
52. Marple BF. Allergic fungal sinusitis: current theories and management strategies. *Laryngoscope* 2001;111:1006-17.
53. Ponikau JU, Sherris DA, Kern EB. The diagnosis and incidence of allergic fungal sinusitis. *Mayo Clin Proc* 1999;74:877-884.
54. Ferguson BJ. Eosinophilic mucin rhinosinusitis: a distinct clinicopathological entity. *Laryngoscope* 2000;110:799-813.
55. Neely JG, Harrison GM, Jenger JF, Greenberg SD, Presberg H. The otolaryngologic aspects of cistic fibrosis. *Trans Am Acad Ophtalmol Otolaryngol* 1972;76:313-24.

nasossinusal eosinofílica associada a intolerância aspirínica e a rinite eosinofólica não alérgica. Belo Horizonte: Faculdade de Medicina da Universidade Federal de Minas Gerais; 2001.

56. Hadfield PJ, Rowe Jones JM, Mackay IS. The prevalence of nasal polyps in adults with cystic fibrosis. *Clin Otol* 2000;25:19-22.
57. Stern RC, Boat TF, Wood RE, Mathews LW, Doershuk CF. Treatment and prognosis of nasal polyps in cystic fibrosis. *Am J Dis Child* 1982;136:1067-70.
58. Cepero R, Smith RJH, Catlin FI, Bressler KL, Furuta GT, Shandera KC. Cystic fibrosis – an otolaryngologic perspective. *Otolaryngol Head Neck Surg* 1987;97:356-60.
59. Jang JY, Lee CH. Localization of cystic fibrosis transmenbrane conductance regulator in epithelia cells of nasal polyps and postoperative polypoid mucosae. *Acta Otolaryngol* 2001;121:93-7.
60. Rowe-Jones JM, Shembekar M, Trendell-Smith N, Mackay IS. Polypoidal rhinosinusitis in cystic fibrosis: a clinical and pathological study. *Clin Otlolaryngol* 1997;22:167-71.
61. Settipane GA. Epidemiology of nasal polyps. *Allergy and Asthma Proc* 1996;17:231-236.
62. Benninger, MS. Nasal endoscopy: its role in office diagnosis. *Am J Rhinol* 1997;11(2):177-180.
63. Bachert C, Hormann K, Mosges R, Rasp G, Riechelmann H, Muller R, Luckhaupt H, Stuch BA, Rudack C. An update on the diagnosis and treatment of sinusitis and nasal polyposis. *Allergy* 2003;58:176-191.
64. Powe DG, Hukisson RS, Carney AS, Jenkins D, Jones NS. Evidence for an inflammatory pathophysiology in idiopatic rhinitis. *Clin Exp Allergy* 2001;31:864-72.
65. Bachert C, Gevaert P, Holappels G, Johanson SGO, van Cauenberge P. Total and specific IgE in nasal polyps is related to local eosinophilic inflammation. *J Allergy Clin Immunol* 2001;107:607-14.
66. Stamm AC. Micro-endoscopic surgery of the paranasal sinuses. In: Stamm AC, Draf W (ed.) *Micro-endoscopic surgery of the paranasal sinuses and skull base*. Cap 17. Heildelberg: Springer, 2000. 201-36p.
67. Lund VJ, Mackay IS. Staging in rhinosinusitis. *Rhinology* 1993;31:183-4.
68. Lildholdt T, Runderantz H, Bende M, Larsen K. Glucocorticoid treatment for nasal polyps. The use of topical budesonide, intramuscular betamethasone, and surgical treatment. *Arch Otolaryngol Head Neck Surg* 1997;123:595-600.
69. Tos M, Larsen PL, Larsen K, Cayé-Thomansen P. Nasal Polyps. Micro-endoscopic surgery of the paranasal sinuses and the skull base. *Springer* 2000;8:103-25.
70. Greisner WA, Settipane GA. Hereditary factor for nasal polyps. *Allergy Asthma Proc* 1996;17(5):283-6.
71. Molnar-Gabor E, Endreffy E, Rozsasi. HLA-DRB1, DQA1 e DQB1 genotypes in patients with nasal polyposis. *Laryngoscope* 2000;110:422-425.
72. Luxenberger W, Posch U, Berghold A, Hofmann T, Lang-Loidolt D. HLA patterns in patients with nasal polyposis. *Eur Arch Otorhinolaryngol* 2000;257:137-139.
73. Leprini A, Garaventa G, Leprini AEG, Pallestrini E, Pallestrini EA. Expression of HLA-DR, DP, DQ antigens in fibrous sino-nasal polyps. *Boll Soc Ital Biol Sper* 1993;69(6):395-401.
74. Fritz SB, Terrell JE, Conner ER, Kukowska-Latallo JF, Baker JR. Nasal mucosal gene expression in patients with allergic

rhinitis with and without nasal polyps. *J Allergy Clin Immunol* 2003;112(6):1057-1063.

75. Tos M, Larsen PL, Larsen K, Caué-Thomansen P. Nasal Polyps. Micro-endoscopic surgery of the paranasal sinuses and the skull base. *Springer* 2000;8:103-25.

76. Larsen PL, Tos M. Nasal Polyps. Epitheliun and goblet cells density. *Laryngoscope* 1990;99:1274-1280.

77. Tos M. Globet cells and gland in the nose and paranasal sinuses. In: Proctor D, Andersen J. *The nose, upper air-way physiology and the atmospheric environments*. Amsterdam: Elsevier, 1982. 99-140p.

78. Kita H, Adolphonson CR, Gleich CR. Biology of eosinophils. In: Middleton E, Reed CE, Ellis EF et al. *Allergy principles and practice*. 5. ed. St Louis: Mosby, 1998. 242-260p.

79. Kradina Z, Zirdum A. Histochemical analysis of nasal polyps. *Acta Otolaryngol (Stockl)* 1987;103:435-440.

80. Jankowski R. Eosinophils in the pathophysiology of nasal polypsis. *Acta Otolaryngol (Stockh)* 1999;116:160-163.

81. Gaga M, Lambrou P, Papageorgiou N, Koulouris NG, Kosmas E, Fragakis S et al. Eosinophils are a feature of upper and lower airway pathology in non-atopic asthma, irrespective of the presence of rhinits. *Clin Exp Allergy* 2000;30:663-669.

82. Lamblin C, Gosset P, Salez F, Vandezande LM, Perez T, Darras J et al. Eosinophilic airway inflammation in nasal polyposis. *J Allergy Clin Immunol* 1999;104:85-92.

83. Harlin Sl, Ansel DG, Lane SR, Myers J, Kehpard GM, Gleich GJ. A clinical and pathologic study of chronic sinusitis: the role of the eosinophil. *J Allergy Clin Immunol* 1988;81:867-875.

84. Park H, Nahm D, Park K et al. Immunohistochemical characterization of cellular infiltrate in nasal polyp from aspirirn-sensitive asthmatic patients. *Ann Allergy Asthma Immunol* 1998;81:225-230.

85. Abbas AK, Lichtman AH, Pober SJ. Immediate hypersensitivity. In:. *Cellular and molecular immunology*. Philadelphia: WB Saunders Co., 2000. 182-207p.

86. Drake-Lee AB, Lowe D, Swanston A, Grace A. Clinical profile and recurrence of nasal polyps. *J Laryngol Otol* 1984;98:783-93.

87. Segura-Sanchez A, Brieva JA, Rodriguez C. T lympocytes that infiltrate nasal polyps have a specialized phenotype and produce a mixed Th1/Th2 pattern of cytokines. Allergy Clin Immunol 102 (6 Pt 1):953-960, 1998.

88. Bernstein JM, Ballow M, Rich G, Allen C, Swanson M, Dmochowski J. Lymphocyte subpopulations and cytokines in nasal polyps: is there a local immune system in the nasal polyp? *Otolaryngology – Head & Neck Surgery* 2004;130(5):526-35.

89. Liu CM, Shun CT, Hsu MM. Lymphocyte subsets and antigen-specific IgE antibody in nasal polyps. *Annals of Allergy* 1994;72(1):19-24.

90. Linder A, Karlsson-Parra A, Hirvela C, Jonsson L, Koling A, Sjoberg O. Immunocompetent cells in human nasal polyps and normal mucosa. *Rhinology* 1993;31:125-9.

91. Stoop AE, van der Heijden HA, Biewenga J, van der Baan S. Clinical aspects and distribution of immunologically active cells in the nasal mucosa of patients with nasal polyps after endoscopic sinus surgery and treatment with topical corticosteroids. *Eur Arch Oto-Rhino-Laryngol* 1992;249(6):313-7.

92. Liu CM, Hong CY, Shun CT, Hsiao TY, Wang CC, Wang JS, Hsiao M, Lin SK. Inducible cyclooxygenase and interleukin 6 gene expressions in nasal polyp fibroblasts: possible implication in the pathogenesis of nasal polyposis. *Arch Otolaryngol Head Neck Surg* 2002;128(8):945-51.

93. Saji F, Nonaka M, Pawankar R. Expression of RANTES by IL-1 beta and TNF-alpha stimulated nasal polyp fibroblasts. *Auris Nasus Larynx* 2000;27(3):247-52.

94. Maune S, Werner JA, Sticherling M, Schroder JM. Fibroblats obtained from human nasal, laryngeal trancheal mucosa produce the chemokine RANTES. *Otlaryngologia Polska* 1997;51(1):3-10.

95. Chang CH, Chai CY, Ho KY et al. Expression of transforming growth factor-beta1 and alpha-smooth muscle actin of myofibroblast in the pathogenesis of nasal polyps. *J Med Sci* 2001;17:133-138.

96. Olsson S, Cagnoni F, Dignetti P, Melioli G, Canonica GW. Low concentration of cytokines produced by allergen-stimulated peripheral blood mononuclear cells have potent effects on nasal polyp-derived fibroblasts. *Clin Exp Immunol* 2003;132(2):254-60.

97. Wang QP, Escudier E, Roudot-Thoraval F, Samad IAAS, Peyegre R, Coste A. Myofibroblast accumulation induced by transforming growth factor-b is involved in the pathogenesis of nasal polyps. *Laryngoscope* 1997;107:926-931.

98. Hellquist HB. Histopathology. *Allergy and Asthma Proc* 1996;17:237-242.

99. Hamilos DL, Leung DY, Huston DP et al. GM-CSF, IL-5 and RANTES immunoreactivity and mRNA expression in chronic hyperplastic sinusitis with nasal polyposis. *Clin Exp Allergy* 1999;28:1145-52.

100. Nonaka M, Pawankar R, Saji F, Yagi, T. Eotaxin expression in nasal polyp fibroblasts. *Acta Otolaryngol* 1999;119:314-318.

101. Elovic C, Wong D, Weller P. Espression of transforming growth factor alpha and beta1 mRNA and product by eosinophils in nasal polyps. *J Allergy Clin Immunol* 1994;93:864-869.

102. Nonaka M, Pawankar R, Fukumoto A, Yagi T. Synergistic induction of eotaxin in fibroblasts by IL-4 and LPS: modulation by TGF-beta. *J Allergy Clin Immunol* 2002;109:38.

103. Coste A, Brugel L, Maitre B et al. Inflammatory cells as well as epithelial cells in nasal polyps express vascular endothelial growth factor. *Eur Respr J* 2000;5:367-372.

104. Xing Z, Jordana M, Braciak T et al. Lipopolysaccharide induces expression of granulocyte, macrophage colony-stimulating factor, IL8 and IL6 in human nasal, but not lung, fibroblasts: evidence for heterogeneity with the respiratory tract. *Am J Respir Cell Mol Biol* 1993;9:255-263.

105. Nonaka M, Pawankar R, Saiji F, Yagi T. Distinct expression of RANTES and GM-CSF by likpopolysaccharide in human nasal fibroblasts but not in other airway fibroblasts. *Int Arch Allergy Immunol* 1999;119:314-321.

106. Pawankar R, Mast cells in rhinitis. In: Watanabe T, Timmerman H, Yanai K. Histamine research in the new millenium. Amsterda: Elsevier, 2001. 369-374.

107. Di Lorenzo G, Drago A, Esposito PM et al. Measurement of inflammatory mediators of mast cells and eosinophils in native

nasal lavage fluid in nasal polyposis. *Int Arch Allergy Immunol* 2001;125:164-175.
108. Settipane GA, Chafee FH. Nasal polyps. *Am J Rhinol* 1987;1:119-126.
109. Mygind N, Lidholt T. Medical management. In: Settipane G, Lund VJ, Bernstein JM, Tos M, (eds.) *Nasal polyps: epidemiology, pathogenesis and treament.* Providence, RI: OceanSide Publications, 1997. 147-55p.
110. Saunders MW, Wheatley AH, George SJ, Lai T, Birchall MA. Do corticosteroids induces apoptosis in nasal polyps infammatory cells? In vivo and in vitro studies. *Laryngoscope* 1999;109(5):785-790.
111. Karlsson G, Runderantz H. A randomized trial of intranasal beclomethasone diproprionate after polypectomy. *Rhinol* 1982;20:144-8.
112. Virolainen E, Puhakka H. The effect of intranasal beclomethasone diproprionate on the recurrence of nasal polyps after ethmoidextomy. *Rhinol* 1980;18:9-18.
113. Weber R, Keerl R, Radziwill R *et al.* Videoendoscopic analysis of nasal steroid distribution. *Rhinol* 1999;37:69-73.
114. Settipane GA. Nasal polyps. In: Settipane GA, ed. *Rhinitis.* Providence, Rhode Island: OceanSide Publications 1991.
115. Haye R, Aanesen JP, Burtin B, Donnelly F, Duby C. The effect of cetirizine on symptoms and signs of nasal polyposis. *J Laryngol Otol* 1998;112:1042-6.
116. Mygind N, Dahl R, Bisgaard H. Leukotrienes, leukotrienes receptor antagonists, and rhinitis. *Allergy* 2000;55:421-4.
117. Parnes SM, Chuma AV. Acute effects of antileukotrienes on sinonasal polyposis and sinusitis. *Ear Nose Throat J* 2000;79:18-20, 24-5.
118. Ponikau JU, Sherris DA, Kita H, Kern EB. Intranasal antifungal treatment in 51 patients with chronic rhinosinusitis. *J Allergy Clin Immunol* 2002;110:862-866.
119. Patriarca G, Bellioni P, Nucera E *et al.* Intranasal treatment with lysine acetylsalicylate in patients with nasal polyposis. *Ann Allergy* 1991;67:588-92.
120. Nucera E, Schiavino D, Milani A *et al.* Effects of lysine-acetylsalicylate treatment in nasal polyposis: two controlled long term prospective follow up studies. *Thorax* 2000;55(2):75-8.
121. Nakano T, Ohashi Y, Tanaka A *et al.* Roxythromycin reinforces epithelial defence function in rabbit trachea. *Acta Otolaryngol (Stockh)* 1998;538:34-8.
122. Inamura K, Ohta N, Fukase S, Kasajima N, Aoyagi M. The effects of erythromycin on human peripheral neutrophil apoptosis. *Rhinol* 2000;38:124-9.
123. Nonaka M, Pawankar R, Tomoyama S, Yagi T. A macrolide antibiotic, roxithromycin, inhibits the growth of nasal polyp fibroblasts. *Am J Rhinol* 1999;13:267-72.
124. Zheng C, Wang Z, Lacroix JS. Effect of intranasal treatment with capsaicin on the recurrence of polyps after polypectomy and ethmoidectomy. *Acta Otolaryngol* 2000;120:62-6.
125. Passali D, Mezzedimi C, Passali GC, Bellussi I. Efficacy of inhalational form of furosemide to prevent postsurgical relapses of rhinosinusal polyposis. *ORL* 2000;62:307-10.
126. Huber MA, Gall H, Gethoffer K, Muhlmeier G, Maier H, Peter RU. Successful prevention of recurrent nasal polyposis by means of systemic low-dose IFN-alpha2a. *J Allergy Clin Immunol* 2001;108:141.
127. Wigand ME, Hosemann W. Microsurgical treatment of recurrent nasal polyposis. *Rhinol* 1989;8:25-9.
128. Hosemann W. Surgical treatment of nasal polyposis in patients with nasal polyposis with aspirin intolerance. *Thorax* 2000;55(2):87-90.
129. Holmberg K, Karlsson G. Nasal polyps: surgery of pharmacological intervention? *Eur Resp Rev* 1994;4:260-5.
130. McFadden EA, Kany RJ, Fink JN, Toohill RJ. Surgery for sinusitis and aspirin triad. *Laryngoscope* 1994;100:1043-6.
131. Grevers GG. Anterior skull base trauma during endoscopic sinus surgery for nasal polyposis preferred sites for iatrogenic injuries. *Rhinol* 2001;39:1-4.
132. Maniglia AJ. Fatal and major complications secondary to nasal and sinus surgery. *Laryngoscope* 1989;100:79-84.
133. Danielsen A, Olofsson J. Endoscopic endonasal sinus surgery. A long-term follow-up study. *Acta Otolaryngol (Stockh)* 1996;116(4):611-619.

RINOSSINUSITE EM UTI

Maura Neves ❖ Francini Pádua ❖ Richard Voegels

■ INTRODUÇÃO

Febre é um problema comum em pacientes de Unidade de Terapia Intensiva (UTI). A presença de febre impõe busca de foco infeccioso, o que freqüentemente expõe o paciente a procedimentos diagnósticos invasivos, inapropriado uso de antibióticos com significativo aumento do custo médico-hospitalar.[1]

Os pacientes de UTI em geral apresentam várias causas infecciosas e não-infecciosas para a febre, o que gera a necessidade de uma avaliação diagnóstica sistemática. A prevalência de infecção nosocomial em UTI tem sido descrita numa variação de 3% a 31%.[1,2] Entre as causas infecciosas de febre encontram-se as infecções pulmonares, do trato urinário, de ferida cirúrgica, da corrente sanguínea e cateter e, mais recentemente, das rinossinusites.[1-4] Clinicamente, apresenta uma evolução insidiosa com poucos sinais e sintomas, sendo, por vezes, seu diagnóstico subestimado. Por este motivo, a maioria dos otorrinolaringologistas não acredita na importância das rinossinusites como fonte de febre e origem de infecção. Se não prontamente diagnosticada, o paciente pode apresentar complicações como pneumonia, meningite, sepse e óbito.[4-10]

■ INCIDÊNCIA

A incidência de rinossinusite relatada em literatura varia de 1,4[11] a 100%,[12] dependendo da população de pacientes estudada[4] e dos parâmetros diagnósticos utilizados.

Vários estudos conduzidos em UTI neurocirúrgica demonstraram maior incidência de rinossinusites nestes pacientes, enquanto aqueles conduzidos em UTI clínica ou pós-operatória apresentaram incidência menor.[13]

Além disso, deve-se considerar que ao longo dos anos ocorreu um progresso nos métodos diagnósticos utilizados notadamente, os radiológicos. A utilização dos raios X de seios paranasais isoladamente como método diagnóstico de rinossinusite deu lugar à tomografia computadorizada (TC) que, em conjunto com a punção de seio maxilar, permitiu uma otimização no seu diagnóstico, bem como avaliação mais precisa da sua incidência.

Atualmente ainda existe controvérsia quanto à incidência de rinossinusite em UTI. Porém, estudos recentes mais criteriosos admitem taxas variando entre 18 e 32%.[13-15] Esta variabilidade é devida ao difícil controle dos inúmeros fatores predisponentes de rinossinusite nestes pacientes.

■ FATORES PREDISPONENTES

O desenvolvimento de rinossinusite em pacientes de UTI tem vários fatores predisponentes,[6,8,16] expostos no Quadro 14-1 e comentados a seguir.

Quadro 14-1. Fatores predisponentes para rinossinusite em pacientes de UTI

1. Sondas nasais e traqueais
2. Trauma cranioencefálico
3. Tamponamento nasal
4. Corticóides
5. Antibioticoterapia prévia
6. Ventilação mecânica/sedação/decúbito prolongado

Sondas nasais e traqueais

O uso de sondas nasais e a intubação traqueal são corriqueiros em UTI. Notadamente, as sondas nasogástricas (SNG) e nasoentéricas (SNE) são as mais associadas ao desenvolvimento de rinossinusites.[8,13-15,17-21]

Os primeiros casos foram relatados em 1974, por Arens et al.[22] Após esta, seis publicações entre 1974 e 1985 descreveram 17 casos de rinossinusite nosocomial associada à SNG e intubação nasotraqueal. Knodel et al.[23] e Caplan et al.[11] estão entre eles e foram os primeiros autores a correlacionar pacientes com febre sem foco infeccioso conhecido, presença de SNG/SNE e rinossinusite.

Nos anos subseqüentes, várias séries de casos foram publicados, porém, os critérios diagnósticos utilizados eram muito variáveis e os grupos de estudo reduzidos. Apenas em 1991 Pedresen et al.,[24] avaliando 434 pacientes de UTI, revelaram uma incidência aumentada de rinossinusite em pacientes com intubação prolongada, determinando que o tempo de intubação seria um fator relacionado à fisiopatologia.

A influência da SNG na gênese de rinossinusites foi bem evidenciada por Rouby et al.,[15] em 1994. Um estudo com 162 pacientes divididos aleatoriamente em dois grupos, um com SNG e outro com sonda orogástrica, mostrou uma redução de incidência de rinossinusite de 96% no primeiro grupo para 22,5% no segundo grupo.

Isto seria justificado pela posição nasal da sonda que se comporta como um corpo estranho, promovendo reação inflamatória local. Ocorre edema de mucosa, bloqueio dos óstios de drenagem e retenção de secreção (Figs. 14-1 e 14-2). A flora normal do paciente pode tornar-se patogênica ou pode ocorrer colonização e infecção por germes nosocomiais.

Deve-se salientar que mesmo o uso de sondas gástricas ou traqueais em posição oral também promove rinossinusites,[25] porém numa incidência menor. O mecanismo responsável seria por uma redução da ventilação da rinofaringe e hipofaringe decorrente da intubação, o que justificaria também o surgimento de rinossinusite contralateralmente à SNG em alguns pacientes.[21]

A rinossinusite nosocomial é particularmente comum em pacientes submetidos à intubação nasal, seja nasotraqueal, nasogástrica ou nasoentérica, apresentando uma incidência de até 85% após uma semana de intubação.[1,5,8,26]

Trauma cranioencefálico

Os pacientes apresentando trauma cranioencefálico têm uma freqüência aumentada de rinossinusites, evidenciada em diversas séries com pacientes de UTI neurocirúrgica. O trauma facial provoca sangramento para o interior dos seios devido tanto a fraturas quanto a microlesões mucosas. A presença de *hemosinus* e lesões no revestimento mucoso predispõem à proliferação bacteriana e, conseqüentemente, à rinossinusite (Figs. 14-3 e 14-4).[27,28]

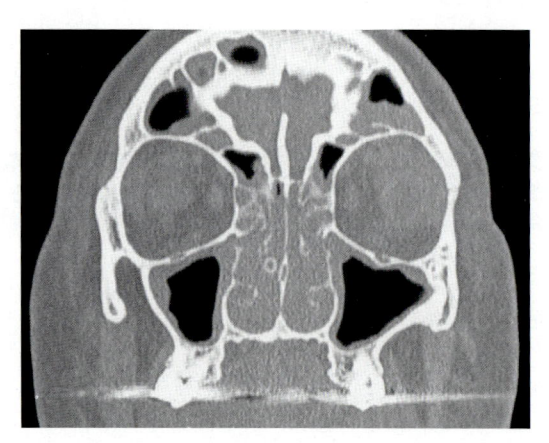

Fig. 14-1. Corte coronal de tomografia computadorizada: presença de sonda nasogástrica em fossa nasal direita com velamento de etmóide e edema de mucosa em seios maxilares.

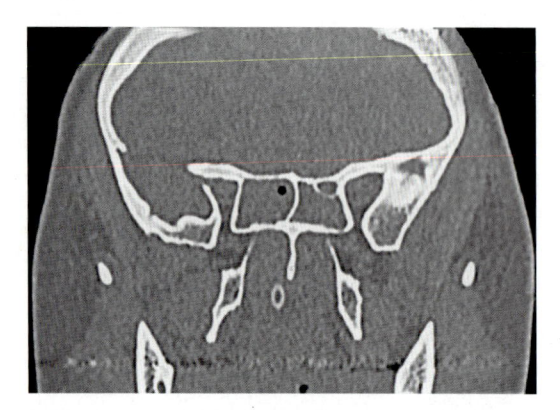

Fig. 14-2. Corte coronal de tomografia computadorizada: presença de sonda nasogástrica em fossa nasal direita e velamento de seios esfenóides.

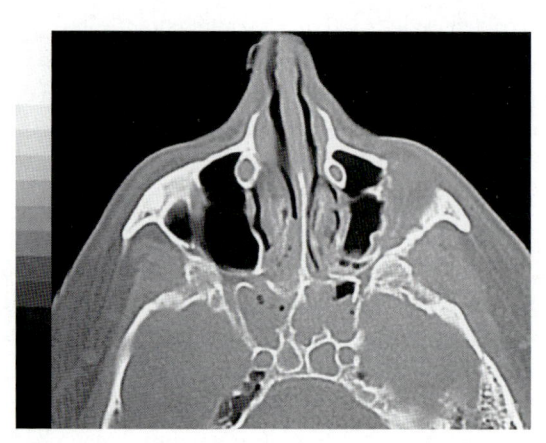

Fig. 14-3. Corte axial de tomografia computadorizada: Paciente com fratura de parede lateral e anterior de seio esfenóide e velamento dos mesmos além de fratura em parede posterior e lateral de seio maxilar esquerdo. Apresentava febre sem outros focos infecciosos.

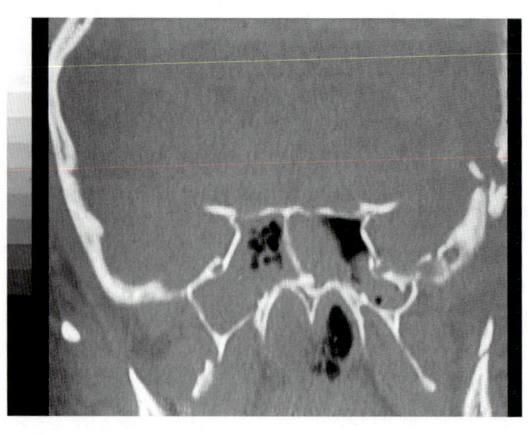

Fig. 14-4. Corte coronal de tomografia computadorizada: fratura de parede lateral de seio esfenóide esquerdo e velamento dos seios bilaterais.

Tamponamento nasal

O tamponamento nasal atua à semelhança da SNG. Promove obstrução dos óstios de drenagem dos seio tanto por fator mecânico obstrutivo quanto por fator inflamatório através de edema.

Corticóides

O uso de corticóides tem sido associado como predisponente, principalmente se utilizado em doses altas imunossupressoras. São amplamente utilizados em pacientes neurocirúrgicos para o controle de hipertensão intracraniana. Dessa forma, estão muito associados a uma gama de pacientes, cuja incidência de rinossinusite é elevada.

Ventilação mecânica – sedação – decúbito prolongado

Pacientes em terapia intensiva por vezes encontram-se sob ventilação mecânica, sedados e em decúbito prolongado. Estas condições dificultam a ventilação normal dos seios e, conseqüentemente, a drenagem dos mesmos. A retenção de secreções facilita infecção por germes nosocomiais e o desenvolvimento de rinossinusite.

■ DIAGNÓSTICO

A dificuldade diagnóstica de rinossinusite nos pacientes de UTI obriga o médico a ter alto grau de suspeita clínica e a utilizar exames complementares para sua confirmação. É imprescindível o trabalho conjunto dos médicos intensivistas e otorrinolaringologistas. A ausência de outros focos de febre é determinada de acordo com exames solicitados pela equipe médica da Unidade de Terapia Intensiva que estiver responsável pelo paciente, conforme necessidade clínica, indicada pelos próprios membros da equipe (Fig. 14-1).

■ QUADRO CLÍNICO

Clinicamente apresenta uma evolução silenciosa em pacientes intubados, assim como acontece em pacientes imunodeprimidos,[23] e por isso ela não é amplamente considerada como uma causa importante de infecção e febre nestes pacientes.[20]

Os sintomas clínicos clássicos de rinossinusite como cefaléia, obstrução nasal e dor facial não são mensuráveis nestes pacientes devido ao estado de sedação e intubação traqueal. Dentre os sinais clínicos, apenas a rinorréia purulenta pode estar presente e poderia sugerir o diagnóstico. Porém, ocorre apenas em 27% dos pacientes.

Desta maneira a suspeita clínica deve ocorrer em pacientes apresentando febre sem outros focos infecciosos identificados e algumas vezes sepse.[1] Freqüentemente os fatores predisponentes citados acima acompanham estes pacientes, podendo reforçar a suspeita clínica. Em ocorrendo a suspeita clínica, devem ser realizados exames complementares para a comprovação diagnóstica.

■ EXAMES COMPLEMENTARES

Após terem sido descartados outros focos de febre pelos médicos intensivistas, geralmente a equipe da otorrinolaringologia é chamada para avaliação do paciente em busca de foco rinossinusal.

Skoulas *et al.* afirmam que a endoscopia nasal é um exame mais acurado que exames radiológicos para o diagnóstico de rinossinusite em pacientes de UTI.[29] De fato, o encontro de secreção purulenta em meatos nasais ou adjacentes à tuba auditiva é extremamente específico. No entanto, a ausência de secreção no momento do exame não exclui a possibilidade de rinossinusites e, nesses casos, o médico necessitará de exames de imagem para auxiliá-lo.

O exame de raios X de seios paranasais foi considerado, para o *Royal Colege of Radiologists Working Party,* em 1995, como inadequado na rotina diagnóstica das rinossinusites,[30] sendo necessárias 5 incidências para 88% de diagnóstico correto de rinossinusite. Quando realizadas apenas 4 incidências, o índice de acerto cai para 24%.[31]

Assim, o exame-padrão de imagem na avaliação de rinossinusite em pacientes de UTI apresentando febre oculta é a TC de seios paranasais,[32,33] que pode ser feita rapidamente no paciente séptico e simultâneo com TC de tórax e abdome,[10] permitindo observar não só o seio maxilar, como o frontal, etmóide[10,23,33] e esfenóide.[5] Os achados tomográficos sugestivos de rinossinusite são o espessamento de mucosa dos seios paranasais, nível hidroaéreo ou opacificação dos seios.[1,33]

A combinação da tomografia computadorizada de seios paranasais e exame do meato médio apresenta o maior valor preditivo para o diagnóstico de rinossinusite,[5] pois além de permitir avaliar a presença de secreções retidas nos seios permite qualificar a secreção em purulenta ou não.

■ MICROBIOLOGIA

Dentre os microrganismos mais encontrados, os Gram-negativos são os mais freqüentes, seguidos por *Staphilococcus aureus* e *Enterobacter*.[19] Esses dados são concordantes com os achados de Talmor *et al.*,[4] que diferiram apenas na incidência de fungos, encontrados em terceiro lugar. Dentre os Gram-negativos, a *Pseudomonas aeruginosa* é a mais freqüentemente encontrada, sendo considerada, de um modo geral, a causa mais comum de infecção em paciente em UTI.[4,32] Le Moal *et al.*[34] acreditam que com a utilização de técnicas apropriadas, as bactérias anaeróbicas são freqüentemente isoladas em rinossinusites nosocomiais, tendo obtido 72% de positividade em seus estudos.

■ TRATAMENTO

Um consenso da intervenção terapêutica ainda não foi estabelecido.[4] De um modo geral, o **tratamento conservador**[19] consiste em remover tubos nasais,[4,28] substituindo-os por tubos orais ou realização de traqueotomia[1,28] e utilizar descongestionantes tópicos[1,4,10,28,33] e/ou descongestionantes orais,[1] antibióticos de largo espectro intravenoso[4,33] e antibióticos específicos pós-cultura,[28] além da lavagem da cavidade nasal com solução fisiológica. A solução salina hipertônica é comprovadamente mais eficaz que a solução fisiológica na promoção do transporte mucociliar *in vivo*.[35] Borman *et al.* obtiveram melhora de 95% dos pacientes que foram submetidos unicamente ao tratamento clínico.[36]

Para permitir apropriada escolha de antibiótico, a aspiração dos seios paranasais para cultura pode ser realizada.[10] Em pacientes recebendo antibióticos de largo espectro é comum o crescimento de microrganismos adquiridos no hospital, resistentes a antibióticos, justificando a importância da cultura dos seios quando há sinais de rinossinusite nos mesmos.[10] O **tratamento cirúrgico** está indicado quando há uma resposta ruim à terapia inicial, assim como no surgimento de complicações secundárias.[19,28,33] Se o diagnóstico de rinossinusite é clinicamente suspeitado e confirmado radiologicamente, drenagem cirúrgica deve ser realizada.[10,23] É importante o conhecimento de que a rinossinusite severa e sepse podem ocorrer mesmo se a bactéria causadora for sensível ao antibiótico administrado ao paciente,[19] o que enfatiza a importância da drenagem cirúrgica.[37]

Quando há o acometimento único do seio maxilar está indicada a punção e a lavagem do mesmo,[4] procedimento que é ao mesmo tempo diagnóstico, por permitir coleta e cultura de secreção contida no seio, e terapêutico. Segundo Ramadan *et al.*,[38] quando há punção com saída de secreção purulenta a cultura é positiva em 80% dos casos.

Porém, em muitos pacientes apenas a punção do seio não confere melhora do quadro febril de origem sinusal. Rouby *et al.*[15] obtiveram apenas 67% de melhora dos pacientes com rinossinusite submetidos à punção maxilar, e atribuíram a falha terapêutica ao acometimento dos seios etmóide e esfenóide confirmados em TC. Kulber *et al.*[32] consideram que a drenagem cirúrgica deve ser realizada se os seios adicionais ao maxilar estiverem envolvidos ou se a terapia clínica falhar.

O acometimento do seio maxilar como causa de sepse está bem estabelecido. No entanto, não foi encontrada na literatura citação a respeito do acometimento isolado de outros seios, como esfenóide e/ou etmóide como causa de febre oculta em pacientes internados em UTI, nem tampouco como responsáveis por sepse.

Nos últimos anos, a Divisão de Clínica Otorrinolaringológica do Hospital das Clínicas da Faculdade de Medicina da Universidade de São Paulo vem sendo solicitada para abordar cirurgicamente os pacientes internados em UTI com febre oculta, que apresentam acometimento de seios paranasais tomograficamente e que não melhoraram com tratamento conservador. No acompanhamento de 40 pacientes, entre fevereiro de 2002 a setembro de 2003, foi observada melhora da febre em 18 casos (45%), em até 72 horas após abordagem cirúrgica, enquanto 26 casos (65%) melhoraram após 10 dias de cirurgia (Quadro 14-2). Dentre esses pacientes, alguns apresentavam alteração única de seio esfenóide ou etmóide (Fig. 14-5A e B). Dentre os achados tomográficos, observou-se o acometimento do seio maxilar em 61,25% dos casos, do seio etmóide anterior em 70%, do seio etmóide posterior em 82,5%, do seio esfenóide em 90%, e do seio frontal em 13,75%. Secreção patológica foi visibilizada no intra-operatório, nos seios tomograficamente acometidos, em 42,5% (17) dos pacientes.

As Figuras 14-6 e 14-7 ilustram a situação mais freqüentemente encontrada em nosso serviço, com presença de sonda nasogástrica em fossa nasal direita e velamento de etmóide posterior e esfenóide em paciente de UTI com febre sem outros focos infecciosos.

Quadro 14-2. Relação da melhora da febre e o tempo pós-operatório

Tempo pós-operatório	Melhora da febre	Não melhora da febre	Não mencionado
Até 3 dias	18 (45%)	20 (50%)	2 (5%)
Até 5 dias	21 (52,5%)	17 (42,5%)	2 (5%)
Até 7 dias	22 (55%)	16 (40%)	2 (5%)
Até 10 dias	26 (65%)	12 (30%)	2 (5%)

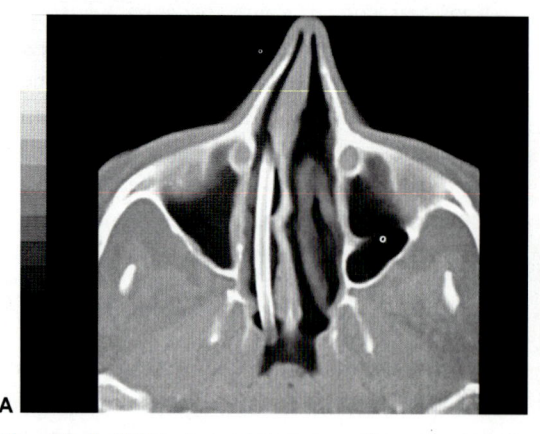

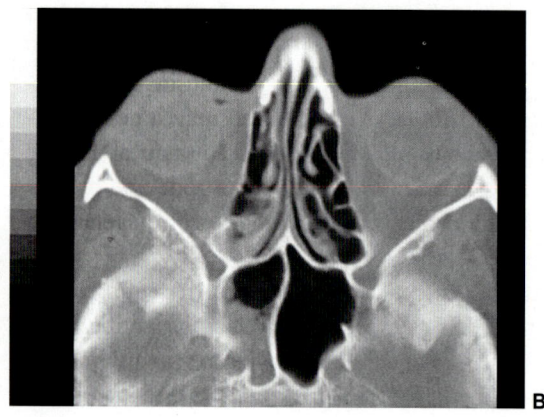

Fig. 14-5. (A) Corte axial de tomografia computadorizada de paciente em UTI com SNG em fossa nasal direita e febre a esclarecer. **(B)** Corte axial de TC de seios paranasais do mesmo paciente mostrando velamento de seio esfenóide direito.

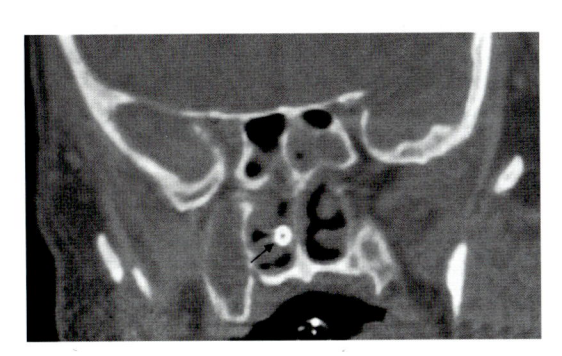

Fig. 14-6. TC seios paranasais. Corte coronal. Sonda nasogástrica (seta). Observa-se velamento de seio esfenóide bilateral.

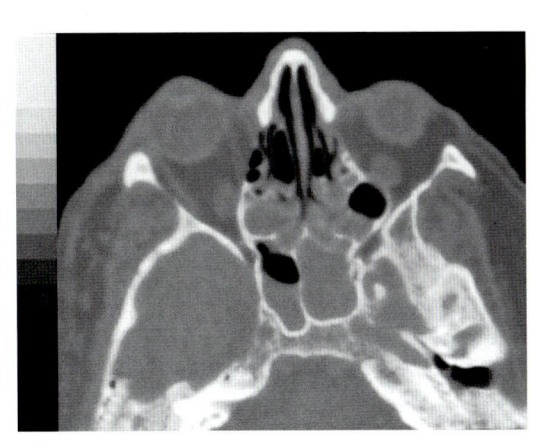

Fig. 14-7. TC corte axial. Observa-se velamento de seios etmoidais posteriores e esfenóide bilateralmente.

De uma forma geral, a conduta realizada neste serviço está esquematizada na Figura 14-8. O procedimento cirúrgico é baseado nos princípios descritos por Messerklinger[39] e Voegels,[40] sendo minimamente invasivo, com a realização de sinusectomia endoscópica dos seios paranasais que apresentarem alguma alteração tomográfica sugestiva de rinossinusite. O objetivo é permitir uma ampla drenagem dos seios paranasais comprometidos. Se apenas o seio maxilar é acometido, sem melhora com a punção e lavagem do mesmo; então uma antrostomia maxilar via óstio natural é realizada. O acometimento único do seio esfenóide implica em ampliação de seu óstio via fossa nasal, ou via transetmoidal quando há alguma dificuldade anatômica. Em nossa experiência, raramente o seio frontal necessita ser abordado nesses pacientes. A etmoidectomia anterior ou posterior deve ser realizada conforme achados tomográficos e intra-operatórios.

Durante o procedimento cirúrgico, o otorrinolaringologista deve ter o cuidado de colher secreção encontrada, assim como fragmentos da mucosa edemaciada dos seios paranasais para posterior cultura e antibiograma.

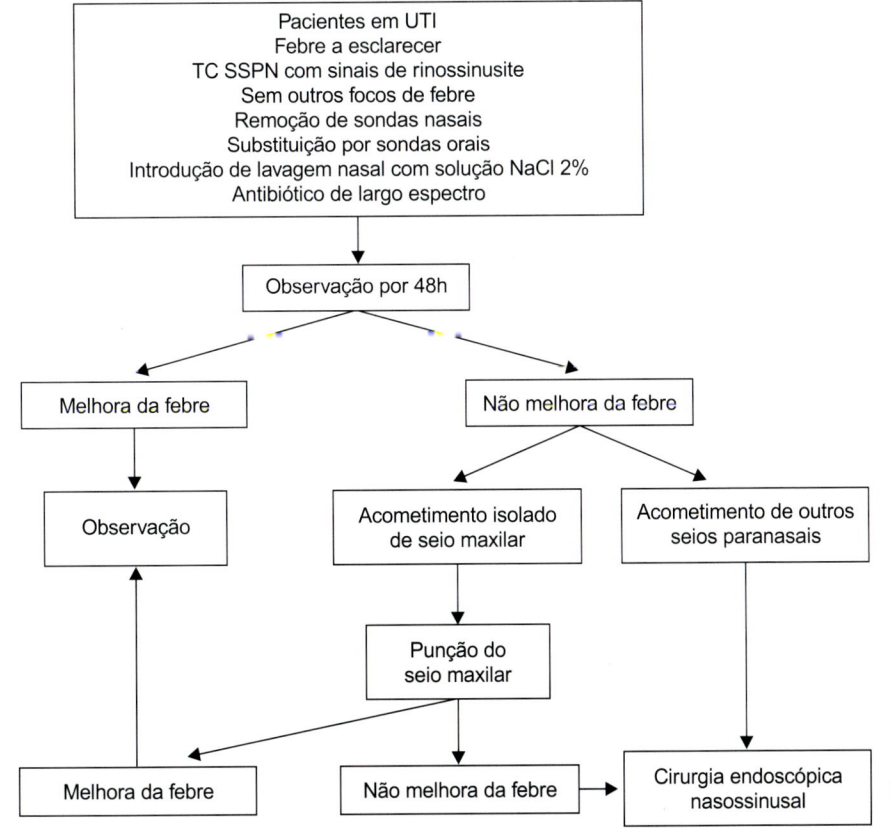

Fig. 14-8. Fluxograma de conduta do HCFMUSP em pacientes com rinossinusite e febre em UTI.

■ PÓS-OPERATÓRIO

A lavagem nasal com solução hipertônica tamponada a 2% é prescrita para todos os pacientes. Segundo Wilckmann et al.,[35] pacientes em pós-operatório de cirurgia endoscópica nasossinusal apresentam melhora da sintomatologia mais precocemente que os pacientes que utilizam solução fisiológica 0,9%. No entanto, os resultados em pós-operatórios mais tardios, são os mesmos para as duas soluções.

A antibioticoterapia é modificada segundo a necessidade, sendo avaliada pela equipe de médicos intensivistas.

■ COMENTÁRIOS FINAIS

O trabalho conjunto da equipe de médicos intensivistas e otorrinolaringologistas é primordial para uma boa condução do caso de pacientes com febre oculta e sinais tomográficos de rinossinusite. A suspeita clínica é essencial para que o diagnóstico seja realizado. A indicação cirúrgica deve ser aplicada na falha da terapêutica conservadora.

Mais estudos sobre o envolvimento único do seio etmoidal posterior e/ou esfenoidal são necessários para maior esclarecimento dessa condição como foco de febre em pacientes internados em UTI.

■ REFERÊNCIAS BIBLIOGRÁFICAS

1. Marik PE. Fever in the ICU. *Chest* 2000;117(3), suplemento.
2. Eggimann P, Pittet D. Infection Control in the ICU. *Chest* 2001;120(6), suplemento.
3. Cassiano RR, Cohn S, Villasuso III E, Brown M, Memari F, Barquist E, Namias N. Comparison of antral tap with endoscopically directed nasal culture. *Laryngoscope* 2001;111:1333-37.
4. Talmor M, Li P, Barie PS. Acute paranasal sinusitis in critically ill patients: guidelines for prevention diagnosis and treatment. *Clin Infect Dis* 1997;25:1441-6.
5. Kountakis SE, Burke L, Rafie JJ, Bassichis B, Maillard AAJ, Stiernberg CM. Sinusitis in the intensive care unit patient. *Otolaryngol Head Neck Surg* 1997;117:362-66.
6. Kronberg F, Goodwin WJ. Sinusitis in intensive care unit patients. *Laryngoscope* 1985;95:936-8.
7. Vandenbussche T, Moor SD, Bachert C, Cauwenberge PV. Value of antral puncture in the intensive care patient with fever of unknown origin. *Laryngoscope* 2000;110:1702-06.
8. Michelson A, Schuster B, Kamp HD. Paranasal Sinusitis Associated with Nasotracheal and Orotracheal Long-term Intubation. *Arch Otolaryngol Head Neck Surg* 1992;118:937-9.
9. Bone RC. *Crit Care Med*. JAMA. Vol. 277(23) jun 18, 1997:1847-1848.
10. O'Reilly MJ, Reddick EJ, Black W, Carter PL, Erhardt J, Fill W, Maughn D, Sado A, Klatt GR. Sepsis from sinusitis in nasotracheally intubated patients. A diagnostic dilemma. *Am J Surg* 1984;147(5):601-04.
11. Caplan ES, Hoyt NJ. Nosocomial sinusitis. *JAMA* 1982;247:639-41.
12. Guerin JM, Lustman C, Myer P et al. Nosocomial sinusitis in paediatric intensive care patients. *Crit Care Med* 1990;18:902.
13. Bach A, Boehrer H, Schmidt H, Geiss HK. Nosocomial sinusitis in ventilated patients. *Anesthesia* 1992;47:335-339.
14. Holzapfel L, Chevret S, Madinier G, Ohen F, Demingeon G, Coupry A, Chaudet M. Influence of long-term oro- or nasotracheal intubation on nosocomial maxillary sinusitis and pneumonia: Results of a prospective, randomized, clinical trial. *Crit Care Med* 1993;21(8):1132-8.
15. Rouby JJ, Laurent P, Gosnach M et al. Risk factors and clinical relevance of nosocomial maxillary sinusitis in the critically ill. *Am J Respir Crit Care Med* 1994;150:776-83.
16. Westergren V, Nilsson M, Forsum U. Penetration of antibiotics in diseased antral mucosa. *Arch Otolaryngol Head Neck Surg* 1996;122:1390-94.
17. Linden BE, Aguilar EA, Allen SJ. Sinusitis in the nasotracheally intubated patient. *Arch Otolaryngol Head Neck Surg* 1988;114:860-1.
18. Desmond P, Raman R, Idikula J. Effect of nasogastric tubes on the nose and maxillary sinus. *Crit Care Med* 1991;19(4):509-11.
19. Deutschman CS, Wilton P, Sinow J, Dibbell D. Paranasal sinusitis associates with nasotracheal intubation: a freqüently unrecognized and treatable source of sepsis. *Crit Care Med* 1986;14(2):111-114.
20. Deutschman CS, Wilton P, Sinow J, Dibbell D. Paranasal sinusitis: a common complication of nasotracheal intubation in neurosurgical patients. *Neurosurgery* 1985;17(2):296-9.
21. Salord F, Gaussorgues J, Marti-Flich M, Siridot C, Allimant D. Nosocomial maxillary sinusitis during mechanical ventilation: a prospective comparison of orotracheal versus the tracheal route for intubation. *Intensive Care Med* 1990;16:390-3.
22. Arens JF, LeJeune FE Jr; Webre DR. Maxillary sinusitis: a complication of nasotracheal intubation. *Anesthesiology* 1974;40:415-416.
23. Knodel AR, Beekman JF. Unexplained fevers in patients with nasotracheal intubatio. *JAMA* 1982;248(7):868-870.
24. Pedersen J, Schurizek BA, Melsen NC, Juhl B. The effect of nasotracheal intubation on the paranasal sinuses. A prospective study of 434 intensive care patients. *Acta Anaesthesiol Scand* 1991;35:11-13.
25. Spapen H, Deron P, Hamels K, Diltoer J. Nosocomail pansinusitis in orotracheally intubated critically ill patients. *Acta Oto-Rhino-Laryngologica* (Belg) 1995;49:251-5.
26. Simpson GT, Grindlinger GA. Clinical characteristics of nosocomial sinusitis. *Ann Otol Laryngol* 1987;(20)687-690.
27. George DL, Falk PS, Meduri GU, Leeper Jr, KV, Wunderink RG, Steere EL, Nunnally FK, Beckford N, Mayhall G. Nosocomial sinusitis in patients in the medical intensive care unit: a prospective epidemiological study. *Clin Infect Dis* 1998;27:463-70.
28. Grindlinger GA, Niehoff J, Hughes SL et al. Acute paranasal sinusitis related to naso tracheal intubation of head-injured patients. *Critical Care Med* 1987;15(3):214-7.
29. Skoulas IG, Helidonis E et al. Evaluation of sinusitis in the intensive care unit. *Otolaryngol Head Neck Surg* 2003;128(4):503-509.
30. Royal College of Radiologists Working Party. *Making the best use of department of cluinical radiology: guidelines for doctors.* 3rd edn, 1995. 1-96p. The royal College of radiologists, London, ISBN-872599044.

31. Chidekel N, Jensen C, Axelsson A *et al.* Diagnosis of fluid in the maxillary sinus. *Acta Radiol [Diagn] (Stockh)* 1970;10:433-40.
32. Kulber DA, Santora TA, Shabot MM, Hiatt JR. Early diagnosis and treatment of sinusitis in the critically ill trauma patient. *Am Surg* 1991;57(12):775-9.
33. Hansen M, Poulsen MR, Bendixen DK, Hartmann-Andersen F. Incidence of sinusitis in patients witrh nasotracheal intubation. *Br J Anaesth* 1988;61:231-2. *Apud* Kronberg FG, Goodwin WJ Jr. Sinusitis in intensive care unit patients. *Laryngoscope* 1985;95:936-8.
34. Le Moal G, Lemerre D, Grollier G *et al.* Nosocomial sinusitis with anaerobic bacteria isolation in patients in the intensive care unit (ICU). *Intensive Care Med* 1999;25(10): 1066-71.
35. Wilkmann C, Chung D, Lorenzetti FTM *et al.* Comparação entre solução salina fisiológica e hipertônica tamponada após cirurgia endoscópica nasossinusal. *Arq Otorrinolaringol* 2002;6(2):98-102.
36. Borman KR, Brown PM, Mezera KK, Jhaveri H. Occult fever in surgical intensive care unit patients is seldom caused by sinusitis. *Am J Surg* 1992;164:412-16.
37. Aebert H, Hunefeld G, Regel G. Paranasal sinusitis and spsis in ICU patients with nasotracheal intubation. *Intensive Care Med* 1988;15:27-30.
38. Ramadan HH, Owens RM, Tiu C, Wax MK. Role of antral puncture in the treatment of sinusitis in the intensive care unit. *Otolaryngol Head Neck Surg* 1998;119:381-4.
39. Messerklinger W. *Endoscopy of the nose*. Baltimore: Urban and Scharzenberg, 1978.
40. Imamura R, Voegels R, Sperandio F, Sennes LU, Silva R, Butugan O, Miniti A Microbiology of sinusitis in patients undergoing bone marrow transplantation. *Otolaryngol Head Neck Surg* 1999;120:279-82.
41. Voegels RL. Cirurgia endoscópica dos seios paranasais. *Arq Otolaringol* 1997;(1):15-18.

15

PAPILOMA NASAL

Fabrízio Romano ❖ Richard Voegels

■ INTRODUÇÃO

No final do século XVII, mais exatamente em 1660, Victor Conrad Schneider, demonstrou que o catarro nasal era produzido pela mucosa nasal, e não proveniente da secreção de líquido cerebroespinhal através dos seios etmoidais, como se acreditava até então. Em sua homenagem, a membrana formada pela invaginação do ectoderma dos placóides olfatórios no final da 4ª semana de vida embrionária recebeu o nome de membrana schneideriana.[13] Ela é distinta do epitélio respiratório de origem endodérmica, e é caracterizada por células epiteliais transicionais similares ao uroepitélio vesical, com microcistos ou acúmulo de mucina, o que provocou grande confusão na terminologia de lesões provenientes deste epitélio.[11] Esta membrana recobre a parede nasal lateral, as conchas e os seios paranasais.[3]

■ HISTÓRICO

Em 1847, Kramer utilizou o termo *Papillae* para descrever tumores semelhantes a couves-flores, provenientes da mucosa schneideriana.[21] O papiloma nasal foi primeiramente descrito por Ward, em 1854.[17] No ano seguinte, Billroth descreveu dois casos de papiloma verdadeiro da cavidade nasal, chamando-o de Câncer Viliforme.[6] Hopmann, em 1883, propôs a primeira diferenciação entre o papiloma nasal e o pólipo comum, dividindo também os papilomas em variedades "mole" e "dura", sendo esta última formada por epitélio escamoso.[21] Essa divisão deu origem a uma tendência a se considerar a variedade "mole" como sendo de origem inflamatória, e a variedade "dura" como sendo de origem neoplásica.[52]

No século XX, em 1935, Kramer e Som foram os primeiros a claramente distinguir o processo da doença papilomatosa do processo inflamatório dos pólipos comuns.[21] Ringertz, em 1938, descreveu a tendência do tumor em crescer para "baixo", em direção ao tecido conectivo estromal, em contraste com outros papilomas que cresciam para "fora", de forma exofítica. Ele chamou atenção para a transformação metaplásica de epitélio colunar para epitélio escamoso e na similaridade dos papilomas com os carcinomas de células cilíndricas.[37]

■ CLASSIFICAÇÃO

Norris, em 1962, dividiu os papilomas em duas categorias, exofíticos e endofíticos.[32] Em 1963, Lampertico descreveu 262 casos, acrescentando 19 casos próprios e cunhando o termo "invertido".[24] Em 1971, Hyams apresentou a maior série de casos novos até então (149), dos arquivos do Instituto de Patologia das Forças Armadas, totalizando 315 casos. Ele adicionou uma nova categoria à classificação de Norris, o papiloma de células cilíndricas.[17]

- O tipo fungiforme ou exofítico possui um núcleo central delgado de tecido conectivo. Origina-se quase que exclusivamente do septo nasal e não está associado à malignidade (Fig. 15-1).
- O tipo de células cilíndricas é caracterizado por um padrão de proliferação de células colunares estratificadas exibindo componentes invertidos e exofíticos e associando-se com malignidade em 10% dos casos.[3] Origina-se normalmente no seio maxilar e apresenta abundância de eosinófilos. O tipo de células cilíndricas pode ser confundido com adenocarcinoma papilar ou rinosporidiose devido à presença de inúmeros microcistos.[54] Tem incidência maior em mulheres (60%) e alta taxa de recorrência (40%) (Fig. 15-2).[1]

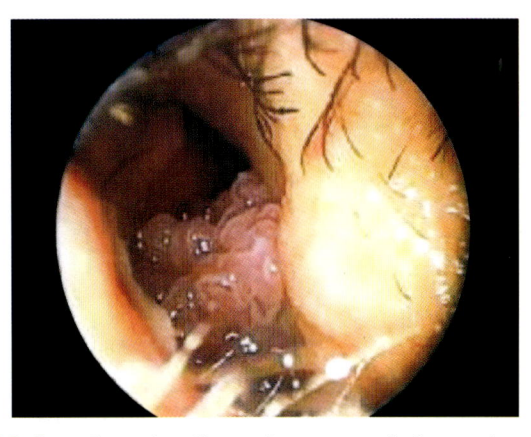

Fig. 15-1. Papiloma fungiforme de septo nasal, visão endoscópica.

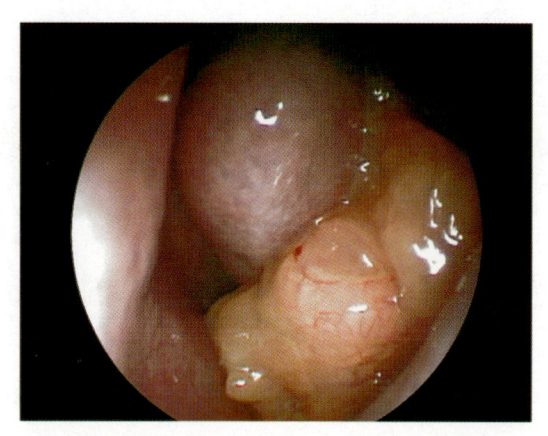

Fig. 15-2. Papiloma de células cilíndricas em meato médio, visão endoscópica.

- Os papilomas invertidos (Fig. 15-3) são a variação mais comum e normalmente se originam da parede lateral, na região da concha média e meato médio.[45,54] Apresentam uma mistura de tipos epiteliais, principalmente escamoso e schneideriano, e muitos glóbulos de mucina.[31] Porém, segundo alguns autores, estas subdivisões refletem apenas aspectos da mesma doença, já que as lesões apresentam características dos três tipos histológicos em quantidades variáveis.[12] Weissler[54] acredita que estas diferenças são um reflexo do microambiente onde a lesão se originou (maior aderência entre a mucosa septal e a cartilagem subjacente, ou o ambiente anaeróbico úmido do antro maxilar.[54] Em 1991, a Organização Mundial da Saúde tornou definitiva a classificação de Hyams. Sendo assim, atualmente dividimos os papilomas nasais em três tipos: os exofíticos (ou fungiformes), os invertidos e os de células cilíndricas (ou colunares).[43]

■ NOMENCLATURA

Durante anos, clínicos e patologistas não concordaram em uma denominação única para o papiloma invertido. Muitos dos termos usados eram inadequados, por conduzir a uma abordagem insuficiente, ou agressiva em demasia. Eis alguns exemplos já utilizados: rinossinusite papilar, pólipo com metaplasia invertida, crescimento benigno transicional, papiloma epitelial, papiloma invertido, papiloma schneideriano, papiloma invertido schneideriano, papiloma "macio", papiloma de células transicionais, epitelioma papilar escamoso, fibroma papilar, fibroepitelioma papilar, papiloma de Ewing, papilomatose, papiloma de células cilíndricas, papiloma de células escamosas, papiloma epitelial nasal, tumor fibroepitelial, sinusite hipertrófica papilar, metaplasia escamosa papilar, carcinoma papilar, carcinoma epitelial respiratório papilar, papiloma respiratório, papiloma verdadeiro, papiloma mucoepidermóide, adenoma papilar, tumor de ringertz e carcinoma de células cilíndricas. Estas diferentes designações refletiam a variedade de interpretações histológicas sobre a lesão, desde desordens inflamatórias até neoplasia maligna.[25] Nós decidimos usar o termo papiloma invertido schneideriano sugerido por Vrabec, em 1972, por ser o que melhor define suas características de inversão, localização e agressividade, estimulando o médico a observar o tumor em sua correta perspectiva, evitando abordagens insuficientes ou agressivas em demasia.

■ EPIDEMIOLOGIA

Incidência

Os papilomas invertidos têm incidência de 0,4 a 4,7% das neoplasias nasossinusais, sendo os tumores benignos mais comuns.[15] Ocorrem predominantemente em homens na proporção de 2:1 a 3:1.[3,42] Verner, em 1959, quantificou a incidência dos papilomas invertidos como 1/25 dos pólipos inflamatórios.[51] A maioria das lesões polipóides nasais é inflamatória, mas segundo Lumsden, em 1,8% dos casos outros diagnósticos histológicos são encontrados.[27] Dos tumores nasais, cerca de 0,5[42] a 7%[7] são papilomas invertidos schneiderianos, sendo que entre os benignos este é o diagnóstico mais comum. Em 1989 já haviam sido descritos 1.700 casos de papilomas invertidos, com incidência de 0,6 paciente por 100.000 habitantes por ano em uma população constante.[7]

Idade

O papiloma invertido acomete principalmente adultos, entre a quinta e sétima décadas de vida,[52] com média de idade de 49 anos e desvio padrão de 17,9 anos.[10] Porém, casos na infância ocorrem esporadicamente. Nos cinco casos infantis descritos por Eavey em 1985, incluindo uma criança de 6 anos, a evolução foi ruim, e em um deles houve malignidade associada. O autor propôs duas teorias para explicar esta má evolução: uma delas é que os papilomas invertidos que acometem crianças têm padrão de crescimento acelerado. Outra possibilidade é que a doença não foi suspeitada por conta da faixa etária não usual e procedimentos inadequados foram realizados, como por exemplo, polipectomias.[11]

■ ASPECTOS CLÍNICOS

Macroscopicamente, o papiloma invertido schneideriano apresenta-se como uma lesão volumosa, firme, de aspecto aveludado ou granuloso. Pouca translucência e coloração variando do

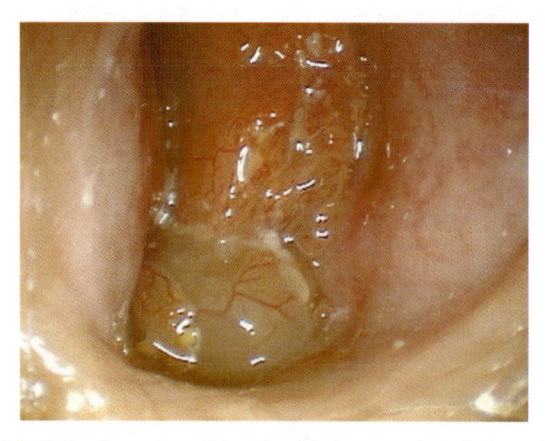

Fig. 15-3. Papiloma invertido schneideriano em parede lateral (visão endoscópica).

rosa pálido ao cinza, mas podendo ser mais avermelhada a depender de sua vascularização (Fig. 15-4). Quando associado com pólipos inflamatórios, apresenta sua aparência usual translúcida e edematosa (Fig. 15-5).[25] Por vezes ocupa toda a cavidade nasal, estendendo-se anteriormente até o vestíbulo e posteriormente até a nasofaringe (Fig. 15-6).[3,52] Pode ser localizada, tendo a aparência de um pólipo nasal comum, ou apresentar um aspecto mais difuso, envolvendo grandes áreas da mucosa nasal.[46]

Os sintomas mais comuns são obstrução nasal (75%) e epistaxe (33%), seguidos de hiposmia, cefaléia frontal e rinorréia purulenta. Proptose e epífora são raros.[52] Para Snyder,[46] os sintomas são inespecíficos e não proporcionam uma diferenciação com pólipos comuns. Estes sintomas variam de duração de algumas semanas a anos, sendo que o papiloma costuma ter progressão lenta e insidiosa.[46]

■ LOCAL DE ORIGEM

O local de origem mais comum é a parede nasal lateral, na região do meato médio e células etmoidais.[42,52] Ocorre envolvimento do antro maxilar na maioria dos pacientes (Fig. 15-7). O acometimento do seio etmoidal também é comum, porém os seios frontal e esfenoidal são atingidos mais raramente.[28] Quando uma massa nasal mostra completa opacificação do antro maxilar e alargamento do seu óstio, os principais diagnósticos diferenciais são papiloma invertido ou pólipo antrocoanal (Fig. 15-8).[40,52] O tumor pode ter um pedículo ou se originar mais difusamente no epitélio.[45] A origem multifocal dos papilomas foi descrita em poucos casos por Norris,[32] Hyams[17] e Vrabec.[52] Hyams sugere que o envolvimento de múltiplas áreas se dá por avanço da lesão para outros locais por metaplasia da mucosa adjacente.[17] Lawson, em concordância com

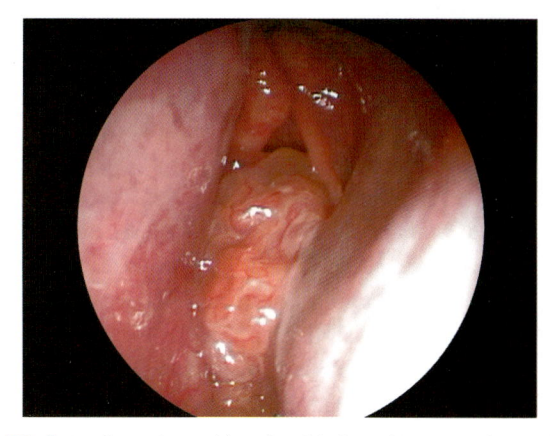

Fig. 15-4. Papiloma invertido schneideriano hipervascularizado (visão endoscópica).

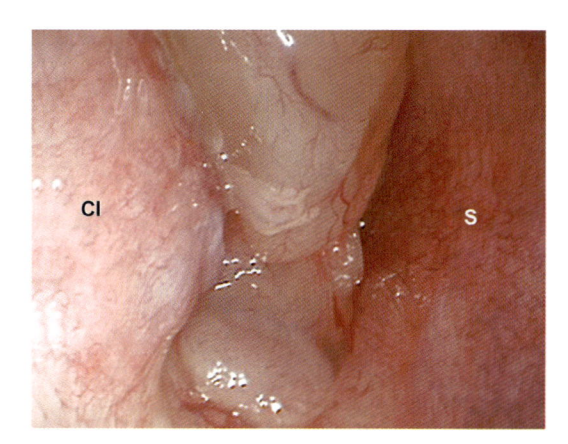

Fig. 15-5. Papiloma invertido schneideriano associado com pólipos (visão endoscópica). CI = concha inferior; S = septo nasal.

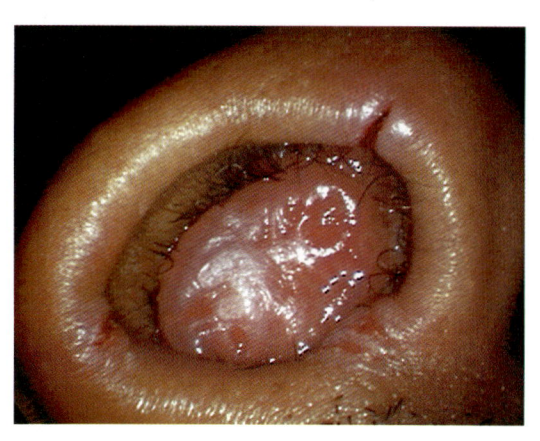

Fig. 15-6. Papiloma invertido schneideriano em vestíbulo nasal.

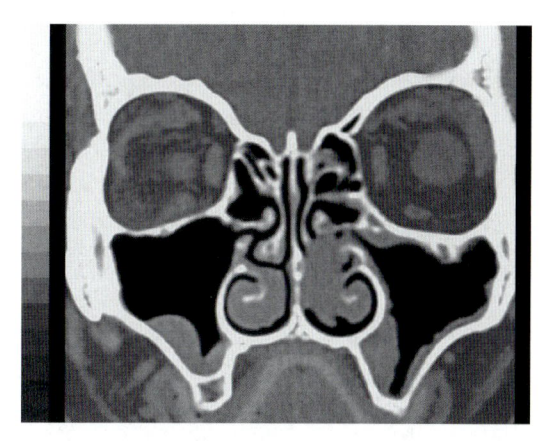

Fig. 15-7. Tomografia computadorizada em corte coronal de papiloma invertido schneideriano incipiente.

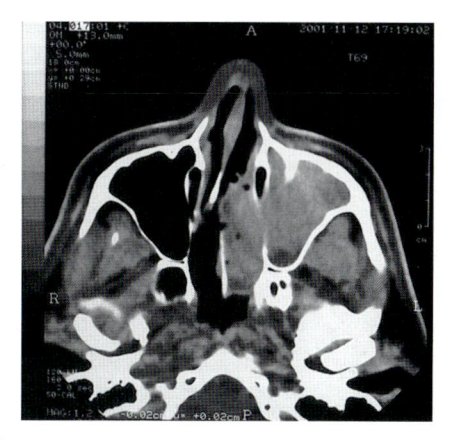

Fig. 15-8. Tomografia computadorizada em corte axial de papiloma invertido schneideriano se estendendo à nasofaringe.

Hyams, afirmou, em 1983, que multicentricidade ocorria apenas em poucos casos, provavelmente por focos esparsos de metaplasia escamosa.[25] Em 1989, Sim relatou um caso isolado de tumor originado no septo nasal, associado com carcinoma.[44] Em 1995, Peters relatou o primeiro caso de Papiloma Invertido originário isoladamente do seio esfenoidal (Fig. 15-9).[36] YIotakis, em 2002, descreveu um interessante caso de papiloma invertido de seio esfenoidal acometendo bilateralmente as cavidades nasais através do septo intersinusal.[57]

■ RADIOLOGIA

Radiologicamente, de início o tumor produz opacificação da cavidade nasal. Com o crescimento da lesão observamos alargamento da fossa nasal, com abaulamento ou erosão do septo nasal. Caracteristicamente observamos uma massa contínua entre o meato médio e o antro maxilar através de um defeito ósseo bem definido ao nível do óstio maxilar (Fig. 15-10).[28] O crescimento posterior pode chegar até a nasofaringe, ocorrendo velamento dos seios paranasais por acúmulo de secreções ou crescimento do tumor em si.[26] Tumores maiores podem deslocar estruturas adjacentes como a órbita e a base do crânio, erodindo o osso por compressão, sem que haja real infiltração.[52] A ressonância magnética permite melhor definição da extensão da lesão, diferenciando-a de alterações inflamatórias adjacentes (Fig. 15-11).[40]

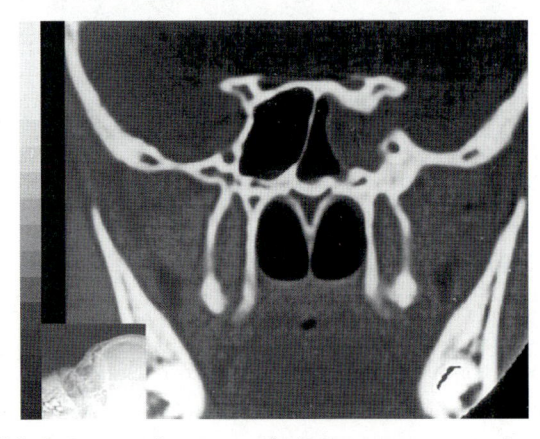

Fig. 15-9. Tomografia computadorizada em corte coronal. Papiloma invertido schneideriano de esfenóide.

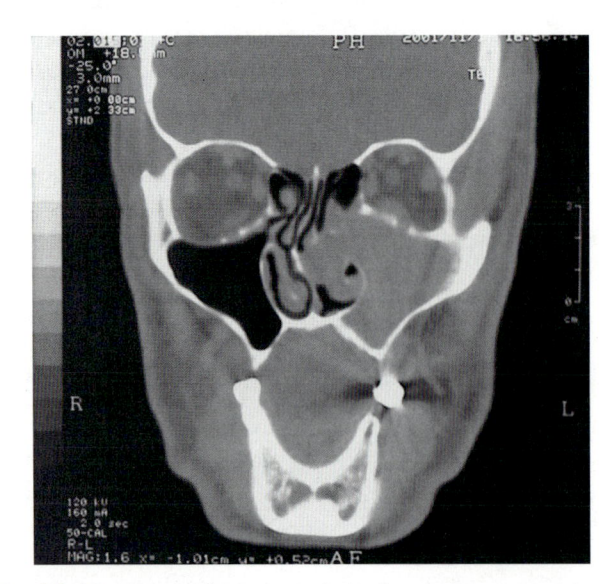

Fig. 15-10. Tomografia computadorizada em corte coronal de papiloma invertido schneideriano alargando antro maxilar.

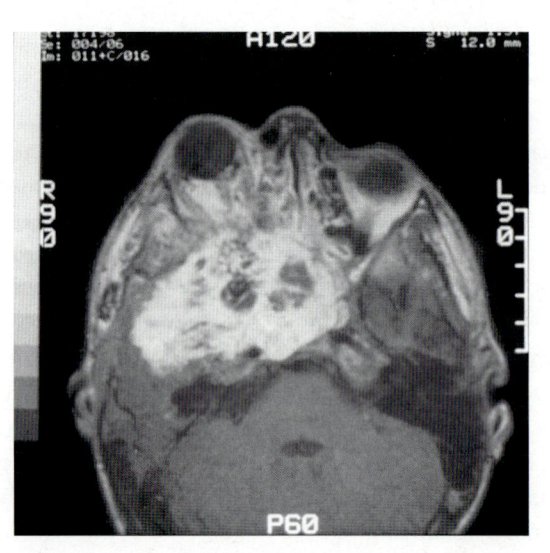

Fig. 15-11. Ressonância magnética de papiloma invertido schneideriano com extensão intracraniana.

■ PATOLOGIA

O papiloma mostra uma acentuada proliferação epitelial que pode crescer de forma exofítica ou invaginar em direção ao estroma subjacente. Este epitélio forma criptas subepiteliais que mantêm conexão com a superfície. As camadas basais proliferam e formam "ondas" que se projetam no tecido conectivo. As células epiteliais são variáveis e assumem desde o aspecto de células ciliadas características da membrana schneideriana, até o de epitélio estratificado escamoso queratinizado. *Globlet cells* não são incomuns e ficam aprisionadas abaixo da superfície, formando "microcistos". No estroma, Vrabec não salienta nada característico, não encontrando células produtoras de muco, mas apenas "pseudoglândulas" formadas pelo epitélio invertido e que possuem aspecto de cistos (Fig. 15-12).[46] A estrutura celular individual dos papilomas mostra célu-

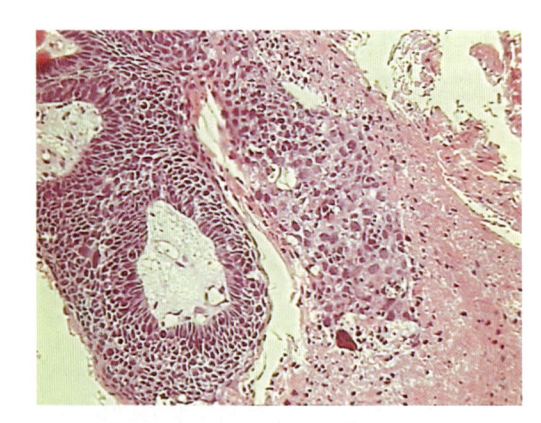

Fig. 15-12. Anatomopatológico de papiloma invertido schneideriano mostrando as invaginações características do epitélio sobre o estroma subjacente.

las de bordas definidas e ricas em glicogênio, uniformidade nuclear e cistos mucosos espalhados pelo epitélio.[3] À microscopia eletrônica as células epiteliais mostram inúmeras projeções celulares semelhantes a microvilos. Não se observam figuras mitóticas anormais, porém pode haver algum grau de atipia nas células basais, o que talvez tenha levado a um diagnóstico errôneo de malignidade no passado.[54] A presença de hiperqueratose é rara, assim como a vacuolização citoplasmática. O número de mitoses é baixo e não se observam células coilocitóticas, corpos de inclusão nuclear ou células multinucleadas.[31]

Nas últimas décadas o interesse por métodos diagnósticos minimamente invasivos vem aumentando continuamente. Qualquer método que permita avaliações histológicas e citológicas confiáveis, sem dano ao tecido estudado, tem óbvias vantagens em relação à biópsia tradicional e portanto, merece ser estudado e aperfeiçoado. A endoscopia de contato da cavidade nasal pode ser realizada a nível ambulatorial, sem necessidade de sedação do paciente. As lesões polipóides são examinadas facilmente e resultados preliminares mostram que ela é eficaz na diferenciação pré-operatória entre o papiloma invertido e os pólipos nasais (Fig. 15-13).

■ ETIOLOGIA

As causas de aparecimento dos papilomas continuam obscuras, mas já foram implicadas: exposição ao tabaco, fatores ambientais, alergia e infecções crônicas.[18] Como o padrão de crescimento desses tumores é semelhante ao de lesões sabidamente induzidas pelo HPV *(Human Papillomavirus)*, como verrugas vulgares, condilomas e papilomas laríngeos, foram propostos vários estudos para implicar o HPV na gênese do Papiloma nasossinusal, porém ainda com resultados controversos.[56]

O HPV é um DNA-vírus epiteliotrófico espécie específico, com 8.000 pares de base em seu genoma. Os subtipos são definidos por seqüências homólogas, e quando há menos de 50% de hibridação cruzada em testes de reassociação em fase líquida, um novo subtipo é designado.[19] Até o presente já foram identificados mais de 60 subtipos de HPV, sendo que os mais encontrados nos papilomas nasossinusais são o HPV-6, HPV-11, HPV-16 e HPV-18.[19]

Existem inúmeros métodos para detecção viral, e isto, associado às diferenças epidemiológicas do HPV em diferentes regiões, talvez explique as disparidades dos resultados destes estudos. Os principais métodos de detecção viral são a hibridização *in situ*, PCR (Reação em Cadeia da Polimerase), hibridização *Southern Blot*, imunoperoxidase, procura de RNA-mensageiro e imunoistoquímica. Buchwald *et al.*, em 1995, utilizando hibridização *in situ* e PCR em 78 pacientes encontraram associação do HPV apenas com o papiloma fungiforme, ou exofítico,[8] resultados similares aos encontrados por outros autores.[5,22,56] Syrjanen,[49] Weber[53] e Brandwein[4] encontraram amostras virais em papilomas invertidos e explicam os resultados de outros autores pela menor carga viral encontrada neste tipo de papiloma, tornando sua detecção mais difícil.[4,49,53] Beck, em 1995, sugeriu que a presença do HPV em papilomas invertidos poderia significar maior tendência à recorrência do tumor,[2] resultado corroborado por Ogura, em 1996.[34] Os subtipos HPV-16 e HPV-18 podem estar relacionados com a malignização do papiloma, mesmo em raros casos de malignização de papilomas exofíticos septais,[9] porém o baixo índice de detecção viral em carcinomas adjacentes a papilomas torna os resultados pouco consistentes.[56]

■ RELAÇÃO COM PÓLIPOS NASAIS

Geschickter, em 1935, propôs que os pólipos nasais comumente encontrados em associação a carcinomas nasais e de seios paranasais são devidos a interferências nas drenagens venosas e linfáticas causadas pelo tumor. Similarmente, os papilomas podem produzir alterações semelhantes.[13] Segundo Lund, em 2000, a associação com polipose pode mascarar a tradicional unilateralidade da lesão, dificultando o diagnóstico.[29] Yoon, em 2002, encontrou pólipos associados em 21,9% de seus 96 casos de papiloma invertido. Segundo ele, os pólipos podem circundar o tumor, inclusive dificultando sua identificação. Por esta razão, pólipos ou mucosa irregulares, removidos em cirurgias nasais, devem sempre ser encaminhados para análise histológica.[58]

■ RECORRÊNCIA

Os altos índices de recorrência são um problema bem reconhecido do manejo dos papilomas invertidos.[10] Hyams, em 1971, não encontrou relação entre a tendência de um papiloma recorrer e seu potencial de malignização.[17] Em 1972, Vrabec afirmou que um patologista poderia dizer se a lesão era benigna, se havia atipia ou malignidade invasiva, mas que ele não poderia afirmar pelo aspecto microscópico da lesão qual iria recorrer ou passar por transformação maligna.[52] Snyder encontrou que a maioria das lesões que recorriam o fazia em até três anos, mas que poderiam ocorrer até 12 anos depois e, portanto, o *follow-up* deveria ser longo. Ele sugeriu, ainda, que a presença de atipia celular e produção de mucina eram mais comuns em tumores que

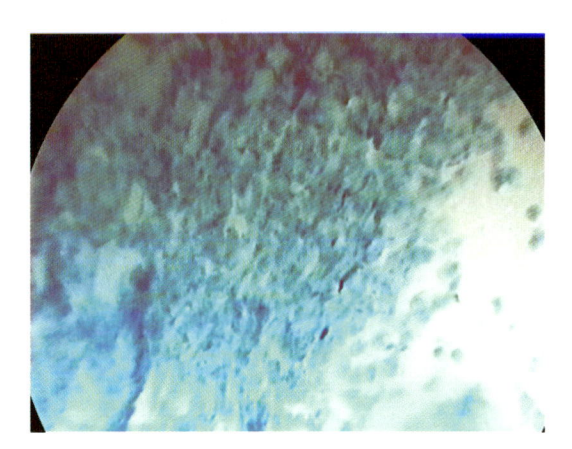

Fig. 15-13. Endoscopia de contato de papiloma invertido schneideriano, corado com azul-de-metileno.

iriam recorrer.[46] A taxa de recorrência gira em torno de 30-35%,[10,17] sendo que a sua principal causa é a remoção incompleta da lesão.[25] Os principais locais de recorrência são os locais de remoção prévia, como o seio esfenoidal, células etmoidais posteriores e supra-orbitárias, antro maxilar, seio frontal e ao longo da placa cribiforme.[26] Em 1991, Nielsen sugeriu que, apesar de nenhum fator isolado predizer a capacidade de recorrência de um papiloma, uma combinação de parâmetros (índice mitótico, relação de volume epitelial e estromal, polipose associada) pode ser útil para predizer o curso clínico da doença.[31] Beck, em 1995, sugeriu que a presença de HPV é um fator preditivo positivo para recorrências.[2]

■ POTENCIAL MALIGNO

A associação entre o papiloma invertido e o carcinoma de células escamosas não é completamente elucidada. Alguns autores acreditam que a presença de carcinoma em lesões benignas preexistentes não necessariamente as classifica como pré-cancerosas.[52] Outros classificam o papiloma como um tumor *borderline*, que é benigno, mas pode malignizar. Alguns ainda acreditam que o termo papiloma deve ser abandonado e que a lesão é neoplásica, podendo evoluir rápida ou lentamente, mas invariavelmente se tornando maligna em algum momento.[33]

O primeiro caso de associação do papiloma nasal com malignidade foi feito por Hellman, em 1897.[11] Segundo Osborn,[25] em alguns casos a única coisa que diferencia um papiloma benigno de um carcinoma são distúrbios de polaridade nas células. Isto explica as grandes diferenças estatísticas entre os diversos trabalhos em relação à freqüência da associação do papiloma com malignidade. Em 1972, Vrabec[52] já afirmava que todo o tecido tumoral deveria ser enviado para estudo microscópico, pois áreas bem diferenciadas podem coexistir com áreas de malignidade. Em casos de papiloma invertido, um *follow-up* longo é necessário, já que o aparecimento de malignidade associada pode ser tardio. Existem três explicações para a associação de carcinoma nasal com papiloma invertido:

1. O tumor se desenvolve por transformação maligna de um papiloma anteriormente benigno.
2. O tumor já era maligno em sua origem, mas apresentava áreas bem diferenciadas que sugeriam benignidade.
3. A presença do papiloma e do tumor no mesmo paciente é coincidência.

Friedman e Osborne[12] chamam a atenção para a invaginação que o papiloma sofre por entre as trabéculas ósseas, e que não deve ser confundida com invasão verdadeira.[12] A presença de destruição óssea pode representar atrofia por compressão ou pseudo-invasão, não sendo necessariamente representativa de malignidade. Nota-se, porém, que em casos de malignidade esta erosão é muito mais comum.[25] Os carcinomas associados a papilomas podem se apresentar histologicamente de três maneiras, lesões prioritariamente cancerosas com pequenas áreas papilomatosas; lesões totalmente cancerosas em pacientes que apresentavam lesões papilomatosas em outras biópsias ou exéreses; e lesões principalmente papilomatosas com pequenas áreas de carcinoma *in situ* ou invasão superficial. Atipia moderada ou intensa está associada à presença de carcinoma *in situ* ou invasivo, ao passo que necrose nunca está presente em papilomas benignos.[10] Lawson[26] relata uma taxa de malignidade de 6%, mas se eliminarmos os casos em que o carcinoma se encontrava presente desde o diagnóstico inicial, a taxa cai para 1,2%.[26] Ao contrário, em casos em que a observação de desenvolvimento carcinomatoso ocorre após múltiplas recorrências de um papiloma benigno, isto pode sugerir que houve transformação do tumor. Nielsen[31] relacionou a associação com malignidade a lesões bilaterais, predomínio de epitélio escamoso na presença dos três outros tipos epiteliais, hiperqueratose e alto número de mitoses; além da ausência de pólipos inflamatórios, abundância de plasmócitos e ausência de neutrófilos.[31] Apesar da esmagadora maioria dos papilomas se associar a carcinomas escamosos quando há malignidade presente, Pasquini relatou um caso de papiloma invertido associado a estesioneuroblastoma.[35]

■ ESTADIAMENTO

Na avaliação de resultados de diferentes formas de tratamento, é necessária a utilização de um sistema de estadiamento que aponte as diferenças na severidade das lesões. Schwab, em 1985, propôs uma classificação baseada na extensão do tumor no nariz, seios paranasais e estruturas adjacentes. Em 2000, em sua metanálise de 1.426 pacientes, Krouse apresentou um novo sistema, mais simples, baseado no exame endoscópico e na avaliação tomográfica:[23]

- *T1:* tumor confinado na cavidade nasal, sem extensão aos seios paranasais ou malignidade associada.
- *T2:* tumor acometendo o complexo osteomeatal, seios etmoidais, ou a porção medial do seio maxilar, com ou sem acometimento da cavidade nasal. Sem malignidade associada.
- *T3:* tumor envolvendo as paredes laterais, inferior, superior, anterior ou posterior do seio maxilar, o seio esfenoidal e/ou o seio frontal. Com ou sem acometimento da cavidade nasal, seios etmoidais ou a porção medial do seio maxilar.
- *T4:* tumores com extensão extranasal ou extra-sinusal com acometimento de órbita, compartimento intracraniano ou espaço pterigomaxilar. Associação com malignidade.

■ ACESSO CIRÚRGICO

Conforme Vrabec,[52] o acesso deve ser adequado ao local e extensão da lesão. Ele deve permitir adequada exposição de toda a massa tumoral e também facilitar o controle pós-operatório, se possível evitando limitações funcionais ou deformidades cosméticas.[52] Stammberger, em 1981, notou a aplicabilidade das técnicas endoscópicas e apresentou dois relatos iniciais de ressecções endoscópicas de papilomas envolvendo os seios paranasais.[47] Lawson, em 1983, começa a propor ressecções mais conservadoras em pacientes selecionados.[25] O acesso transmaxilar (via Caldwell-Luc) apresenta limitações à exposição do tumor pelos tecidos moles do nariz e lábios, sendo que Sachs[39] sugere a realização de incisões sublabiais *(degloving)* para resolver este problema.[39] Hoffmann, em 1984, propõe a utilização do microscópio cirúrgico para evitar recidivas. Ele relata como vantagens deste método, a ausência de cicatriz externa, magnificação de estruturas intranasais, senso de profundidade, boa exposição e trabalho bimanual.[16] Durante muito tempo, o acesso considerado ideal foi a rinotomia lateral associada a etmoidectomia, apresentando baixa taxa de recorrência (6 a 29%). Porém, esse procedimento apresenta alta morbidade, principalmente obstrução do ducto nasolacrimal, motivo pelo qual alguns autores recomendam a abertura da parede medial do saco lacrimal no mesmo ato. A formação de crostas é comum nas excisões amplas e mais raramente pode haver meningite.[7]

Mais recentemente, diversos autores vêm propondo a retirada endoscópica do papiloma, sendo a maior série a publicada por Wigand e Waitz.[55] Estes autores afirmam que a cirurgia endoscópica preserva a estrutura óssea nasal, reduzindo a formação de cicatrizes externas e internas. A quantidade de mucosa erradicada é limitada às vizinhanças do tumor, facilitando a recuperação pós-operatória das funções fisiológicas do nariz. Eles lembram, porém, que a ressecção endoscópica é limitada pelo campo de visão, e se esta for comprometida por extensão da lesão ou malignidade, uma abordagem externa deve ser realizada.[30,48,55] Vários estudos confirmam a segurança e eficácia do acesso endoscópico para papilomas invertidos. Voegels, em 1998, relata menor recorrência em pacientes operados por via endonasal em relação ao acesso *degloving*. Outros autores confirmam a eficácia e segurança da ressecção endoscópica, pois os endoscópios permitem uma excelente iluminação e magnificação do campo operatório, endoscópios angulados permitem o acesso a áreas difíceis como o recesso frontal, esfenóide e seio maxilar, e os microdebridadores proporcionam retiradas precisas e meticulosas.[50] Segundo Lund,[29] o bom resultado cirúrgico começa com o diagnóstico precoce da lesão. Para ela não existem abordagens certas ou erradas, e sim um leque de possibilidades que pode ser utilizado para cada caso individualmente.[29] A filosofia cirúrgica deve envolver remoção local microcirúrgica radical sem mutilações desnecessárias, possivelmente através da cirurgia endoscópica. Em tumores localizados muito anteriormente ao etmóide, seio frontal, parte látero-posterior do maxilar e com extensões extranasossinusais, Klimek propõe a utilização do acesso osteoplástico de Denker.[20]

Zweig, em 2000, utilizou o microdebridador (instrumento com corte preciso e sucção em tempo real) para exérese do papiloma invertido e relatou que todos os aspectos histológicos eram preservados para análise, apesar da perda da arquitetura, sendo ideal o uso do padrão oscilatório e baixas velocidades (1.500 rpm). Mesmo as análises por imunoistoquímica poderiam ser utilizadas sem prejuízo da interpretabilidade.[59] A utilidade do endoscópio não se limita somente ao ato cirúrgico, mas também permite um seguimento mais cuidadoso, diagnosticando recorrências em estágios mais precoces.[41] Krouse realizou uma metanálise de 33 estudos, compreendendo 1.426 pacientes, e não só confirmou os bons resultados com cirurgia endoscópica, como também constatou que para casos de malignidade associada a abordagem externa via rinotomia lateral é mais indicada.[23] Han propôs o broqueamento do osso subjacente ao local de origem da lesão para evitar recorrências.[14] Temos que salientar ainda a importância de um protocolo médico pré-operatório com antibioticoterapia sistêmica e corticoesteróides para melhorar os resultados cirúrgicos. Além disso, a ressecção endoscópica não necessariamente é menos radical que os acessos externos, podendo ser utilizada até em casos associados com malignidade, especialmente com o advento de instrumentos como brocas e microdebridadores. A identificação exata do local de origem do tumor é um ponto essencial no planejamento e conseqüentemente no sucesso cirúrgico. Além de remover todo o papiloma (Fig. 15-14), utilizamos como rotina a retirada do periósteo adjacente ao local de inserção (Fig. 15-15). Para uniformizar as análises dos resultados terapêuticos de diversos centros, propomos a utilização do sistema de estadiamento de Krouse.[22,23]

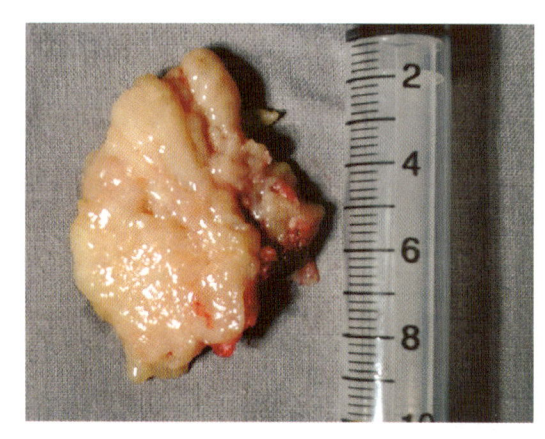

Fig. 15-14. Papiloma invertido schneideriano (peça cirúrgica pós-ressecção endoscópica).

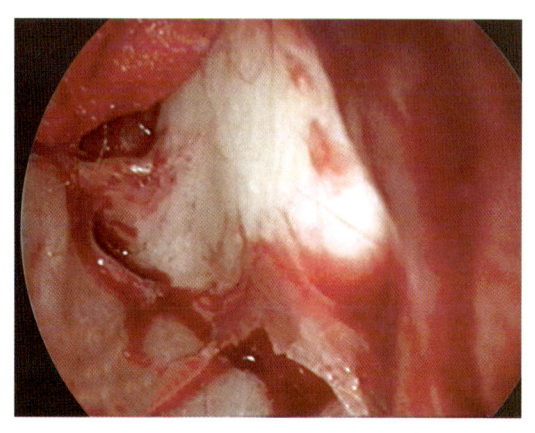

Fig. 15-15. Visão endoscópica intra-operatória mostrando a exposição do periósteo no local de implantação do papiloma invertido schneideriano.

Nós acreditamos que a radioterapia tem papel limitado no controle dos papilomas invertidos, sendo utilizada excepcionalmente nos casos em que há malignidade associada e impossibilidade cirúrgica.

■ REFERÊNCIAS BIBLIOGRÁFICAS

1. Arendt DM, Platkajs MA, Lusby TF, Scofiel HH. Cylindrical cell papilloma. Report of a case with light and ultraestructural analysis. *Oral Surg Oral Med Oral Pathol* 1986;61:382-87.
2. Beck JC, McClatchey KD, Lespeance MM, Esclamado RM, Carey TE, Bradford CR. Presence of human papillomavirus predicts recurrence of inverted papilloma. *Otolaryngol Head Neck Surg* 1995;113:49-55.
3. Bosley CE, Pruet CW. Inverted Sinonasal Papillomas. *ENT Jour* 1984;63:509-13.
4. Brandwein M, Steinberg B, Thung S, Biller H, Dilorenzo T, Galli R. Human Papillomavirus 6/11 and 16/18 in Schneiderian Inverted papillomas. *Cancer* 1989;63:1708-13.
5. Brandsma J, Abramson, Asciubba A. Papillomavirus infection of the nose. *Cancer Cells* 1987;5:301-8.
6. Brown B. The Papillomatous tumours of the nose. *J Laryngol Otol* 1964;78:889-905.
7. Buchwald C, Nielsen LH, Nielsen PL, Ahlgren P, Tos M. Inverted Papillloma: a follow-up study including primarily unacknowledged cases. *Am J otolaryngol* 1989;10:273-81.
8. Buchwald C, Franzmann MB, Jacobsen GK et al. Human papillomavirus in sinonasal papillomas: a study of 78 cases using in situ hybridization and polymerase chain reaction. *Laryngoscope* 1995;105:66-71.
9. Buchwald C, Franzmann MB, Jacobsen GK et al. Carcinomas occurring in papillomas of the nasal septum associated with human papllomavirus. *Rhinology* 1997;35:74-78.
10. Christensen WN, Smith RRL. Scheneiderian papillomas: a clinicopathologic study of 67 Cases. *Hum Pathol* 1986;17:393-400.
11. Eavey FAAP. Inverted papilloma of the nose and paranasal sinuses in childhood and adolescence. *Laryngoscope* 1985;95:17-23.
12. Friedmann I, Osborn DA. Papillomas of the nose and sinuses. In: Friedmann I. *Pathology of granulomas and neoplasms of the nose and paranasal sinuses*. New York: Churchill Livingstone, 1982. 103-16p.
13. Geschickter CF. Tumours of the nasal and paranasal cavities. *Amer Jour Cancer* 1935;24:637-60.
14. Han JK, Smith TL, Loehrl T, Toohill RJ, Smith MM. An evolution in the management of sinonasal inverting papilloma. *Laryngoscope* 2001;111:1395-400.
15. Harrison DFN, Lund VJ. Tumours of the Upper Jaw. Edinburgh, London: Churchill Livingstone, 1993.
16. Hoffman SR, Stinziano GD, Goodman D. Microscopic rhinoscopy in the treatment of inverted papillomas. *Laryngoscope* 1984;94:662-3.
17. Hyams VJ. Papillomas of the nasal cavity and paranasal sinuses. A clinicopathological study of 315 cases. *Ann Otol Rhinol Laryngol* 1971;80:192.
18. Judd R, Zaki SR, Coffield LM, Evatt BL. Sinonasal papillomas and human papillomavirus: Human papillomavirus 11 detected in fungiform schneiderian papillomas by in situ hybridization and the polymerase chain reaction. *Hum Pathol* 1991;22:550-60.
19. Kashima HK, Kessis T, Hruban RH, Wu TC, Zinreich SJ, Shah KV. Human Papillomavirus in sinonasal paillomas and squamous cell carcinoma. *Laryngoscope* 1992;102:973-6.
20. Klimek T, Atai E, Schubert M, Glanz H. Inverted papilloma of the nasal cavity and paranasal sinuses: Clinical data, surgical strategy and recurrence rates. *Acta Otolaryngol* 2000;120:267-72.
21. Krämer R, Som JL. True papilloma of the nsal cavity. *Arch Otolaryngol* 1935;22:22-43.
22. Kraft M, Simmen D, Casas R, Pfaltz M. Significance of human papillomavirus in sinonasal papillomas. *J Laryngol Otol* 2001;115:709-714.
23. Krouse JH. Development of a staging system for inverted papilloma. *Laryngoscope* 2000;110:965-8.
24. Lampertico P, Russel WO, MacComb WS. Squamous papilloma of the upper respiratory epithelium. *Arch Pathol* 1963;75:293-302.
25. Lawson W, Biller HF, Jacobson A, Som P. The role of conservative surgery in the management of inverted papilloma. *Laryngoscope* 1983;93:148-55.
26. Lawson W, le Benger J, Som P, Bernard PJ, Biller HF. Inverted papilloma: an analysis of 87 cases. *Laryngoscope* 1989;99:1117-24.
27. Lumsden A, Wilson JA, MacLaren K, Maran AGD. Unusual polypoid tumours of the nasal cavity. *Clinical Otolaryngology* 1986;11:31-36.
28. Lund VJ, Lloyd GAS. Radiological changes associated with inverted papilloma of the nose and paranasal sinuses. *Br J Radiol* 1984;57:455-61.
29. Lund VJ. Optimum management of inverted papilloma. *J Laryngol Otol* 2000;114:194-7.
30. McCary WS, Gross CW, Reibel JF. Preliminary report: endoscopic versus external surgery in the management of inverting papilloma. *Laryngoscope* 1994;104:415-9.
31. Nielsen PL, Buchwald C, Nielsen LH, Tos M. Inverted papilloma of the nasal cavity: pathological aspects in a follow-up study. *Laryngoscope* 1991;101:1094-101.
32. Norris HJ. Papillary lesions of the nasal cavity and paranasal sinuses. Part I: Exophytic (squamous) papillomas. A study of 28 cases. *Laryngoscope* 1962;72:17-84.
33. Oberman HA. Papillomas of the nose and paranasal sinuses. *Amer Jour Clin Pathol* 1964;42:245-58.
34. Ogura H, Fukushima K, Watanabe S. A high prevalence of human papillomavirus DNA in recurrent nasal papillomas. *J Med Microbiol* 1996;45:162-166.
35. Pasquini E, Sciarretta V, Compadretti GC, Cantaroni C. A case report of inverted papilloma associated with estheesioneuroblastoma treated by endoscopic sinus surgery. *Am J Otolaryngol* 2003;24:181-2.
36. Peters B, O'Reilly R, Willcox J, Rao V, Lowry L, Keane W. Inverted papilloma isolated to the sphenoid sinus. *Otolaryngol Head Neck Surg* 1995;113:771-7.
37. Ringertz N. Pathology of malignant tumours arising in nasal and paranasal cavities and maxilla. *Acta Otolaryngol (Stockh)* 1938;27:31-42.

38. Rothfeld P, Shapiro R, Lasser A. Epithelial (Inverted) Papilloma-a correlated radiological, histological study. *Clin Radiol* 1977;28:359-544.
39. Sachs ME, Conley J, Rabuzzi DD, Blaugrund S, Price J. Degloving approach for total excison of inverted papilloma. *Laryngoscope* 1984;94:159-58.
40. Savy L, Lloyd G, Lund VJ, Howard D. Optimum Imaging for Inverted Papilloma. *J Laryngol Otol* 2000;114:891-93.
41. Schlosser RJ, Mason JC, Gross CW. Aggressive endoscopic resection of inverted papilloma: an update. *Otolaryngol Head Neck Surg* 2001;125:49-53.
42. Segal K, Atar E, Mor C, Har-El G, Sidi J. Inverting papilloma of the nose and paranasal sinuses. *Laryngoscope* 1986;96:39-48.
43. Shanmugaratnam K, Sobin LH. *Histological typing of tumours of the upper respiratory tract and ear.* Berlin: Springer Verlag, 1991. 20-1p.
44. Sim DW. Co-existent inverted papilloma and squamous carcinoma of the nasal septum. *J Laryngol Otol* 1989;103:774-5.
45. Smith O, Gullane PJ. Inverting papilloma of the nose: analysis of 48 cases. *J Otolaryngol* 1987;16(3):154-6.
46. Snyder RN, Perzin KH. Papillomatosis of nasal cavity and paranasal sinuses. A clinicopathologic study. *Cancer* 1972;30:668-90.
47. Stamberger H. Zum invertierten Papillom der nasenschleimhaut. *HNO* 1981;29: 128-33.
48. Stankiewicz JA, Girgis SJ. Endoscopic surgical treatment of nasal and paranasal sinus inverted papillomas. *Otolaryngol Head Neck Surg* 1993;109:989-95.
49. Syrjanen SM, Happonen RP, Virolainen E, Siivonen L, Syrjanen KJ. Detection of human papillomavirus structural antigens and DNA types in inverted papillomas and squamous cell carcinomas of the nasal cavities and paranasal sinuses. *Acta Otolaryngol (Stockh)* 1987;104:334-41.
50. Tufano RP, Thaler ER, Lanza DC. Endoscopic management of sinonasal inverted papilloma. *Am J Rhinol* 1999;13:423-6.
51. Verner JL, Maguda TA, Yound JM. Epithelial papillomas of the nasal cavity and sinuses. *Arch Otolaryngol* 1959;70:574-8.
52. Vrabec DP. He inverted schneiderian papilloma: a clinical and pathological study. *Laryngoscope* 1975;85:186-220.
53. Weber RS, Shillitoe EJ, Robbiness T. Prevalence of human papillomavirus in inverted nasal papilloma. *Arch Otolaryngol Head Neck Surg* 1988;114:23-6.
54. Weissler MC, Montgomery WW, Turner PA, Montgomery SK, Joseph MP. Inverted Papilloma. *Ann Otol Rhinol Laryngol* 1986;95:215-221.
55. Waitz G, Wigand ME. Results of endoscopic sinus surgery for the treatment of inverted papillomas. *Laryngoscope* 1992;102:917-22.
56. Wu TC, Trujillo JM, Kashima HK, Mounts P. Association of human papillomavirus with nasal neoplasia. *Lancet* 1993;34:522-4.
57. Yiotakis J, Hantzakos A, Kandiloros D, Ferekidis E. A rare location of bilateral inverted papilloma of the nose and paranasal sinuses. *Rhinology* 2002;40:220-2.
58. Yoon J-H, Kim C-H, Choi EU. Treatment outcomes of primary and recurrent inverted papilloma: an analysis of 96 cases. *J Laryngol Otol* 2002;116:699-702.
59. Zweig JL, Schaitkin BM, Fan CY, Barnes EL. Histopathology of tissue samples using the microdebrider technique: implications for endoscopic sinus surgery. *Am J Rhinol* 2000;14:27-32.

Tratamento Endoscópico das Neoplasias Nasossinusais

Luiz Ubirajara Sennes ❖ Felipe Fortes

■ INTRODUÇÃO

As neoplasias nasossinusais representam ainda hoje um desafio diagnóstico e terapêutico para o otorrinolaringologista. Devido à sua raridade (representando menos de 3% dos tumores malignos que acometem o trato aerodigestivo superior, e menos de 1% de todas as malignidades do corpo) e sintomatologia inespecífica (quadro inicial de obstrução, rinorréia, dor, epistaxe, semelhantes às doenças inflamatórias e infecciosas benignas dos seios paranasais[1]), o diagnóstico acaba sendo tardio.[1,2] Dessa forma, o prognóstico da doença é desfavorável, especialmente para as neoplasias malignas, com sobrevida de 5 anos ao redor de 50%.[1]

Com o advento da endoscopia nasossinusal criou-se grande possibilidade de um diagnóstico mais precoce desses tumores.[3] Enquanto nos tempos passados somente se indicava uma avaliação mais profunda (geralmente com TC) quando o paciente não apresentava evolução adequada no tratamento de um quadro de rinossinusite, atualmente o exame das cavidades nasossinusais é feito na rotina do otorrinolaringologista, possibilitando um diagnóstico diferencial mais adequado nas doenças dessa região, observando diretamente a lesão ou detectando-se sinais que sugiram sua presença.[4] Diante da suspeita de neoplasia é sempre fundamental a complementação através de exame de imagem (TC e/ou RM) para avaliação da extensão e natureza da doença.[2]

O principal fator prognóstico para as neoplasias nasossinusais é a extensão da doença, sendo a recidiva local a principal causa de falha no seu tratamento.[5-7] O uso do endoscópio, por permitir melhor visibilização de diversas regiões da cavidade nasal, possibilita melhor avaliação da extensão dessas lesões.[1,3] Devemos lembrar, porém, que a endoscopia só é possível de ser realizada através de cavidades, e nos casos em que as mesmas estão preenchidas por tumor, a avaliação endoscópica fica muito prejudicada. As secreções e crostas retidas nas cavidades nasais também são um fator de prejuízo da análise endoscópica, devendo ser aspiradas e removidas para um exame adequado. Os exames de imagem (Fig. 16-1A e B) oferecem boa avaliação da extensão profunda do tumor, en-

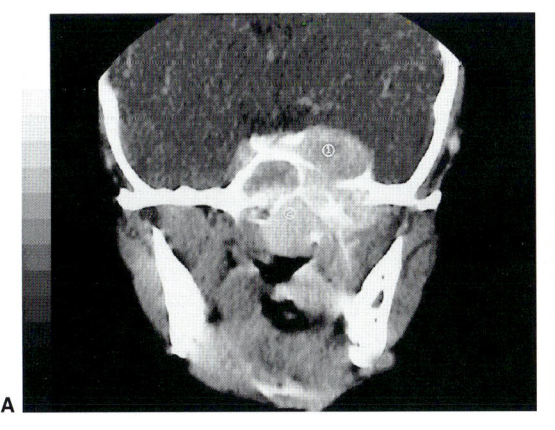

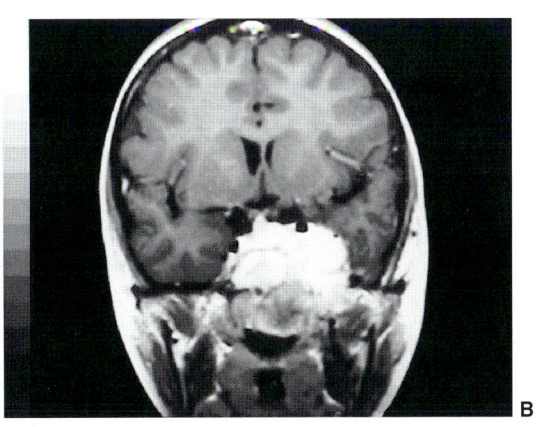

Fig. 16-1. (A) TC de partes moles em corte coronal. Nasoangiofibroma juvenil. Nota-se erosão de lâmina pterigóide, acometimento e erosão de seio esfenóide, com comprometimento intracraniano. (B) Ressonância magnética em corte coronal, T1 com contraste. Nota-se lesão vascularizada ocupando o seio esfenóide e estendendo-se intracranialmente.

quanto a endoscopia permite avaliar a extensão intranasal da doença. Devemos ter em mente, porém, que as maiores limitações referentes a ressecabilidade e prognóstico do tumor não são passíveis de serem avaliadas endoscopicamente, mas somente por exame de imagem. A associação desses métodos permite melhor avaliação pré-operatória e estadiamento das lesões.[8] Também permitem um diagnóstico mais precoce em casos de doença residual ou recidiva (Fig. 16-2A a D) pós-tratamento.[1,9]

A cirurgia endoscópica é considerada hoje o método de escolha para o tratamento da maior parte das doenças inflamatórias e infecciosas do nariz e seios paranasais.[2,9] Com o desenvolvimento das técnicas cirúrgicas, instrumental cirúrgico, conhecimento anatômico, e da tecnologia através de sistemas de navegação guiados por imagem, o uso da cirurgia endoscópica foi estendido para a ressecção das neoplasias nasossinusais.[4]

Porém, alguns princípios devem ser lembrados com relação aos tumores malignos, nos quais a melhor oportunidade para seu tratamento é a primeira abordagem.[5,10] A falta de rigor oncológico nessa primeira abordagem pode comprometer totalmente o prognóstico do paciente. A ressecção parcial do tumor *(debulking)* com radioterapia complementar traz resultados similares ao tratamento radioterápico exclusivo, embora possa ser a opção em casos irressecáveis, paliativos, ou quando existe áreas de necrose e infecção (limpeza cirúrgica e citorredução).[1] Deste modo, quando o tratamento de eleição de um determinado tumor for a cirurgia, esta deve ser realizada com intuito curativo, ressecando-se toda a lesão e obtendo-se margens cirúrgicas livres. Somente quando isso não é possível, seja por limitações anatômicas ou seqüelares, é que se admite a conclusão do procedimento com margem comprometida. Nesses casos, ou quando existem peculiaridades histológicas (invasão perineural ou perivascular, invasão óssea, grande indiferenciação celular, entre outros), está indicada a radioterapia complementar (com ou sem quimioterapia associada).[6,7] Essa situação é totalmente distinta da ressecção "econômica", "conservadora" ou "funcional" do tumor sem margens cirúrgicas, indicando-se a radioterapia (com ou sem quimioterapia) para o tratamento curativo. A utilização de radioterapia pós-operatória não retira do cirurgião a responsabilidade de ressecção total do tumor com margens, sendo que a cirurgia com tumor residual funciona para o paciente como uma "grande biópsia", porém demorada, com alto custo e morbidade.[7]

Infelizmente o domínio da técnica da cirurgia endoscópica nasossinusal para o tratamento de doenças inflamatórias tem encorajado muitos cirurgiões a tratar tumores malignos por esse método, prejudicando de maneira definitiva o prognóstico do paciente.

Observados esses princípios, devemos ressaltar que a cirurgia endoscópica nasossinusal é um importantíssimo recurso para

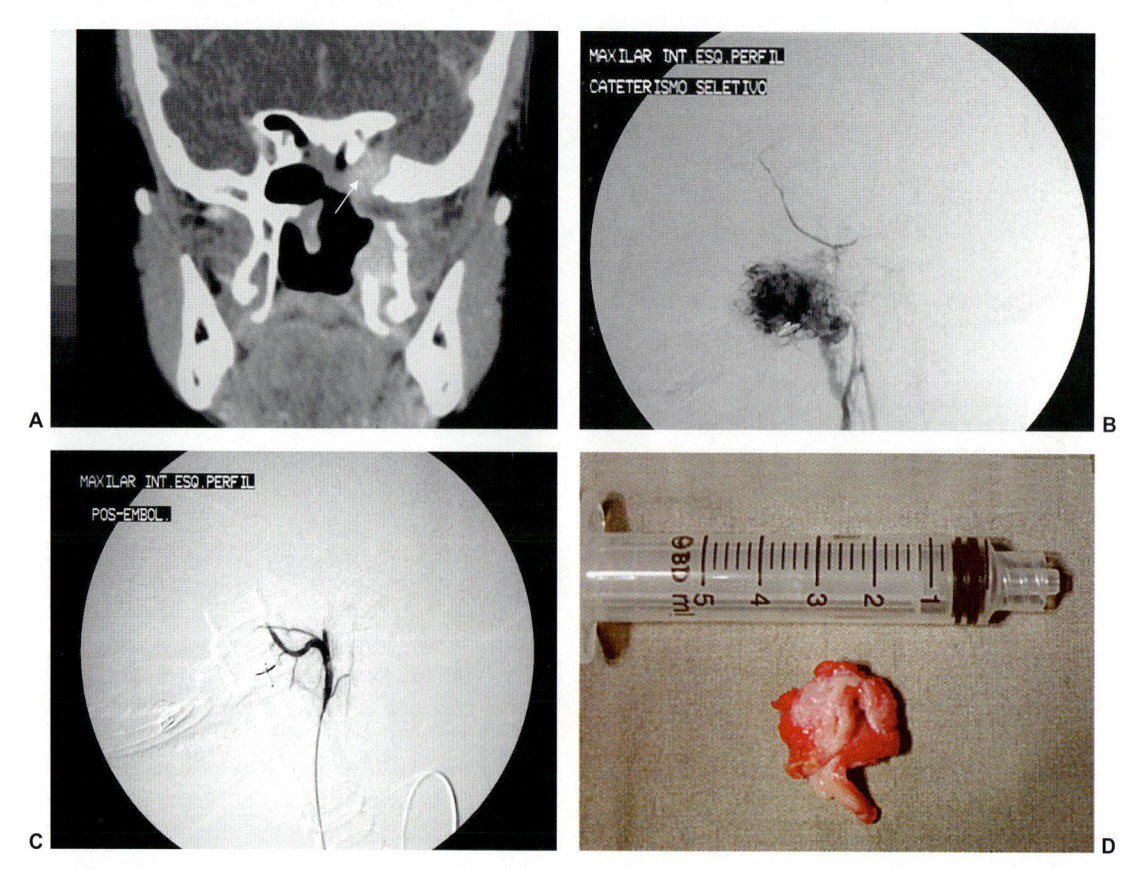

Fig. 16-2. (A) TC de seios paranasais, corte coronal, mostrando restos tumorais em sei esfenóide a esquerda (seta). **(B)** Arteriografia mostrando irrigação do tumor. **(C)** Pós-embolização da artéria maxilar esquerda. **(D)** Recidiva tumoral removida cirurgicamente.

o tratamento dos tumores nasossinusais. O endoscópio é um instrumento de iluminação e visibilização que permite explorar regiões profundas e anguladas, como recessos e reentrâncias, ou mesmo por detrás da massa tumoral. Além disso, permite a orientação na introdução de instrumentos até essas regiões de difícil acesso e a secção e ressecção de estruturas e lesões com muita precisão e segurança. Ainda, permite expor ao auxiliar a situação intra-operatória, permitindo a discussão da melhor conduta, ajuda operatória do auxiliar e documentação do procedimento. É um recurso fabuloso que pode ser utilizado exclusivamente ou associado a outras vias de acesso ou técnicas operatórias tradicionais, garantindo melhor controle da margem cirúrgica e da preservação de estruturas adjacentes.[5,10]

■ DIAGNÓSTICO

A endoscopia nasal é considerada hoje parte essencial do exame físico em rinologia, representando papel importante no diagnóstico das neoplasias.[1] Através do endoscópio tornou-se possível a avaliação detalhada de áreas de difícil visibilização, como a rinofaringe, parede lateral do nariz, região do meato médio, recesso esfenoetmoidal e placa cribiforme. Dessa forma, a inspeção detalhada permite a suspeita e o diagnóstico mais precoce das neoplasias, antes do aparecimento de sintomas tardios como deformidade facial, parestesias, epífora, proptose, alterações visuais e acometimento de pares cranianos.[1,2]

Seu uso também proporcionou a possibilidade de realização de biópsia de diversas regiões nasossinusais e base de crânio, freqüentemente a nível ambulatorial, com menor tempo de hospitalização, custo e morbidade.[11,12] Antes da realização de biópsia é recomendada uma avaliação em relação à origem da lesão (possibilidade de comunicação intracraniana) e sua natureza (principalmente em relação à sua vascularização) através de exames de imagem.[3,13]

Outra vantagem do acesso por via endoscópica é a possibilidade de realização de biópsia direta do tecido, sem transgressão de tecido normal, evitando a quebra de barreiras oncológicas e a possibilidade de implantação tumoral.[10] É importante ressaltar que, na fossa nasal, a mucosa que recobre o tumor ou ele próprio, ficam sujeitos a processo inflamatório pela agressão física e infecciosa das secreções nasossinusais freqüentemente retidas, existindo a possibilidade de necrose ou transformação polipóide.[1] Deste modo, recomendamos a realização de estudo anatomopatológico do fragmento da biópsia por congelação no intra-operatório, não para determinação da natureza do tumor, mas para definir se a amostra coletada foi representativa e de boa qualidade para o processamento posterior. Assim, minimizam-se os resultados imprecisos devido ao intenso infiltrado inflamatório ou às extensas áreas de necrose.[1]

A maior parte das recidivas das neoplasias nasossinusais ocorrem no local primário, e o exame endoscópico possibilita visibilização direta da cavidade nasal, seios paranasais e base de crânio, através da cavidade criada com a ressecção de estruturas para acesso e do próprio tumor. Desta forma, o exame endoscópico deve ser utilizado rotineiramente no acompanhamento pós-tratamento das neoplasias nasossinusais, embora não dispense o exame radiológico. A associação de ambos torna possível a detecção mais precoce em casos de recidiva.[10] Em muitos casos existe dúvida na diferenciação radiológica de doença residual ou recidiva com alterações cicatriciais pós-tratamento, e a visibilização direta com possibilidade de biópsia torna-se extremamente importante.[1,5]

Devemos ressaltar que faz parte do diagnóstico das neoplasias malignas o adequado estadiamento do tumor primário e de suas metástases. As metástases regionais geralmente ocorrem para o pescoço. As distantes geralmente são pulmonares e, mais raramente, cerebrais ou ósseas, dependendo da linhagem do tumor. Apesar de ser um indicador de mau prognóstico, a presença de metástase regional ou a distância ocorre em menos de 10% dos tumores malignos nasossinusais.[7] Deste modo, os pacientes devem ser submetidos, na avaliação pré-operatória, à palpação e ao exame radiológico do pescoço e tórax. Quando indicada, essa avaliação deve englobar o cérebro e o esqueleto (cintilografia). O PETScan é uma realidade atual, que soma as informações da cintilografia com a tomografia computadorizada e também pode ser utilizado na investigação inicial e, principalmente, na pesquisa de recidivas e metástases.

■ ACESSOS CIRÚRGICOS

Muitos são os acessos cirúrgicos tradicionalmente descritos para o tratamento das neoplasias nasossinusais. Podem ser realizados através de incisões externas (Fig. 16-3A a D) (acesso de Linch, rinotomia lateral, Weber-Fergusson, frontal, coronal e craniofaciais) ou intra-orais (transnasal e/ou transmaxilar via sublabial ou *degloving* médio-facial, transpalatinas e suas combinações).[5,10] Os acessos endonasais para o tratamento de tumores sempre foram restritos a pequenas lesões da região anterior das fossas nasais. Porém, com o desenvolvimento das técnicas de cirurgia endoscópica, o acesso endonasal teve suas indicações enormemente ampliadas, passando a ser uma excelente alternativa às vias de acesso tradicionais. Tem sido descrito tratamento endoscópico de diversas neoplasias benignas (papiloma invertido, osteoma, angiofibroma, adenoma, hemangioma, schwanoma, tumores de hipófise, cordoma, entre outros) e malignas (neuroblastoma olfatório, melanoma maligno, adenocarcinoma, carcinoma espinocelular etc.) que acometem o nariz e seios paranasais de forma primária ou secundária por extensão direta.[10]

O fator mais importante a ser considerado na escolha do acesso cirúrgico para o tratamento das neoplasias nasossinusais é a extensão da doença e, conseqüentemente, a possibilidade de visibilização e acesso à lesão por via endoscópica.[7,10] Dessa forma, tumores com invasão do seio frontal (particularmente paredes lateral e posterior), parede anterior e lateral do seio maxilar, órbita (exceto parede medial), palato duro, intracraniana com invasão extensa da dura-máter, geralmente representam contra-indicações ao acesso endoscópico.[5,9,10] Nestes casos, de-

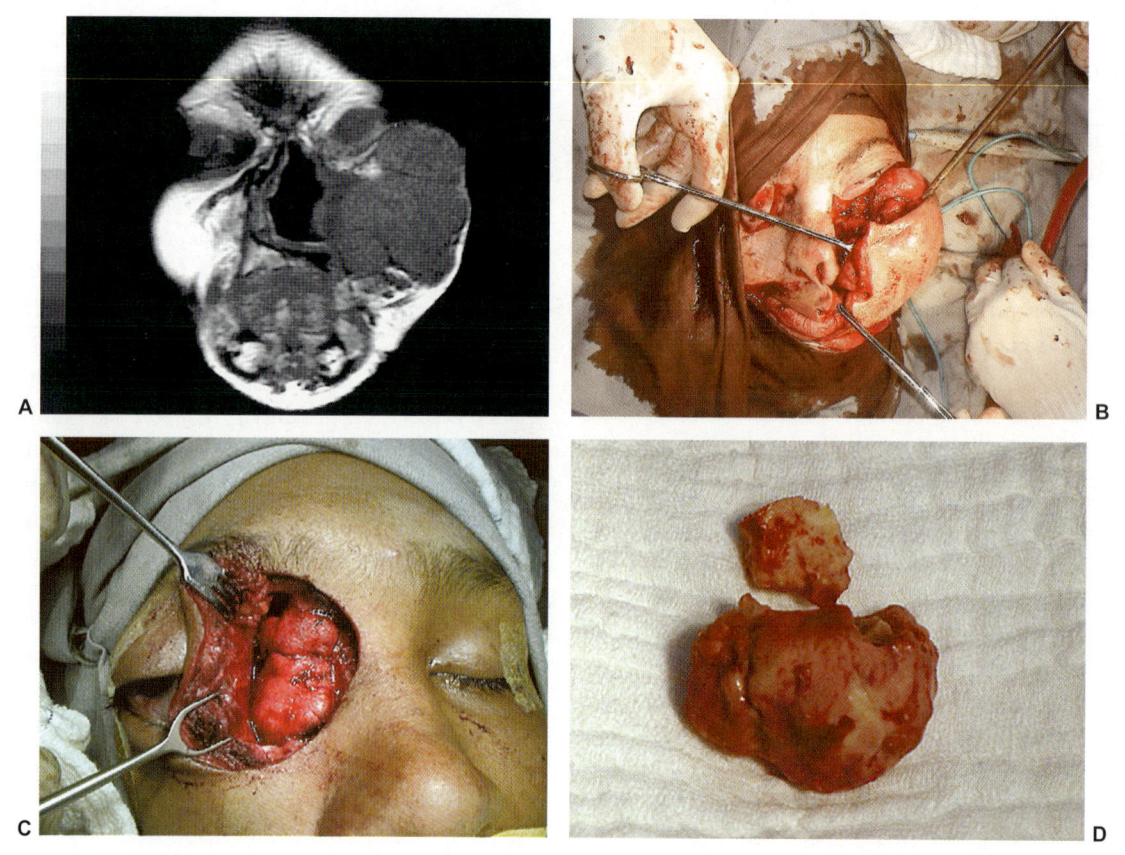

Fig. 16-3. (A) Ressonância magnética, T1. Mioepitelioma de seio maxilar. **(B, C)** Mostram o acesso externo. **(D)** Peça tumoral removida cirurgicamente.

ve-se indicar acesso tradicional de acordo com a necessidade de cada caso, não se esquecendo da utilidade da cirurgia endoscópica para definição de margens posteriores ou mesmo liberação do tumor em regiões de difícil visualização ou acesso direto (acesso combinado).

Assim, uma avaliação pré-operatória adequada é essencial para o correto planejamento cirúrgico.[6] Além do exame endoscópico da cavidade nasal, devem ser realizados exames de imagem adequados. Em todos os casos deve-se realizar exame de tomografia computadorizada (TC) com cortes axiais e coronais, especialmente utilizando janela óssea, pois permite uma boa avaliação de deslocamento e erosões ósseas, o que não é bem avaliado pela ressonância magnética. Essa, por sua vez, permite uma excelente avaliação das partes moles, incluindo o órbita, fossas pterigopalatina, infratemporal e craniana.[1,6,7] Também permite avaliar a medula óssea, que pode estar invadida pelo tumor, sendo uma via de disseminação para além da região de erosão óssea observada pela TC. Pode sugerir o acometimento de nervos, além de ajudar na diferenciação entre tumor e processo inflamatório adjacente com estase de secreções.[1,2]

Embora inúmeras vantagens, como ausência de cicatriz externa, geralmente menor tempo cirúrgico, menor tempo de hospitalização, menor custo, menor sangramento, melhor recuperação pós-operatória com menos edema e dor, ausência de parestesia relacionada com lesão do nervo infra-orbitário e fístula oroantral, entre outros,[1-3,6] tenham sido atribuídas a cirurgias endonasais endoscópicas dos tumores, esses aspectos devem ser bem avaliados, pois jamais podemos perder de vista nosso objetivo maior, que é a ressecção do tumor com margens adequadas.

A maior parte das neoplasias nasossinusais ocorre inicialmente nas proximidades do meato médio, acometendo mais freqüentemente os seios maxilar e etmoidal, áreas em que o acesso endoscópico permite boa visibilização.[2] O seio esfenóide, parede medial da órbita (lâmina papirácea e periórbita), e região do recesso frontal são outros sítios anatômicos em que o acesso endoscópico é preferencial,[5] desde que as lesões sejam localizadas e preferencialmente benignas. Nos tumores malignos, quando existe invasão do osso adjacente, o acesso endoscópico é muito restrito para as regiões anteriores da fossa nasal e dos seios anteriores, sendo mais indicada uma abordagem tradicional, preferencialmente por acesso externo, uma vez que nem mesmo os acessos sublabiais *(degloving)* oferecem visibilização adequada dessa região.

Em tumores selecionados, o acesso endoscópico permite melhor visibilização do campo cirúrgico através do uso de endoscópios angulados pela magnificação de imagem, e iluminação adequada.[14,15] Desta forma permite a ressecção de lesões de forma mais conservadora, preservando estruturas anatômicas e evitando ressecção desnecessária de mucosa livre de doença, principalmente em casos de neoplasia benigna, preservando melhor a função nasal.[15]

■ TÉCNICA CIRÚRGICA

A ressecção endonasal endoscópica dos tumores nasossinusais pode ser dividida em duas diferentes situações. A primeira é quando essa via nos oferece acesso a todo o contorno da lesão, mesmo que através de sua mobilização, permitindo trabalhar no tecido ósseo ou mole adjacente ao tumor. Nesse caso, consideramos a cirurgia endoscópica o procedimento de escolha. Uma situação distinta ocorre quando não temos acesso a todo o contorno do tumor, seja porque a própria massa tumoral preenche as cavidades impedindo o acesso, ou porque o tumor se estende para a profundidade dos tecidos. Nessa condição temos duas técnicas possíveis: podemos ir ressecando pequenas porções do tumor *(pedaço a pedaço)*,[9] para gradativamente ganhar maior mobilidade do tumor e ampliar o acesso aos tecidos adjacentes, ou devemos associar outra via de acesso para permitir a abordagem da região inacessível.

É importante destacar que os princípios da cirurgia oncológica tradicional orientam para que exista a menor manipulação possível do tumor, reduzindo a chance de disseminação sanguínea ou linfática das células tumorais, além de sua implantação em outros tecidos. Durante muito tempo a ressecção de um tumor em pedaços foi considerada uma atitude completamente errada, devendo-se sempre realizar ressecções em bloco. Entretanto, atualmente tem sido considerado um procedimento aceitável, principalmente quando estamos trabalhando em cavidades onde o tumor se insinua, como as nasossinusais, faringe e laringe, por exemplo. Nessas condições, a remoção se assemelha a uma biópsia alargada do tumor. Por outro lado, o fato de removermos toda a lesão dessa maneira não garante a efetividade do procedimento, pois não estão dispensados os princípios oncológicos de uma remoção do tumor com margens cirúrgicas livres. Assim, a ressecção em pedaços é aceitável desde que se atinja os limites cirúrgicos previamente estabelecidos para ressecção pelos exames de imagem, ou seja, se analisando os exames chegarmos à conclusão de que deverão ser removidas determinadas estruturas ósseas ou de partes moles, a ressecção endoscópica só deverá ser considerada completa quando forem removidas essas estruturas e, preferencialmente, quando se obtiver margem cirúrgica negativa na biópsia de congelação.

Por exemplo, é possível que se remova um tumor com invasão meníngea, evitando-se uma ressecção craniofacial clássica, desde que se realize endoscopicamente a ressecção e a reconstrução da meninge acometida.

Acesso às fossas pterigopalatina, infratemporal e pterigóide

A fossa pterigopalatina é uma região de difícil acesso anatômico e que contém estruturas importantes como a artéria maxilar e seus ramos, ramo maxilar do nervo trigêmeo (V2), nervo vidiano e gânglio esfenopalatino.[16] Encontra-se limitada anteriormente pela parede posterior do seio maxilar, posteriormente pela placa pterigóide, e superiormente pela asa maior do esfenóide e fossa cerebral média (Fig. 16-4).[16] As lesões neoplásicas primárias dessa região geralmente são derivadas da bainha nervosa (schwanomas) ou de vasos, mas são raras. Seu acometimento geralmente é secun-

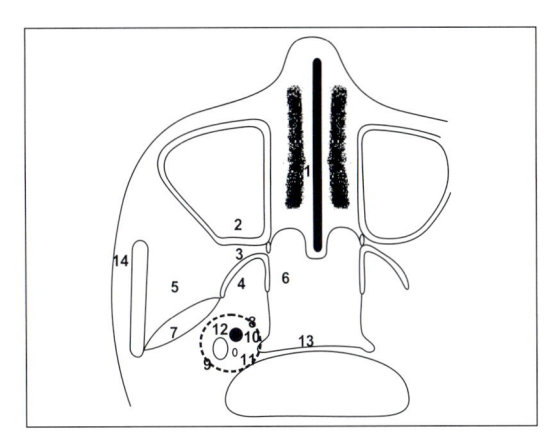

Fig. 16-4. Esquema mostrando relação entre a fossa nasal direita (1) e o seio maxilar (2) com FPP (3) fossa pterigóide (4) fossa infratemporal (5) músculo pterigóideo medial (6) músculo pterigóideo lateral (7) espaço parafaríngeo (8) veia jugular interna (9) artéria carótida interna (10) nervo vago (11) processo estilóide (12) rinofaringe (13) e ramo da mandíbula (14).

dário, sendo invadida por tumores que se desenvolvem na região posterior da fossa nasal ou da nasofaringe.[17] No angiofibroma nasofaríngeo juvenil, a invasão desta região é precoce na evolução do tumor, geralmente estando acometida no seu diagnóstico.[18]

O acesso endoscópico permite melhor visibilização da região em relação aos acessos externos (via transmaxilar, ou fossa infratemporal), diminuindo assim o risco de lesão neurovascular, além da possibilidade de identificação e ligadura da artéria esfenopalatina com conseqüente diminuição do sangramento.[16,17] Este acesso pode ser utilizado para biópsia ou ressecção de neoplasias. Nestes casos é importante que a lesão apresente localização preferencialmente medial e, em casos de extensão lateral, pode-se associar acesso transmaxilar combinado.[17]

Na abordagem endonasal endoscópica dessa região devemos ampliar lateralmente a cavidade nasal. Isso é possível com a luxação ou remoção das conchas nasais inferior e/ou média. Então realiza-se uma antrostomia maxilar ampla, podendo-se remover toda a parede medial do seio maxilar. Visibiliza-se e removem-se as paredes posterior e lateral do seio maxilar, expondo o tecido fibrogorduroso que preenche as fossas pterigopalatina e infratemporal, e envolvem a artéria maxilar e seus ramos, e o nervo maxilar e seus ramos (Fig. 16-5).[17] É importante uma avaliação pré-operatória adequada para determinar a natureza da lesão, lembrando que lesões de origem vascular podem ocorrer na região.

Acesso à fossa pterigóide e ao espaço faríngeo lateral

Uma vez expostas as fossas pterigopalatina e infratemporal, podemos afastar os tecidos que recobrem o processo pterigóide e, utilizando-se brocas, osteótomos e pinças de ressecção óssea, removê-lo parcialmente. A remoção das lâminas medial e anterior do processo pterigóide expõem a fossa pterigóide e, mais profundamente, o espaço faríngeo lateral. Essa exposição pode ser ainda mais ampliada removendo-se a lamina lateral do processo pteri-

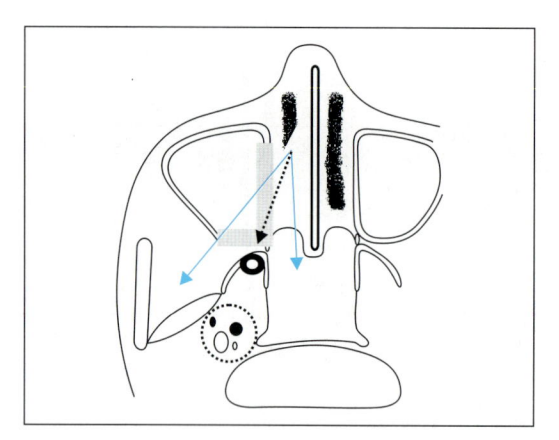

Fig. 16-5. Esquema mostrando acesso a FPP e infratemporal com remoção das paredes medial e posterior do seio maxilar após remoção parcial da concha média.

góide. Desta forma, estaremos expondo os músculos pterigóides medial e lateral, e o tecido fibrogorduroso que preenche o espaço faríngeo lateral e envolve a artéria carótida interna e veia jugular interna, próximo ao processo estilóide (Figs. 16-6 a 16-8).

Acesso ao seio esfenóide e ápice orbitário

O seio esfenoidal pode ser acessado facilmente através da fossa nasal diretamente, ou através do septo ou do seio etmoidal (Figs. 16-9 e 16-10).[19] Na abordagem do seio esfenoidal, é importante lembrar a possibilidade de lesões de origem vascular, como pseudo-aneurismas de artéria carótida interna, hemangioma cavernoso, fístulas carótido-cavernosas, hemangiopericitomas etc., e de lesões intracranianas, como os tumores de hipófise, meningiomas e encefaloceles.[13,20] Desta forma, uma avaliação pré-operatória com exames de imagem adequados torna-se essencial. A TC axial é importante para estudar sua relação com o nervo óptico e artéria carótida interna, assim como juntamente com a imagem no plano coronal, estudar possíveis áreas de deiscência e erosão óssea.[20] Na suspeita de origem vascular, deve-se realizar RM com contraste, angiorressonância, ou angiografia antes da abordagem.[13,20]

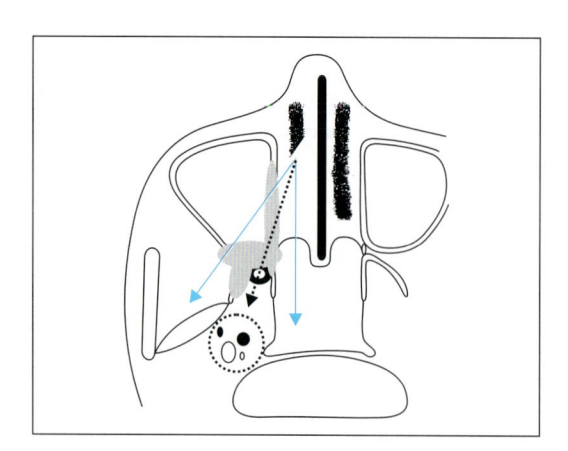

Fig. 16-6. Esquema mostrando ampliação do acesso para fossa petrigóide e espaço parafaríngeo com remoção das lâminas anterior, medial e lateral do processo petrigóide.

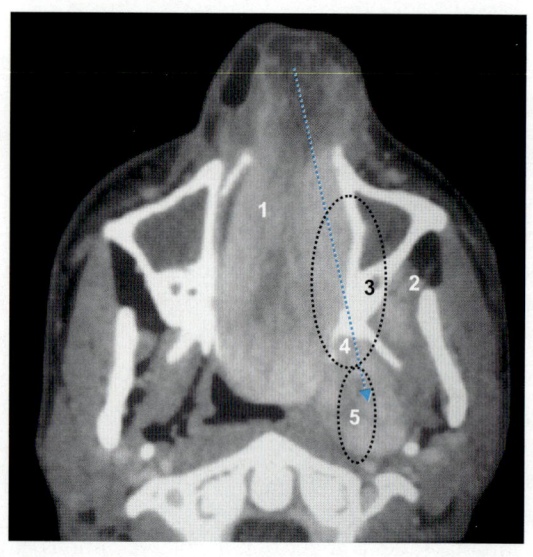

Fig. 16-7. TC em corte axial mostrando via de acesso para neoplasia nasossinusal com acometimento das fossas nasais (1) fossa petrigóide (4) espaço parafaríngeo (5) obtido com remoção do processo petrigóide (3) e paredes médio-posterior do seio maxilar (2) (angiofibroma nasofaríngeo juvenil).

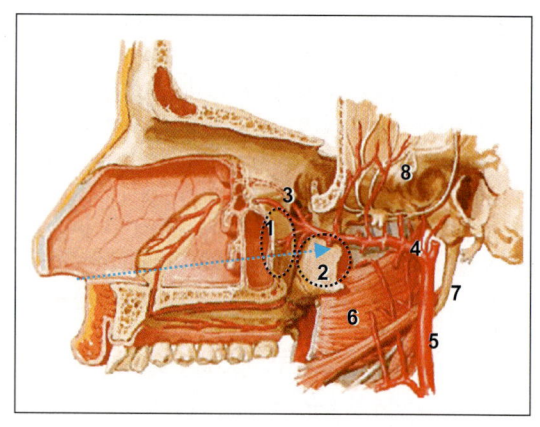

Fig. 16-8. Figura mostrando acesso à FPP e infratemporal com remoção das paredes medial e posterior do seio maxilar (1) e processo petrigóide (2). Através deste acesso pode-se identificar e ligar a artéria esfenopalatina (3) um dos ramos da artéria maxilar (4) que é ramo da artéria carótida externa (5) músculo petrigóideo medial 6. processo estilóide (7) e raiz do arco zigomático seccionado (8).

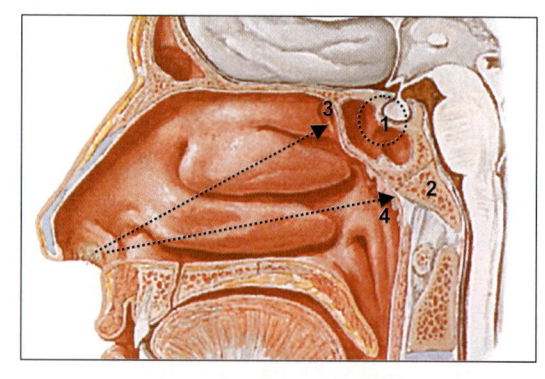

Fig. 16-9. Figura mostrando acesso transnasal ao seio esfenóide e sela túrcica (1) e *clivus*, porção basilar do osso occipital (2) óstio do seio esfenóide (3) e rinofaringe (4).

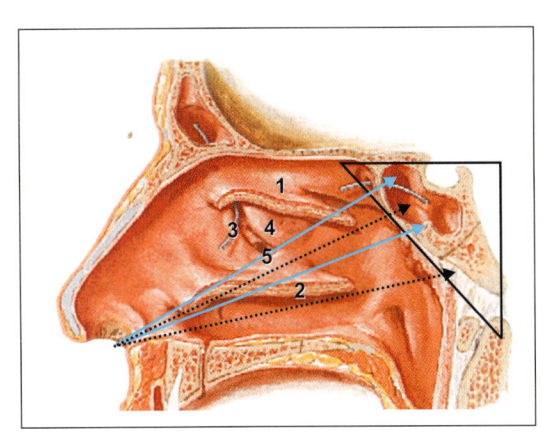

Fig. 16-10. Figura mostrando acesso obtido ao seio esfenóide após remoção parcial da concha média (1) e ao *clivus* após remoção parcial da concha inferior (2) Observar estruturas do etmóide anterior, processo uncinado (3) e bula etmoidal (4) que podem ser removidas para acesso mais lateral à região. Óstio natural do seio maxilar (5).

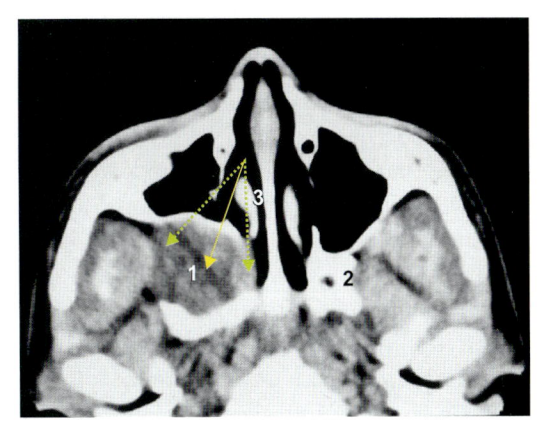

Fig. 16-12. TC em corte axial mostrando acesso à lesão expansiva (1) situada na FPP e infratemporal, com deslocamento anterior da parede posterior do seio maxilar, e erosão do processo pterigóide (2). Observar ampliação do acesso que pode ser obtida com remoção da concha média (3) *(Schwanoma do nervo maxilar – V2.)*

Entre as lesões isoladas do seio esfenóide, as lesões de origem inflamatórias são as mais freqüentes (cerca de 60%), seguidas pelas neoplasias malignas (11%), neoplasias benignas (7,5%) e tumores com extensão para o esfenóide (7,5%).[13] Entre os tumores benignos predominam papiloma invertido, pseudotumor, schwanoma, plasmocitoma, osteocondroma; entre os malignos predominam carcinoma espinocelular, carcinoma adenóide cístico, carcinoma mucoepidermóide, melanoma, metástases; e entre os tumores com extensão para o esfenóide predominam os tumores de hipófise, cordomas e tumores de nasofaringe[20].

Quando existe lesão localizada mais lateralmente no seio esfenoidal (recesso lateral), esse acesso pode ser ampliado através da parede posterior do seio maxilar e fossa pterigoplatina,[19] como já descrito (acesso endoscópico através de fossa pterigopalatina) (Figs. 16-11 a 16-13).

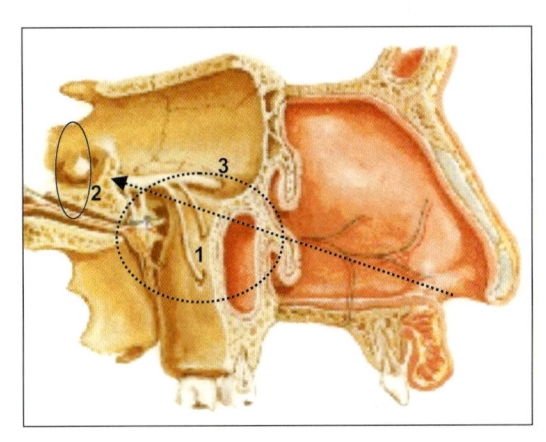

Fig. 16-13. Figura mostrando acesso ao recesso lateral do seio esfenóide, forame redondo e nervo V2 (2), que pode ser obtido através da FPP (1). Nervo infra-orbitário (3).

O acesso às lesões do ápice orbitário tornaram-se mais fáceis de acessar através da cirurgia endoscópica.[12,21] O acesso transnasal permite acesso direto para o ápice orbitário, permitindo a ressecção de lesões da parede medial da órbita com visibilização da artéria etmoidal posterior, nervo óptico, artéria carótida interna e seio esfenóide (Figs. 16-14 e 16-15). Desta forma, pode-se biopsiar estas lesões com menor morbidade em relação aos acessos externos, com possibilidade de descompressão do nervo óptico no mesmo ato e melhor controle da lesão pós-tratamento através da cavidade etmoidal ampla criada no acesso. Vale lembrar que o tratamento destas lesões freqüentemente não é cirúrgico (linfomas, metástases, rabdomiossarcoma, entre outros).[21]

Para este acesso deve-se realizar uma antrostomia maxilar ampla com identificação da parede posterior do seio maxilar, esqueletização da parede medial orbitária, mantendo-se a lâmina papirácea íntegra, e esfenoidotomia ampla para exposição adequada da parede lateral do seio esfenoidal (Figs. 16-13 e 16-14). A seguir, procede-se à identificação da parede medial do ápice orbitário, e com uso de uma broca diamantada identifica-se o

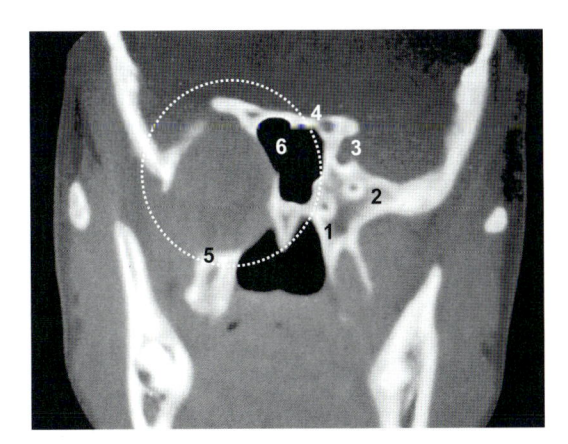

Fig. 16-11. TC em corte coronal mostrando presença de lesão expansiva de contorno regular em topografia lateral do seio esfenóide direito (6) com erosão do processo pterigóide (5) não sendo possível identificar forame redondo (2) e canal do vidiano (1). Observar relação do esfenóide com artéria carótida interna (3) e nervo óptico (4) (Schwanoma do nervo maxilar – V2).

ânulo fibroso de Zinn (Fig. 16-14) (anel fibroso que envolve o nervo óptico e parte medial da fissura orbitária superior, contendo a artéria oftálmica, separando-os do conteúdo lateral da fissura orbitária superior, que contém o III e VI pares cranianos). Então pode-se incisar o ânulo de Zinn para acessar o conteúdo medial do ápice orbitário. No entanto, esse acesso ao ápice orbitário é limitado às lesões situadas mais lateral e superiormente.[21]

Outra região de difícil acesso é o *clivus* (placa óssea bicortical situada posteriormente ao esfenóide),[11] onde até mesmo a obtenção de tecido para biópsia é trabalhosa.[11] O tumor mais comum desta região é o cordoma do *clivus* (neoplasia benigna recidivante com origem nos remanescentes embrionários da notocorda), devendo-se diferenciá-lo do condrossarcoma.[22] Esta região representa um desafio para o cirurgião devido às estruturas adjacentes, glândula hipófise (superiormente), seio cavernoso (súpero-póstero-lateralmente), artérias carótidas (lateralmente), artéria basilar (posteriormente), nervos ópticos (látero-posteriormente), tronco cerebral (posteriormente).[11] Os acessos tradicionalmente descritos para a região (transfacial, transoral, transcranial) são geralmente invasivos e com elevada morbidade,[11] embora a maior parte das neoplasias da região esfenóide e *clivus* sejam benignas (cordoma, meningioma, adenoma de hipófise, condroma, displasia óssea, cistos).[12]

A cirurgia endoscópica possibilita o acesso com menor morbidade, evitando-se craniotomia em muitos casos, seja para obtenção de tecido ou ressecção de lesões localizadas.[12] Pode-se utilizar acesso transnasal transesfenoidal ou transeptal com remoção da parede posterior do seio esfenoidal para lesões mais localizadas e centrais, ou acesso transetmoidal e transesfenoidal para lesões paramedianas do *clivus* (Figs. 16-9 e 16-10).[11,12]

Cirurgia craniofacial

Nas ressecções craniofaciais, a cirurgia endoscópica pode ser utilizada para ressecção do componente extracranial do tumor em vários casos, mesmo nas ressecções em bloco do tumor. É útil principalmente nos tumores de base estreita que comprometem regiões de difícil acesso por via externa (esfenóide, ápice orbitário e recesso frontal).[23] Além disso, é importante na identificação mais precisa de áreas de invasão intracraniana, diminuição do sangramento através de ligadura das artérias etmoidais, além de iluminação do campo operatório por baixo para equipe neurocirúrgica.[23]

Desta forma, com o aprimoramento das técnicas endoscópicas, possibilidade de reparo de defeitos da base de crânio, e melhor conhecimento da anatomia endoscópica dessa região, a cirurgia endoscópica tem sido utilizada para tratamento de lesões da base do crânio habitualmente ressecáveis somente por via craniofacial.[15]

A ressecção endoscópica pode ser realizada após o acesso superior pela equipe neurocirúrgica. Procede-se à esfenoetmoidectomia bilateral, sendo que a extensão da ressecção pode envolver uma ou ambas as lâminas papiráceas conforme a necessidade. Para este acesso pode ser necessário realização de *debulking* da neoplasia. A seguir realizam-se os cortes com visibilização adequada por cima e por baixo, sendo que a iluminação pelo endoscópio facilita os cortes intracranianos. O seio esfenóide deve ser aberto amplamente, inclusive seu assoalho, com utilização de material adequado. Se o tumor estender-se para o seio maxilar, pode-se associar acesso sublabial para facilitar os cortes na sua parede medial. O septo nasal deve ser transeccionado ântero-inferiormente, e posteriormente com uso de osteótomos e tesouras. A cauterização das artérias etmoidais pode ser realizada por via endoscópica se a parte intranasal for ressecada primeiramente para reduzir o sangramento.[23]

■ TUMORES BENIGNOS

A cirurgia endoscópica nasossinusal tem sido utilizada com sucesso para ressecção de diversas neoplasias benignas, como papiloma invertido, lesões vasculares (hemangioma capilar, hemangiopericitomas), tumores fibrósseos, adenomas pleomórfi-

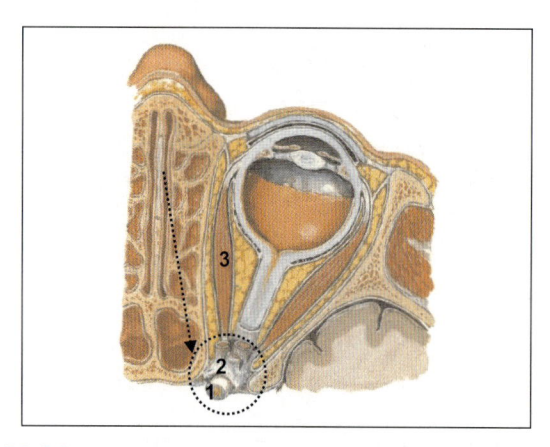

Fig. 16-14. Figura axial mostrando acesso transetmoidal transesfenoidal ao ápice orbitário. Observar relação do etmóide com parede medial da órbita e músculo reto medial (3) e estruturas do ápice orbitário (nervo óptico, (1) e anel fibroso de Zinn (2).

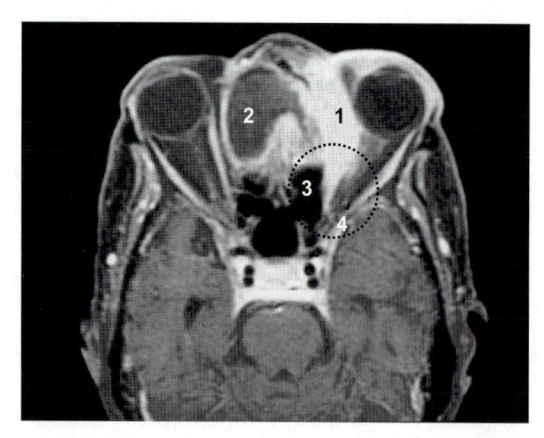

Fig. 16-15. RN axial em T1 mostrando lesão neoplásica com captação de contraste e invasão da parede medial da órbita (1) etmóide posterior (3) e ápice orbitário (4). Associado à lesão observa-se lesão em topografia de etmóide anterior contralateral (2) (carcinoma espinocelular associado à mucocele frontoetmoidal).

cos, lesões de origem neural (schwanomas, neurofibromas, gliomas), entre outros.[8]

Os tumores ósseos da face são, em sua maioria, tumores benignos, podendo ser localizados como o osteoma, ou difusos, como a displasia fibrosa, fibromas ossificantes e fibroma cementossificante.[24] O osteoma (Fig. 16-16A e B) é a neoplasia benigna mais freqüente das cavidades nasossinusais, sendo a localização frontoetmoidal a mais freqüente (75% dos casos), e o acometimento maxilar e esfenoidal raro.[25] A ressecção endoscópica é possível para os tumores etmoidais, ou tumores frontais preferencialmente localizados no recesso frontal, parede inferior da tábua posterior, ou medialmente a um plano sagital virtual passando pela lâmina papirácea.[26] Em alguns casos pode tornar-se necessária a correção de defeito dural com fístula liquórica, para o que o cirurgião deve estar preparado. De forma geral, ressecções com defeito dural de até 1,0 × 1,0 cm podem ser realizadas por via endoscópica.[26] Vale lembrar novamente que a avaliação pré-operatória da extensão tumoral através de TC é fundamental, devendo-se observar a presença e extensão da invasão extra-sinusal. Nos casos de osteoma mais extensos, podem-se utilizar brocas para redução do tamanho e retirada em pedaços.[26]

Displasia fibrosa, fibroma ossificante (Fig. 16-17A e B) e fibroma cementossificante são menos comuns, cursando com substituição da medula óssea por tecido fibrósseo displásico.[24,25] Assim como os osteomas, estes tumores podem permanecer assintomáticos, e a ressecção cirúrgica está indicada geralmente nos casos de comprometimento funcional (como sinusopatia, extensão orbitária ou intracraniana dor) ou estético. Os acessos externos podem levar a cicatrizes indesejáveis e complicações secundárias à obliteração do seios frontal. De forma semelhante aos osteomas, a displasia fibrosa e o fibroma ossificante, também podem ser removidos por via endoscópica transnasal dependendo de sua extensão, embora existam poucos casos relatados na literatura.[25]

O papiloma invertido (Fig. 16-18A a D) é considerado uma neoplasia benigna nasossinusal freqüente, que apresenta alta taxa de recorrência local e possibilidade de transformação maligna.[27] Sua localização mais freqüente é na parede lateral do nariz, adjacente ao meato médio, com extensão para os seios e estruturas adjacentes.[28] Embora exista controvérsia na literatura sobre a via de acesso mais adequada para seu tratamento, o acesso endoscópico tem sido amplamente utilizado, apresentando

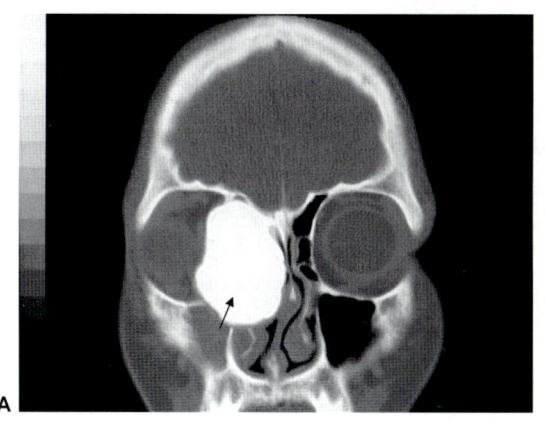

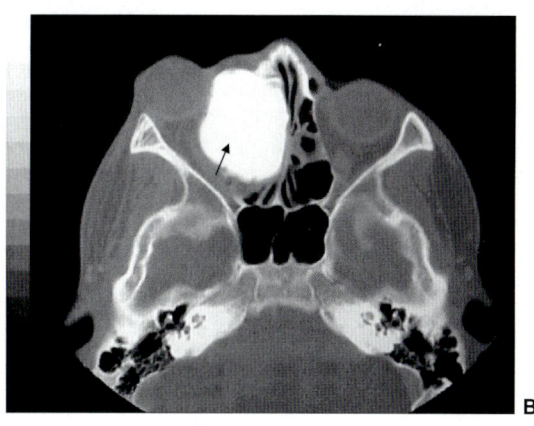

Fig. 16-16. (A) TC de seios paranasais em corte coronal **(B)** e axial, evidenciando osteoma extenso em seio etmóide à direita.

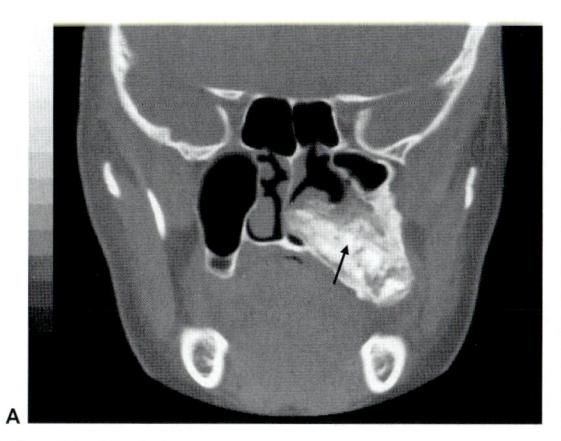

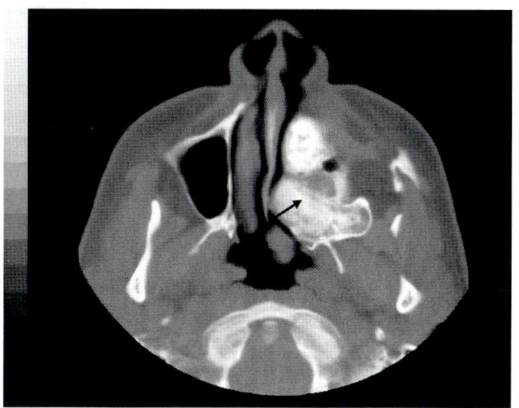

Fig. 16-17. (A) TC de seios paranasais em corte coronal. **(B)** E axial mostrando fibroma ossificante em seio maxilar esquerdo (seta).

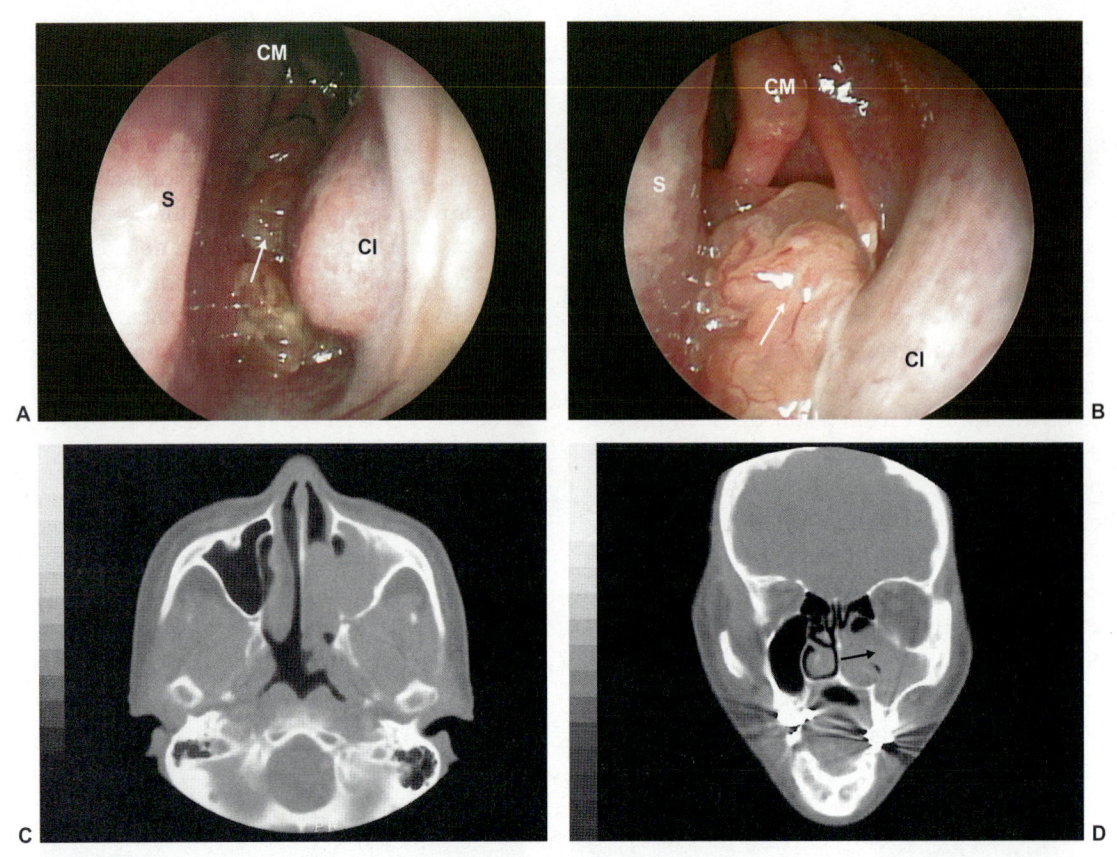

Fig. 16-18. (A, B) Endoscopia nasal. FNE. Papiloma invertido. Massa tumoral vinhosa com aspecto em cachos de uva, proveniente do meato médio esquerdo. S = septo nasal; CI = concha inferior; CM = concha média; (seta) papiloma. **(C)** TC de seios paranasais em corte axial. **(D)** e coronal mostrando alargamento do complexo osteomeatal esquerdo (seta), material hipoatenuante ocupando seio maxilar e fossa nasal esquerda.

taxas de recidiva semelhante à ressecção por via externa, ao redor de 15%.[28] Nestes casos, além da possibilidade de preservar áreas de mucosa saudável pela melhor visibilização, o acesso endoscópico permite a melhor visibilização de áreas como a base de crânio, seio esfenóide, e recesso frontal, tornando possível, em casos de acometimento ósseo, a utilização de instrumentos que permitam ressecção óssea ou *debulking* da doença.[29] No entanto, em casos de envolvimento da parede anterior ou lateral do seio maxilar e extensão no seio frontal além do recesso frontal e parede inferior, o acesso endoscópico não permite exposição adequada suficiente, devendo-se associar acesso externo.[27,28] Assim, o cirurgião deve estar preparado para converter ou associar acesso externo de acordo com a necessidade intra-operatória.

Outro aspecto importante em relação ao papiloma invertido é a concomitância com carcinoma espinocelular em aproximadamente 5 a 15% das lesões, sendo fundamental garantir a ressecção completa da lesão.[16] Assim, deve-se realizar ressecção do tumor preferencialmente em bloco com margem mucosa e, quando não for possível, garantir a correta identificação dos fragmentos enviados para exame anatomopatológico.[2] O acesso endoscópico ainda apresenta a vantagem de possibilidade de manutenção da lâmina papirácea íntegra, proporcionando proteção da órbita em casos de recorrência.[2] Também é um método precioso para o acompanhamento pós-operatório, pois permite a detecção precoce de pequenas lesões planas ou vegetantes da mucosa.[1]

O angiofibroma nasofaríngeo juvenil (Fig. 16-19A a F) é considerado uma neoplasia benigna rara, que se origina na região da borda superior do forame esfenopalatino, a partir da qual pode crescer de forma agressiva em todas as direções.[18] O tratamento endoscópico tem sido utilizado com sucesso no seu tratamento, especialmente nos tumores limitados à rinofaringe, com extensão para fossa pterigopalatina, seios maxilar, etmóide, e esfenóide.[30] Se for possível visibilização adequada da lesão, os tumores com invasão da fossa infratemporal limitada lateralmente, órbita, ou extradural podem ser ressecados por via endoscópica em alguns casos (4).[31] O uso do endoscópio angulado pode ajudar na visibilização de áreas de difícil acesso por via externa, como o recesso pterigóide, seio esfenoidal com pneumatização extensa, ou invasão profunda do *clivus* ou forame *lacerum*.[31] O envolvimento do seio cavernoso, ou proximidade da artéria carótida interna representam limites de ressecção endoscópica. Dessa forma, até tumores com estádio Radkwoski IIB e até IIIA podem ser ressecadas por esta via.[30,31] A embolização pré-operatória reduz significativamente o sangramento intra-operatório e pode ser utilizado nesses casos.

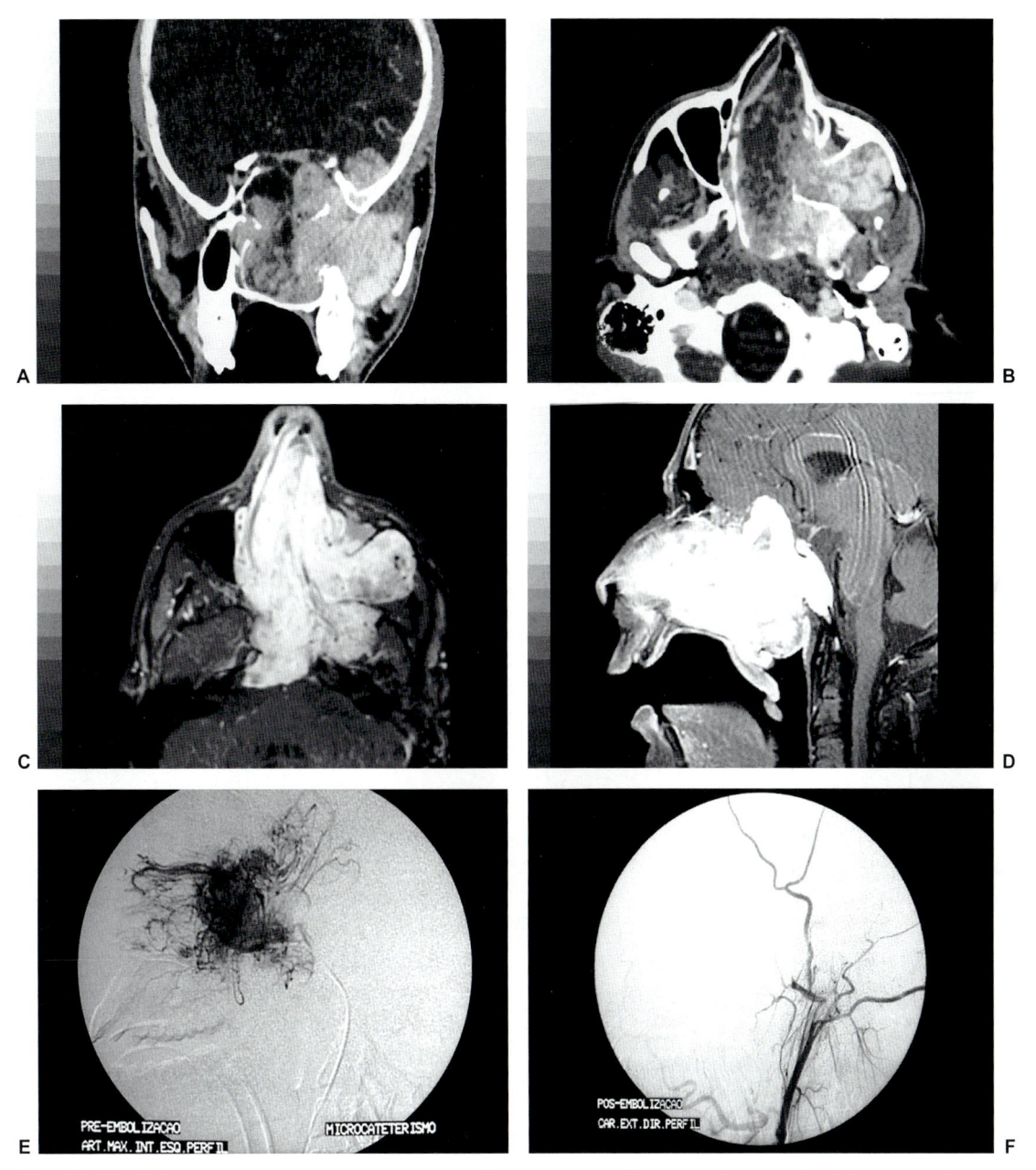

Fig. 16-19. (A) TC de partes moles em corte coronal. Massa tumoral contrastada em região infratemporal. **(B)** TC de partes moles em corte axial. Lesão expansiva contrastada, ocupando fossa infratemporal, alargando a fossa pterigopalatina. **(C)** Ressonância magnética, corte axial, T1 com contraste. Nota-se lesão tumoral ocupando seio esfenóide, fossa infratemporal e fossas nasais. **(D)** Ressonância magnética, corte sagital, T1 com contraste. Visibiliza-se tumoração em seio esfenóide e fossas nasais, estendendo-se à rinofaringe. **(E)** Vascularização tumoral através da artéria maxilar esquerda, pré-embolização. **(F)** Vascularização tumoral pós-embolização.

Os hemangiopericitomas (Fig. 16-20A a C) são tumores raros, com origem perivascular, sendo mais comuns na fossa nasal, seguidos pelos seios esfenoidal e etmoidal.[32] Devido ao seu potencial de transformação maligna, a ressecção cirúrgica deve ser ampla, sendo que nos tumores extensos, a embolização pré-operatória deve ser utilizada. Nos casos de extensão intranasal, ou quando há envolvimento localizado dos seios etmoidal ou esfenoidal, o acesso endoscópico pode ser utilizado.[32]

Entre os tumores de origem na bainha dos nervos periféricos estão incluídos os schwanomas (Figs. 16-11 e 16-12), neurofibromas e sarcomas neurogênicos. Sua ocorrência na cavidade nasossinusal é rara, e o tratamento por via endoscópica pode ser utilizado nos casos de tumores solitários, preferencialmente pequenos e localizados na cavidade nasal, e com visibilização de sua origem. É importante ressaltar a possibilidade de transformação maligna dos neurofibromas (até 10%) e a possibilidade de recorrência destes tumores.[34]

Outros tumores benignos, que podem ser ressecados por via endoscópica, dependendo da sua extensão incluem os tumores fibrosos solitários, leiomiomas, hemangiomas e tumores de ori-

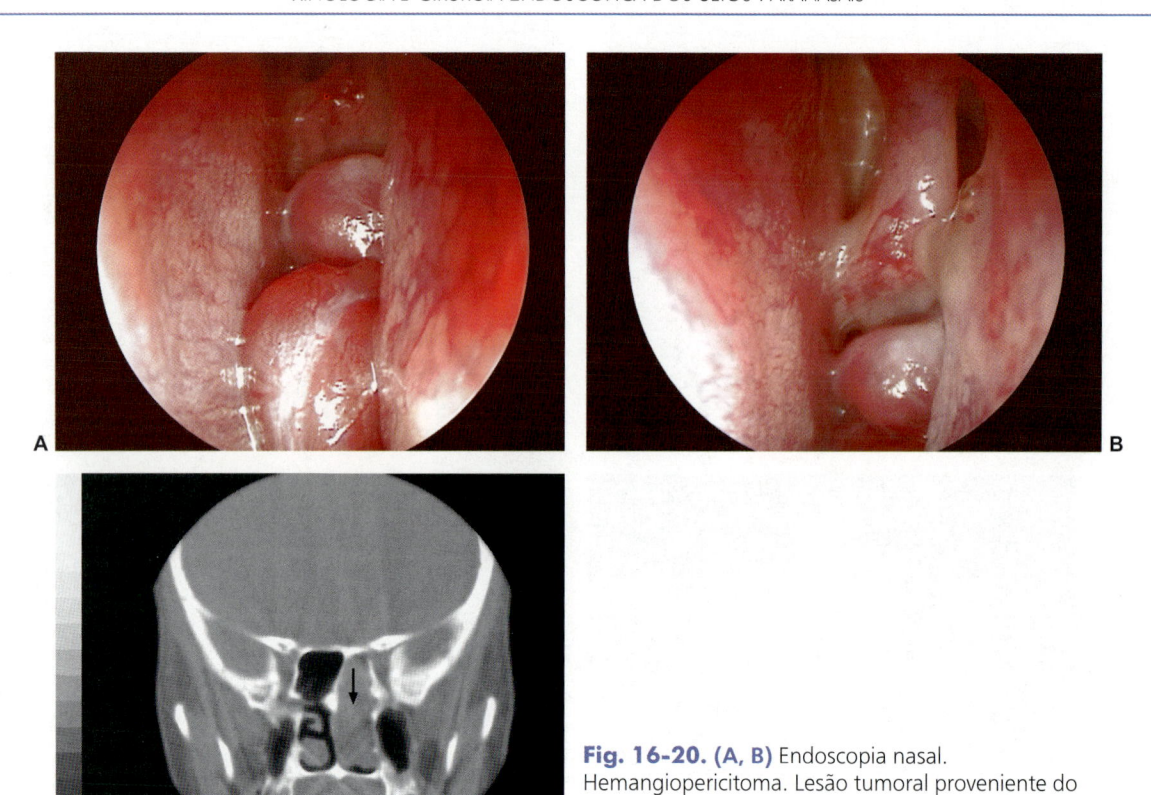

Fig. 16-20. (A, B) Endoscopia nasal. Hemangiopericitoma. Lesão tumoral proveniente do recesso esfenoetmoidal. **(C)** TC de seios paranasais mostrando alargamento do óstio natural do seio esfenóide esquerdo (seta).

gem glandular, como adenomas.[8,9,33] É importante ressaltar que nos tumores com origem septal deve-se realizar dissecção com ressecção do mucopericôndrio.[8]

■ TUMORES MALIGNOS

As neoplasias malignas nasossinusais são raras, representando menos de 1% de todos os tumores malignos do corpo.[7] Atualmente a sobrevida de 5 anos (considerando todos os tumores) aumentou em torno de 50 a 60% devido aos avanços nas técnicas cirúrgicas e radioterapia. Ressaltamos novamente que a principal causa de falha no tratamento deve-se à recorrência local, visto que a ocorrência de metástases é incomum (menos de 10%).[6,7]

Entre os tumores malignos nasossinusais, os mais freqüentes são o carcinoma espinocelular (12), ao redor de 50 a 80%, seguido pelos tumores de origem glandular, mais freqüentemente carcinoma adenóide cístico e adenocarcinoma (ao redor de 10 a 15%). Inicialmente acometem a fossa nasal com envolvimento sinusal secundário (80% de envolvimento maxilar, 10 a 20% etmoidal, sendo o frontal e o esfenóide mais raros)[7]. O melanoma é raro, sendo mais comum sua origem no septo e conchas inferiores. O leiomiossarcoma também é raro, sendo o seio maxilar e a fossa nasal as localizações mais freqüentes na região de cabeça e pescoço.[35] Entre as neoplasias malignas de origem não-epitelial, o linfoma não-Hodgkin é a mais comum.[6,7,10]

Embora seja discutível,[1] as neoplasias malignas também podem ser ressecadas por via endoscópica, respeitando-se os mesmos princípios de extensão da lesão e os critérios para ressecção de tumores malignos, ou seja, obter margens negativas.[9,35] No entanto, o diagnóstico dessas lesões geralmente é tardio, sendo que para os tumores avançados geralmente a via endoscópica é insuficiente para seu tratamento radical.[2] Porém, a cirurgia endoscópica pode ser usada na paliação de pacientes com neoplasias extensas ou metastáticas, especialmente na órbita e base de crânio, que não apresentam possibilidade de cura com cirurgia radical, ou pacientes sem condições clínicas para cirurgia extensa.[10] Nestes casos pode-se realizar ressecções parciais por via endoscópica com finalidade de controle sintomático, mesmo sem aumentar a sobrevida dos pacientes.[1]

Embora o conceito de irressecabilidade seja relativo e discutível na literatura, consideram-se lesões com comprometimento do lobo frontal (extensão superior), fáscia pré-vertebral (extensão posterior), nervo óptico bilateral ou seio cavernoso (extensão lateral) como não candidatas ao tratamento cirúrgico.[6] No caso da cirurgia endoscópica, o envolvimento do periósteo orbitário e dura-máter representam também limitações à via de acesso, assim como o acometimento de regiões de difícil acesso anatômico, como o seio frontal.[10]

Considerações finais

As neoplasias nasossinusais são lesões raras e que geralmente apresentam prognóstico limitado devido ao diagnóstico tardio. A cirurgia endoscópica pode ser utilizada para o diagnóstico e tratamento das neoplasias benignas e malignas da região nasossinusal e base de crânio, diminuindo sua morbidade. O principal cuidado é a avaliação pré-operatória adequada da extensão da lesão (através de exame endoscópico, TC, RN) para decisão sobre a possibilidade de acesso endoscópico. Além de estar habituado a trabalhar com o endoscópio nas regiões onde há invasão neoplásica, o cirurgião deve estar preparado para associar acesso externo ou converter o acesso de acordo com a necessidade do caso. O exame endoscópio é importante no acompanhamento pós-tratamento das neoplasias e, nos casos irressecáveis, na ressecção paliativa dos tumores em casos selecionados.

■ REFERÊNCIAS BIBLIOGRÁFICAS

1. Homer JJ, Jones NS, Bradley PJ. The role of endoscopy in the management of nasal neoplasia. *Am J Rhinology* 1997;11:41-47.
2. Rice DH. Endonasal surgery for nasal wall tumors. *Otolaryngologic Clinics North America* 1995;28:1117-25.
3. Trimas SJ, Stringer SP. The use of nasal endoscopes in the diagnosis of nasal and paranasal sinus masses. *Am J Rhinology* 1994;8:1-5.
4. Jorissen M. The role of endoscopic in the management of paranasal sinus tumor. *Acta Oto-Rhino-Laryngologica* 1999;49:225-228.
5. Vermeersch H, Moerman M. Invasive surgery for paranasal sinus câncer: is there still any indication for lateral rhinotomy and non endoscopic approaches? *Acta Oto-Rhino-Laryngologica* 1999;53:195-198.
6. Tufano RP, Mokadam NA, Montone KT, Weinstein GS, Chalian AA, Wolf PF, Weber RS. Malignant tumors of the nose and paranasal sinuses: Hospital of the University of Pennsylvania experience 1990-1997. *Am J Rhinology* 1999;13:117-123.
7. Christensen EC, Hoover LA. Malignant tumors of the nasal cavity. *Am J Rhinology* 1994;8:129-37.
8. Pasquini E, Sciarreta V, Giorgio F, Cantaroni C, Modugno GC, Mazzatenta D, Farneti G. Endoscopic treatment of benign tumors of the nose and paransal sinuses. *Otolaryngol Head Neck Surg* 2004;131:180-9.
9. Stammberger H, Anderhuber W, Walch CH, Papaefthymiou G. Possibilities and limitations of endoscopic management of nasal and paranasal sinus malignancies. *Acta Oto-Rhino-Laryngologica* 1999;53:199-205.
10. Lund VJ. Surgical management of midfacial tumors: transfacial, midfacial degloving, or endoscopic approach? *Curr Opinion in Otolaryngol Head Neck Surg* 2001;9:95-99.
11. Kelley TF, Stankiewicz JA, Chow JM, Origitano TC. Endoscopic transsphenoidal biopsy of the sphenoid and clival mass. *Am J Rhinology* 1999;13:17-21.
12. Kingdom TT, DelGaudio JM. Endoscopic approach to lesions of the sphenoid sinus, orbital apex, and clivus. *Am J Otolaryngol* 2003;24:317-22.
13. Martin TJ, Smith TL, Smith MM, Loehrl TA. Evaluation and surgical management of isolated sphenoid sinus disease. *Arch Otolaryngol Head Neck Surg* 2002;128:1413-19.
14. Casiano RR. Transnasal endoscopic surgery for benign neoplasms of the nose and sinuses. *Curr Opinion in Otolaryngol Head Neck Surg* 2001;9:37-41.
15. Cassiano RR, Numa WA, Falquez AM. Endoscopic resection of esthesioneuroblastoma. *Am J Rhinology* 2001;15:271-9.
16. DelGaudio JM. Endoscopic transnasal approach to the pterypalatine fossa. *Arch Otolaryngol Head Neck Surg* 2003;129:441-446.
17. Lane AP, Bolger WE. Endoscopic pterypalatine space surgery. *Op Tech Otolaryngol Head Neck Surg* 2003;14:212-215.
18. Sennes LU, Butugan O, Sanchez TG, Bento RF, Tsuji DH. Juvenile nasopharyngeal angiofibroma: the routes of invasion. *Rhinology* 2003;41:235-40.
19. Al-Nashar IS, Carrau RL, Herrera A, Snyderman CH. Endoscopic transnasal transpterygopalatine fossa approach to the lateral recess of the sphenoid sinus. *Laryngoscope* 2004;114:528-532.
20. Lawson W, Reino ASJ. Isolated sphenoid sinus disease: an analyses of 132 cases. *Laryngoscope* 1997;107:1590-95.
22. Sethi DS, Lau DPC. Endoscopic management of orbital apex lesions. *Am J Rhinol* 1997;11:449-455.
23. Martin M, Levine SC. Chordomas of the skull base. *Curr Opin Otolaryngol Head Neck Surg* 2003;11:324-7.
24. Thaler ER, Kotapka M, Lanza D, Kennedy DW. Endoscopically assisted anterior cranial skull base resection of sinonasal tumors. *Am J Rhinology* 1999;13:303-310.
25. Cheng C, Takahashi H, Yao K, Nakayama M, Makoshi T, Nagai H, Okamoto M. Cemento-ossifying fibroma of the maxillary and sphenoid sinuses: case report and literature review. *Acta Otolaryngol* 2002;547:118-22.
26. Brodish BN, Morgan CE, Sillers MJ. Endoscopic resection of fibro-osseous lesions of the paranasal sinuses. *Am J Rhinology* 1999;13:111-116.
27. Schick B, Steigerwald C, Tahan AERE, Draf W. The role of endonasal surgery in the management of frontoethmoidal osteomas. *Rhinology* 2000;39:66-70.
28. Stankiewicz JA, Girgis SJ. Endosopic surgical treatment of nasal and paranasal sinus inverted papilloma. *Otolaryngol Head Neck Surg* 1993;109:988-95.
29. Kaza S, Capasso R, Cassiano R. Endoscopic resection of inverted papilloma: University of Miami experience. *Am J Rhinology* 2003;17:185-190.
30. Thaler ER, Lanza D, Tufano RP, Cunning DM, Kennedy DW. Inverted papilloma: an endoscopic approach. *Op Tech Otolaryngol Head Neck Surg* 1999;10:87-94.
31. Nicolai P, Berlucchi M, Tomenzoli D, Cappiello J, Trimarchi M, Maroldi R, Battaglia G, Antonelli AR. Endoscopic surgery for juvenile angiofibroma: when and how. *Laryngoscope* 2003;113:775-782.
32. Roger G, Huy PTB, Froelich P, Abbeele VD, Klossek JM, Serrano E, Garabedian EN, Herman P. Exclusively endoscopic removal of juvcnile nasopharyngeal angiofibroma. *Arch Otolaryngol Head Neck Surg* 2002;128:928-35.
33. Serrano E, Coste A, Percodani J, Herve S, Brugel L. Endoscopic sinus surgery for sinonasal haemangiopericytomas. *J Laryngol Otol* 2002;116:951-954.
34. Hirao McGushiken T, Imokawa H, Kawai S, Inaba H, Tsukuda M. Solitary neurofibroma of the nasal cavity: resection with endoscopic surgery. *J Laryngol Otol* 2001;115:1012-1014.
35. Alobid I, Alos L, Blanch JL, Benitez P, Bernal-Sprekelsen M, Mullol J. Solitary fibrous tumor of the nasal cavity and paranasal sinuses. *Acta Otolaryngol* 2003;123:71-74.
36. Keck T, Mattfeldt T, Kuhnemann S. Leiomyosarcoma of the ethmoidal cells. *Rhinology* 2001;39:115-117.

Abordagem Endoscópica dos Tumores Selares e Parasselares

Rodrigo Santos ❖ Bernardo Cunha Filho

■ INTRODUÇÃO

A cirurgia da hipófise é tradicionalmente um campo de atuação dos neurocirurgiões. Contudo, desde a retomada da abordagem transeptal-transesfenoidal para acessar a sela túrcica, os otorrinolaringologistas têm exercido importante parceria no tratamento cirúrgico dos pacientes com adenomas hipofisários. Tradicionalmente realizado por neurocirurgiões em décadas passadas, o acesso transesfenoidal vem recebendo a contribuição do conhecimento dos otorrinolaringologistas na área da cirurgia nasossinusal, auxiliando na exposição da sela túrcica e minimizando lesões das estruturas nasais. Em muitos centros, atualmente, o neurocirurgião e o otorrino formam uma equipe na cirurgia da hipófise, diminuindo os índices de complicações, como a perfuração septal, fístulas liquóricas e problemas funcionais do nariz.

A cirurgia da sela túrcica tem passado por uma série de modificações técnicas no decorrer dos anos, com a intenção de torná-la mais segura e com menor índice de complicações.[5,10,49] O acesso transesfenoidal foi idealizado pelo cirurgião italiano Davide Giordano, em seus estudos anatômicos de 1897.[4] Em 1907, foi realizado pela primeira vez, através de uma abordagem transfacial, pelo cirurgião vienense Herman Schloffer.[37] Ainda em 1907, Hirsch introduziu o acesso endonasal, evitando a rinotomia lateral, e Halsted em 1910, o acesso sublabial, popularizado por Harvey Cushing, que realizou mais de 200 cirurgias por essa via, para exérese de tumores de hipófise.[5,9,50] Esta técnica, após alguns anos, foi substituída pelo acesso transfrontal, devido a limitações como campo operatório estreito, iluminação deficiente e risco de infecção.

Na década de 1960, com a introdução da intensificação de imagem e da fluoroscopia por Gerard Guiot,[23] e do microscópio cirúrgico por Jules Hardy,[24,25] a abordagem transesfenoidal para acesso à hipófise foi retomada e popularizada pelo mundo. Desde então, o acesso transeptal-transesfenoidal tem sido a abordagem padrão para a cirurgia da hipófise e ressecção de tumores das regiões parasselares e supra-selares.[5,10,11,15]

Esforços em melhorar a técnica cirúrgica têm sido feitos, e como alternativa a via transnasal endoscópica tem sido encorajada pelo sucesso que o uso do endoscópio obteve no tratamento cirúrgico de patologias inflamatórias dos seios paranasais. O aumento da popularidade da cirurgia endoscópica nasossinusal na otorrinolaringologia criou uma nova área de interesse: sua aplicação na cirurgia da hipófise. Seu uso permitiu acesso transnasal direto ao seio esfenoidal sem a necessidade de descolamento do septo nasal, com menor tempo cirúrgico e morbidade pós-operatória inferior aos métodos tradicionais.[5,10,50]

Ainda na década de 1960, Guiot et al. reconheceram a utilidade do endoscópio na cirurgia hipofisária (Quadro 17-1), com as suas explorações endoscópicas do conteúdo selar durante abordagens transesfenoidais clássicas, permitindo expandir o campo visual a áreas antes inacessíveis visualmente. Este foi o início da microneurocirurgia assistida por endoscopia na cirurgia transesfenoidal.[22] Jankowski, em 1992, ressecou adenomas de hipófise com sucesso utilizando a técnica endoscópica, através de um acesso transnasal-transetmoidal.[27] Sethi e Pillay relataram a experiência com 40 pacientes submetidos à cirurgia da

Quadro 17-1. História da cirurgia transesfenoidal da hipófise

Autor	Ano	Abordagem cirúrgica
Giordano	1897	Transfacial (estudos anatômicos)
Schloffer	1907	Transfacial (1ª cirurgia)
Hirsch	1907	Transeptal
Halsted e Cushing	1910	Sublabial
Hardy	1969	Transeptal com microscópio
Jankowski	1992	Transnasal-transetmoidal com endoscópio
Sethi	1995	Transeptal com endoscópio
Carrau	1997	Transnasal com endoscópio

hipófise assistida por endoscopia, porém os autores utilizaram a via transeptal e espéculos de retração.[50] Em 1997, Carrau e Jho utilizaram apenas o acesso transnasal-transesfenoidal via endoscópica, sem aumento do risco de meningite em relação ao acesso transeptal, realizado anteriormente com o intuito de diminuir a contaminação da sela pela flora bacteriana das fossas nasais.[10]

■ CONSIDERAÇÕES ANATÔMICAS

O seio esfenoidal é o seio paranasal mais posterior, situado no centro da base de crânio. Está circundado por importantes estruturas neurovasculares, tornando a cirurgia desta região particularmente difícil.[49,59] O conhecimento de sua anatomia e a familiaridade com possíveis variações anatômicas são fundamentais para o acesso cirúrgico seguro da sela túrcica por via endoscópica.

O óstio do seio esfenoidal é um importante ponto de referência para sua localização. Ele se encontra no recesso esfenoetmoidal, próximo à cauda da concha superior, aproximadamente 1,5 cm acima do arco coanal.

Quanto à sua pneumatização, o seio esfenoidal pode ser classificado em três tipos. O conchal, no qual a área abaixo da sela é um bloco sólido de osso, sem uma cavidade aerada. O tipo pré-selar, no qual o limite posterior do seio se estende até a metade anterior do assoalho selar. O tipo selar, o mais freqüente, no qual a cavidade pode se estender por baixo da sela até o *clivus*. O tipo conchal é o mais comum em crianças até os 12 anos, quando se inicia a pneumatização do osso esfenóide.[49,59]

O septo intersinusal se encontra mais freqüentemente em posição paramediana, e pode se inserir junto à impressão da artéria carótida (40%) ou do nervo óptico (7%), podendo acarretar lesões importantes durante sua remoção.[20,49]

O nervo óptico faz uma protrusão na região súpero-lateral do seio. Podem existir áreas de deiscência óssea ao longo de seu trajeto (3%), facilitando lesões do nervo durante o procedimento cirúrgico. A artéria carótida interna também pode fazer uma impressão na cavidade do seio esfenoidal, em sua região lateral, abaixo do nervo óptico, e como este pode apresentar áreas de deiscência óssea ao longo de seu trajeto junto ao seio (5%). Estas proeminências são mais evidentes quanto mais extensa for a pneumatização do seio.

Outras proeminências podem ser observadas na parede lateral e assoalho do seio esfenoidal, como o nervo maxilar, antes de sua saída pelo forame redondo e o nervo vidiano, no canal pterigóide.[20,49]

Desta forma, é imperativo que se esteja familiarizado com a anatomia endoscópica do seio esfenoidal, para que se realize um acesso endoscópico à sela túrcica de maneira segura.

■ INDICAÇÕES CIRÚRGICAS

Os tumores de hipófise constituem 10% dos tumores intracranianos e podem ser secretores ou não-secretores. O quadro clínico depende dos efeitos de massa provocados pelo crescimento tumoral com compressão de estruturas adjacentes à hipófise, além da produção hormonal do tumor ou ainda das deficiências hormonais decorrentes da destruição da hipófise normal.

A indicação cirúrgica cabe ao neurocirurgião e freqüentemente tem a participação do endocrinologista. As indicações podem ser por causas estruturais ou metabólicas. As estruturais estão relacionadas ao crescimento local do tumor e aos efeitos associados.[48] Os adenomas não secretores são indicações estruturais comuns. Tumores secretores de hormônios podem levar a quadros clínicos que, por vezes, só podem ser corrigidos cirurgicamente.[98] Os prolactinomas (tumores produtores de prolactina) são tratados clinicamente, como primeira opção, com os agonistas dopaminérgicos. Já nos tumores produtores de outros hormônios, como na acromegalia (produção de hormônio do crescimento) e na doença de Cushing (produção de ACTH), a primeira opção é o tratamento cirúrgico.

Além disso, outros tumores da região selar e parasselar podem, em casos selecionados, ser abordados por via transesfenoidal, como craniofaringiomas, cordomas, meningeomas e alguns tumores malignos. Estes tumores tendem a ser detectados somente por sintomas causados pelo crescimento tumoral, como distúrbios visuais, cefaléia e acometimento de pares cranianos.

Com a cirurgia indicada, deve-se escolher a via de acesso mais apropriada. Acessos transnasais são mais bem tolerados pelo paciente, tanto do ponto de vista funcional, quanto cosmético. Patologias nasossinusais, ausência de pneumatização do seio esfenoidal, e tumores com grandes extensões supra-selares, podem contra-indicar o acesso transnasal. Nestes casos utiliza-se a craniotomia frontal.

O acesso endoscópico transnasal vem ganhando popularidade por uma série de vantagens citadas anteriormente. Neste capítulo abordaremos esta via de acesso, dando ênfase à técnica cirúrgica e suas possíveis complicações.

■ TÉCNICA CIRÚRGICA

O acesso endoscópico aos tumores selares pode ser realizado de diversas formas. Pode-se utilizar uma via transeptal ou uma via transnasal direta, através do óstio do seio esfenoidal; através de uma ou de ambas as narinas; com ou sem o uso de espéculos nasais; com ou sem o auxílio de um fixador de endoscópio *(holder)*. Os endoscópios utilizados são os rígidos de 0 grau, e angulados (30 ou 45 graus). Alguns autores referem o uso de endoscópios flexíveis para complementar o uso do microscópio cirúrgico ou dos endoscópios rígidos, durante ou após a remoção do tumor. O acesso descrito a seguir trata-se de um acesso endoscópico transnasal direto ao seio esfenoidal, feito através de ambas as fossas nasais. Apresenta uma série de vantagens, a nosso ver, em relação a outros tipos de acesso; uma vez que dispensa o uso de espéculos nasais, o descolamento do septo nasal não é necessário, assim como o uso de tamponamento pós-operatório. Garante uma ótima visão do seio esfenoidal, da sela túrcica e das regiões parasselar e supra-selar (com o uso de endoscópios angulados). O acesso feito por ambas as fossas nasais permite que o neurocirurgião e o otorrinolaringologista trabalhem simultaneamente no campo operatório durante todo o procedimento, com espaço suficiente para os instrumentos e para o endoscópio, sem restrição de movimentos. É um acesso bastante versátil, que permite desde uma abordagem restrita e minimamente invasiva, enquanto necessário, uma abordagem ampliada (com exposição das regiões supra-selar, parasselar, e da base do crânio), para remoção de cistos da bolsa de Rathke, meningeomas, cordomas de *clivus*, entre outros. Trata-se de uma via de acesso pouco traumática, bem aceita pelos pacientes, devido ao mínimo desconforto pós-operatório que proporciona.

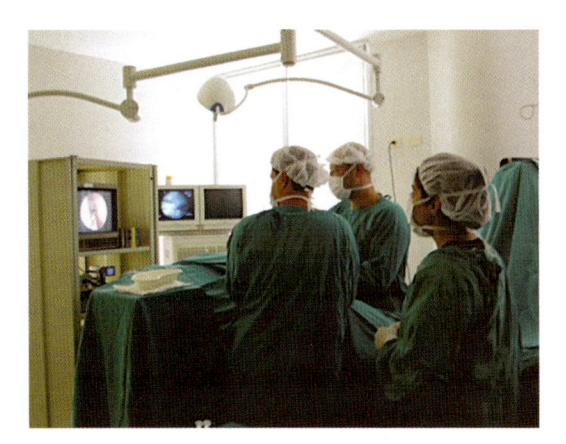

Fig. 17-1. Disposição da equipe cirúrgica.

Cuidados pré-operatórios

Alguns pontos devem ser observados antes de se indicar o acesso transnasal endoscópico para a hipófise. O paciente deve ser avaliado pelo otorrinolaringologista, através de história clínica, exame físico e endoscopia da cavidade nasal. Os quadros infecciosos e inflamatórios devem ser adequadamente tratados e controlados antes da cirurgia, a fim de minimizar o sangramento durante o procedimento.

Além disso, a endoscopia nasal associada à tomografia computadorizada de seios paranasais é essencial no planejamento cirúrgico. Essa avaliação permite que o cirurgião conheça em detalhes a anatomia nasossinusal do paciente e se prepare para eventuais dificuldades no acesso. Desvios de septo nasal, concha média bolhosa e polipose nasal estão entre as condições que podem dificultar o procedimento. A tomografia computadorizada permite ainda avaliar a anatomia do seio esfenoidal, o seu grau de pneumatização, a posição do septo intersinusal, a presença de septações incompletas, que freqüentemente se inserem junto ao trajeto da artéria carótida interna ou do nervo óptico. A tomografia pode evidenciar ainda alguma alteração da estrutura óssea causada pela lesão selar, como adelgaçamento ou erosão do assoalho da sela túrcica.

A ressonância magnética nuclear da região selar é indispensável para que o neurocirurgião obtenha dados sobre a morfologia do tumor, suas dimensões, e suas relações com a glândula pituitária normal e estruturas vizinhas (cisterna supra-selar, nervos ópticos, parede medial do seio cavernoso, carótida interna).

Posicionamento da equipe

O paciente é colocado em posição supina na mesa operatória com a cabeça ligeiramente fletida e virada para a direita. O otorrinolaringologista posiciona-se à direita do paciente e o neurocirurgião à esquerda deste. O instrumentador ou assistente posiciona-se também à direita do paciente. O anestesista deve-se colocar de preferência à esquerda do paciente, próximo aos pés deste. A fonte de luz, monitor, câmera e equipamento para documentação são colocados na cabeceira do paciente. O uso de intensificador de imagem ou aparato de neuronavegação pode se mostrar útil no controle intra-operatório do progresso cirúrgico (Fig. 17-1).

Endoscópios

O endoscópio preferencial para o procedimento cirúrgico é o de 0 grau e 4 mm de diâmetro. Os endoscópios angulados (30 e 45 graus) são utilizados apenas após a remoção da lesão, na exploração das regiões para, supra e retrosselares.

Preparo das cavidades nasais

Sob visibilização endoscópica realiza-se lavagem com solução fisiológica em quantidade abundante e aspiração das cavidades nasais. Cotonóides longos embebidos em adrenalina na concentração 1:1.000 são colocados em ambas as fossas nasais, entre a concha média e o septo nasal, com a intenção de promover vasoconstrição, diminuindo o sangramento intra-operatório e melhorando o campo visual. Após aproximadamente 5 minutos, removem-se os cotonóides, e progride-se com o endoscópio até o recesso esfenoetmoidal, de forma que a concha superior e a parede anterior do seio esfenoidal sejam identificadas. Pequenos cotonóides são então colocados nesta região por 2 a 3 minutos. Uma vez retirados, o espaço entre a concha média e o septo nasal torna-se maior.

Óstio do seio esfenoidal

A abertura do óstio do seio esfenoidal consiste efetivamente no primeiro passo cirúrgico. O óstio pode apresentar diversas formas e dimensões, e nem sempre é reconhecido inicialmente. Os pontos de referência mais importantes para sua localização neste tipo de abordagem são o arco coanal e a cauda da concha superior. Seguindo-se pelo recesso esfenoetmoidal, aproximadamente 1,5 cm acima do arco coanal, encontra-se na maioria dos casos o óstio do seio esfenoidal, próximo à cauda da concha superior (Fig. 17-2A e B). Algumas vezes é necessária a remoção da cauda da concha superior para sua localização. A abertura do óstio é feita com micro Kerrison, pinça própria de seio esfenoidal de Stammberger ou microdebridadores, em direção inferior. Essa etapa pode causar sangramento indesejado de ramos terminais da artéria septal (Fig. 17-3). A artéria septal, ramo da artéria esfenopalatina, penetra na cavidade nasal pelo forame esfenopalatino, corre posteriormente em direção à parede anterior do seio esfenoidal, passa acima do arco coanal e atinge o septo nasal posterior. Esse sangramento pode, na maioria dos ca-

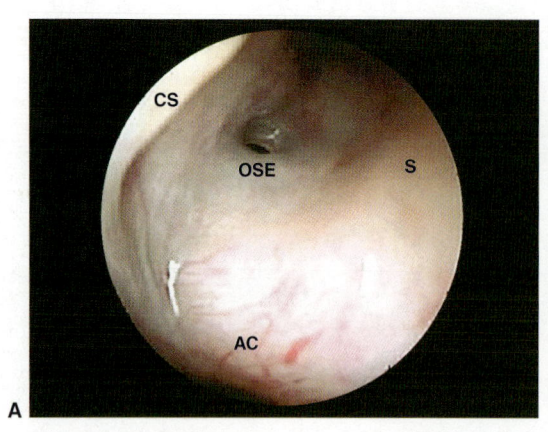

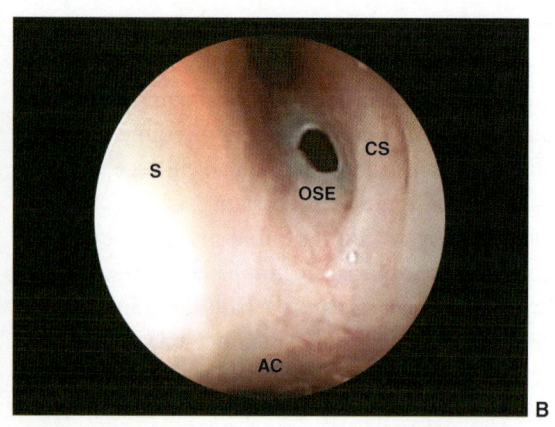

Fig. 17-2. (A) Óstio do seio esfenoidal direito. **(B)** e Óstio do seio esfenoidal esquerdo. AC = arco coanal; S = septo nasal; CS = concha superior; OSE = óstio do seio esfenoidal.

sos, ser controlado com o uso de vasoconstritores tópicos, ou de cauterização mono ou bipolar. Realiza-se então a abertura do óstio do seio contralateral, através da outra fossa nasal. Remove-se parte do septo nasal posterior, aproximadamente 1 a 2 cm, o suficiente para que se obtenha acesso aos seios esfenoidais através de ambas as fossas nasais simultaneamente. O septo intersinusal é então cuidadosamente removido com pinça cortante, e a partir deste ponto é utilizada a abordagem simultânea através das duas fossas nasais, posicionando-se o otorrinolaringologista pela fossa nasal direita e o neurocirurgião pela fossa nasal esquerda.

Seio esfenoidal

Após a remoção do septo intersinusal pode-se comparar o seio esfenoidal com um arcabouço de forma piramidal, com a base maior voltada anteriormente. Pode-se distinguir (Fig. 17-4):

- *Parede posterior (base menor da pirâmide):* em que a parte superior é formada pelo assoalho da sela e a parte inferior pelo *clivus*. Delimitada lateralmente pelas proeminências carotídeas, superiormente pelo plano esfenoidal, e inferiormente pelo assoalho do seio esfenoidal.
- *Paredes laterais:* delimitadas superiormente pela proeminência do nervo óptico, inferiormente pela proeminência óssea que recobre o segundo ramo do nervo trigêmeo, posteriormente pela proeminência carotídea, e anteriormente pela parede anterior do seio esfenoidal.
- *Teto:* formado pelo plano esfenoidal, delimitado posteriormente pelo assoalho da sela, anteriormente pela parede anterior do seio esfenoidal, e lateralmente pelas proeminências dos nervos ópticos.
- *Assoalho:* em que a parte posterior é formada pelo *clivus* e a parte anterior pelo *rostrum* esfenoidal. A extensão com que o *clivus* participa na formação das paredes posterior e inferior da cavidade esfenoidal varia de acordo com o grau de pneumatização do seio. Lateralmente o assoalho se continua com as paredes laterais, e anteriormente se continua com a parede anterior do seio esfenoidal.

A assoalho da sela túrcica pode ser identificado abaixo do plano esfenoidal, acima do *clivus*, entre as proeminências carotídeas.

Além do septo ósseo intersinusal, sagital e geralmente paramediano, que separa completamente o seio esfenoidal direito e esquerdo, algumas vezes existem outras septações, verticais ou oblíquas, sempre incompletas, em maior ou menor número, no

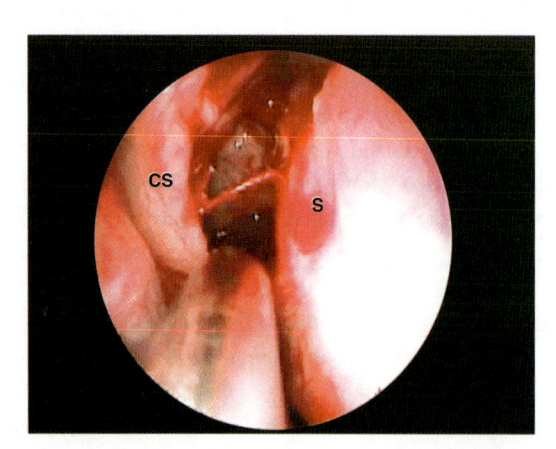

Fig. 17-3. Sangramento da artéria septal, fossa nasal direita.

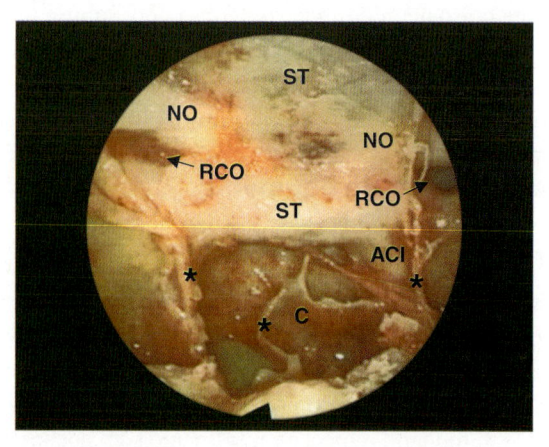

Fig. 17-4. Seio esfenoidal após remoção parcial do septo intersinusal. NO = nervo óptico; ACI = artéria carótida interna; RCO = recesso carótido-óptico; ST = sela túrcica; C = *clivus*, *Septações incompletas do seio esfenoidal.*

seio esfenoidal. Eventualmente torna-se necessária a remoção de algumas dessas septações para a melhor exposição do assoalho selar. Essa remoção só deve ser realizada após cuidadosa análise da tomografia computadorizada dos seios paranasais e com instrumentos delicados, uma vez que essas septações incompletas freqüentemente apresentam inserção adjacente ao trajeto da artéria carótida interna ou nervo óptico (Fig. 17-5).

Assoalho selar

O assoalho da sela túrcica é recoberto pela mucosa do seio esfenoidal. Essa mucosa pode ser apenas afastada com auxílio de dissectores, ou removida, caso se apresente hipertrófica ou infiltrada. Deste momento em diante o otorrinolaringologista pode oferecer ao neurocirurgião as vantagens da visão endoscópica, além de um campo cirúrgico limpo, através da aspiração do sangue feita pela fossa nasal direita (endoscópio e aspirador). O assoalho ósseo pode ser aberto com auxílio de broca diamantada longa (Fig. 17-6) ou dissectores próprios, e alargado com micro-Kerrison ou pinça para seio esfenoidal de Stammberger. Estes

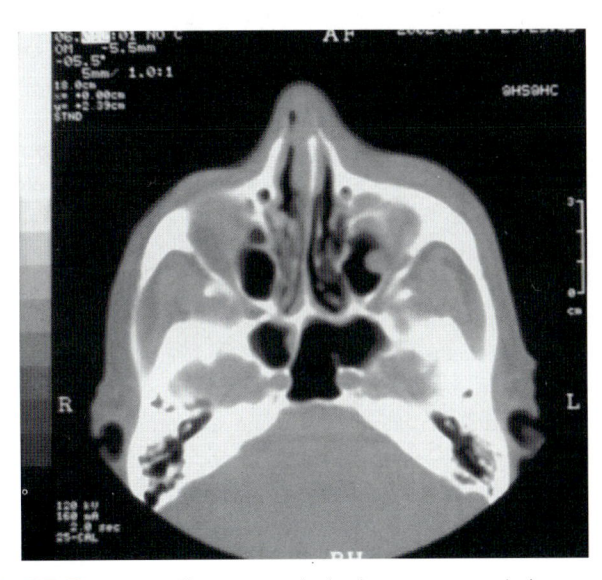

Fig. 17-5. Tomografia computadorizada em corte sagital, mostrando septação incompleta do seio esfenoidal com inserção na artéria carótida interna.

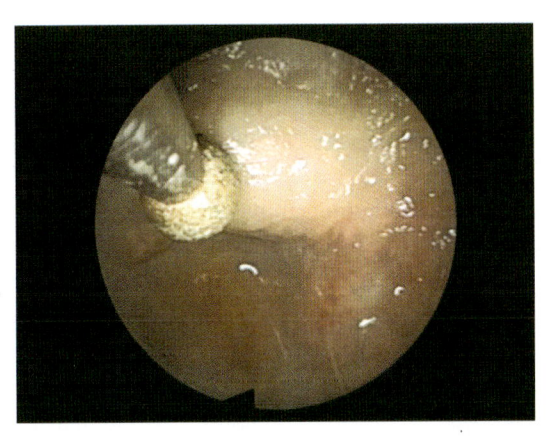

Fig. 17-6. Abertura do assoalho selar com broca diamantada.

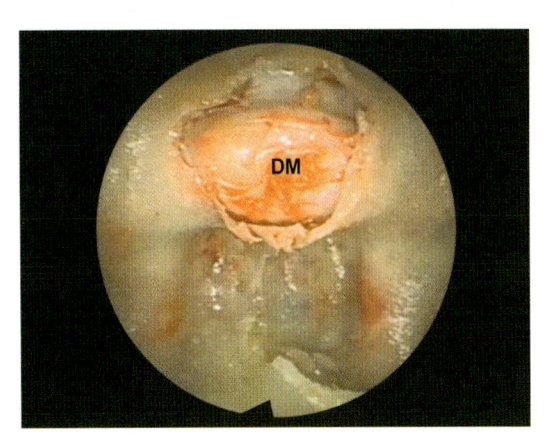

Fig. 17-7. Sela túrcica após a remoção do assoalho ósseo. DM = Dura-máter.

instrumentos são utilizados pela fossa nasal esquerda pelo neurocirurgião, de modo que o espaço não fique limitado à presença de instrumentos cirúrgicos, aspirador e endoscópio pela mesma fossa nasal. A abertura do assoalho é feita conforme a necessidade de cada caso, podendo se estender até o plano esfenoidal superiormente, o *clivus* inferiormente, e as proeminências das artérias carótidas lateralmente (Fig. 17-7).

Dura-máter

Após a abertura do assoalho selar, a dura-máter pode aparecer intacta, adelgaçada, ou infiltrada pela lesão. Ela é aberta através de incisão linear, horizontal ou vertical, ou ainda em forma de cruz. Para tanto pode ser utilizada uma faca de uncinectomia, ou um bisturi com lâmina protegida (retrátil). No momento da introdução do bisturi pela fossa nasal esquerda, o otorrino deve retirar o endoscópio que está colocado pelo outro lado, e acompanhar a introdução da lâmina pelo lado esquerdo, de modo que esta não provoque lacerações nas conchas e no septo nasal. Quando o bisturi atingir o seio esfenoidal, o endoscópio deve ser retirado e posicionado novamente através da fossa nasal direita, permitindo uma visibilização precisa da abertura da dura-máter.

Remoção da lesão

A lesão intra-selar é removida por curetas fenestradas de diversos tamanhos e angulações, e pinças articuladas delicadas próprias, utilizadas pelo neurocirurgião através da fossa nasal esquerda. Além disso, a aspiração pela fossa nasal direita desenvolve importante papel na remoção da lesão, seja permitindo uma exposição adequada da mesma, seja pela aspiração direta do tumor, especialmente naqueles de consistência amolecida. A partir deste ponto devem ser utilizados os endoscópios angulados, de 30 ou 45 graus, para a exploração das regiões parasselar e supra-selar sob visibilização direta, uma das maiores vantagens oferecidas pelo endoscópio.

Exploração da sela

Após a remoção do tumor, prossegue-se à exploração minuciosa da sela com o endoscópio de 30 ou 45 graus (Fig. 17-8A e

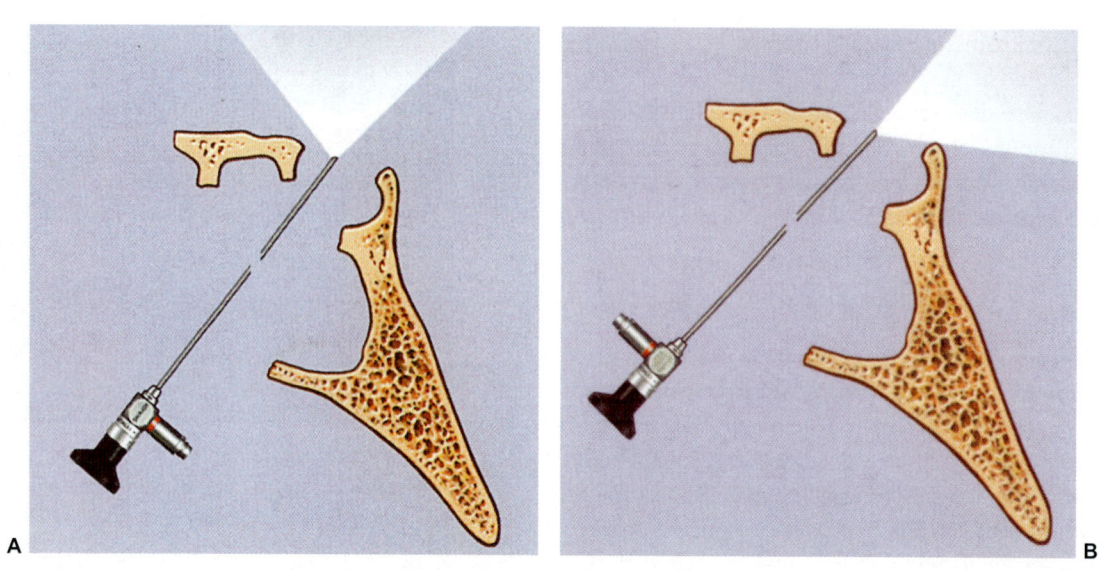

Fig. 17-8. (A) Exploração endoscópica com endoscópio angulado da região supra-selar. **(B)** E retrosselar (adaptado).[9a]

B). As regiões supra e parasselares merecem atenção especial, não raro pode-se remover restos tumorais dessas regiões sob visibilização direta, especialmente do recesso formado entre o diafragma selar e a parede medial do seio cavernoso. O diafragma selar pode se apresentar infiltrado pela lesão, intacto, ou ainda com algum orifício, causando uma fístula liquórica.

Reconstrução selar

Na presença ou mesmo na suspeita de uma fístula liquórica ao final do procedimento, deve-se realizar o tamponamento da sela. Este pode ser feito com uma série de materiais, como fáscia lata, gordura, substitutos de dura-máter, fixados com cola biológica. Se o diafragma selar estiver intacto, não existe necessidade de nenhum tipo de reconstrução na maioria dos casos.

■ COMPLICAÇÕES

A abordagem transesfenoidal é hoje a principal via de acesso utilizada pelos neurocirurgiões para a remoção de tumores hipofisários e outras lesões envolvendo a sela túrcica. Desde sua maior divulgação a partir da década de 60, com a introdução do microscópio cirúrgico, a cirurgia transesfenoidal se mostrou eficiente e segura, com a maioria dos autores referindo uma taxa de mortalidade entre 0 e 1%.[8,36,58,60]

No entanto, diversas complicações deste procedimento são descritas na literatura.[6,29,34,44] As complicações podem ser divididas em: relacionadas à indicação, relacionadas à via de acesso, complicações intra-esfenoidais, intra-selares, resultantes de manobras cirúrgicas no espaço supra-selar, e endocrinológicas. De forma geral, a morbidade e a mortalidade diminuem significativamente com a maior experiência da equipe.[15]

Complicações relacionadas à indicação

O acesso transesfenoidal é indicado para os microadenomas, macroadenomas circunscritos com extensão supra-selar predominantemente simétrica, e alguns tumores hipofisários invasivos (principalmente do osso esfenóide e *clivus*).[12,24,35,42,45,54] Saito *et al*.[48] sugerem remoção em estágios, dos adenomas com extensão supra-selar maior do que 30 mm. A presença de extensão supra-selar assimétrica significativa pode constituir uma contra-indicação relativa ao acesso transesfenoidal, a não ser que a imagem de ressonância magnética sugira um tumor de consistência amolecida, hemorragia intratumoral, ou formação cística.[14,40,52,57] Adenomas com extensões supra-selares grandes e complexas podem requerer uma ressecção em dois estágios ou simultânea via craniotomia e transesfenoidal.[7] Invasão de seio cavernoso não constitui uma contra-indicação para o acesso transesfenoidal, a não ser que o epicentro do tumor seja lateral à artéria carótida interna.[2,21] Lesões não adenomatosas envolvendo a sela ou o osso esfenóide, também podem ser abordadas por via transesfenoidal, embora uma sela de dimensões normais seja geralmente considerada uma contra-indicação para abordagem de lesões supra-selares.[13,15,32] O acesso transesfenoidal é contra-indicado ainda na presença de rinossinusite esfenoidal e anormalidades vasculares intra-selares.

Complicações relacionadas à via de acesso

As complicações relacionadas à via de acesso transesfenoidal sofreram grande impacto com a introdução da endoscopia nasal. Com a técnica descrita acima, não existe incisão sublabial, o septo nasal não é descolado e a espinha nasal anterior não é tocada. Espéculos nasais e retratores também não são utilizados. Problemas como perfurações septais, anestesia de lábio e dentes superiores, não ocorrem. A incidência de perfurações septais pode chegar a 40% no acesso transesfenoidal com incisão sublabial.[41] São descritos ainda como complicações relacionadas ao descolamento do septo nasal e à colocação de espéculos: anosmia e fístula liquórica, secundárias à fratura da lâmina cribriforme;[28,30,38,53] diástase da maxila e fratura de órbita, secundárias ao posicionamento impróprio do espéculo nasal.[30,43,44] Rinossinusites também são relatadas como complicações pós-operatórias, devido ao uso de tamponamento nasal.[28,39] O acesso endoscópico não requer o uso de tampão nasal, evitando assim este tipo de complicação.

A abertura da parede anterior do seio esfenoidal, como mencionado anteriormente, pode causar sangramento da artéria septal e levar à epistaxe pós-operatória.[8,15,60]

Complicações intra-esfenoidais

O nervo óptico faz saliência na região superior lateral do seio esfenoidal, e a espessura do osso que recobre o nervo pode ser extremamente fina, ou até mesmo ausente.[46,53] Portanto, nesta região o nervo é susceptível à manipulação cirúrgica e à transmissão de calor, devendo ser evitada a cauterização monopolar dentro do seio esfenoidal. Além disso, o osso que recobre a artéria carótida interna, que faz proeminência para dentro do seio esfenoidal em ambos os lados da parede ântero-inferior da sela, pode estar ausente em até 4% dos casos. Nesta situação a mucosa do seio esfenoidal está em contato com a adventícia da artéria.[33,51] Esta variação anatômica deve ser considerada durante a abertura do assoalho selar em direção lateral, e caso o cirurgião opte pela remoção da mucosa do seio esfenoidal, situações em poderiam ocorrer lesão arterial pela falta da proteção óssea. Além da orientação em relação à linha média, a orientação vertical deve ser mantida no interior do seio esfenoidal e durante a abertura selar, evitando uma trajetória muito superior em direção ao plano esfenoidal, ou muito inferior em direção ao *clivus*, que pode estar erodido ou mesmo ausente em pacientes com tumores invasivos (Fig. 17-9).

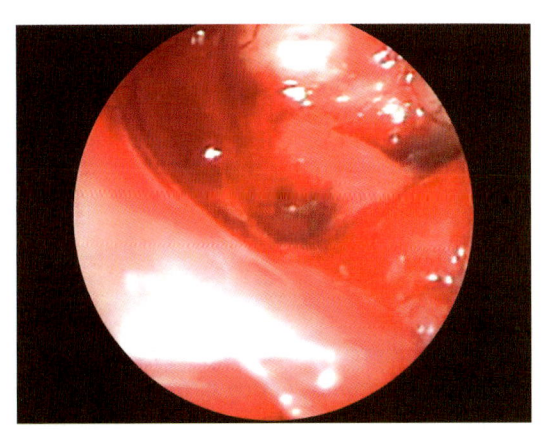

Fig. 17-9. Erosão do *clivus*, por infiltração tumoral, permitindo a visibilização da bifurcação da artéria basilar e do mesencéfalo.

Complicações intra-selares

Manipulação cirúrgica da sela pode levar à lesão vascular de artéria carótida interna no seio cavernoso, complicação que pode resultar em óbito.[44,60] Estas lesões podem levar à formação de pseudo-aneurisma e fístula carótido-cavernosa,[3,60] além de vasoespasmo pós-operatório e oclusão vascular.[26,36] As artérias carótidas podem ser encontradas dentro da sela, e a distância entre as duas artérias pode ser inferior a 4 mm.[30,46] Ressonância magnética da sela túrcica em T1 com contraste paramagnético, é suficiente na maioria dos casos para delinear as relações anatômicas das artérias carótidas internas. Angiorressonância ou angiografia arterial com subtração podem ser indicadas quando houver suspeita de anomalias arteriais, aneurismas no seio cavernoso ou sela túrcica.[56] Na ocorrência de lesão de artéria carótida e sangramento torrencial, deve-se proceder imediatamente à tentativa de tamponamento, que é praticamente tudo que se pode fazer no momento. Se o tamponamento falhar no controle do sangramento, a oclusão endovascular intra-operatória da carótida pode ser necessária. Se o sangramento for controlado com o tampão, a arteriografia é obrigatória no pós-operatório, e se esta resultar normal, deverá ser repetida após a remoção do tampão.[3] A oclusão endovascular também é o tratamento de escolha, nos casos de pseudo-aneurisma e fístula carótido-cavernosa.[3,9] A incidência de lesões de carótida varia na literatura de 0,4% a 1,4%.[15]

Embora algumas vezes seja necessária a remoção de porções de tumores que invadem a parte medial do seio cavernoso,[17] esta manobra cirúrgica pode resultar em lesão de um dos pares de nervos cranianos que passam pelo seio cavernoso, sendo o VI par o mais acometido.[15] A lesão de nervos cranianos no seio cavernoso é relatada na literatura em 0 a 1,2% dos casos.[44,60]

Complicações resultantes de manobras cirúrgicas no espaço supra-selar

Os adenomas pituitários se originam abaixo do diafragma selar, portanto, por fora da membrana aracnóidea e do espaço subaracnóideo (Fig. 17-10A). Com o crescimento eles atingem o espaço supra-selar, distendem o anel dural do diafragma, e deslocam a membrana aracnóidea (Fig. 17-10B). Conseqüentemente, independente de seu tamanho, forma e direção de sua extensão supra-selar, os adenomas pituitários estão confinados ao espaço extra-aracnóideo (Fig. 17-10C). A membrana aracnóidea deslocada superiormente forma um plano de dissecção, ao longo do qual mesmo tumores grandes podem ser ressecados completamente. O fato de que a cirurgia transesfenoidal pode ser inteiramente realizada por fora do espaço subaracnóideo, é a principal razão da benignidade do procedimento. No entanto, a lesão da membrana aracnóidea pode ocorrer em uma série de circunstâncias. Em pacientes que apresentam um recesso aracnóideo anterior baixo, durante a abertura da dura-máter e na manipulação da região ântero-superior da sela, a aracnóide pode se romper e o espaço subaracnóideo ser penetrado inadvertidamente. Esta complicação também pode ocorrer na remoção de macroadenomas hipofisários, quando a aracnóide que se apresentava distendida e elevada sobre o tumor, começa a se inverter para dentro da sela, à medida em que esta é esvaziada (Fig. 17-11). O reconhecimento imediato desta situação é essencial para que se evite a penetração no espaço subaracnóideo. A inci-

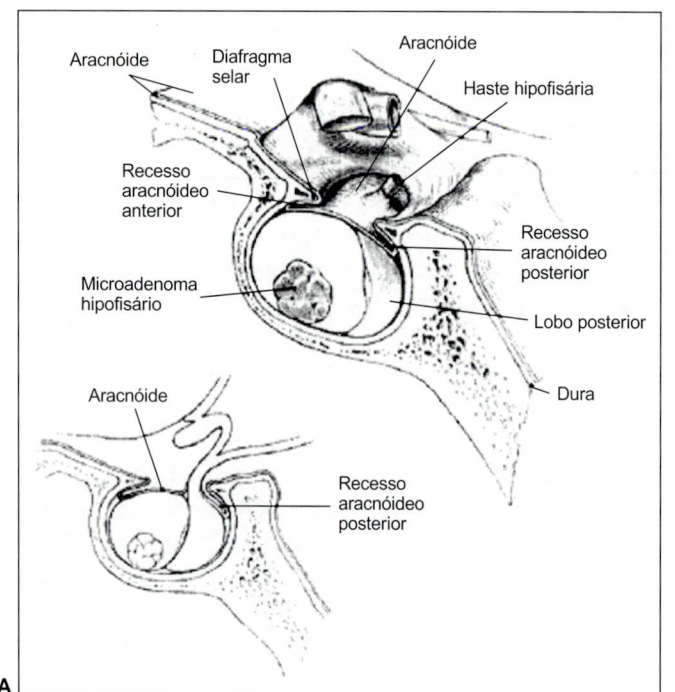

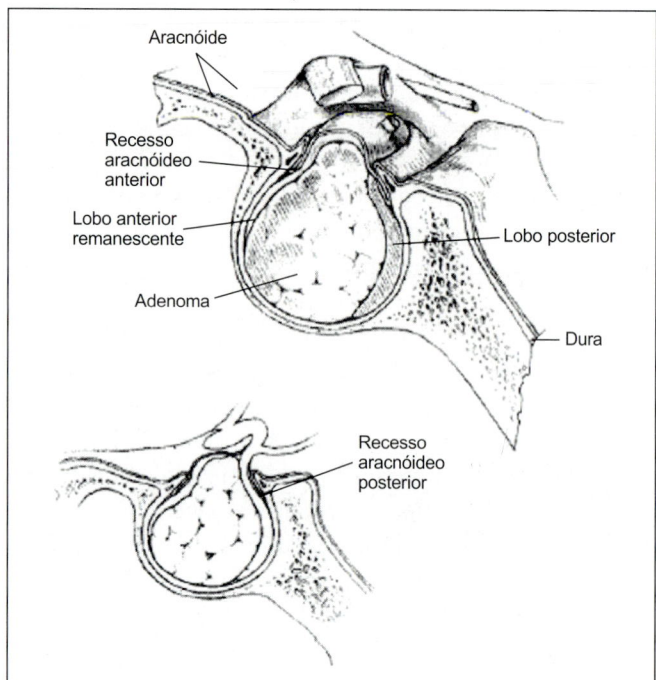

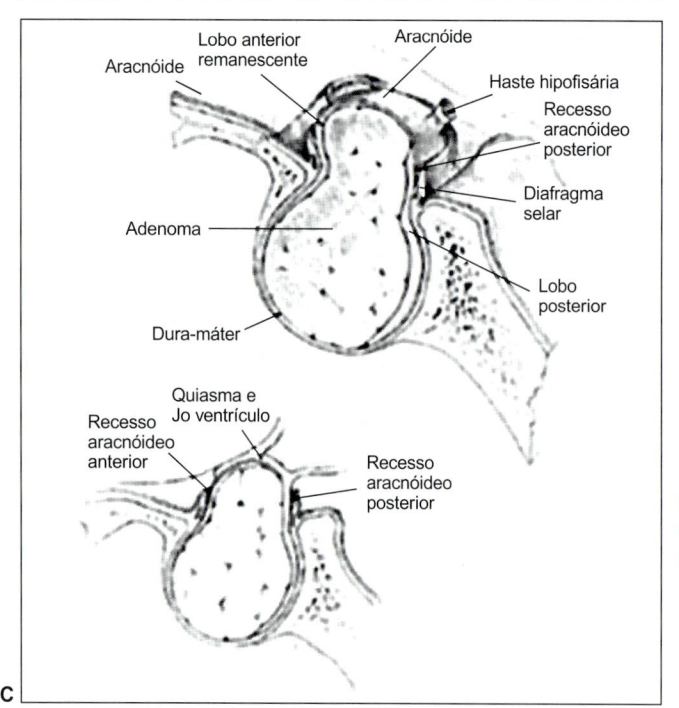

Fig. 17-10. Origem e crescimento do adenoma hipofisário. **(A)** Origem dos microadenomas no lobo anterior da hipófise. **(B)** Crescimento do adenoma hipofisário, resultando em alargamento do anel dural do diafragma selar e deslocamento superior da membrana aracnóide. **(C)** Macroadenoma hipofisário com extensão supra-selar. O anel dural do diafragma selar está acentuadamente distendido e deslocado superiormente. O ápice do tumor ainda se encontra recoberto pela membrana aracnóide (Adaptado).[15]

dência desta complicação na literatura é relativamente baixa para a maioria dos autores, entre 1% e 4%,[8,32,36,60] embora possa chegar até 9 a 15%.[28,47] Falha no fechamento da fístula liquórica pode resultar em pneumocéfalo ou meningite, sendo que esta última ocorre em 0 a 2% dos casos.[8,28,32,60] Nos casos em que houver lesão da aracnóide, deve-se realizar, como dito anteriormente, o tamponamento da sela. O tamponamento não deve deslocar a aracnóide acima do nível das clinóides anteriores, ou causar compressão dos seios cavernosos.

A penetração do espaço subaracnóideo pode causar ainda lesão de estruturas neurovasculares, incluindo o hipotálamo, nervos ópticos e quiasma, e vasos circunvizinhos. Em duas revisões detalhadas de complicações da cirurgia transesfenoidal, a principal causa de óbito intra-operatório foi lesão hipotalâmica.[44,60] A diminuição de acuidade visual ocorre em cerca de 0,6 a 1,6% dos casos.[6,15,36,60] A perda visual pode ocorrer tanto por trauma direto quanto por comprometimento vascular.[1,8] O risco de lesão do nervo óptico, quiasma e hipotálamo, aumenta muito nos casos de tumores recidivantes, especialmente naqueles operados anteriormente por craniotomia.[31] No acesso transcraniano à hipófise, a aracnóide é aberta antes do tumor ser alcançado, o que pode levar a adesões entre o conteúdo selar remanescente de

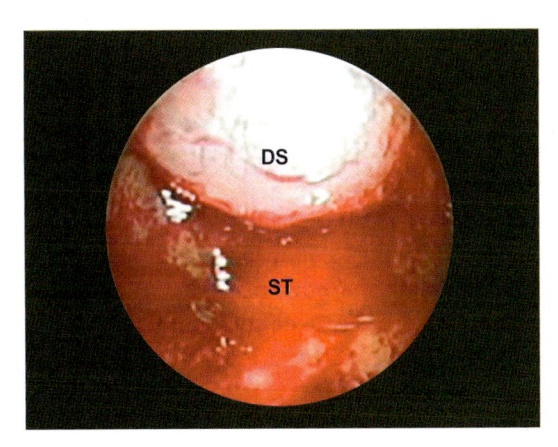

Fig. 17-11. Diafragma selar invertido no interior da sela após remoção de macroadenoma. DS = diafragma selar; ST = sela túrcica.

um lado, e nervo óptico, quiasma e hipotálamo de outro. A realização de cirurgia transesfenoidal subseqüente pode resultar em lesão das estruturas nervosas por tração, contusão ou insuficiência vascular. Perda visual também pode ocorrer meses ou mesmo anos após a remoção de macroadenomas, por prolapso do nervo óptico e quiasma para o interior da sela vazia.[30]

A manipulação cirúrgica durante a remoção da porção supra-selar do tumor pode causar hemorragia e edema do tecido tumoral residual, resultando em óbito, perda visual, hidrocefalia, letargia e paresias, além de hemorragia subaracnóidea (Fig. 17-12A a C).[8,15,28,44]

Complicações endocrinológicas

Diabetes *insipidus* e insuficiência pituitária anterior são as complicações endocrinológicas mais freqüentemente relatadas.

Diabetes *insipidus* temporário no pós-operatório de cirurgias transesfenoidais é uma ocorrência bastante freqüente, relatada em 10 a 60% dos casos,[42,47] mas apenas em 0,5 a 15% dos casos se torna permanente.[8,28,36,42,57] Além disso, o pós-operatório pode ser complicado por secreção inapropriada de hormônio antidiurético, que costuma ocorrer por volta do sexto ou sétimo dia após a cirurgia, quando o paciente já se encontra em casa. O provável mecanismo envolvido, é a liberação súbita deste hormônio, secundária a necrose parcial do lobo posterior da hipófise causada pelo trauma cirúrgico.[16,18,55]

A insuficiência pituitária anterior tem sido relatada na literatura como sendo uma ocorrência rara. Várias séries relatam incidência variando de 1 a 10%,[57,60] podendo chegar a 27%.[47] Costuma ocorrer mais freqüentemente em pacientes submetidos à remoção de grandes tumores, e naqueles que já apresenta-

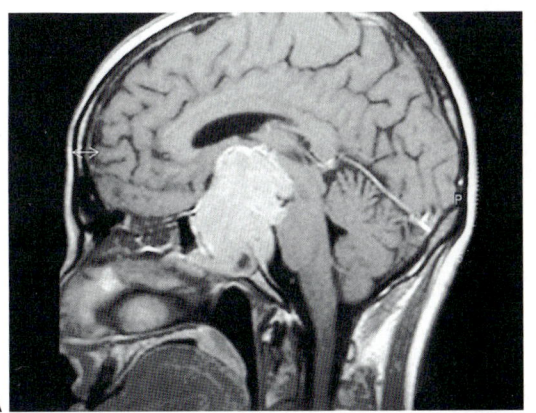

Fig. 17-12. (A) Ressonância magnética de crânio em corte sagital mostrando macroadenoma hipofisário com grande extensão supra-selar. **(B)** Tomografia computadorizada de crânio em corte axial, pós-operatória, demonstrando a ocorrência de sangramento do resíduo tumoral. **(C)** Sangramento estendendo-se ao 3º ventrículo.

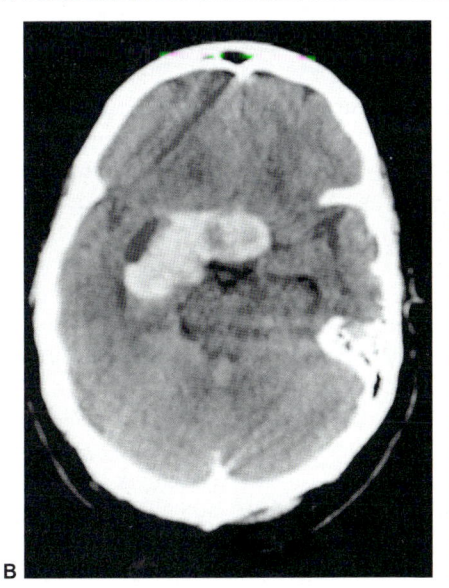

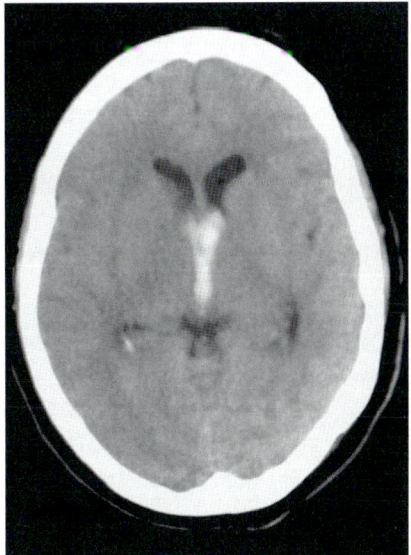

vam déficit de função da adenoipófise antes da cirurgia. O tecido hipofisário anterior normal, residual, pode ser identificado na ressonância magnética da sela túrcica em T1, com contraste paramagnético. Ele costuma se apresentar como uma fina camada de tecido realçado, em volta do tumor, especialmente sobre seu pólo superior. Deve-se tentar preservar este tecido hipofisário normal remanescente a todo custo, uma vez que ele pode se mostrar suficiente para a manutenção das funções pituitárias no período pós-operatório.

■ ENDOSCÓPIOS × MICROSCÓPIO

Uma série de complicações está associada à localização e ao tamanho do tumor, experiência do cirurgião e ao tipo de técnica utilizada para acessar a sela túrcica. O acesso endoscópico, em vários estudos, tem apresentado menor número de complicações, proporcionando melhor iluminação e visibilização do campo operatório, obtendo uma visão panorâmica das estruturas neurovasculares.[5,11,19] A lesão da artéria carótida e do nervo óptico são menos freqüentes. Além disso, ainda proporciona menor trauma das fossas nasais, reduzindo o tempo cirúrgico e a morbidade pós-operatória. O uso de endoscópios angulados favorece a visibilização de lesões em regiões desfavoráveis, como a região supra-selar por exemplo.

A principal desvantagem do uso da endoscopia é o pequeno espaço a ser trabalhado com o endoscópio e os instrumentos cirúrgicos, requerendo que o cirurgião tenha um bom treinamento para manobrar os instrumentos em torno do endoscópio. A imagem proporcionada pelo endoscópio é monocular (bidimensional), dificultando a visibilização de estruturas em diferentes planos. Outra desvantagem seria a limitação visual na vigência de sangramento, exigindo que o cirurgião retire o endoscópio periodicamente, durante o procedimento, para limpeza. Os Quadros 17-2 e 17-3 apresentam comparações entre o uso do endoscópio e do microscópio.

Quadro 17-2. Propriedades ópticas

Propriedades	Microscópio	Endoscópio
Campo visual	+	+++
Resolução	+++	+
Visão tridimensional	++	−
Visão periférica	+/−	+
Tamanho do foco	+	+++

Quadro 17-3. Abordagem cirúrgica

Variável	Microscópio	Endoscópio
Incisões	+	−
Tampão/splints	++	−
Queixas do paciente	++	+/−
Dias de hospitalização	3-7 dias	1-3 dias

Poucos avanços tecnológicos têm incrementado a cirurgia da hipófise nos últimos anos, podemos citar a ressonância intra-operatória e o uso do sistema de navegação.[5,11,50] Neste contexto, o uso do endoscópio ganha maior aceitação a cada dia, e em breve será um método popular de acesso à sela túrcica. A prática de dissecções e estudos anatômicos, são essenciais para o aprendizado e treinamento do manejo dos endoscópios. Os cirurgiões também podem ganhar mais experiência usando o endoscópio na complementação de uma abordagem tradicional. A técnica microscópica associada à técnica endoscópica, para alguns, ainda é a melhor opção.

■ REFERÊNCIAS BIBLIOGRÁFICAS

1. Adams CBT. The management of pituitary tumours and postoperative visual deterioration. *Acta Neurochir (Wien)* 1988;94:103-116.
2. Ahmadi J, North CM, Segall HD, Zee CS, Weiss MH. Cavernous sinus invasion by pituitary adenomas. *AJNR Am J Neuroradiol* 1985;6:893-898.
3. Ahuja A, Guterman LR, Hopkins LN. Carotid cavernous fistula and false aneurysm of the cavernous carotid artery: complications of transsphenoidal surgery. *Neurosurgery* 1992;31:774-779.
4. Artico M, Pastore FS, Fraioli B, Giuffrè R. The contribution of Davide Giordano (1864-1954) to pituitary surgery: the transglabellar-nasal approach. *Neurosurgery* 1998;42:909-912.
5. Badie B, Nguyen P, Preston JK. Endoscopic guided direct endonasal approache for pituitary surgery. *Surg Neurol* 2000;53:168-173.
6. Barrow DL, Tindall GT. Loss of vision after transsphenoidal surgery. *Neurosurgery* 1990;27:60-68.
7. Barrow DL, Tindall GT, Tindall SC. *Perspectives in neurological surgery.* Vol. 3. St. Louis: Quality Medical Publishing, 1992. 49-58p.
8. Black PMcL, Zervas NT, Candia G. Incidence and management of complications of transsphenoidal operation for pituitary adenomas. *Neurosurgery* 1987;20:920-924.
9. Britt RH, Silverberg GD, Prolo DJ, Kendrick MM. Balloon catheter occlusion for cavernous carotid artery injury during transsphenoidal hypophysectomy. *J Neurosurg* 1981;55:450-452.
9a. Adaptado de Cappabianca P, de Divitiis E. *Endoscopic Pituitary Surgery.* Tuttlingen, Germany: Endo-Press, 2003.
10. Carrrau RL, Jho HD. Endoscopic endonasal transsphenoidal surgery: experience with 50 pacients. *Journal of Neurosurgery* 1997;87:44-51.
11. Carrau RL, Kassam AB, Snyderman CH. Pituitary surgery. *The Otolaryngologic Clinics of North America* 2001;34(6):1143-55.
12. Chandler WF. Sellar and parasellar lesions. *Clin Neurosurg* 1991;37:514-527.
13. Ciric I, Cozzens JW. Craniopharyngiomas: transsphenoidal method of approach for the virtuoso only? In: Carmel PW (ed): *Clinical Neurosurgery.* Vol. 27. Baltimore: Williams & Wilkins, 1980. 605-625p.
14. Ciric I, Mikhael M, Stafford T, Lawson L, Garces R. Transsphenoidal microsurgery of pituitary macroadenomas

with long-term follow-up results. *J Neurosurg* 1983;59:395-401.
15. Ciric I, Ragin A, Baumgartner C, Pierce D. Complications of transsphenoidal surgery: results of a national survey, review of the literature, and personal experience. *Neurosurgery* 1997;40:1992-98.
16. Comtois R, Beauregard H, Somma M, Serri O, Aris-Jilwan N, Hardy J. The clinical and endocrine outcome of transsphenoidal microsurgery of nonsecreting pituitary adenomas. *Cancer* 1991;68:860-866.
17. Couldwell WT, Weiss MH. Pituitary adenomas: pituitary macroadenomas. In: Apuzzo MLJ (ed.) *Brain surgery: complication avoidance and management.* New York: Churchill Livingstone, 1993. 295-12p.
18. Cusick JF, Hagen TC, Findling JW. Inappropriate secretion of antidiuretic hormone after transsphenoidal surgery for pituitary tumors. *N Engl J Med* 1984;311:36-38.
19. Divitiis E, Cappabianca P, Cavallo LM. Endoscopic transsphenoidal approach: adaptability of the procedure to different sellar lesions. *Neurosurgery* 2002;51:699-707.
20. Elwany S; Elsaeid I; Thabet H. Endoscopic anatomy of the sphenoid sinus. *The Journal of Laryngology and Otology* 1999;113:122-26.
21. Fahlbusch R, Buchfelder M. Transsphenoidal surgery of parasellar pituitary adenomas. *Acta Neurochir (Wien)* 1988;92:93-99.
22. Guiot G, Rougerie J, Fourestier M, Fournier A, Comoy C, Voulmiere J, Groux R. Intracranial endoscopic explorations [in French]. *Presse Med* 1963;71:1225-1228.
23. Guiot G. Transsphenoidal approach in surgical treatment of pituitary adenomas: General principles and indications in non-functioning adenomas. In: Kohler PO, Ross GT (eds.) *Diagnosis and treatment of pituitary tumors.* New York: Elsevier, 1973. 159-178p.
24. Hardy J, Wigser SM. Transsphenoidal surgery of pituitary fossa tumors with televised radiofluoroscopic control. *J Neurosurg* 1965;23:612-619.
25. Hardy J. Transsphenoidal microsurgery of the normal and pathologic pituitary. *Clin Neurosurg* 1969;16:185-217.
26. Hyde-Rowan MD, Roessmann U, Brodkey JS. Vasospasm following transsphenoidal tumor removal associated with arterial changes of oral contraception. *Surg Neurol* 1983;20:120-124.
27. Jankowski R, Auque J, Simon C, Marchal JC, Hepner H, Wayoff M. Endoscopic pituitary tumor surgery. *Laryngoscope* 1992;102:198-202.
28. Kennedy DW, Cohn ES, Papel ID, Hilliday MJ. Transsphenoidal approach to the sella: the Johns Hopkins experience. *Laryngoscope* 1984;94:1066-1074.
29. Landolt AM. Complications and pitfalls of transsphenoidal pituitary surgery. *Neurosurgeons* 1984;4:395-404.
30. Laws ER Jr, Kern EB. Complications of transsphenoidal surgery. *Clin Neurosurg* 1976;23:401-416.
31. Laws ER Jr, Kern EB. Complications of transsphenoidal surgery. In: Tindall GT, Collins WF (eds.) *Clinical management of pituitary disorders.* New York: Raven Press, 1979. 435-445p.
32. Laws ER Jr. Transsphenoidal microsurgery in the management of craniopharyngioma. *J Neurosurg* 1980;52:661-666.
33. Laws ER Jr, Kern EB. Complications of transsphenoidal surgery. In: Laws ER, Randall RV, Kern EB (eds.) *Management of Pituitary Adenomas and Related Lesions.* New York: Appleton-Century-Crofts, 1982. 329-346p.
34. Laws ER Jr. Complications of transsphenoidal microsurgery for pituitary adenoma. In: Brock M (ed.) *Modern neurosurgery I.* Berlin: Springer-Verlag, 1982. 181-186p.
35. Laws ER Jr. Surgical management of pituitary adenomas. *Curr Prob Cancer* 1984;8:1-26.
36. Laws ER Jr. Transsphenoidal approach to lesions in and about the sella turcica. In: Schmidek HH, Sweet WH (eds.) *Operative neurosurgical techniques: indications, methods, and results.* Philadelphia: WB Saunders Co., 1988. 309-319p.
37. Liu JK, Das K, Weiss MH, Laws ER Jr, Couldwell WT. The history and evolution of transsphenoidal surgery. *J Neurosurg* 2001;95:1097-1103.
38. Lopatin AS, Kapitanov DN, Potapov AA. Endonasal endoscopic repair of spontaneus cerebrospinal fluid leaks. *Arch Otolaryngol Head and Neck Surg* 2003;129:859-863.
39. Mampalam TJ, Tyrell JB, Wilson CB. Transsphenoidal microsurgery for Cushing's disease: a report of 216 cases. *Ann Intern Med* 1988;109:487-493.
40. Mohr G, Hardy J, Comtois R, Beauregard H. Surgical management of giant pituitary adenomas. *Can J Neurol Sci* 1990;17:62-66.
41. Nabe-Nielsen J. Nasal complication after transsphenoidal surgery for pituitary pathologies. *Acta Neurochir (Wien)* 1989;96:122-125.
42. Nakane T, Kuwayama A, Watanabe M, Kageyama N. Transsphenoidal approach to pituitary adenomas with suprasellar extension. *Surg Neurol* 1981;16:225-229.
43. Newmark H III, Kant N, Duerksen R, Pribram HW, Newmark H. Orbital floor fracture: an unusual complication of trans-septal transsphenoidal hypophysectomy. *Neurosurgery* 1983;12:555-556.
44. Onesti ST, Post KD. Complications of transsphenoidal microsurgery. In: Post KD, Friedman ED, McCormick P (eds.) *Postoperative complications in intracranial neurosurgery.* Chicago: Thieme Medical Publishers, 1993. 61-73p.
45. Pasztor E, Kemeny AA, Piffko P. Transsphenoidal surgery for suprasellar pituitary adenomas. *Acta Neurochir (Wien)* 1983;67:11-17.
46. Renn WH, Rhoton AL Jr. Microsurgical anatomy of the sellar region. *J Neurosurg* 1975;43:288-298.
47. Riche H, Jaboulay JM, Chiara Y, Peloux A. Complications post-operatoires de la voie trans-sphenoidale. *Minerva Anestesiol* 1992;58:71-72.
48. Saito K, Kuwayama A, Yamamoto N, Sugita K. The transsphenoidal removal of nonfunctioning pituitary adenomas with suprasellar extensions: the open sella method and intentionally staged operation. *Neurosurgery* 1995;36:668-676.
49. Sethi DS, Stanley RE, Pillay PK. Endoscopic anatomy of the sphenoid sinus and Sella Turcica. *The Journal of Laryngology and Otology* 1995;109:951-955.
50. Sethi DS, Pillay PK. Endoscopic Management of Lesions of the Sella Turcica. *The Journal of Laryngology and Otology* 1995;109:956-962.

51. Siegel MB, Hendrix RA. Transsphenoidal hypophysectomy: a critical review. *Trans Pa Acad Ophthalmol Otolaryngol* 1990;42:1002-1007.
52. Symon L, Jakubowski J, Kendall B. Surgical treatment of giant pituitary adenomas. *J Neurol Neurosurg Psychiatry* 1979;42:973-982.
53. Van Alyea OE. Sphenoid sinus: anatomic study, with consideration of the clinical significance of the structural characteristics of the sphenoid sinus. *Arch Otolaryngol* 1941;4:225-53.
54. Weiss M. Pituitary tumors: an endocrinological and neurosurgical challenge. *Clin Neurosurg* 1992;39:114-122.
55. Whitaker SJ, Meanock CI, Turner GF, Smyth PJ, Pickard JD, Noble AR, Walker V. Fluid balance and secretion of antidiuretic hormone following transsphenoidal pituitary surgery: a preliminary series. *J Neurosurg* 1985;63:404-412.
56. White JC, Ballantine HT Jr. Intrasellar aneurysms simulating hypophyseal tumours. *J Neurosurg* 1961;18:34-50.
57. Wilson CB. Neurosurgical management of large and invasive pituitary tumors. In: Tindall FT, Collins WF (eds.) *Clinical Management of Pituitary Disorders*. New York: Raven Press, 1979. 269-276p.
58. Wilson CB. A decade of pituitary microsurgery: the Herbert Olivecrona Lecture. *J Neurosurg* 1984;61:814-833.
59. Xuan BG. Variation of sphenoidal sinuses in relation to Sella Turcica. *Chinese Medical Journal* 1990;103:324-325.
60. Zervas NT. Surgical results in pituitary adenomas: results in an international survey. In: Black PMCL, Zervas NT, Ridgway EC Jr, Martin JB (eds.) *Secretory tumors of the pituitary gland*. New York: Raven Press, 1984. 377-385p.

DESCOMPRESSÃO DO NERVO ÓPTICO

Fabrízio Romano ❖ Richard Voegels

■ INTRODUÇÃO

Fraturas da base anterior do crânio podem causar perda de visão completa ou parcial devido à neuropatia óptica traumática. Fraturas do assoalho orbitário e da asa menor do esfenóide, comumente são acompanhadas desta situação. A lesão do nervo óptico pode ocorrer por trauma direto (penetrante), indireto (com a força sendo transmitida pelo osso ou por movimentação excessiva do globo ocular) ou uma combinação dos dois.[25] A perda de visão pode ser permanente ou temporária, mas não existe, atualmente, um meio confiável de predizer o prognóstico. Apesar das conseqüências graves destas lesões, seu tratamento permanece controverso e o prognóstico em termos de acuidade visual, incerto.[29] As lesões posteriores do nervo óptico acontecem principalmente no canal óptico, sendo raras em sua porção intracraniana.[5,19]

A avaliação destes pacientes é difícil, já que muitas vezes eles apresentam lesões concomitantes e podem estar com alterações do nível de consciência ou não cooperativos. Quando possível, o uso dos potenciais visuais evocados é interessante.[3] É importante diferenciarmos a neuropatia óptica traumática de um defeito pupilar aferente causado por hemorragia orbitária, quando é necessária uma cantotomia lateral emergencial. Em alguns casos, a tomografia computadorizada pode ajudar, evidenciando linhas de fratura,[12,23] porém ela tende a subestimar a gravidade do quadro. A associação com a ressonância magnética e novas técnicas de alta resolução que correlacionam a anatomia com os achados radiológicos pode melhorar a acurácia dos diagnósticos.[7]

As duas opções de tratamento para a neuropatia óptica traumática são a descompressão cirúrgica e o uso de esteróides. Esta escolha é muito controversa, já que não existe consenso na literatura sobre a melhor escolha e quais os parâmetros que devem defini-la. Além disso, o atraso na indicação cirúrgica para tentativa de tratamento medicamentoso pode reduzir suas chances de sucesso. O fato de que a descompressão ajuda a reduzir os fatores responsáveis pela perda axonal secundária, mas não afeta a necrose contusional primária, também deve ser levado em conta.[29]

O acesso intracraniano ao nervo óptico tem alta morbidade e resultados pobres.[4] O nervo óptico pode alternativamente ser acessado através de uma etmoidectomia externa associada ao uso do microscópio ou por via endoscópica, que é nosso acesso de predileção, pois permite uma ótima visibilização com menor taxa de seqüelas e menor morbidade.[11,21] Após uma esfenoetmoidectomia ampla, a lâmina papirácea é adelgaçada no sentido ântero-posterior. Uma broca de diamante é então utilizada para afinar o osso do ápex orbitário, canal óptico e forame óptico, até que o osso possa ser retirado delicadamente, expondo o nervo. Neste momento, podemos visibilizar e retirar pequenos fragmentos ósseos decorrentes das fraturas. Se for necessário, abrimos a bainha do nervo para permitir maior descompressão. Caso haja fístula liquórica ela é tratada da maneira convencional. Os resultados são extremamente variáveis, mas parecem ser melhores se a cirurgia for realizada dentro de 48 horas após o trauma.

■ DESCOMPRESSÃO ORBITÁRIA

A doença ocular tireoidiana é um distúrbio auto-imune em que há edema intersticial, infiltração linfocítica e de mastócitos dos músculos extra-oculares, e acúmulo de glicosaminoglicanos na gordura orbitária, levando a aumento no volume de tecido orbitário. Isto provavelmente acontece por aspectos combinados de antigenicidade entre a gordura orbitária e os músculos extra-oculares e a glândula tireóide.[8,15] Seu curso clínico apresenta duas fases, uma mais precoce (inflamatória), e outra mais estável, em que o tratamento clínico é pouco eficaz.[26] Dependendo da severidade, isso leva à congestão orbitária, proptose, retração palpebral, miopatia restritiva com diplopia e, em casos mais severos, úlceras de córnea e neuropatia óptica compressiva, que se apresenta com discromatopsia, déficit visual e de percepção de luminosidade e anormalidades de campo visual.[1,22] A proptose, medida pelo exoftalmômetro de Hertel, se caracteriza por um deslocamento anormal do olho maior que 14 mm a 21 mm, com 2 mm de disparidade.[20]

Entre os pacientes com doença de Graves, cerca de 20 a 30% irão desenvolver sinais oftálmicos, sendo 5% de formas graves requerendo tratamento antiinflamatório. Os mais utilizados são a corticoterapia, a radioterapia orbitária e, em menor grau a ciclofosfamida. Estes tratamentos são eficientes em dois terços dos casos. Às vezes a retração palpebral superior exige uma correção cirúrgica, assim como os casos de estrabismo.[18]

Após falha do tratamento clínico, a descompressão cirúrgica do conteúdo orbitário para um espaço real ou potencial é a terapia de escolha para casos de orbitopatia distireoidiana severa causando úlceras de córnea, neuropatia compressiva, ou mais recentemente para minimizar alterações estéticas.[10] A avaliação pré-operatória inclui, além dos procedimentos usuais, endoscopia nasal, tomografia computadorizada dos seios paranasais (Fig. 18-1) e exoftalmetria.

Uma grande variedade de acessos à órbita já foi descrita, e essencialmente todas as paredes orbitárias já foram removidas na tentativa de se atingir descompressão da mesma.[8] Em 1911, Dollinger realizou uma descompressão da parede lateral através do acesso de Krönlein, porém com pouco resultado.[10] Nazzfiger desenvolveu uma técnica de descompressão da parede superior para a fossa anterior do crânio, porém além do alto risco, ela causava uma desagradável transmissão da pulsação cerebral para os olhos.[17] Em 1936, os otorrinolaringologistas envolveram-se no assunto, quando Sewall[24] descreveu uma descompressão medial através de etmoidectomia externa. Hirsch[9] foi o primeiro a utilizar o acesso de Caldwell-Luc para remoção do assoalho orbitário. A técnica descrita em 1957, por Walsh e Ogura, estendeu este acesso, incluindo a parede medial e tornando-se o padrão para descompressões inferiores e medias. Porém, o desejo de se minimizar a morbidade associada a este procedimento, mantendo os resultados descompressivos, impulsionou o desenvolvimento de novas técnicas.[28] Kennedy,[10] em 1990, propôs a utilização da técnica endoscópica transnasal de acesso à órbita, listando vários benefícios, como a menor morbidade e ausência de cicatriz externa e mantendo os resultados descompressivos. Desde então, uma variedade de procedimentos combinando a retirada de diferentes paredes orbitárias vem sendo realizados para atingir um efeito descompressivo mais acentuado.[7] A diminuição da exoftalmometria oscila entre 4 e 6 mm nos procedimentos sobre duas paredes e um pouco mais nos procedimentos sobre três paredes.[18]

Com o aumento da experiência do uso de endocópios pelos cirurgiões, o espectro dos procedimentos endonasais, vem aumentando, incluindo fechamento de fístulas liquóricas, dacriocistorrinostomias, hipofisectomias etc., e o avanço ao esqueleto orbitário medial e inferior e nervo óptico era lógico e esperado.[27]

Nós preferimos a realização do procedimento sob anestesia geral, mas em casos especiais, como em olho único ou morbidades clínicas associadas, o uso da anestesia local é perfeitamente possível. Após uma vasoconstrição cuidadosa, o processo uncinado é retirado, assim como a bula etmoidal. A abertura da lamela basal (porção diagonal da concha média) permite o acesso ao etmóide posterior que é marsupializado permitindo uma exposição ampla da lâmina papirácea, desde a face anterior do esfenóide até o osso lacrimal (Fig. 18-2). O seio maxilar é aberto e seu óstio natural alargado, permitindo o acesso à parede inferior da órbita. A lâmina papirácea é então delicadamente removida com o uso de um *cottle* ou cureta delicada, tomando-se o cuidado de não lesar a periórbita, para que a gordura extruída não atrapalhe o procedimento. Uma leve pressão no globo ocular do paciente nos mostra a periórbita se movimentando em direção à cavidade nasal. Aproximadamente 2 mm anteriormente ao seio esfenoidal, encontramos uma área de osso mais espesso, chamada Ânulo de Zinn, que é o local de origem dos músculos extra-oculares e por onde passa o nervo óptico. Como os tendões dos músculos não estão envolvidos na doença, este é nosso limite posterior.[20] Se necessário, podemos estender a descompressão na parede inferior, até o limite do nervo infra-orbitário. Deve-se tomar um cuidado adicional na região de intersecção entre a parede lateral e a parede inferior da órbita, que apresenta o osso mais espesso e, se possível, deve ser preservado. Com a periórbita totalmente exposta, ela é incisada com uma *sickle knife*, em múltiplas incisões paralelas, seguindo o sentido ântero-posterior. Muito cuidado para não lesar o músculo reto medial que está 1 a 2 mm lateral à periórbita e encontra-se aumentado na doença de

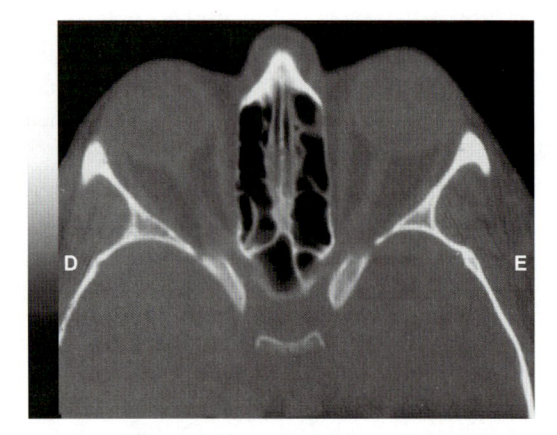

Fig. 18-1. Tomografia computadorizada em corte axial, mostrando exoftalmo às custas de aumento da gordura periorbitária (mais evidente à esquerda). E = lado esquerdo; D = lado direito.

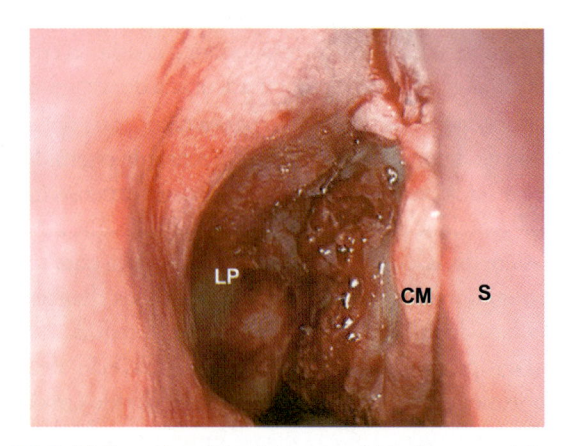

Fig. 18-2. Visão endoscópica intra-operatória da marsupialização etmoidal expondo a lâmina papirácea (fossa nasal direita). S = septo, CM = concha média, LP = lâmina papirácea.

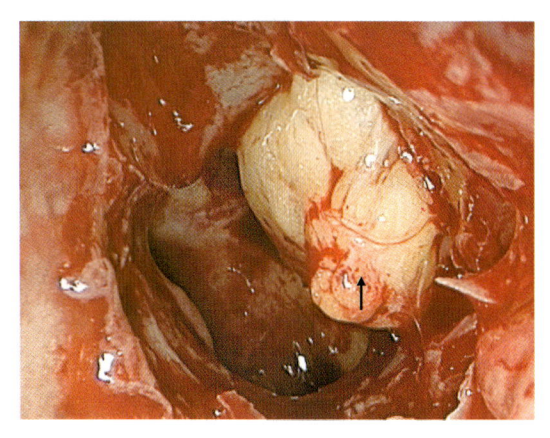

Fig. 18-3. Fossa nasal esquerda. Visão endoscópica intra-operatória da abertura da periórbita com herniação da gordura periorbitária (seta).

Graves. A gordura extrui livremente para a cavidade nasal, não sendo necessária sua retirada (Fig. 18-3). É interessante não retirarmos totalmente a periórbita para manter um grau de sustentação e diminuir a diplopia pós-operatória.

Distúrbios da motilidade ocular são tão comuns após este procedimento, que alguns autores os consideram uma seqüela esperada e não uma complicação.[13] Diplopia existe pré-operatoriamente em mais da metade dos pacientes.[8] Com o advento de técnicas mais conservadoras, como a manutenção de parte da periórbita adjacente ao músculo reto medial *(orbital sling)*[16] ou da junção óssea entre as paredes medial e inferior *(orbital strut)*,[26] além de uma descompressão balanceada (em casos que envolvam a parede lateral e medial), estes distúrbios diminuíram muito. Mesmo assim, muitas vezes a descompressão orbitária é um passo preliminar aos pacientes que realizarão cirurgia dos músculos extra-oculares.[14]

Outra complicação comum é rinossinusite, especialmente se a gordura orbitária obstrui o óstio maxilar ou o recesso frontal, mas é facilmente evitada com uma antrostomia e etmoidectomia (com abertura do *agger nasi,* se necessário) amplas durante o procedimento.

Além da doença de Graves, outras causas de aumento de pressão intra-orbitária podem requerer cirurgias descompressivas, como por exemplo abscesso orbitários, pneumoceles (especialmente em pacientes com história de abuso de cocaína),[2] ou malformações venosas orbitárias (quando trombosadas ou hemorrágicas).[6]

■ **REFERÊNCIAS BIBLIOGRÁFICAS**

1. Asaria RHY, Koay B, Elston JS, Bates GEM. Endoscopic orbital decompression for thyroid eye disease. *Eye* 1998;12:990-995.
2. Ayala C, Watkins L, Deschler DG. Tension orbital pneumocele secondary to nasal obstruction from cocaine abuse: a case report. *Otolaryngol Head Neck Surg* 2002;127:572-4.
3. The electroretinogram and the visual evoked potential in two patients with tuberculum sellae meningioma before and after decompression of the optic nerve. *Ophthalmologica* 1971;163:360-8.
4. Surgical quality assurance in the Ischemic Optic Neuropathy Decompression Trial (IONDT). *Control Clin Trials* 2003;24:294-305.
5. Optic nerve sheath decompression for visual loss in patients with acquired immunodeficiency syndrome and cryptococcal meningitis with papilledema. *Am J Ophthalmol* 1993;116:472-8.
6. Gigantelli JW, Gagnon MR, Arthur JA, Leopold DA. Endoscopic transethmoidal decompression of a thrombosed orbital venous malformation. *ENT Journal* 2002;81:346-51.
7. Goldberg RA. The evolving paradigm of orbital decompression surgery. *Arch Ophtalmol* 1998;116:95-6.
8. Graham SM, Brown CL, Carter KD, Song A, Nerad JA. Medial and lateral orbital wall surgery for balanced decompression in thyroid eye disease. *Laryngoscope* 2003;113:1206-9.
9. Hirsch O. Surgical decompression of exophtalmos. *Arch Otolaryngol Head Neck Surg* 1950;51:325-31.
10. Kennedy DW, Goodstein ML, Miller NR, Zinreich J. Endoscopic transnasal orbital decompression. *Arch Otolaryngol Head Neck Surg* 1990;116:275-82.
11. Luxenberger W, Stammberger H, Jebeles JA, Walch C. Endoscopic optic nerve decompression: the Graz experience. *Laryngoscope* 1998;108:873-82.
12. Computerized tomographic scan findings in facial fractures associated with blindness. *Plast Reconstr Surg* 1981;68:479-90.
13. McCord CD Jr. Current trends in orbital decompression. *Ophtalmology* 1985;92:21-33.
14. Metson R, Dallow RL, Shore JW. Endoscopic orbital decompression. *Laryngoscope* 1994;104:950-7.
15. Metson R, Samaha M. Reduction of diplopia following endoscopic orbital decompression: the orbital sling technique. *Laryngoscope* 2002;112:1753-7.
16. Metson R, Shore JW, Gliklich RE, Dallow RL. Endoscopic orbital decompression under local anesthesia. *Otolaryngol Head Neck Surg* 1995;113:661-7.
17. Naffziger HC. Progressive exophtalmos following thyroidectomy: its pathology and treatment. *Ann Surg* 1931;94:582-6.
18. Adalmir Morterá Dantas, Mario Luiz Ribeiro Monteiro. Oftalmopatia de graves. In: *Doenças de órbita*. Rio de Janeiro: Cultura Médica, 2002.
19. The transantral orbital decompression operation for progressive exophtalmos. *Laryngoscope* 1962;72:1078-97.
20. Rizk SS, Papageorge A, Liberatore LA, Sacks EH. Bilateral simultaneous orbital decompression for Graves' orbitopathy with a combined endoscopic and Caldwell-Luc approach. *Otolaryngol head Neck Surg* 2000;122:216-21.
21. Strabismus following endoscopic orbital decompression for thyroid eye disease. *Strabismus* 2003;11:163-71.
22. Schaefer SD, Soliemanzadeh P, Della Rocca DA, Yoo GP, Maher EA, Milite JP, Della Rocca RC. Endoscopic and transconjunctival orbital decompression for thyroid-related orbital apex compression. *Laryngoscope* 2003;113:508-13.

23. Therapy for traumatic optic neuropathy. *Arch Ophthalmol* 1991;109:610.
24. Sewall EC. Operative control of progressive exophtalmos. *Arch Otolaryngol Head Neck Surg* 1936;24:621-4.
25. Traumatic optic neuropathy: where do we stand? *Ophthal Plast Reconstr Surg* 2002;18:232-4.
26. Vaseghi M, Tarin TT, Levin PS, Terris DJ. Minimally invasive orbital decompression for Graves ophtalmopathy. *Ann Otol Rhinol Laryngol* 2003;112:57-62.
27. Wee DTH, Carney S, Thorpe M, Wormaild PJ. Endoscopic orbital decompression for Graves' ophtalmopathy. *J Laryngol Otol* 2002;116:6-9.
28. White WA, White WL, Shapiro PE. Combined endoscopic medial and inferior orbital decompression with transcutaneous lateral orbital decompression in Graves' orbitopathy. *Ophtlmology* 2003;110:1827-32.
29. Wohlrab TM, Maas S, de Carpentier JP. Surgical decompression in traumatic optic neuropathy. *Acta Ophtalmol Scand* 2002;80:287-93.

19

MUCOCELES

Fábio Pinna ❖ Tatiana Abdo ❖ Richard Voegels

■ INTRODUÇÃO

Mucoceles são formações benignas císticas expansivas compostas por um epitélio secretor de muco (epitélio pseudo-estratificado ou respiratório). A mucocele geralmente preenche toda a cavidade paranasal. Mesmo sendo lesões benignas geralmente expandem-se, abaulando as paredes ósseas do seio acometido por uma pressão local e reabsorção óssea.[1,2]

Quando o conteúdo é purulento, temos uma mucocele purulenta, piocele ou mucopiocele. Dois tipos de mucocele podem ser definidos: primária e secundária. A primária é descrita como um cisto formado por *globlet cells* com crescimento lento. Este cisto pode expandir e remodelar a parede do seio. O tipo secundário é resultado de obstrução do óstio sinusal. A obstrução do óstio natural causa retenção de secreção e reabsorção aquosa. Secundariamente, podem causar complicações locais, orbitárias e intracranianas. O seu diagnóstico é realizado, geralmente, na idade adulta.

A sua origem está relacionada a uma condição primária como trauma, cirurgia, tumores, anomalias congênitas, rinossinusite crônica ou fibrose cística. Nessas situações há uma obstrução por inflamação, hiperplasia da mucosa sinusal e acúmulo local de secreção mucóide no interior da cavidade sinusal. As mucoceles podem ter várias origens. As mais comumente encontradas são as mucoceles frontoetmoidais, seguidas pelas etmoidais, esfenoidais e de concha média.

■ FISIOPATOLOGIA

As mucoceles são raramente vistas na população pediátrica, com exceção de pacientes que têm uma causa precisa para obstrução como traumas, cirurgias, lesões expansivas, rinossinusite crônica e fibrose cística.

Diferentes condições podem levar à tal obstrução, como causas inflamatórias, neoplásicas, pós-operatórias e pós-traumáticas.

- *Condições inflamatórias:* secundárias a rinites alérgicas ou irritativas, rinossinusites crônicas e polipose nasossinusal podem levar à obstrução do óstio natural de drenagem dos seios paranasais.
- *Pós-operatórias:* as mucoceles também podem originar-se após cirurgias nasossinusais. Em média, os sintomas começam a aparecer de 15 a 20 anos após o procedimento.[3]
- *Discinesia ciliar:* disfunções mucociliares inibem a higienização dos seios paranasais, predispondo a infecções crônicas.
- *Fibrose cística:* trata-se de uma doença autossômica recessiva relacionada ao cromossomo 7, levando à disfunção de glândulas exócrinas e produção de secreção mucóide espessa, o que pode impedir a drenagem dos seios paranasais.
- *Neoplasias:* neoplasias benignas, como osteoma e angiofibroma juvenil, ou malignas (carcinomas) podem obstruir mecanicamente o óstio natural de drenagem de alguns seios paranasais.
- *Pós-trauma:* podem ser secundários a cirurgias prévias ou extrações dentárias e por traumas de face, principalmente de seios frontais ou etmoidais. Tais traumas estão associados a extensas mucoceles, expandindo além dos limites da tábua anterior do frontal.

Mesmo sendo uma lesão benigna pode levar à destruição óssea, podendo atingir estruturas adjacentes como órbita, outros seios paranasais, clivus, base de crânio e cérebro. O entendimento da fisiopatologia da destruição óssea nas mucoceles têm sido muito discutido ultimamente. Apesar da osteólise e desvascularização óssea produzidas a partir da pressão exercida pela mucocele serem importantes, a reabsorção óssea pela ação de prostraglandina E_2 produzida pelos fibroblastos, interleucina 1 e fator de necrose tumoral α, por células epiteliais são considerados os principais eventos na gênese da destruição óssea e também na natureza agressiva das mucoceles.[4]

■ DIAGNÓSTICO

- *História clínica:* o diagnóstico preciso de uma mucocele passa por uma história clínica adequada, onde os sintomas geralmente têm caráter insidioso, com evolução lenta e progressiva, sendo que em algumas mucoceles podemos encontrar abaulamentos em face dependendo do seu sítio de origem. Os sintomas mais comumente encontrados são deformidade facial (Fig. 19-1A e B), cefaléia, secreção nasal purulenta e obstrução nasal. Quando localizados em etmóide posterior ou esfenóide, podem levar à dor ocular, limitação da mobilidade ocular extrínseca, exoftalmo, proptose, estrabismo, diplopia, epífora, quemose e dacriocistite. Devemos dar importância a alguns detalhes da história como cirurgias prévias, traumas facias, tumores, presença ou não de sintomas alérgicos.

- *Endoscopia nasal:* a endoscopia nasal permite noção do tamanho da mucocele, assim como da sua origem e extensão. No entanto, muitas vezes isso não é possível, sendo que via de regra um exame de imagem é necessário para confirmação diagnóstica.

- *Exames de imagem:* o diagnóstico por imagem está apoiado na tomografia computadorizada (TC) e na ressonância magnética (RM). Na TC as mucoceles geralmente preenchem os seios paranasais com presença de erosão óssea, mas sem infiltração local.[2] A TC oferece ótimos detalhes sobre a densidade óssea. Para um planejamento pré-operatório adequado, cortes coronais e axiais de tomografia são considerados padrão. A RM pode fornecer imagens muito variadas. Elas podem ser tanto homogêneas como heterogêneas ou apresentar tanto hipossinal como hipersinal em T1 com contraste. A RM tem grande utilidade na avaliação de invasão orbitária ou intracraniana e na diferenciação de rinossinusite fúngica e neoplasia.[4]

- *Anatomopatológico:* a confirmação do diagnóstico de mucocele vem a partir do estudo de sua histopatologia, mostrando achatamento de epitélio colunar pseudo-estratificado com preservação das *globlet cell* com áreas de hiperplasia e metaplasia. Dentro do tecido ósseo, podemos observar atividade osteoblástica e osteoclástica, o que sustenta a teoria de reabsorção óssea em detrimento da teoria apoiada na pressão erosiva da mucocele. Eosinofilia e células inflamatórias são encontradas em pacientes com polipose nasal.

■ CLASSIFICAÇÃO SEGUNDO A LOCALIZAÇÃO

O seio frontal é conhecido como o local mais freqüente das mucoceles, seguido do seio etmoidal, seio maxilar, seio esfenoidal e concha média.

- *Mucocele frontal:* mucoceles frontais e frontoetmoidais são as mais comuns devido à complexa e variável drenagem destes seios. Apresentam uma incidência de 60 a 65% de todas as mucoceles. Os principais fatores predisponentes são obstrução do recesso frontal por processo inflamatório ou trauma externo; tumor de seio frontal, expansão de células etmoidais, causando obstrução do recesso frontal. Os sintomas mais comumente associados à mucocele frontal são cefaléia, geralmente localizada na região frontal, com sensação de pressão, alterações oculares, incluindo exoftalmo, diplopia e edema de pálpebra, sensibilidade à palpação de região frontal. O exame físico típico inclui edema periorbitário, proptose, diplopia, aumento da sensibilidade frontal ou frontoetmoidal, edema e expansão de tecido do seio frontal para a órbita, assim como secreção nasal purulenta e deformidade facial (Figs. 19-1 a 19-6).

- *Mucocele etmoidal:* mucocele etmoidal isolada pode ocorrer, mas geralmente está associada com mucocele frontal ou raramente com mucocele esfenoidal. Apresentam uma incidência de 20 a 30%. Os sintomas mais freqüentes são dor em região orbitária e distúrbios visuais, incluindo diplopia e perda visual secundária à compressão do nervo óptico ou estruturas vasculares (Figs. 19-7 a 19-10).

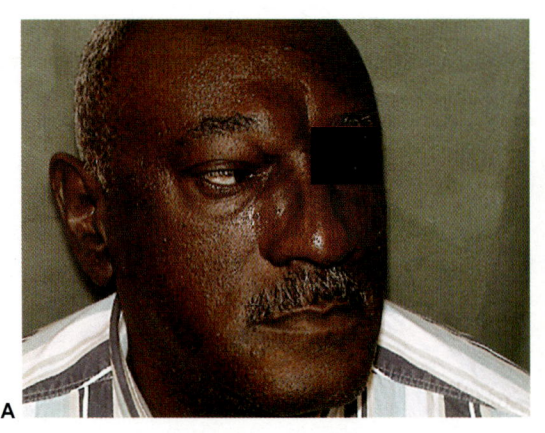

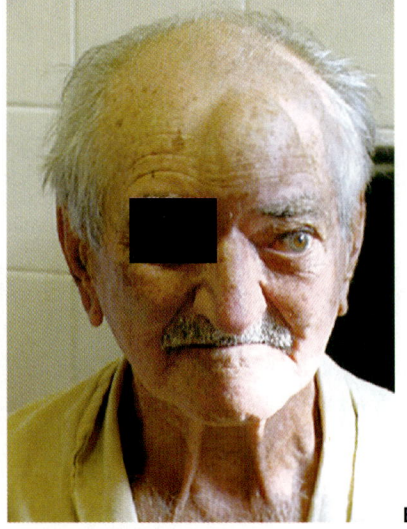

Fig. 19-1. (A, B) Pacientes com deformidade facial pela mucocele frontal.

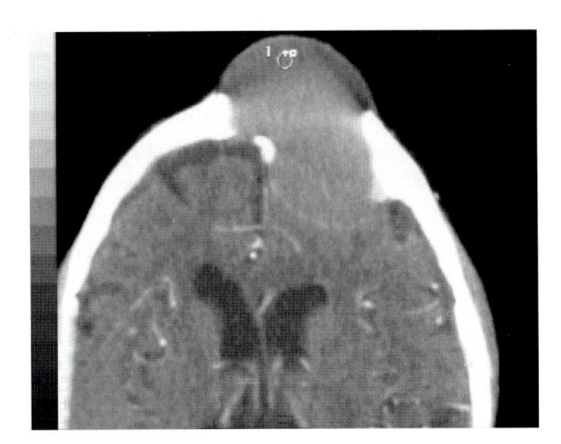

Fig. 19-2. Tomografia computadorizada em corte axial de mucocele frontal com erosão da tábua anterior e posterior, com invasão intracraniana.

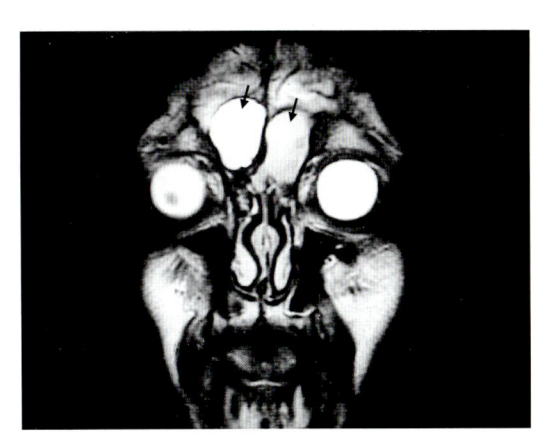

Fig. 19-5. RM de seios paranasais, corte coronal, janela T2. Note a presença de mucocele frontal bilateral (setas).

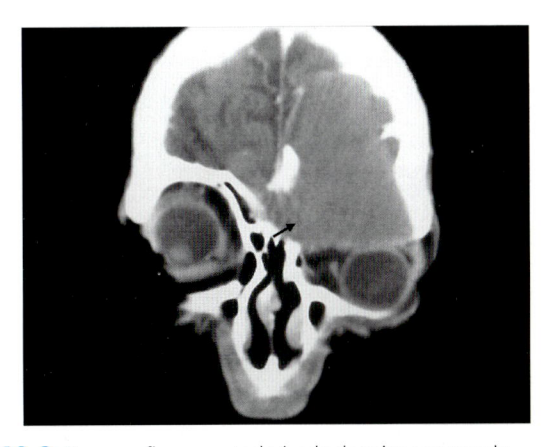

Fig. 19-3. Tomografia computadorizada de seios paranasais mostrando mucocele frontal, com invasão intracraniana e orbitária (seta).

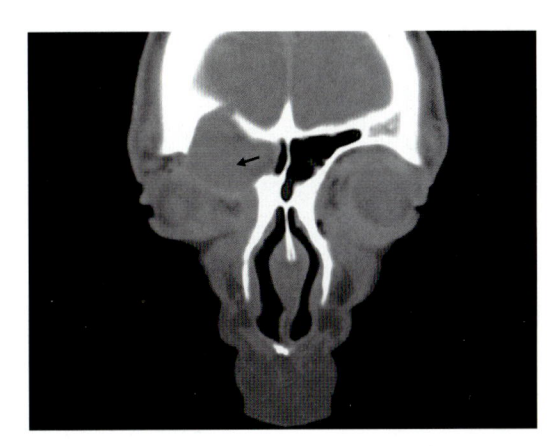

Fig. 19-6. Tomografia computadorizada de seios paranasais mostrando mucocele frontal à direita, deslocando a órbita inferior e lateralmente (seta).

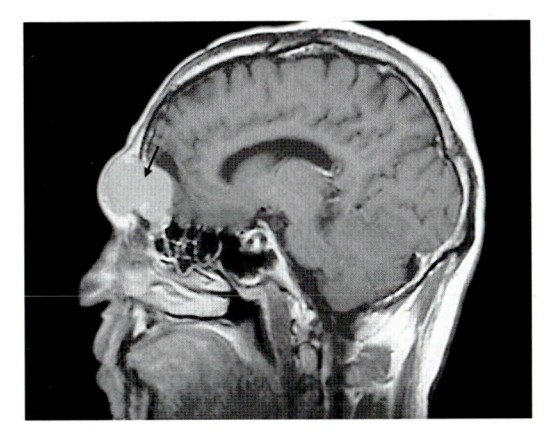

Fig. 19-4. RM, corte sagital, janela T1 com contraste. Mucocele frontal aparece com um hipersinal (seta).

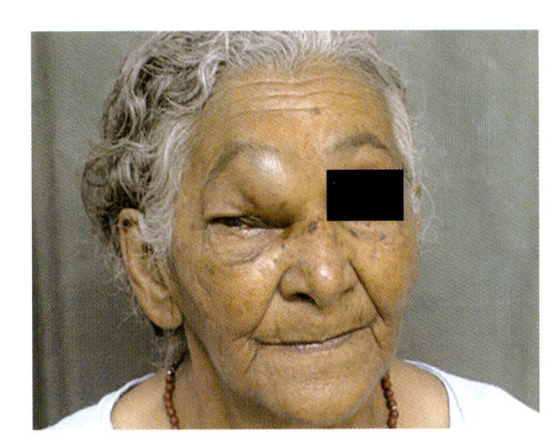

Fig. 19-7. Paciente com deformidade facial devido à presença de mucocele frontoetmoidal à direita.

- *Mucocele maxilar:* sua incidência gira em torno de 3 a 10%.[5] Nos seios maxilares, cistos de retenção são achados radiológicos comuns. Estes cistos geralmente aparecem no assoalho do seio e são formados a partir da obstrução de glândulas seromucinosas (mucocele primária). Geralmente não produzem sintomas e o tratamento cirúrgico não é necessário. A mucocele maxilar secundária é causada pela obstrução do óstio do seio ao nível do infundíbulo etmoidal, especialmente após maxilectomia medial por incisão tipo Caldwell-Luc ou extração molar. Há relatos de que 99% dos pacientes com mucocele maxilar foram submetidos à sinusectomia maxilar previamente, geralmente em um intervalo de 11 a 15 anos. Clinicamente podem se apresentar como proptose, obstrução nasal, edema facial. Pacientes com mucocele maxilar comumente apresentam sintomas de obstrução nasal, ainda que alterações visuais também tenham sido descritas. A expansão da parede medial do seio maxilar para dentro da cavidade nasal desloca a concha inferior e pode levar à obstrução nasal. A expansão da parede superior do seio maxilar pode deslocar o globo ocular e levar a alterações visuais. E, por fim, a expansão de sua parede inferior, na região dos alvéolos, pode levar a perdas dentárias (Figs. 19-11 e 19-12).[5]

- *Mucocele esfenoidal:* apresenta uma incidência de 1%. Trata-se de uma entidade muito rara, que provavelmente é subdiagnosticada, uma vez que pode apresentar-se assintomática por

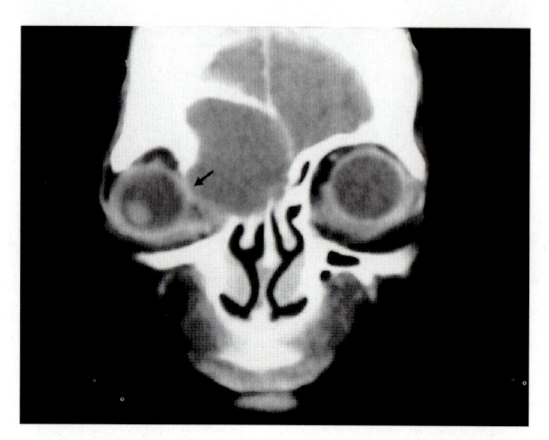

Fig. 19-8. Tomografia computadorizada de seios paranasais da mesma paciente da figura anterior, mostrando mucocele frontoetmoidal, à direita, com deslocamento de órbita, em sentido ínfero-lateral (seta).

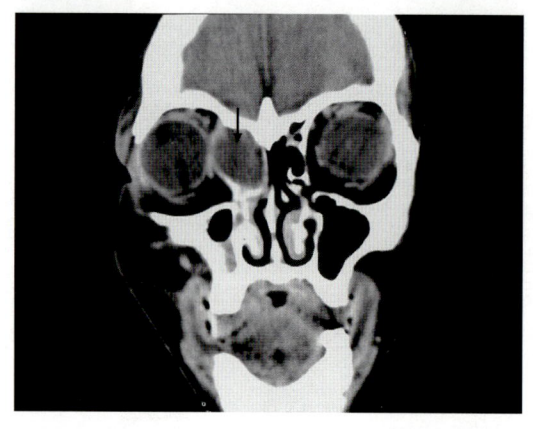

Fig. 19-9. Tomografia computadorizada de seios paranasais, corte coronal, janela para partes moles, mostrando mucocele etmoidal à direita (seta).

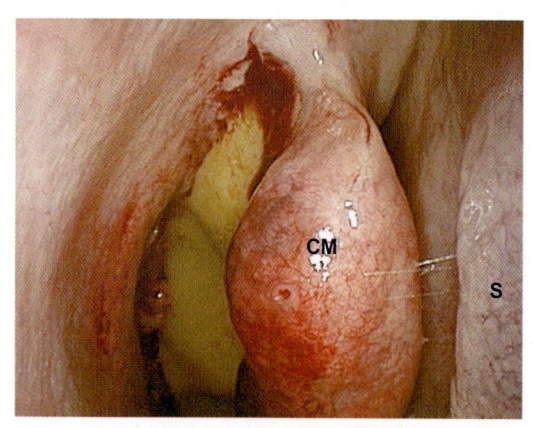

Fig. 19-10. Intra-operatório de drenagem de mucocele frontoetmoidal direita. Note presença de secreção purulenta originária do recesso frontal. CM = concha média; S = septo nasal.

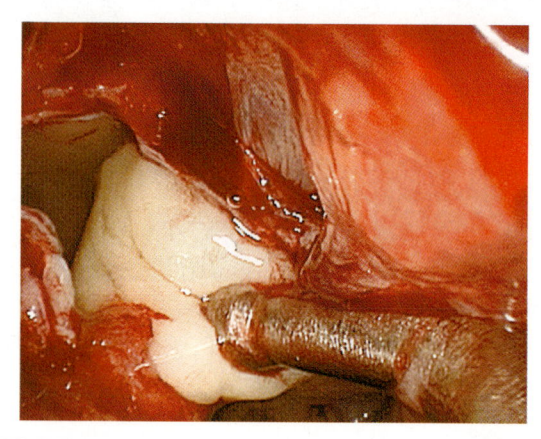

Fig. 19-11. Intra-operatório de drenagem de mucocele de seio maxilar direito. Note a saída de conteúdo espesso e purulento.

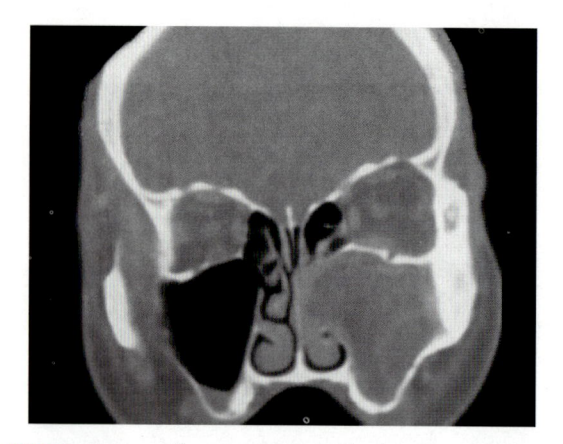

Fig. 19-12. Tomografia computadorizada de seios paranasais, corte coronal e janela óssea mostrando mucocele maxilar à esquerda. Note o alargamento do infundíbulo etmoidal e a expansão da lesão para o interior da fossa nasal.

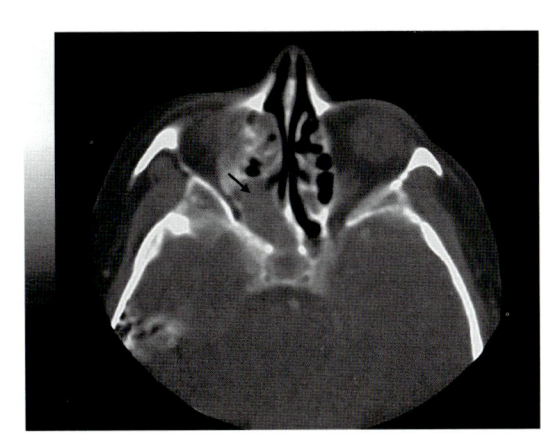

Fig. 19-13. Tomografia computadorizada de seios paranasais, corte axial, mostrando mucocele esfenoetmoidal à direita (seta).

muito tempo ou causar sintomas não específicos. As causas da mucocele esfenoidal não são bem conhecidas. Traumas ou tumores podem causar obstrução do óstio, levando à formação de mucocele. Sintomas nasais não são freqüentes, mas a próxima relação do esfenóide com o ápex orbitário podem justificar sintomas oculares, que são freqüentemente observados, resultantes do envolvimento de alguns pares cranianos (NC II, NC III, NC IV e NC VI). Em uma revisão de 47 pacientes com diagnóstico de mucocele etmoidal ou esfenoidal, Moryama observou que 70% dos pacientes procuraram primeiramente o oftalmologista.[6] O sintoma mais comum da mucocele esfenoidal é uma cefaléia retrorbitária, que está presente em aproximadamente 70 a 90% dos casos (Fig. 19-13).[1]

- *Mucocele de concha média:* tais mucoceles são extremamente raras, uma vez que foram descritos apenas 6 casos até o presente momento. Os sintomas aparecem mais tardiamente pela existência de espaço na cavidade nasal, sendo a obstrução nasal um dos principais sintomas. Os principais diagnósticos diferenciais são processos neoplásicos e processos infecciosos crônicos, dentre os quais as infecções fúngicas. A TC pode mostrar sinais sugestivos de acometimento fúngico, através de imagens de atenuação do osso e até mesmo metálica dentro da mucocele (Figs. 19-14 e 19-15).

■ DIAGNÓSTICOS DIFERENCIAIS

Dentro do leque de diagnósticos diferenciais temos doenças inflamatórias, císticas, congênitas e neoplásicas. Os principais exemplos são meningocele, rabdomiossarcoma, hemangioma e neuroblastoma. Em uma tomografia computadorizada, lesões expansivas como schwanoma, condroma, condromyxoma, adenoma cístico hipofisário, cisto retrobular podem ter uma imagem semelhante à de uma mucocele. Uma mucocele esfenoidal caracterizada por uma paralisia oculomotora isolada deve ser diferenciada de um aneurisma intracraniano ou de uma oftalmoplegia diabética. Quando há uma grande expansão e destruição óssea, alguns tumores malignos entram no diagnóstico diferencial, como carcinoma adenóide cístico, plasmocitoma e tumores dentários.

■ TRATAMENTO

A cirurgia é a modalidade terapêutica de escolha para as mucoceles sinusais. O primeiro relato da drenagem cirúrgica de uma mucocele foi com Berthon, em 1880.[7] Diversas técnicas cirúrgicas, radicais ou conservadoras, já foram utilizadas para o tratamento das mucoceles.

Howarth, em 1921, introduziu a técnica de marsupialização no tratamento das mucoceles e salientou a importância de conservar a mucosa no local de drenagem do seio frontal e a de manter o revestimento da mucocele intacto.[8] Essa técnica foi prontamente aceita para o tratamento de mucoceles maxilares e esfenoidais. Com Wolfowitz e Salomon, em 1972, ela passou a ser utilizada no tratamento das mucoceles frontais. Estudos endoscópicos realizados durante cirurgias reforçaram o conceito que existe transporte mucociliar na mucosa de revestimento da mucocele e que esse revestimento, quando preservado, adquire aspecto de mucosa normal no pós-operatório.[7]

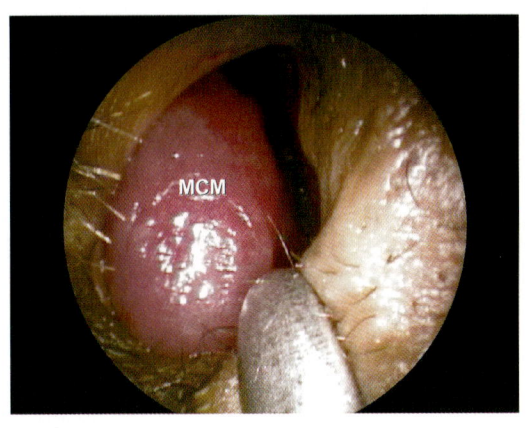

Fig. 19-14. Endoscopia nasal da fossa nasal direita. Nesta foto vemos uma mucocele gigante de concha média exteriorizando-se pela fossa nasal. MCM = mucocele de concha média.

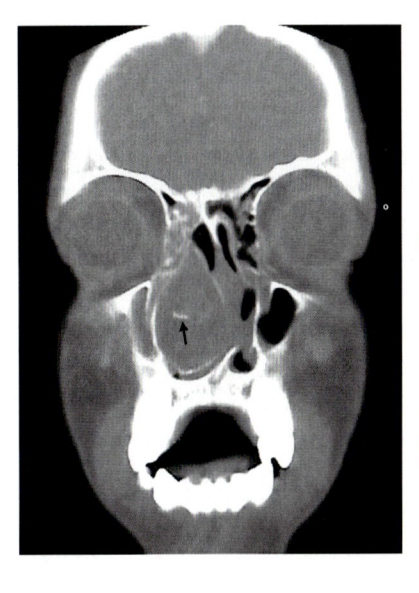

Fig. 19-15. Tomografia computadorizada de seios paranasais, corte coronal, mostrando mucocele de concha média do mesmo paciente. Note a presença de sinal hiperatenuante dentro da concha média, o que sugere infecção fúngica concomitante (seta).

Mucocele frontal – Frontoetmoidal

Durante muitos anos, a frontoplastia osteoplástica com obliteração do seio foi considerada a técnica de escolha para o tratamento das mucoceles. Descrita por Tato *et al.* em 1950 e difundida por Goodale e Montgomery, em 1958.[9] Consiste em abrir o seio frontal pela sua parede anterior, remover a mucosa e obliterar o seio e o ducto de drenagem com materiais como gordura abdominal ou músculo temporal. Em 10 a 23% dos casos o procedimento falha, ocorrendo a formação de uma nova mucocele no pós-operatório tardio.[9] Tal fato ocorre pela remoção parcial da mucosa do seio, pelo fechamento incompleto do óstio ou remanescentes de mucosa em células etmoidais supra-orbitárias.

Esse procedimento apresenta uma alta taxa de complicações variando de 18 a 65%. Weber *et al.* descrevem exposição da gordura orbitária, fratura inadvertida da parede anterior do seio frontal, reposicionamento ósseo da parede anterior inadequado, lacerações na dura máter e resultados estéticos ruins.[9] Na série de Wormald *et al.*,[9] pacientes operados por essa técnica evoluíram com cefaléia frontal crônica no pós-operatório tardio.

A avaliação radiológica pós-operatória dos pacientes operados por essa técnica pode deixar algumas dúvidas. Na tomografia observamos uma opacificação frontal que pode ser decorrente dos seguinte fatores: da obliteração do seio com gordura, de retenção de secreção ou fibrose. A RM é necessária nesses casos para diferenciar o conteúdo do seio. Tecido gorduroso apresenta um hipersinal em T_1 e sinal intermediário em T_2, enquanto secreção e fibrose apresentam sinal de baixo para intermediário em T_1 e T_2.[9]

O uso da cirurgia endoscópica é atualmente o de escolha para o tratamento de doenças inflamatórias dos seios paranasais. Stammberger e Kennedy, através de suas publicações, demonstraram ótimos resultados cirúrgicos com a utilização da cirurgia endoscópica nasossinusal para o tratamento de mucoceles. A marsupialização através da cirurgia endoscópica oferece uma abordagem minimamente invasiva, respeitando a arquitetura do seio e o seu local de drenagem. A utilização de endoscópios angulados possibilita a visibilização direta da região a ser operada, permitindo a preservação da mucosa normal das estruturas do recesso frontal (Fig. 19-10).

Segundo Kennedy, a maioria das mucoceles frontais se estendem ao recesso frontal e são acessíveis por via endonasal. Mucoceles localizadas na parede lateral do seio frontal ou nos casos que o osso torna-se espessado pode ser necessária a abordagem externa ou combinada.

O seguimento pós-operatório desses pacientes deve ser cuidadoso e pode determinar o sucesso cirúrgico. No período pós-operatório precoce a mucosa de revestimento da mucocele secreta grande quantidade de muco e a limpeza local deve ser realizada sob visibilização endoscópica.[7]

Nos pacientes operados por essa técnica, a tomografia pode ser utilizada no pós-operatório para avaliação do seio frontal, sem as limitações determinadas pela utilização da frontoplastia (Figs. 19-16 e 19-17).

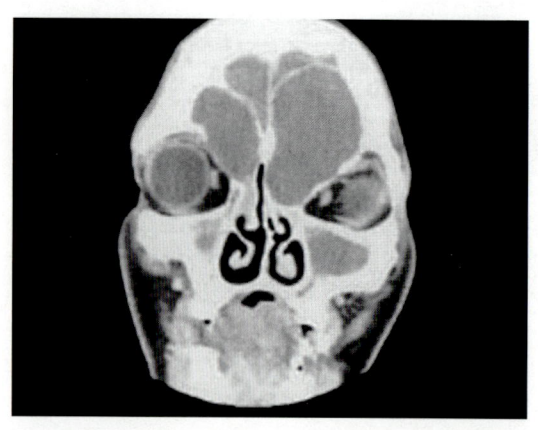

Fig. 19-16. Tomografia computadorizada pré-operatória de mucocele frontoetmoidal bilateral.

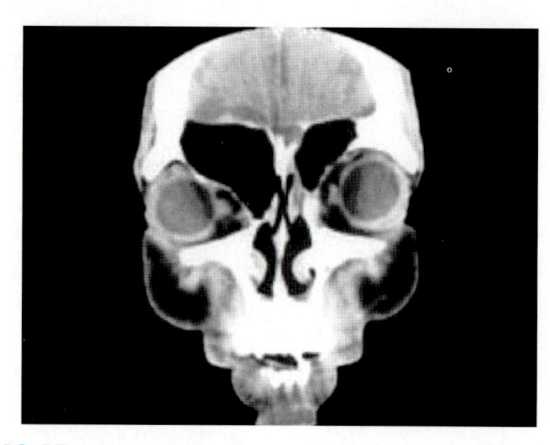

Fig. 19-17. Tomografia computadorizada de pós-operatório de drenagem de mucocele frontoetmoidal bilateral.

Em nosso serviço utilizamos a cirurgia endoscópica nasossinusal para marsupialização de mucoceles localizadas medialmente. Após o estudo da tomografia pré-operatória, realizamos etmoidectomia anterior e partimos para a identificação do recesso frontal e da mucocele.

Ao realizar a ampliação do recesso frontal evita-se deixar uma área cruenta circunferencial, prevenindo-se assim uma estenose local (Fig. 19-18). A mitomicina C pode ser utilizada localmente, com o objetivo de diminuir a fibrose cicatricial pós-operatória. Em mucoceles frontais laterais utilizamos a via combinada (endonasal e externa) para sua drenagem.

Alguns autores, descrevem a colocação de uma sonda comunicando o seio frontal com a cavidade nasal nos casos de recidiva da mucocele.[7]

A técnica de Lothrop modificada consiste na comunicação do seio frontal com a cavidade nasal, através da remoção do assoalho do seio frontal, septo intersinusal e septo nasal superior, e pode ser utilizado para o tratamento de mucoceles.[9]

Mucocele maxilar

Pode ser tratada sob visibilização endoscópica, realizando sua abertura através do óstio natural do seio maxilar, alargando-o posteriormente (Fig. 19-11). Em mucoceles localizadas mais lateralmente, uma sinusoscopia pode ser necessária para sua marsupialização.[7]

Mucocele esfenoidal – etmoidal

Utilizamos a via endoscópica para marsupialização destas, sempre alargando os óstios de drenagem dos respectivos seios.[7]

Mucocele de concha média

Tratada endoscopicamente com a técnica utilizada para correção de concha média bolhosa, ou seja, com a incisão da concha média pneumatizada, aspiração de seu conteúdo purulento e, por fim, ressecção da sua face meatal (Fig. 19-19A a E).

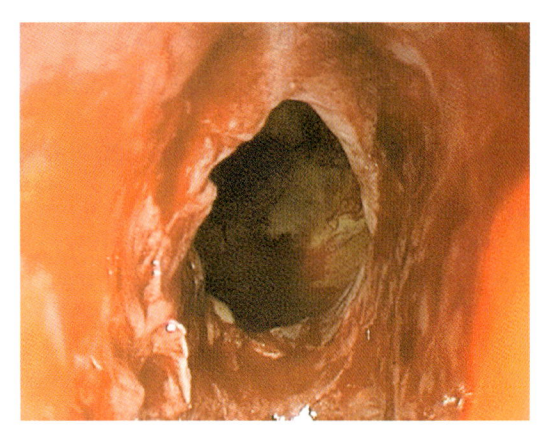

Fig. 19-18. Intra-operatório de drenagem endoscópica de mucocele frontoetmoidal à direita. Note a ampliação do recesso frontal direito, evitando-se ao máximo deixar uma área cruenta circunferencial.

Fig. 19-19. Intra-operatório de drenagem de mucocele gigante de concha média direita.
(A) Incisão da porção anterior da concha média.
(B) Aspiração de seu conteúdo. **(C)** Retirada da porção meatal da concha média. **(D)** Aspecto final da cirurgia com a mucocele totalmente drenada e a concha média sem a sua face meatal. **(E)** Endoscopia nasal de 15º dia de pós-operatório de drenagem de mucocele.

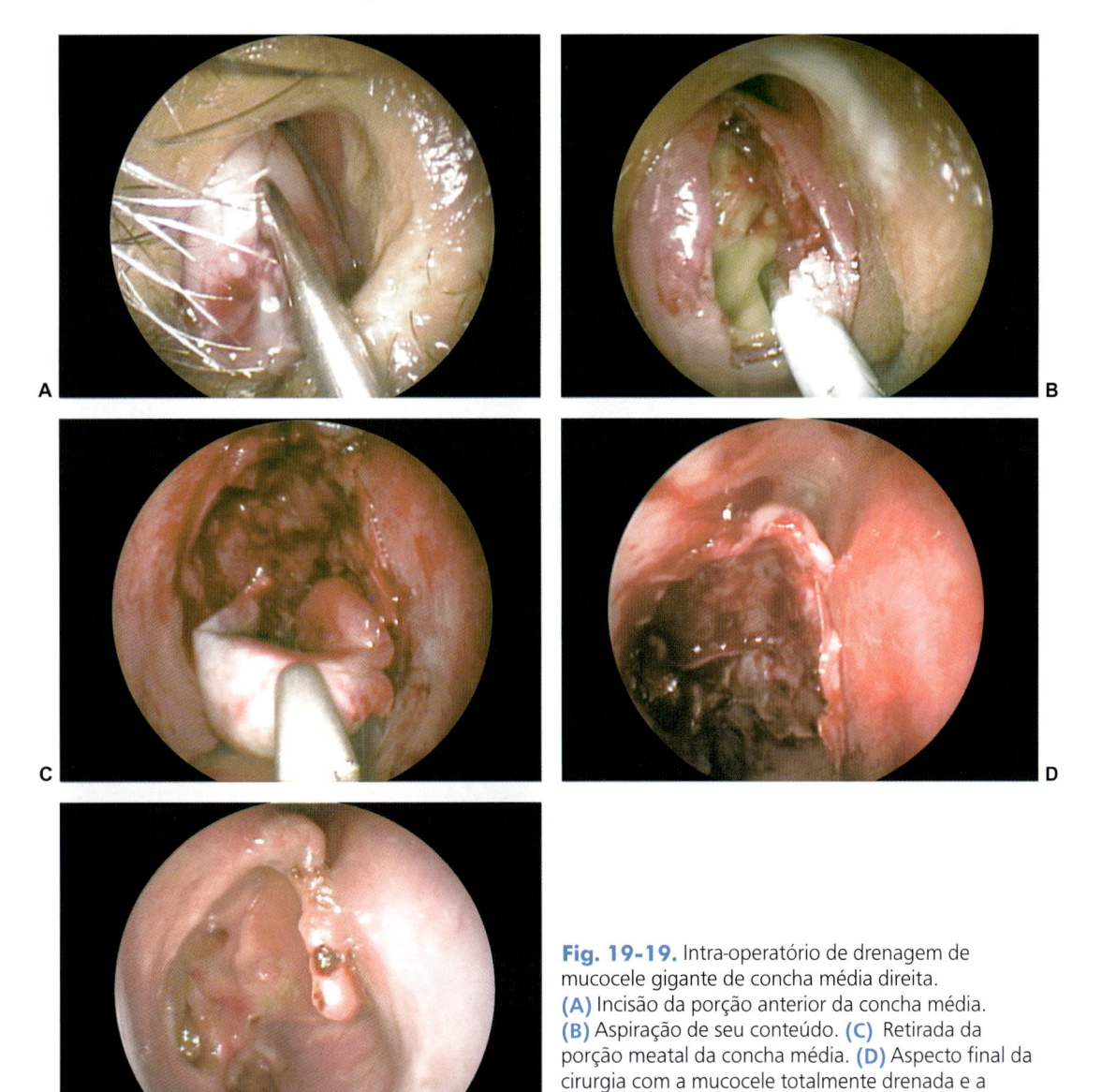

■ REFERÊNCIAS BIBLIOGRÁFICAS

1. Ichimura K, Ohta Y, Maeda YI, Sugimura H. Mucoceles of the paranasal sinuses with intracranial extension – postoperative course. *American Journal of Rhinology* 2001;15(15):243-248.
2. Heylbroeck JB, Watelet P, Delbeke P, Van Cauwenberge P, Bachert C. Vision impairment as presenting symptom of a sphenoidal mucocele. *Rhinology* 2003;41:187-191.
3. Koike Y, Tokoro K, Chiba Y, Suzuki S, Murai M, Ito H. Intracraneal extension of paranasal sinus mucocele: Two cases reports. *Surg Neurol* 1996;25:37-40.
4. Lund VJ, Henderson B, Song Y. Involvement of citokynes and vascular adhesion receptors in the pathology of fronto – ethmoidal mucoceles. *Acta Otolaryngol (Stockh)* 1993;113:540-546.
5. Christmas D, Mirante J, Yanagisawa E. Maxilary sinus mucocele. *ENT Rhinoscopic Clinic* 82(1):11-12.
6. Moriyama H, Nakajima T, Honda Y. Studies on mucoceles of the ethmoid and sphenoid sinuses: analysis of 47 case. *J Laryngol Otol* 106:23-27.
7. Kennedy DW, Josephson JS, Zinreich J, Mattox DE, Goldsmith MM. Endoscopic sinus surgery for mucoceles: A viable alternative. *Laryngoscope* 1989;99:885-95.
8. Serrano E, Klossek JM, Percodani J, Yardeni E, Dufour X. Surgical management of paranasal sinus mucoceles: a long_term study of 60 cases. *Otolaryngology-Head and Neck Surgery* 2004;131:133-140.
9. Wormald PJ, Ananda A, Nair S. Modified endoscopic lothrop as a salvage for the failed osteoplastic flap with obliteration. *Laryngoscope* 2003;113:1988-1992.

SEPTOPLASTIAS E TURBINECTOMIA

Fábio Pinna ❖ Elder Goto ❖ Richard Voegels

■ INTRODUÇÃO

A obstrução nasal é uma das queixas mais freqüentes em otorrinolaringologia. Processos obstrutivos secundários a desvio do septo nasal e/ou hipertrofia de conchas nasais inferiores são as causas mais freqüentes de obstrução. A septoplastia e a cirurgia funcional do nariz visam recuperar a função respiratória nasal, aliviando os sintomas obstrutivos nasais e promovendo melhora na fisiologia nasal. Jang et al., em 2002,[1] estudando o transporte mucociliar e as características histológicas da mucosa em septos desviados, verificaram que o lado côncavo apresentava tempo de *clearance* de sacarina maior que o lado convexo e maior perda de cílios. As células inflamatórias tinham maior infiltração no lado côncavo e as glândulas seromucosas eram menos densamente distribuídas.

Abordaremos alguns aspectos importantes na anatomia nasal, com ênfase ao septo nasal e a parede lateral do nariz.

■ VÁLVULA NASAL

Incialmente descrita por Mink há cerca de 100 anos,[2] a área da válvula nasal costuma ser o sítio mais comum de obstrução nasal em humanos.[3,4] Corresponde ao ângulo formado pelo bordo caudal do septo nasal e o bordo inferior da cartilagem lateral superior. Este conceito puramente anatômico foi substituído por um conceito funcional de área da válvula nasal, incluindo-se o orifício piriforme no assoalho do nariz onde, em condições normais, está a cabeça da concha inferior e os terços inferiores das cartilagens superiores[5,6] que se projetam no interior do vestíbulo nasal (abaixo das cartilagens inferiores) e que determinam as propriedades aerodinâmicas do fluxo nasal graças à sua mobilidade.

■ SEPTO NASAL

A porção cartilaginosa é formada pela cartilagem quadrangular (ou septal), com a contribuição das cartilagens alares na região do ápice do nariz. A parte óssea consiste na lâmina perpendicular do etmóide e no vômer. Reforços ósseos adicionais são a crista nasal e a espinha nasal anterior, formada pela fusão medial dos processos palatinos dos maxilares. A parte óssea do septo geralmente está localizada no plano mediano até os 7 anos de idade; depois disso freqüentemente desvia-se para um dos lados, geralmente para a direita. A união da cartilagem septal com o etmóide e o vômer freqüentemente origina um processo esfenoidal entre os dois ossos, o qual é aparente na criança e pode ser o local de formação de esporões. O septo membranoso e columela dividem a parede anterior da cavidade nasal. Trabalhos clínicos e experimentais enfatizam a importância do septo cartilaginoso no desenvolvimento do terço médio da face. Quando este septo sofre danos precoces, podem resultar em alterações dramáticas no crescimento dessa área.

O septo nasal pode ser dividido em áreas, de acordo com suas características anatomofisiológicas (Cottle):

1. **Vestíbulo nasal**: área da narina anterior à valva nasal.
2. **Valva nasal**: área da valva, caracterizada pela projeção das cartilagens laterais superiores no vestíbulo.
3. **Átrio**: área correspondente ao teto da pirâmide nasal.
4. **Região das conchas**: área da projeção das conchas nasais.
5. **Região esfenopalatina**: área correspondente à região das caudas das conchas e das coanas.

Parede lateral

Apresenta três estruturas (conchas) que delimitam espaços (meatos). São denominados conchas nasais inferior, média e superior e meatos correspondentes.

A concha nasal inferior é uma lâmina fina, curva em sua borda livre que se liga na superfície nasal da maxila e na lâmina perpendicular do osso palatino. Embriologicamente seu aparecimento difere das outras conchas, sendo resultado de uma infiltração endocondral e óssea da região maxiloturbinal. Três proeminências projetam-se da borda livre da concha inferior: a mais anterior é o processo lacrimal, o qual liga-se ao osso lacrimal e ao óstio do ducto nasolacrimal *(Hasner's valve)*. A mais mediana, o processo etmoidal da concha inferior, liga-se ao processo uncinado e separa a fontanela anterior da posterior. A mais posterior, o processo maxilar, forma parte da parede medial do seio maxilar. Ínfero-medialmente à concha inferior fica o meato inferior, onde se abre o ducto nasolacrimal.

A concha nasal média tem uma porção vertical em sua borda anterior livre que pode ser fina ou proeminente e ocasionalmente lobulada. Sua margem posterior é ligada à parede lateral e a lâmina perpendicular do osso palatino. A concha média pode estar pneumatizada tanto em sua porção anterior como em sua porção posterior, denominando-se concha bulosa. No meato médio drenam o seio maxilar, etmoidal anterior e frontal.

A concha nasal superior localiza-se na região mais superior da fossa nasal e no seu meato drenam as células etmoidais posteriores.

Histórico

A primeira publicação sobre desvio septal foi realizada por Quelmaltz, em Paris, em 1750, porém artigos sobre a correção dos desvios septais começaram a surgir apenas no século XIX.

Entre 1843 e 1868, Langenbeck, Dieffenbach, Heylen, Chassaignac e Ruprecht realizaram correção dos desvios septais, removendo cartilagem e mucosa sem se preocuparem com perfurações no pós-operatório.

Em 1875, Adams, seguido posteriormente por Hartmann, Peters e Ash, procuraram resolver os desvios através de fraturas múltiplas e reposicionamento de partes da cartilagem e da mucosa ressecadas.

Em 1882, Ingals realizou e descreveu a técnica de ressecção submucosa da cartilagem septal, sendo esse processo estendido à lâmina perpendicular do etmóide e vômer por Boeninghaus e Krieg entre outros. Porém, coube a Freer a descrição completa desta técnica em 1902.

Killian, em 1904, aprimorou a técnica descrita por Freer, proporcionando enormes avanços às septoplastias para época. Apesar das limitações e das complicações que essa técnica apresentava, poucas novidades surgiram até 1946, quando Cotlle e Loring descreveram uma técnica para acessar as áreas não atingidas pela técnica de Killian.

Em 1956, Klaff publica um estudo detalhado sobre a anatomia da região caudal do septo nasal e pré-maxila e sua correlação com as técnicas operatórias existentes.

Um novo avanço foi proporcionado por Cottle *et al.* quando, em 1958, descreveram a via maxila-pré-maxila para correção do septo desviado.

Hoje em dia, com o aperfeiçoamento e maior delicadeza dos materiais cirúrgicos, iniciou-se uma nova etapa: a das técnicas favoráveis, na qual não há necessidade de seguir sempre os tempos de uma técnica, mas resolver os desvios objetivamente, evitando-se ao máximo traumatizar as estruturas que não participam do mesmo.

Indicação

Suspeitamos que o desvio septal seja a causa da obstrução nos seguintes casos:

- A obstrução teve início após trauma ou no final da segunda década de vida, quando a desproporção entre o crescimento ósseo e cartilaginoso torna-se mais evidente.
- Ausência de sinais alérgicos.
- A obstrução não é em báscula.
- As conchas não são hipertrofiadas.
- Não melhora significativamente com o uso de vasoconstritores.

O trauma nasal, segundo alguns autores, seria um dos principais eventos causadores do desvio septal. Lesões traumáticas dos centros de crescimento do nariz e da cartilagem septal durante a infância ou mesmo durante o nascimento (uso inadequado de fórceps, por exemplo) são eventos que podem passar despercebidos, mas que com o crescimento podem se tornar sintomáticos. Segundo Lopes Filho,[43] os desvios originados de traumas faciais ocorrem geralmente na parte anterior da cartilagem quadrangular do septo, enquanto que a região compreendida pela junção da cartilagem quadrangular do septo com a lâmina perpendicular do etmóide e com o vômer detém o maior número dos desvios não-traumáticos ou casos de traumas discretos na infância, onde ocorreu apenas luxação da cartilagem, havendo perda do apoio da canaleta do vômer.

As demais indicações para a realização de septoplastia são:

- Obstrução nasal secundária a desvio ósseo e/ou cartilaginoso do septo nasal.
- Apnéia do sono com fator obstrutivo nasal.
- Epistaxes recorrentes septais.
- Correção cosmética do desvio e/ou realização conjunta de rinoplastia.
- Rinossinusite crônica (com etiologia no desvio septal).
- Neoplasias septais.

Outra indicação de septoplastia, embora mais rara, é o paciente com cefaléia rinogênica *(Sluder's midfacial neuralgia)*, que é causada pelo contato entre a concha média e o septo nasal desviado (muitas vezes a concha média é bulosa), e que leva a quadros de cefaléia frontal e periorbitária associada à obstrução nasal. O objetivo da cirurgia é remover o ponto de contato *(trigger zone)*. Pacientes com queixa de cefaléia frontal, porém não associada à obstrução nasal, não se beneficiam do procedimento.

A septoplastia também pode ser realizada como via de acesso na hipofisectomia transesfenoidal transeptal, ou para permitir exposição adequada na exérese de pólipos nasais e cirurgia endoscópica nasossinusal (FESS).

Exames complementares

Nasofibrolaringoscopia e endoscopia nasal

Pode ser realizado com de fibroscópio flexível de 3,2 mm ou com endoscópio rígido de 0°, 4 mm. Tais métodos constituem os exames principais na avaliação da cavidade nasal. Antes do exame propriamente dito, utiliza-se solução anestésica com vasoconstrictor para facilitar o exame (vários autores sugerem uso de solução de lidocaína e adrenalina 1:10.000).

Permite avaliar o grau de hipertrofia de conchas inferiores e aspectos da mucosa nasal (Fig. 20-1A a C). Além disso, é possível avaliar a presença de desvios septais, bem como a sua localização baseada na classificação de Cottle e o grau de desvio (Fig. 20-2A a D).

Fig. 20-1. S = septo nasal; CM = concha média; CI = concha inferior.

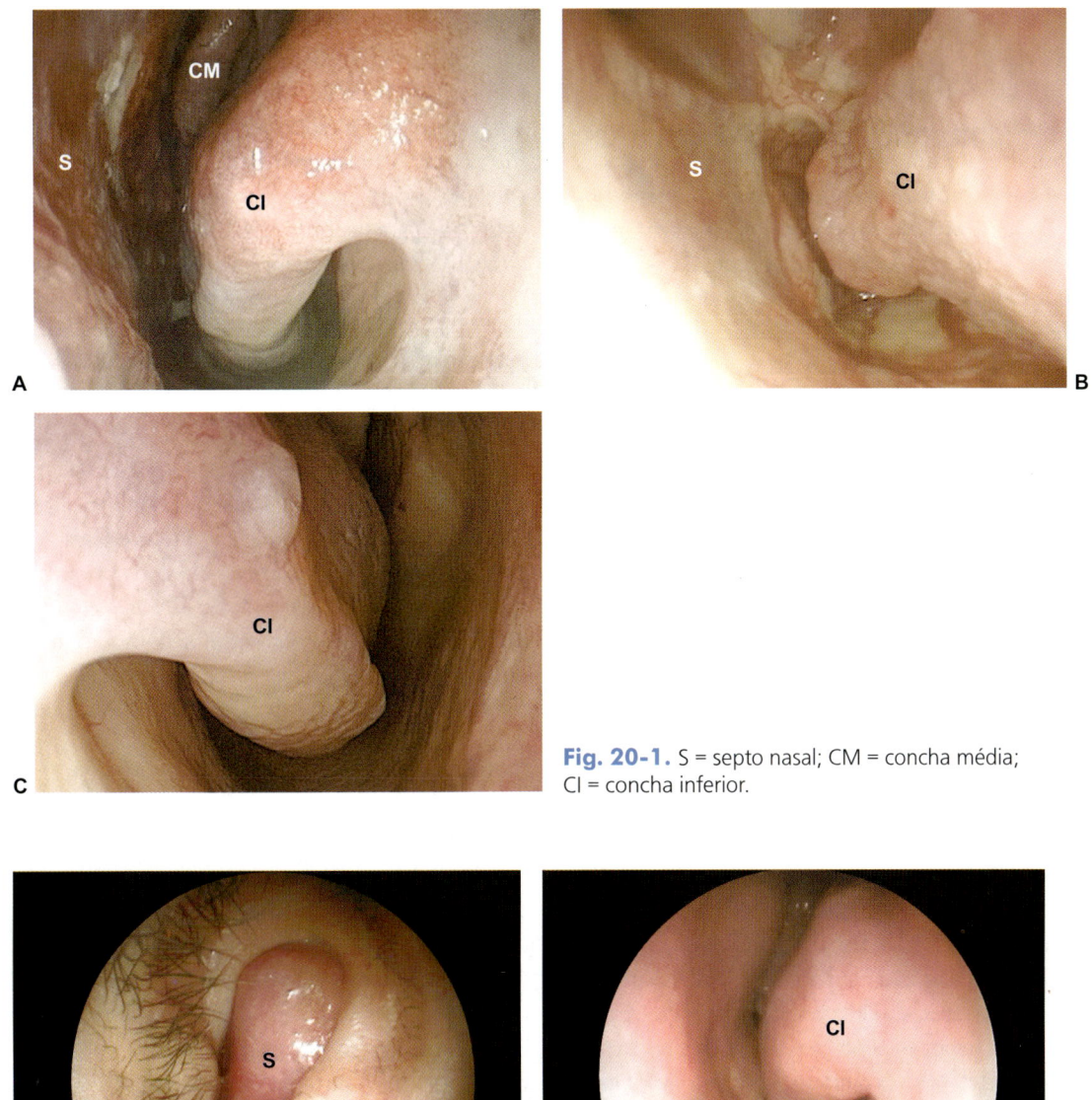

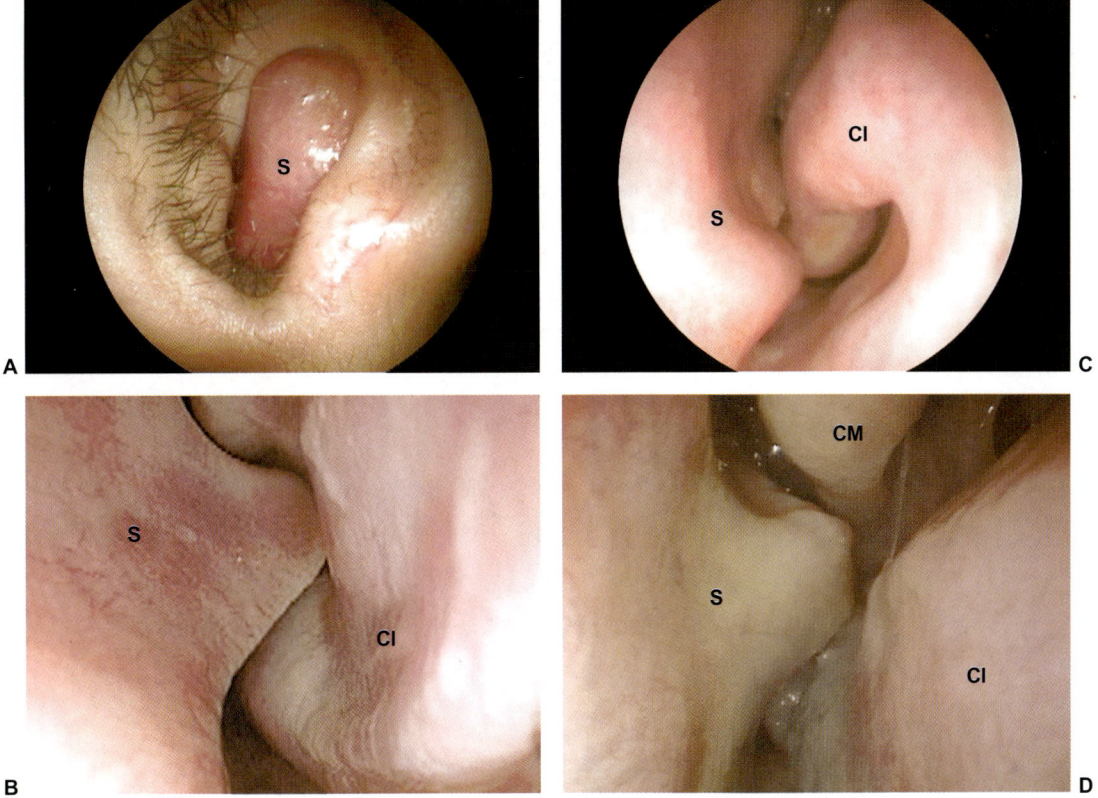

Fig. 20-2. (A) Desvio septal anterior em área I e II de Cottle à direita. Se = septo. **(B)** Endoscopia nasal mostrando crista septal em área II e III de Cottle em fossa nasal esquerda. **(C)** Endoscopia nasal mostrando crista septal em área III de Cottle em fossa nasal esquerda. **(D)** Endoscopia de fossa nasal esquerda mostrando esporão ósseo obstrutivo em área IV e V de Cottle e hipertrofia de cauda de concha inferior. CI = concha inferior; CM = concha média; S = septo.

Rinometria acústica

Os primeiros estudos com uso da rinometria acústica foram publicados em 1989.[7,8] Trata-se de um método objetivo de avaliação da cavidade nasal, baseado na análise acústica de uma série de *clicks* emitidos por um tubo gerador de som que, após refletidos nas diversas estruturas nasais, são analisados de modo a representar graficamente as distâncias e áreas seccionais mínimas dessas estruturas. Permite, ainda, avaliar o volume da cavidade nasal e também a resistência nasal. Diversos autores, entre eles Voegels *et al.*,[9] referem que a rinometria acústica possui alta acurácia na avaliação pré e pós-operatória em cirurgias de septoplastias, além de valor médico-legal.

Rinomanometria

Método aerodinâmico que quantifica a pressão transnasal e a resistência ao fluxo aéreo nas fossas nasais. Para se avaliar a pressão transnasal, pode se realizar a rinomanometria ativa anterior, na qual o eletrodo é colocado num tubo adaptado ao vestíbulo nasal enquanto o paciente respira pela fossa contralateral; a rinomanometria posterior realizada através de um tubo peroral que vai até a rinofaringe; e a rinomanometria pernasal realizada através de um tubo colocado pelo assoalho da fossa nasal até a rinofaringe.

Para o fluxo aéreo transnasal, pode se realizar por meio de uma oliva inserido no vestíbulo nasal, ocluindo-se o vestíbulo contralateral; por meio de uma máscara facial ou por meio de pletismografia de corpo inteiro.

Todos este métodos têm vantagens e desvantagens.[10-12] Por exemplo, a rinomanometria posterior é vantajosa nos casos em que se deseja incluir a avaliação da influência das adenóides na resistência nasal, sendo o método de escolha em crianças. Contudo, o método requer maior colaboração e treinamento do paciente para que seja corretamente realizado. O técnico responsável pela realização do exame deve, portanto, ser bem treinado e experiente. A rinomanometria anterior requer mínima colaboração do paciente, contudo não avalia obstrução por adenóides e não pode ser aplicado em pacientes com perfuração do septo nasal. É o método mais realizado em adultos no presente momento. A rinomanometria pernasal também requer pouca colaboração do paciente, porém necessita equipamento mais complexo para sua realização. O cateter transnasal pode, eventualmente, irritar a mucosa nasal e o técnico deve ser experiente para a realização correta do exame.

Tomografia computadorizada (Fig. 20-3A e B)

Considerado por vários autores como o melhor exame complementar para avaliação de rinossinusites, permite avaliar as diversas estruturas nasais e suas relações internas. É preconizado o estudo de cortes coronais e axiais para uma melhor avaliação, bem como o uso de janelas para partes moles e óssea. Através da tomografia computadorizada é possível estudar a válvula nasal, o septo nasal e sua relação com as conchas e as conchas nasais propriamente ditas. A tomografia computadorizada é indicada nos casos de cirurgias funcionais, na suspeita de que alterações anatômicas estejam causando quadros de rinossinusites crônicas.

Tratamento

Técnica cirúrgica para septoplastia

A cirurgia pode ser feita com anestesia geral ou local com sedação. Com o paciente sob anestesia geral, procede-se à infiltração do septo nasal com solução de lidocaína a 2% e adrenalina na concentração de 1:80.000, através de agulha fina, procurando-se sempre injetar a solução no plano entre o pericôndrio e a cartilagem e entre o periósteo e o osso, que facilitará o descolamento. A cirurgia começa com a incisão na mucosa ao nível da junção septo-columelar nos dois lados, ou em apenas

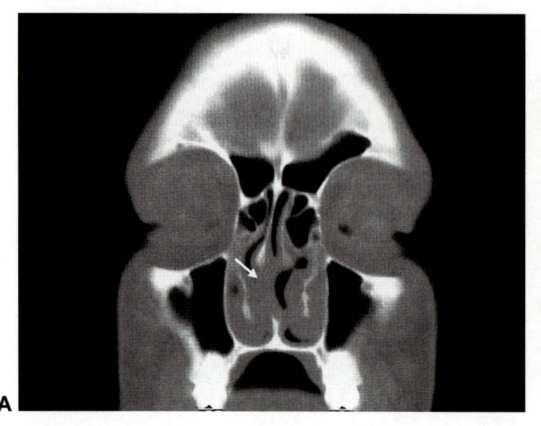

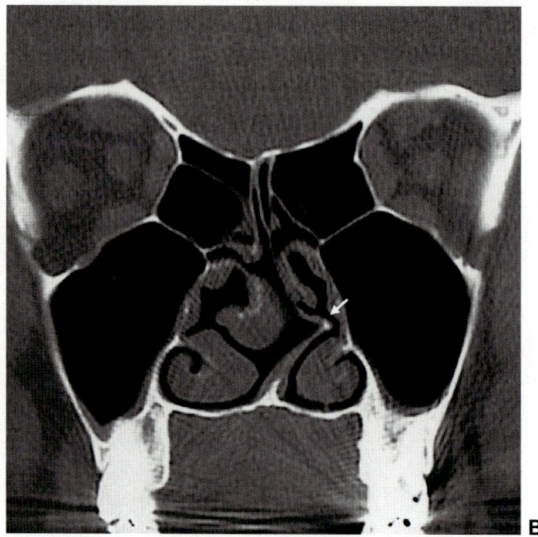

Fig. 20-3. (A) TC de seios paranasais em corte coronal e janela óssea, mostrando desvio septal anterior obstrutivo para direita (seta) e hipertrofia de conchas inferiores. **(B)** TC de seios paranasais em corte coronal e janela óssea, mostrando desvio septal ósseo/cartilaginoso obstrutivo para esquerda (seta) e hipertrofia de conchas inferiores.

em um deles (hemitransfixante). Essa incisão deve expor a parte caudal do septo, para isso deve se estender desde a borda superior do septo até a espinha nasal, inferiormente. A identificação da cartilagem septal é o procedimento mais importante de toda a cirurgia e é fundamental para o seu sucesso. Um aspirador-descolador é usado para elevar o mucopericôndrio do septo, deslizando contra a cartilagem através de movimentos sucessivos para cima e para baixo. O plano correto de descolamento (subpericondral) é diretamente sobre a cartilagem septal, levantando-se o pericôndrio (é um plano avascular e com coloração típica branco-acizentada, de fácil descolamento). O plano correto na parte óssea é, da mesma forma, diretamente sobre o osso e abaixo do periósteo. A camada mucoperiosteal não é perfeitamente contígua com a de mucopericôndrio, portanto o descolamento nessa área de transição é por vezes difícil e perfurações são comuns, devendo-se redobrar o cuidado a este nível. Conforme o descolamento vai se aprofundando, procura-se usar espéculos nasais mais longos, inserindo-os entre o *flap* descolado e o septo, mantendo-se sempre visão direta. Quando os *flaps* estão descolados satisfatoriamente dos dois lados, o espéculo é então inserido entre os *flaps* e a cartilagem, o que propicia tanto a análise precisa das características do desvio, quanto à proteção dos *flaps* durante a ressecção septal. Após a correção do desvio cartilaginoso pode-se visibilizar os desvios ósseos (lâmina perpendicular do etmóide e vômer), que são retirados através de instrumentos como o Jansen ou Brunnings. Deve-se salientar que os fragmentos cartilaginosos e principalmente ósseos nunca devem ser retirados pelo mecanismo de avulsão e sim através de torção até que se produza a fratura, para então serem delicadamente retirados. Isso é especialmente importante na área próxima à lâmina perpendicular do etmóide, a fim de evitar fratura ou avulsão da placa cribiforme, podendo levar a fístula liquórica.

Nos desvios septais anteriores, o septo normalmente repousa em um dos lados, levando à obstrução. Trabalhando-se no plano submucopericondral, tenta-se um enfraquecimento *(shaving,* ou seja, raspando a cartilagem com uma lâmina de bisturi) da porção desviada a fim de quebrar sua memória e fazê-la voltar à linha média. Algumas vezes, apenas isso não é suficiente, sendo necessária retirada de uma fita da porção inferior da cartilagem. Se ainda assim não é possível trazê-la para a linha média, pode-se enfraquecê-la ainda mais, através do método de paliçada *(scoring)* da cartilagem, na sua face côncava. Isso é feito usando-se uma lâmina de bisturi nº 15, procurando-se incisar a cartilagem abaixo do flap mucopericondral, quase transfixando-a, tomando o cuidado de deixar a cartilagem do lado convexo intacta. De maneira geral, a paliçada pode ser empregada em qualquer porção desviada da cartilagem septal. Eventualmente, pode ser realizada tanto em direção vertical como horizontal o que é chamado de *crosshatching*, que é usado para septos desviados em mais de um plano.

Em pacientes com desvios posteriores isolados, pode-se começar o descolamento através de uma incisão hemitransfixante feita 1 a 1,5 cm posterior à borda caudal do septo no lado côncavo (também conhecida como incisão de Killian). O flap mucopericondral é levantado e a septoplastia é realizada utilizando-se todas as técnicas anteriormente descritas.

Após correção dos desvios e reposicionamento septal procede-se ao fechamento das incisões na mucosa, o que pode ser feito com fio absorvível (em geral catgut 4-0). Muitos cirurgiões (principalmente quando há lacerações na mucosa), advogam o uso de *splints*, constituídos de material plástico, suturados contra o septo e, desta maneira, comprimindo os *flaps* mucopericondrais, prevenindo o aparecimento de hematomas septais e o desenvolvimento de sinéquias. Os *splints* são removidos após 7 a 14 dias, no ambulatório. Usa-se, comumente, tamponamento anterior com dedo de luva, que deve ser retirado 48 horas após. Normalmente, faz-se uso também de antibióticos com ação antiestafilocócica.

Técnica de Killian

Esta técnica produz bons resultados, porém não corrige os desvios da porção anterior de nariz. Consiste numa ressecção submucosa do septo. Inicia-se com uma incisão anterior no mínimo a 2 mm da porção caudal do septo com descolamento do mucopericôndrio do lado incisado para após passar ao lado oposto com deslocamento idêntico.

Com os lados descolados, faz-se a retirada da cartilagem septal respeitando a porção superior deixando no mínimo também 2 mm com o bisturi de Ballenger para depois fazer a extirpação da porção óssea desviada. Uma derivação da técnica é a chamada Killian setorial, em que se faz o descolamento do mucopericôndrio do lado côncavo do desvio, passando ao descolamento no lado oposto somente onde se inicia o desvio, e fazendo a retirada apenas da porção desviada (Quadro 20-1).

Técnica de Cottle-Guillen

Representou um grande avanço, pois permite a abordagem global do septo mediante a execução de quatro túneis, via maxila e pré-maxila. Inicia-se com uma incisão hemitransfixante do lado esquerdo do paciente com a confecção do túnel superior esquerdo, para depois fazer os túneis inferiores direito e esquerdo. O túnel superior direito é opcional. Com os túneis prontos temos acesso a qualquer porção do septo, para repará-lo o mais conservadoramente possível (Quadro 20-1).

Técnica de Metzenbaum

Conhecida como porta basculante, é uma técnica usada para desvios anteriores.

Inicia-se a cirurgia com uma incisão transfixante, com descolamento do mucopericôndrio do lado do desvio, com a retirada de um fragmento de cartilagem na altura do desvio, procurando retificar a cartilagem. Esse fragmento deverá compreender desde a porção superior até a porção inferior do septo cartilaginoso, liberando-se então o assoalho do fragmento anterior da

	Descrição	Vantagem	Desvantagem
Killian	Incisão caudal, descolamento de túnel superior de lado incisado e lado oposto. Retirada da cartilagem e porção óssea desviada	Menor tempo cirúrgico	Exposição inadequada do septo com riscos de laceração de mucosa
Cottle-Guillen	Incisão, confecção de túnel superior esquerdo, túnel inferior direito e esquerdo. (túnel superior direito facultativo)	Melhor exposição do septo	Maior tempo cirúrgico. Maior chance de formação de sinéquias
Metzbaum	Incisão transfixante, descolamento do lado do desvio e retirada de um fragmento de cartilagem anterior na altura do desvio. Reposicionamento da porção anterior em um bolsão da columela e re-sutura da cartilagem	Ótima técnica para correção de desvios anteriores	Risco de instabilidade septal, se não houver reposicionamento adequado
Septoplastia setorial endoscópica	Confecção de *flaps* superior e inferior ao desvio. Retirada somente da porção desviada	Excelente visibilização, trauma mínimo, facilita o acesso ao meato médio em cirurgias funcionais, menor tempo cirúrgico, avaliação mais precisa do desvio e limita a extensão da dissecção à área do desvio	Técnica não adequada para desvios extensos e complexos

cartilagem septal, deixando esta porção anterior presa somente ao mucopericôndrio do lado oposto.

Abre-se um bolsão na columela para que a porção anterior da cartilagem septal seja encaixada dentro dela e suturada, obtendo-se uma boa estabilidade (Quadro 20-1).

Septoplastia setorial endoscópica

A septoplastia endoscópica é uma técnica minimamente invasiva que permite a correção de deformidades septais através de uma excelente visibilização com trauma mínimo.[13] O uso de endoscópio em septoplastias foi inicialmente descrito em 1991, por Lanza *et al.*[14] e Stammberger.[15] Essa técnica vem sendo utilizada não só no tratamento de obstrução nasal sintomática como também para facilitar o acesso cirúrgico ao meato médio durante a cirurgia endoscópica funcional dos seios paranasais. O uso de endoscópio em septoplastias pode também ter um propósito didático, uma vez que torna todos os passos de uma septoplastia muito mais fáceis de serem visibilizados.

Stammberger[15] preconiza que a septoplastia endoscópica é melhor indicada quando estamos diante de uma crista ou esporão ósseo únicos. Para desvios mais extensos e complexos, a técnica convencional descrita anteriormente acaba sendo tecnicamente mais fácil e rápida, uma vez que, nestes casos, freqüentemente a lente do endoscópio tem que ser seguidamente limpa, devido a um campo cirúrgico restrito.

Nesta técnica, após a infiltração da mucosa do septo com solução 1:80.000, realizamos a incisão paralela ao assoalho nasal somente na localização do desvio (Fig. 20-4A). A partir daí, com ou uso de descoladores, eleva-se um flap superior e inferior ao desvio (Fig. 20-4B). Realiza-se a incisão da cartilagem ou osteotomia da porção óssea (Fig. 20-4C). Retira-se então toda a porção desviada (Fig. 20-4D e E). Uma vez que só é feita uma incisão na mucosa, é possível reposicionar os *flaps* facilmente contra um mucopericôndrio intacto (Fig. 20-4F).[16]

Complicações destes procedimentos são raras. A mais comum delas é o aparecimento de sinéquias, cuja incidência gira em torno de 5%.[13,16]

A septoplastia endoscópica conta com inúmeras vantagens. Com o uso de endoscópios, a cirurgia pode ser realizada em um período de tempo menor, ela pode ser feita com o mesmo instrumental cirúrgico de uma cirurgia endoscópica endonasal, permitindo ao cirurgião identificar desvios posteriores, realizar uma avaliação mais precisa do desvio e limitar a extensão da dissecção à área do desvio.[16] Desta forma, o edema pós-operatório é muito menor. Podemos dizer também que esta técnica torna-se um importante aliado em cirurgias endoscópicas endonasais.

As maiores contra-indicações para septoplastia endoscópica são: desvios caudais ou anteriores e quando associada a deformidades externas, quando uma rinosseptoplastia pode ser melhor indicada.

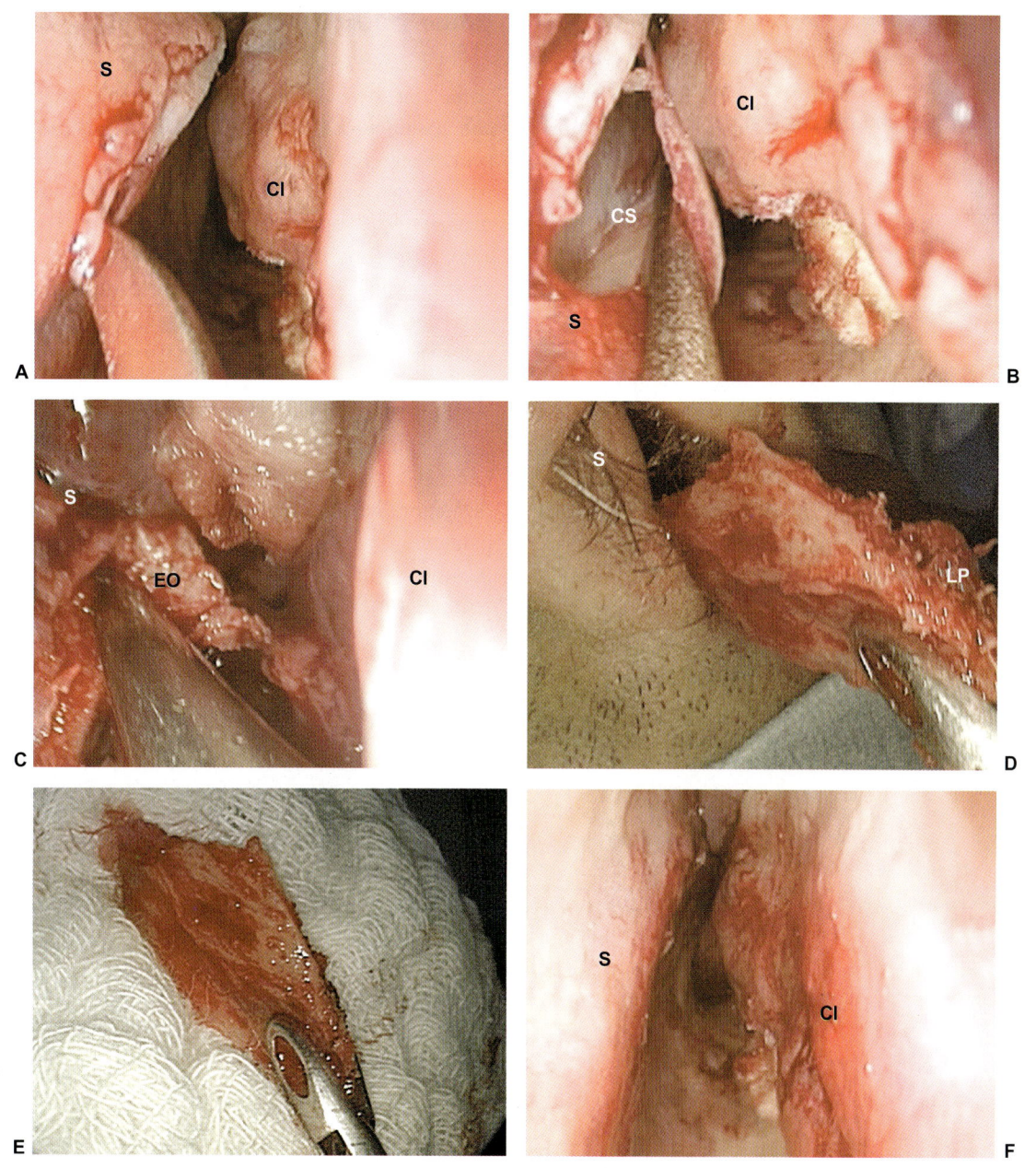

Fig. 20-4. (A) Aspecto intra-operatório de septoplastia endoscópica mostrando a incisão da mucosa paralela à crista septal em fossa nasal esquerda **(B)** Aspecto intra-operatório de septoplastia endoscópica mostrando o descolamento inferior de mucosa com exposição da crista septal em fossa nasal esquerda. **(C)** Aspecto intra-operatório de septoplastia endoscópica mostrando o descolamento inferior de mucosa com exposição de esporão ósseo em fossa nasal esquerda. **(D, E)** Aspecto intra-operatório de septoplastia endoscópica mostrando retirada de porção desviada de lâmina perpendicular de etmóide. **(F)** Aspecto intra-operatório final de septoplastia endoscópica após reposicionamento dos *flaps* de mucosa superior e inferior em fossa nasal esquerda. (CI = concha inferior; S = septo; CS = crista septal; EO = esporão ósseo; LP = lâmina perpendicular de etmóide.

Outras técnicas

Alguns autores como D'Andrea *et al.* em 2001,[17] publicaram a técnica de septoplastia extracorpórea, na qual após a incisão transcolumelar numa rinoplastia aberta, o septo poderia ser retirado, remoldado e reposicionado à sua posição. No total de 27 pacientes, todos evoluíram satisfatoriamente e somente dois pacientes apresentaram cicatrização insatisfatória na região columelar.

■ CIRURGIAS NAS CONCHAS NASAIS

A hipertrofia de conchas nasais inferiores é uma entidade muito freqüente associada a quadros de rinites. Atualmente, cerca de 20 a 30% da população apresenta rinite do tipo alérgica. Por essa razão, é muito freqüente associarmos a septoplastia a algum procedimento que diminua o volume das conchas nasais inferiores e desta forma ajude mais na permeabilidade nasal. Dentre os procedimentos mais utilizados temos a cauterização termoelétrica, o uso de radiofreqüência e as cirurgias na concha inferior, como a turbinectomia ou turbinoplastias (Quadro 20-2).

Cauterização termoelétrica

A cauterização termoelétrica submucosa é o procedimento ambulatorial mais difundido para tratamento de hipertrofia de conchas inferiores.[18-20] A lesão tecidual seria causada pela passagem de corrente elétrica através de um eletrodo bipolar inserido na submucosa da concha e que causaria um aquecimento tecidual em alta temperatura (em torno de 800°C) na região, com conseqüente fibrose cicatricial.[21] Vários autores vêm estudando as alterações que ocorrem na ultra-estrutura da concha após este procedimento.[22,23] Braz, em 1999,[24] observou que após a cauterização ocorre redução da espessura da membrana basal, adensamento do tecido conjuntivo e redução do número de glândulas submucosas. Apresenta como vantagens o fato de poder ser aplicado em pacientes ambulatoriais, podendo o paciente retornar a atividades normais em curto espaço de tempo, além de menor risco de complicações. As desvantagens seriam, principalmente, a alta temperatura atingida nos eletrodos e a falta de parâmetros de energia necessária a ser empregada, o que levaria a resultados imprevisíveis nos tecidos alvos.

Quadro 20-2. Cirurgias

Procedimentos	Vantagem	Desvantagem
Fratura	Fácil de realizar Permite melhor visibilização de toda a concha até a cauda	Pode haver lateralização do processo uncinado e obstrução do complexo ostiomeatal conseqüente rinossinusite Mais útil quando associada a outros procedimentos
Cauterização mucosa	Pode ser realizada sob anestesia local	Difícil medir a quantidade de tecido a ser reduzido Regressão dos sintomas a médio prazo Alteração na função ciliar
Cauterização submucosa	Pode ser realizada sob anestesia local	Pode levar à osteonecrose Diminuição do efeito a médio prazo
Crioterapia	Escasso sangramento Pouca dor pós-operatória Pode ser sob anestesia local	Aparelho volumoso com uma única finalidade Cuidado pós-operatório freqüente
Eletrofreqüência	Mesma eficácia do *laser* O aparelho pode ser utilizado para LAUP Preço baixo	Maior formação de crostas no pós-operatório
Turbinectomia parcial	Bons resultados Fácil de realizar	Pouca visão direta/maior risco de sangramento Fratura da concha inferior pode levar rinossinusites de repetição do seio maxilar
Turbinectomia endoscópica	Excelente visibilização Ótimo controle do sangramento Não precisa tamponamento pós-operatório	Requer material adequado para a realização do procedimento
Turbinectomia Total	Recomendado nos casos de tumores	Pode levar a rinite atrófica
Turbinoplastia	Menor alteração da mucosa Maior preservação da fisiologia nasal Escasso sangramento	Maior dificuldade da técnica Maior risco de sangramento Nos casos de hipertrofia mucosa não remove o problema
Laser/Radiofreqüência	Pouco sangramento Anestesia tópica Ambulatorial Não precisa tamponamento pós-operatório	Preço do aparelho Causa muito edema pós-operatório Ineficaz em hipertrofias ósseas Diminuição do efeito a médio prazo

Radiofreqüência

A radiofreqüência (RF) é um método novo que vem sendo cada vez mais empregado em otorrinolaringologia. Classicamente foi utilizado em outros órgãos ou sistemas, como o urogenital, na redução do volume prostático e no sistema cardiovascular. Atualmente vem sendo empregado na síndrome da apnéia e hipopnéia obstrutiva do sono, como método de redução do volume do palato mole e outros sítios de obstrução.[25,26] Alguns autores estão empregando a radiofreqüência como forma de reduzir a hipertrofia de conchas nasais e vêm obtendo resultados satisfatórios.[27-29]

O princípio básico da RF[30] é a destruição celular através do aquecimento tecidual, utilizando corrente de alta freqüência, que passa do eletrodo para o tecido ao redor. A propagação da onda de RF através do tecido ao redor do eletrodo ocasiona agitação iônica extracelular e intracelular. Pela colisão com outras moléculas, os íons encontram resistência em seu percurso, o que gera calor. Quanto maior a resistência encontrada durante o percurso, maior a quantidade de calor gerado, ocasionando aquecimento tecidual. Quando a temperatura tecidual alcança valores entre 40 a 50°C, ocorre coagulação protéica e morte celular. O tamanho da lesão tecidual depende da duração da aplicação de RF, intensidade da corrente elétrica e do tamanho do eletrodo utilizado. O eletrodo apresenta a extremidade distal ativa e a proximal não ativa, para proteger a superfície tecidual. A extremidade proximal do eletrodo é isolada com um material de alta resistência, que não permite a passagem da corrente elétrica para o tecido em contato com a parte isolada. Por isso, somente o tecido mais profundo ao redor da parte ativa do eletrodo será afetado pelo aumento da temperatura. A temperatura alcançada varia de 60 a 90°C, no qual não acarreta carbonização tecidual, que ocorre acima de 100°C. A potência do aparelho (watts), a quantidade de energia aplicada (joules), a temperatura da lesão (°C) e tempo total são os parâmetros fundamentais.

Turbinectomia

A turbinectomia inferior é o tratamento cirúrgico no qual há a remoção total ou parcial da concha nasal inferior. Atualmente preconiza-se a remoção parcial da concha inferior, procurando preservar sua região mais anterior (cabeça da concha), de modo a garantir um fluxo aéreo turbulento na região. Está indicada nos casos de ausência de resposta terapêutica ao tratamento clínico e nos casos de hipertrofia óssea de concha inferior. Apresenta bons resultados na melhora da obstrução,[31,32] mas apresenta algumas desvantagens, como a necessidade de anestesia geral na maioria das vezes e a possibilidade de várias complicações como rinossinusite crônica,[33] sangramento nasal, sinéquias e atrofia mucosa com alteração do fluxo respiratório nasal.[34-36]

A turbinectomia inferior endoscópica utiliza-se lentes de 0° e 4 mm. Inicialmente é realizada a vasoconstrição da concha inferior com algodões embebidos em solução de adrenalina/xilocaína na concentração de 1:20.000. Os algodões devem ser colocados no meato inferior, face meatal, face septal e cauda da concha inferior em no mínimo dois ciclos (Fig. 20-5A). Logo após pode ser realizada a preensão com pinça "Crawford" da concha inferior. A vantagem deste passo é garantir uma maior vasoconstrição e deixar indicado onde deve ser feita a remoção parcial da concha inferior. Tal etapa é meramente opcional, uma vez que cirurgiões mais experientes conseguem realizar o corte de parte da concha inferior sem auxílio da preensão. Não realizamos a luxação da concha inferior devido o risco desta linha de fratura correr até o processo uncinado, o que pode levar a um estreitamento ou obstrução do meato médio, aumentando as chances de evoluir para uma sinusite crônica.[37] Realiza-se o corte com tesoura de turbinectomia de parte da concha inferior (Fig. 20-5B). Geralmente, devemos procurar ressecar a porção mucosa da concha inferior deixando o mínimo possível de tecido ósseo exposto. Quanto menos tecido ósseo exposto houver, menor será o risco de aparecimento de osteíte, formação de crostas e sinéquias.

No entanto, quando nos deparamos com uma hipertrofia essencialmente óssea de concha inferior, optamos por ressecar parte da porção óssea e fazer um seguimento pós-operatório mais próximo do paciente. Após a retirada de porção da concha inferior (Fig. 20-5C), damos início à hemostasia. Realizamos a cauterização de todo o leito sangrante da concha inferior com aspirador descolador (Fig. 20-5D). Logo após, realizamos a aplicação tópica de cola de fibrina por toda região cauterizada. O tamponamento deve ser evitado ao máximo e só é realizado na falência dos procedimentos anteriores.

As vantagens da realização deste procedimento com auxílio do endoscópio são: maior controle hemostático, maior controle do que está sendo ressecado, menor índice de laceração de mucosa de septo e de concha média, o que diminui radicalmente a formação de crostas e sinéquias.

Turbinoplastia endoscópica

Na turbinoplastia endoscópica, tentamos retirar a parte óssea da concha inferior, com menor exposição óssea possível. Nesta técnica, realizamos a incisão da cabeça da concha inferior com bisturi lâmina 15 (Fig. 20-6) de sua margem inferior até próximo a parede lateral do nariz. A mucosa medial é elevada ao longo da extensão da concha inferior. A margem posterior deste *flap* mucoso deve estar presa ao osso da concha inferior. Desta forma, o osso da concha inferior deve ser ressecado preservando a porção presa ao *flap* mucoso. Após a retirada da porção óssea, o *flap* é reposicionado a fim de recobrir o remanescente ósseo.[38] A vantagem desta técnica é que com a preservação da mucosa ocorre diminuição de algumas complicações como formação de sinéquias e crostas[38] e preserva-se as propriedades fisiológicas da mucosa da concha inferior.

Turbinoplastia inferior com microdebridador

O uso de microdebridadores vem ganhando cada vez mais destaque em cirurgias endoscópicas como adenoidectomias, polipectomias e turbinoplastias. Os microdebridadores utilizados

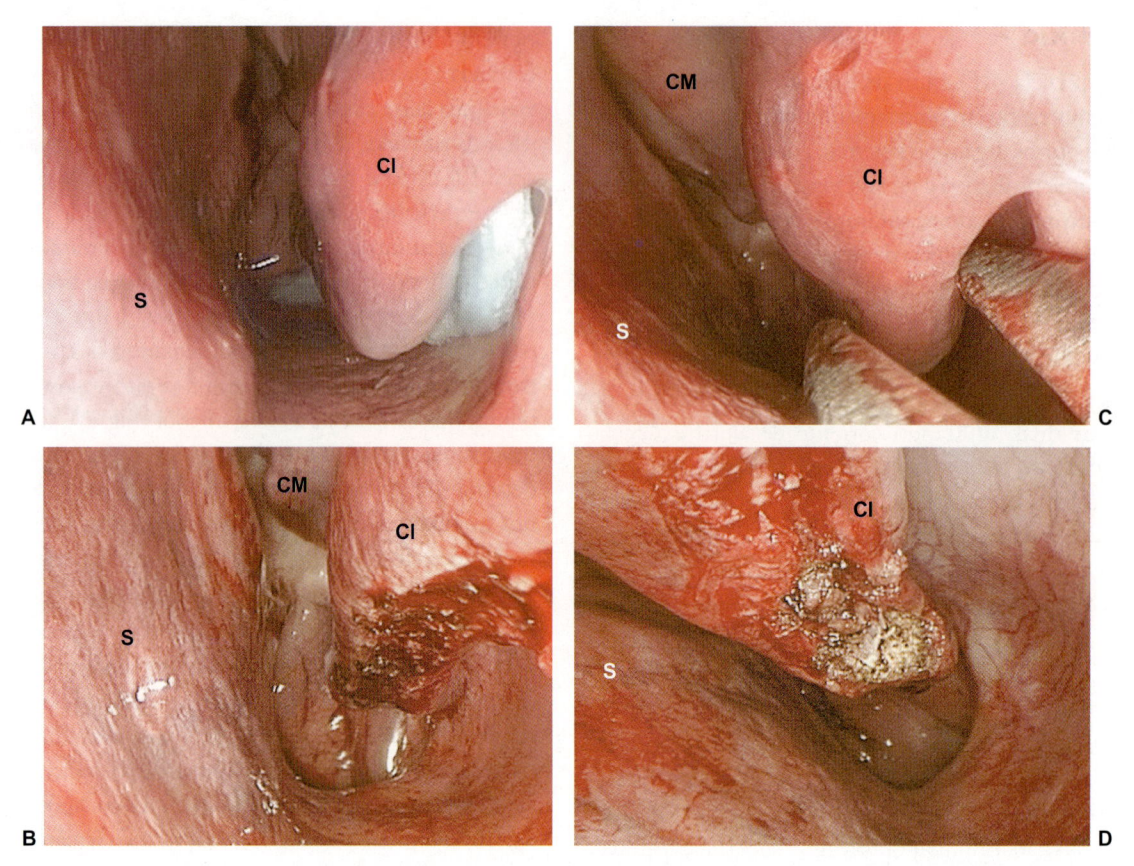

Fig. 20-5. (A) Aspecto intra-operatório de turbinectomia endoscópica mostrando a vasoconstrição com algodão embebido em solução de adrenalina/xilocaína na diluição de 1:2.000 em meato inferior esquerdo. **(B)** Aspecto intra-operatório de turbinectomia endoscópica mostrando o início da remoção parcial da concha inferior esquerda preservando intacta a cabeça da concha. **(C)** Aspecto intra-operatório de turbinectomia endoscópica à esquerda evidenciando a presença de leito sangrante em todo o segmento ressecado, com mínima exposição óssea. **(D)** Aspecto intra-operatório final de turbinectomia endoscópica à esquerda após cauterização elétrica com aspirador-cautério monopolar de cauda de concha inferior. CI = concha inferior; CM = concha média; S = septo.

em turbinoplastias devem ter ponteiras de 2,9 mm, sendo que o procedimento deve ser realizado em uma velocidade de 1.500 a 3.000 rpm. O princípio da técnica cirúrgica está baseado na ressecção submucosa da hipertrofia da concha inferior, podendo haver ou não remoção óssea (Fig. 20-7).[39]

Segundo Delden *et al.*,[39] em um estudo de 100 pacientes submetidos à turbinoplastia com microdebridadores, a complicação mais freqüente foi a formação de sinéquias em 12 pacientes, sendo que todas foram facilmente desfeitas em acompanhamento ambulatorial. Cerca de 2% destes pacientes apresen-

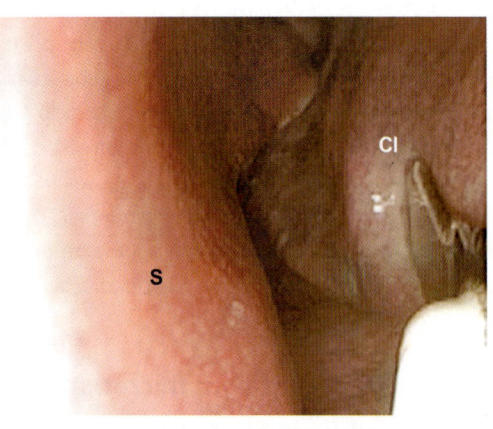

Fig. 20-6. Aspecto intra-operatório de turbinoplastia inferior com microdebridador mostrando a incisão com lâmina 15 de cabeça de concha inferior esquerda. CI = concha inferior; S = septo.

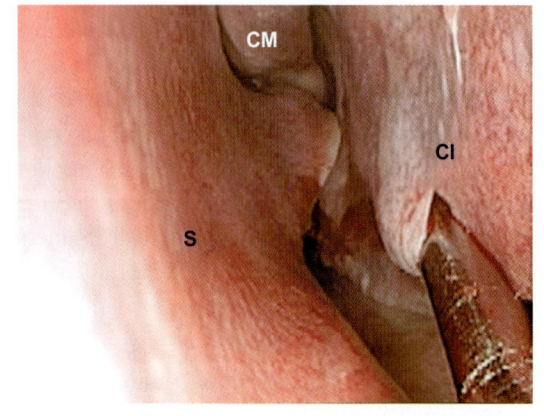

Fig. 20-7. Aspecto intra-operatório de turbinoplastia inferior com microdebridador mostrando a colocação da ponteira de 2,9 mm do microdebridador e descolamento submucoso em concha inferior esquerda. CI = concha inferior; CM = concha média; S = septo.

taram sangramento moderado após o procedimento, que foi facilmente revertido com tamponamento anterior. Goodle *et al.*[40] referem uma taxa de sangramento pós-operatório de mais ou menos 10%. Ainda neste estudo, o aparecimento de crostas ocorreu em 3% dos pacientes. Tais crostas foram removidas mediante o uso de lavagem nasal com solução salina isotônica e cuidados locais no consultório. Não foi registrado nenhum caso de rinite atrófica.

O grande diferencial desta cirurgia é que ela permite manter as propriedades fisiológicas da mucosa da concha inferior, uma vez que ela não é removida e não ocorre substituição da mucosa por fibrose e tecido de granulação. Estudos pós-operatórios com rinomanometria revelaram a persistência do padrão vasoativo da mucosa nasal, propiciando uma melhora da patência nasal.[39]

■ COMPLICAÇÕES

Sangramento

O sangramento é o problema mais comum. Sempre no preparo pré-operatório deve-se orientar o paciente para que não use medicações à base de AAS. Ocorre geralmente na base do septo devido às artérias intra-ósseas e deve ser debelado com uso de broca polidora ou instrumentos rombos para percussão ou esmagamento do osso.

Hematomas

Raramente a dor no pós-operatório chega a ser um problema, porém se estiver presente e for severa essa pode ser a primeira manifestação do desenvolvimento de um hematoma septal. Nesse caso, retiram-se os tampões para que o interior da cavidade nasal seja inspecionado. Se for constatada a sua presença, deve ser imediatamente drenado (para que a cartilagem não se reabsorva, o que poderia originar uma perfuração septal) e o paciente retamponado (para evitar sua recorrência), além de administração de antibioticoterapia.

Perfuração septal

Decorre de descolamentos por sobre o pericôndrio e o periósteo, onde ocorre a destruição da trama vascular em uma área ampla. As lacerações do forro mucoso durante o descolamento não são importantes, mesmo que bilaterais e correspondentes. Se o descolamento foi realizado por baixo do pericôndrio/periósteo, toda a trama vascular foi preservada e as bordas da perfuração estão plenamente irrigadas e haverá cicatrização. Contrariamente, a grande maioria de tentativas de fechamentos das perfurações septais resulta inútil, mesmo usando retalhos de vizinhança sem tração e interpondo-se cartilagem ou osso. A falta de vascularização desta mucosa não permite a recuperação dos tecidos o que confirma a idéia exposta. O uso de tampões muito apertados ou por tempo prolongado, além de cauterizações repetidas por epistaxes severas, pode levar à isquemia de tecido e perfuração, principalmente em crianças.

Sinéquias

Deve-se a mau seguimento no pós-operatório. É importante passar algodão vaselinado na fossa nasal quebrando as trabéculas de fibrina e removendo as crostas, a cada dois ou três dias, junto com lavagem do nariz com soro fisiológico. Atualmente muitos cirurgiões ainda utilizam *splint* nasal como medida para se evitar sinéquias nasais. Malki em 1999,[41] realizou um estudo avaliando a efetividade do uso de *splint* nasal na prevenção de sinéquias. Comparando dois grupos (com *splint* e sem *splint*) foi verificado que não houve diferença significativa entre os grupos, mas o autor refere que seu uso ainda é indicado para aumentar a estabilidade do septo no pós-operatório (Fig. 20-8).

Fístulas liquóricas – meningites

Fístulas liquóricas iatrogênicas (rinoliquorréias) são infreqüentes, e provavelmente decorrem da avulsão da placa perpendicular do etmóide. É aconselhável que as retiradas ósseas de porções altas da lâmina perpendicular do etmóide, quando necessárias, sejam feitas de forma delicada, usando-se para tanto instrumentos afiados e de pequenas dimensões como tesouras e escopos. Deve-se praticar movimentos de rotação até que a porção a ser retirada seja fraturada.

Os descolamentos septais muito altos e posteriores abrem uma via de contaminação para a cavidade craniana através da lâmina crivosa, principalmente se o paciente é portador de uma infecção ativa concomitante como, por exemplo, uma rinossinusite. Descolando-se o mínimo necessário para resolver o desvio em questão, contribui-se para diminuir a incidência dessas complicações.

Insensibilidade ou dor na mucosa palatina

É complicação rara e deve-se a lesões perto do nervo nasopalatino no assoalho do nariz. Esta complicação foi demonstrada em um estudo de 31 pacientes submetidos à septoplastia com abordagem maxilar/pré-maxilar, nos quais 32% relataram distúrbios na sensibilidade e irritabilidade do palato até 8 dias após a cirurgia e 16% ainda continuaram com a queixa 3 a 5 meses após a cirurgia.

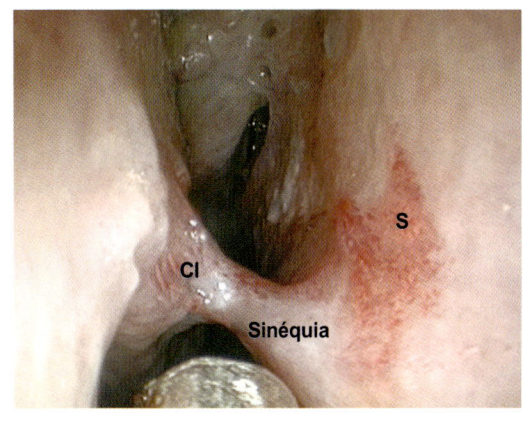

Fig. 20-8. Paciente mostrando sinéquia entre concha inferior e septo nasal em fossa nasal direita. CI = concha inferior, S = septo.

Rinorréia gustatória

Foi descrita como uma complicação pós-septoplastia, na qual num grupo de 1.332 pacientes operados, 7 apresentaram drenagem profusa de secreção hialina nasal à mastigação. A causa desta rinorréia é uma lesão inadvertida do nervo nasopalatino dentro das camadas septais após a remoção da porção desviada do vômer e lâmina perpendicular do etmóide durante a septoplastia. Os pacientes responderam bem ao tratamento com anti-histamínicos.

Síndrome do choque tóxico

Tem sido descrita em pacientes que são tamponados, parece ser devida à colonização dos tampões por *Staphylococcus aureus*, produtor de endotoxinas. Medidas apropriadas no sentido de prevenir essa complicação consistem em retirada precoce dos tampões e uso de antibioticoterapia antiestafilocóccica.

Alguns autores como Lemmens *et al.*,[42] preferem ao invés de tamponamentos, o uso de suturas septais de modo a se evitar a formação de espaços mortos e assim evitar o uso de tampões nasais. Esses autores relatam como principal vantagem o conforto para o paciente além da ausência das complicações relatadas ao tamponamento como hipóxia, reação de corpo estranho e infecção.

Deformidades nasais

O desenvolvimento do chamado nariz em sela *(Saddle nose deformity)*, talvez seja a complicação mais temida. Como já exposto, a cartilagem quadrangular promove a sustentação dos tecidos moles no dorso nasal. O erro consiste em não se deixar estrutura cartilaginosa dorsal suficiente para garantir o suporte nasal. É muito mais fácil adotar medidas para se evitar esse problema do que repará-lo em segundo tempo.

■ REFERÊNCIAS BIBLIOGRÁFICAS

1. Jang YJ, Myong NH, Park KH, Koo TW, Kim HG. Mucociliary transport and histologic characteristics of the mucosa of deviated septum. *Arch Otolaryngol Head Neck Surg* 2002;128(4):421-4.
2. Mink PJ. Le nez comme voie respiratorie. *Presse Otolaryngol (Belg)* 1903:481-96.
3. Cole P, Roithmann R. The nasal valve and current technology. *Am J Rhinol* 1996;10:23-31.
4. Roithmann R. Estudos de estrutura e função da área da válvula nasal: contribuição das técnicas de rinometria acústica e rinomanometria. *Tese de Doutorado. Universidade Federal do Rio Grande do Sul*, Porto Alegre, Brasil, 1997.
5. Haight JSJ, Cole P. The site and function of the nasal valve. *Laryngoscope* 1983;93:49-55.
6. Roithmann R, Chapnik J, Zamel N, et al. Acoustic rhinometric assessment of the nasal valve area. *Am J Rhinol* 1997;11:379-85.
7. Hilberg O, Jackson AC, Swift DL, Pedersen OF. Acoustic rhinometry: evaluation of nasal cavity geometry by acoustic reflection. *J Appl Physiol* 1989;66:295-303.
8. Grymer LF, Hilberg O, Elbrond O, Pedersen OF. Acoustic rhinometry: evaluation of the nasal cavity with septal deviations, before and after septoplasty. *Laryngoscope* 1989;99:1180-1187.
9. Voegels RL, Goto EY, Neves MC, Tavares RA, Mello Jr, JFM, Butugan O. *Avaliação pré e pós operatória através de rinometria acústica em pacientes submetidos a cirurgia de septo nasal e conchas inferiores*. Aceito para publicação nos Arquivos da Fundação Otorrinolaringologia em 2002.
10. Cole P. Nasal airflow resistance: a survey of 2500 assessments. *Am J Rhinol* 1999;11:415.
11. Sipila J, Suonpaa J. A prospective study using rhinomanometry and patient clinical satisfaction to determine if objective measurements of nasal airway resistance can improve the quality of septoplasty. *Eur Arch Otorhinolaryngol* 1997;254:387-90.
12. Neves Pinto RM, Saraiva MS. Rinomanometria computadorizada. *F Méd (BR)* 1992;104:75-82.
13. Hwang PH, McLaughhlin RB, Lanza DC, Kennedy DW. Endoscopic septoplasty: Indications, technique, and results. *Otolaryngology – Head and Neck Surgery* 1999;120(5):678-682.
14. Lanza DC, Kennedy DW, Zinreich SJ. Nasal endoscopy and its surgical applications. In: Lee KJ (ed.) *Essential otolaryngology: head and neck surgery*. 5. ed. New York: Medical Examination, 1991. 373-87p.
15. Stammberger H. *Functional endoscopic sinus surgery: the Messerklinger technique*. Philadelphia: BC Decker, 1991. 432-3p.
16. Giles WC, Gross CW, Abram AC, Greene WM, Avner TG. Endoscopic septoplasty. *Laryngoscope* 1994;104(12):15076-9.
17. D'Andrea F, Brongo S, Rubino C. Extracorporeal septoplasty with paramarginal incision. *Scand J Plast Reconstr Surg Hand Surg* 2001;35(3):293-6.
18. Von Haacke NP, Hardcastle PF. Submucous diathermy of the inferior turbinate and the congested nose. *ORL* 1985;47:189-193.
19. Jones AS, Lancer JM. Does submucous diathermy to the inferior turbinate reduce nasal resistance to airflow in the long term? *J Laryngol Otol* 1987;101:448-451.
20. Premachandra DJ, Bull TR, Mackay IS. How safe is submucous diathermy? *J Laryngol Otol* 1990;104:408-409.
21. Li KK, Powell NB, Riley RW, Troell RJ, Ghilheminault C. Radiofrequency volumetric tissue reduction for treatment of turbinate hypertrophy: a pilot study. *Arch Otolaryngol Head Neck Surg* 1998;119:569-573.
22. Talaat M, El Sabawy E, Baky FA, Raheem AA. Submucous diathermy of the inferior turbinates in chronic hypertrophic rhinitis. *J Laryngol Otol* 1987;101:452-460.
23. Woodhead CJ, Wickan MH, Smelt GJC. Some observations on submucous diathermy. *J Laryngol Otol* 1989;103:1047-1049.
24. Braz RMAS. Cauterização termoelétrica submucosa de concha nasal inferior em pacientes com rinite hipertrófica. Estudo de aspectos histológicos. *Tese de Doutorado pela Faculdade de Medicina da Universidade de São Paulo*, São Paulo, 1998.
25. Powell NB, Riley RW, Troell RJ, Li K, Blumen MC, Guilleminault C. Radiofrequency volumetric tissue reduction of the palate in subjects with sleep-disordered breathing. *Chest* 1997;113:1163-1174.

26. Powell NB, Riley RW, Troell RJ, Blumen MB, Guilleminault C. Radiofrequency volumetric reduction of the tongue: a porcine pilot study for the treatment of obstructive sleep apnea syndrome. *Chest* 1998;111:1348-1155.
27. Smith TL, Correa AJ, Kuo T, Reinisch L. Radiofrequency tissue ablation of the inferior turbinate using a thermocouple feedback electrode. *Laryngoscope* 1999;109:1760-5.
28. Fisher Y, Gosepath J, Amedee RG, Mann WJ. Radiofrequency volumetric tissue reduction (RFVTR) of inferior turbinates: a new method in the treatment of chronic nasal obstruction. *Am J Rhinol* 2000;14:355-360.
29. Rhee CS, Kim DY, Won TB, Lee HJ, Park SW, Kwon TY, Min YG. Changes of nasal function after temperature-controlled radiofrequency tissue volume reduction for the turbinate. *Laryngoscope* 2001;111:153-8.
30. Zonato AL. Efeitos do uso da radiofrequência na hipertrofia crônica da concha nasal inferior nos pacientes portadores da Síndrome da Apnéia e Hipopnéia Obstrutiva do Sono em uso de CPAP nasal. *Tese de Doutorado pela Faculdade de Medicina da Universidade de São Paulo*, São Paulo, 2000.
31. Mabry RL. Surgery of the inferior turbinates: how much and when? *Otolaryngol Head Neck Surg* 1984;92:571-576.
32. Ophir D, Schindel D, Halperin D, Marshak G. Long-term follow up of the effectiveness and safety of inferior turbinectomy. *Plast Reconstr Surg* 1992;90:980-984.
33. Berenholtz L, Kessler A, Sarfati S, Eviatar E, Segal S. Chronic sinusitis: a sequela of inferior turbinectomy. *Am J Rhinol* 1998;12(4):257-261.
34. Dawes PJD. The early complications of inferior turbinectomy. *J Laryngol Otol* 1987;101:1136-1139.
35. Garth RJN, Cox HJ, Thomas MR. Haemorrhage as a complication of inferior turbinectomy: a comparison of anterior and radical trimming. *Clin Otolaryngol* 1995;20:236-238.
36. Dawes PJD. Inferior turbinectomy: is the risk of haemorrhage overstressed?. *J Laryngol Otol* 1988;102:590-591.
37. Berenholz L, Kessler A, Sarfati S, Eviatar E, Segal S. Chronic sinusitis: A sequela of inferior turbinectomy. *American Journal of Rhinology* 1998;12(4):257-61.
38. Marks S. Endoscopic inferior turbinoplasty. *American Journal of Rhinology* 1998;12(6):405-7.
39. Delden MR, Cook PR, Davi WE. Endoscopic partial inferior turbinoplasty. *Otolaryngology Head and Neck Surgery* 1999;121(4):406-9.
40. Goodle RL. Surgery of the turbinates. *J Otolaryngol* 1978;7:262-8.
41. Malki D, Quine SM, Pfleiderer AG. Nasal splints, revisited. *J Laryngol Otol* 1999;113(8):725-7.
42. Lemmens W, Lemkens P. Septal suturing following nasal septoplasty, a valid alternative for nasal packing? *Acta Otorhinolaringol (Belg)* 2001;55(3):215-21.

EPISTAXE

Tatiana Abdo ❖ Marcus Lessa ❖ Richard Voegels

■ INTRODUÇÃO

Epistaxe é um sangramento com origem na mucosa nasal, representando uma alteração da hemostasia normal do nariz. Essa hemostasia pode estar comprometida por perda da integridade vascular, anormalidades na mucosa nasal ou por alterações nos fatores de coagulação.[3]

Afecção comum na prática médica é considerada uma das principais emergências otorrinolaringológicas.[18] Aproximadamente 60% da população apresentam pelo menos um episódio de epistaxe durante a vida.[22] Geralmente autolimitada, somente 6% dos casos necessitam de atendimento médico. A hemorragia nasal, se recorrente ou intensa, pode determinar conseqüências mórbidas ou até mesmo fatais, como aspiração, hipotensão, anemia, hipóxia e infarto agudo do miocárdio.[3]

A epistaxe pode afetar todas as idades e não tem predileção por sexo, sendo mais freqüente no inverno.

Aproximadamente 90% dos sangramentos nasais têm origem na região anterior do septo nasal e são mais freqüentes em crianças e adultos jovens. Facilmente controlados, raramente evoluem com complicações.[23]

Os sangramentos posteriores, apesar de menos freqüentes, são mais graves e normalmente necessitam de medidas invasivas para o seu controle.[23] Aproximadamente 24% dos casos necessitam de transfusão sanguínea.[27]

■ ETIOLOGIA

Dois fatores podem alterar a hemostasia normal do nariz:

1. **Fatores locais**: os principais fatores locais são: trauma, inflamação, deformidade anatômica (desvio septal), corpo estranho, irritantes químicos (p. ex.: tintas e ácidos), cirurgias, tumor nasal, *spray* nasal de corticóide, uso prolongado de oxigênio e CPAP.

São exemplos de fatores traumáticos causando epistaxe: manipulação digital, procedimentos cirúrgicos, fraturas de base de crânio levando a formação de pseudo-aneurismas (carótida interna), presença de corpo estranho no nariz e barotraumas.

As reações inflamatórias locais causadas por IVAS, sinusopatias, alergia e irritantes ambientais alteram o muco protetor, levando a invasão bacteriana com formação de crostas, exposição dos vasos e conseqüentemente epistaxe.

Deformidades nasais alteram o fluxo aéreo nasal, expondo certas regiões a correntes turbulentas, bactérias e irritantes ambientais.

2. **Fatores sistêmicos**: dentre os fatores sistêmicos destacamos os vasculares (HAS, aterosclerose, estenose mitral, coartação da aorta), as discrasias sanguíneas e os medicamentos.

A aterosclerose associada à hipertensão arterial sistêmica é uma causa comum de epistaxe, principalmente na população geriátrica. A mucosa atrófica perde suas propriedades protetoras expondo os vasos ateroscleróticos. Durante um episódio hipertensivo, estes rompem facilmente resultando em hemorragia severa. Esses vasos perdem a capacidade de se contrair, levando a hemorragias incontroláveis. Em estudo retrospectivo realizado em nosso serviço, a hipertensão arterial estava presente em 61,1% dos casos de epistaxe severa.[29] É a condição clínica mais freqüentemente associada à epistaxe.[4,22]

Os distúrbios de coagulação devem ser pesquisados nos pacientes que apresentam história inexplicada de sangramento prolongado e nos que apresentam antecedentes familiares de coagulopatia. O defeito mais comum a considerar na via intrínseca é a deficiência do fator VIII (80% dos casos). As deficiências dos fatores X e XI justificam 13 e 6% dos casos respectivamente. Outras deficiências como de fibrinogênio, protrombina e de outros fatores contribuem para 6% dos casos.

As hemofilias são as coagulopatias hereditárias mais freqüentes, com incidência absoluta de 1 para cada 20.000 nascimentos. A hemofilia do tipo A é causada pela deficiência do fator VIII e é transmitida por um gene localizado no cromossomo X da mãe aparentemente normal, sendo que as manifestações hemorrágicas aparecem já no primeiro ano de vida. A hemofilia do tipo B apresenta hereditariedade e quadro clínico idênticos ao tipo A, diferindo no fator plasmático deficiente, que neste caso é o fator IX, e apresentando uma incidência 10 vezes menor.

A doença de Von Willebrand é uma discrasia sanguínea causada por anormalidades qualitativas e/ou quantitativas do fator XIII. Apresenta-se com epistaxes, gengivorragias e metrorragias. Os exames laboratoriais apresentam alterações características como tempo de sangramento (Método de Ivy) prolongado, deficiência do fator XIII e alteração na adesão plaquetária.

No diagnóstico diferencial das coagulopatias, devemos considerar também as leucemias, os mielomas múltiplos, hipersensibilidade a fármacos e as púrpuras (p. ex.: Púrpura Trombocitopênica Idiopática, Síndrome de Bernard-Soulier). São consideradas coagulopatias adquiridas as deficiências vitamínicas (p. ex.: vitamina K) e as hepatopatias.

Medicamentos como o ácido acetilsalicílico, antiinflamatórios não-hormonais e anticoagulantes afetam o mecanismo de coagulação e devem ser considerados no diagnóstico diferencial.

A doença de Osler-Weber-Rendu (telangectasia hemorrágica hereditária), de herança autossômica dominante, é caracterizada pela presença de fístulas e dilatações vasculares localizadas na pele, mucosas, estômago, cólon e pulmão. A epistaxe é o primeiro sintoma em 90% dos casos, tornando-se de caráter recorrente. Estes pacientes, com o tempo, aprendem a prevenir e tratar sua própria epistaxe.

■ CONSIDERAÇÕES ANATÔMICAS DA VASCULARIZAÇÃO NASAL

A mucosa nasal é dotada de um rico suprimento sanguíneo, com origem nos sistemas das artérias carótidas interna e externa.[6,23]

As artérias etmoidais anterior e posterior, ramos da artéria oftálmica (ramos da artéria carótida interna), deixam a órbita através dos seus respectivos canais ao longo da sutura frontoetmoidal, atravessam o teto do seio etmóide para penetrarem na lâmina cribriforme (Fig. 21-1).

A artéria etmoidal posterior está 4 a 7 mm distante do canal do nervo óptico,[6] fornecendo ramos nasais mediais e laterais, responsáveis pela irrigação da concha superior, septo correspondente e teto do nariz. A artéria etmoidal anterior fornece ramos laterais e septais, irrigando as células etmoidais anteriores, seio frontal, dura correspondente, região ântero-superior do septo e paredes laterais. Ela apresenta anastomose com a artéria esfenopalatina, na parte anterior do septo.

A artéria maxilar é um dos ramos terminais da artéria carótida externa, surge atrás do colo da mandíbula e é dividida em três segmentos: o mandibular, pterigóideo e pterigopalatino. A terceira divisão emite ramos orbitais e para os forames redondo e pterigopalatino. Passando medialmente na fossa pterigopalatina, a artéria maxilar dá origem à artéria esfenopalatina e ao sair pelo forame de mesmo nome, logo acima do término da cauda óssea da concha média, divide-se em artéria septal e artéria nasal lateral posterior.[15] Essa divisão pode ocorrer em três pontos diferentes: dentro da fossa pterigopalatina; durante a passagem no forame esfenopalatino; ou então na fossa nasal.[20,23] Segundo Navarro et al., um forame acessório localizado inferiormente ao esfenopalatino, através do qual um ramo da artéria nasal lateral posterior entra na cavidade nasal, existe em 6% dos casos. A artéria maxilar pode apresentar anastomoses com a artéria oftálmica, artéria meníngea média e com a carótida externa contralateral (Figs. 21-2 e 21-3).[21,25]

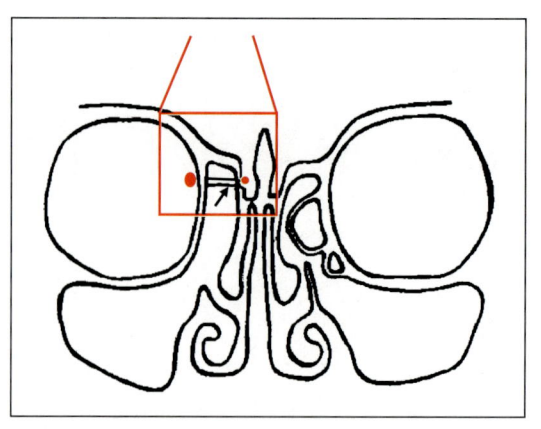

Fig. 21-1. Artéria etmoidal anterior cruzando o teto do seio etmoidal (seta).

A artéria septal passa através do forame esfenopalatino, segue pelo teto do nariz em direção ao esfenóide e divide-se em vários ramos nutridores do septo e paredes nasais superiores.[20] A artéria nasal lateral posterior é responsável pelo suprimento arterial das conchas nasais inferior e média.[20] A artéria palatina maior, ramo anterior da terceira porção da maxilar, caminha anteriormente ao longo do palato duro, penetra no forame incisivo e termina na porção ântero-inferior do septo.

A artéria facial, ramo da carótida externa, através do ramo labial superior, é responsável pela irrigação do septo anterior, assoalho e mucosa do vestíbulo nasal.[9]

O plexo de Kisselbach, ou área de Little, é responsável pela maioria dos sangramentos nasais anteriores, sendo formado por múltiplas anastomoses das artérias (p. ex.: labial superior, esfenopalatina, palatina maior e etmoidal anterior) na região anterior do septo nasal (Fig. 21-4A e B).

■ AVALIAÇÃO INICIAL

No atendimento a um paciente com sangramento nasal, devemos nos preocupar inicialmente com a permeabilidade de sua via aérea e com suas condições hemodinâmicas. Nesse momento a aplicação de algoritmos do tipo ATLS pode ser útil.

Estabilizados esses parâmetros, podemos colher uma pequena história contendo os seguintes dados: a idade do paciente, tempo de sangramento, acometimento unilateral ou bilateral, episódio único ou recorrente, quantidade aproximada (p. ex.: uma tolha), doenças associadas (rinite alérgica, ivas, has, dm, insuficiência renal crônica, coagulopatia na família ou já diagnosticada no próprio paciente), uso de medicamentos (AAS, AINH) e tratamentos anteriores. Devemos solicitar exames laboratoriais como hemograma e coagulograma completo.

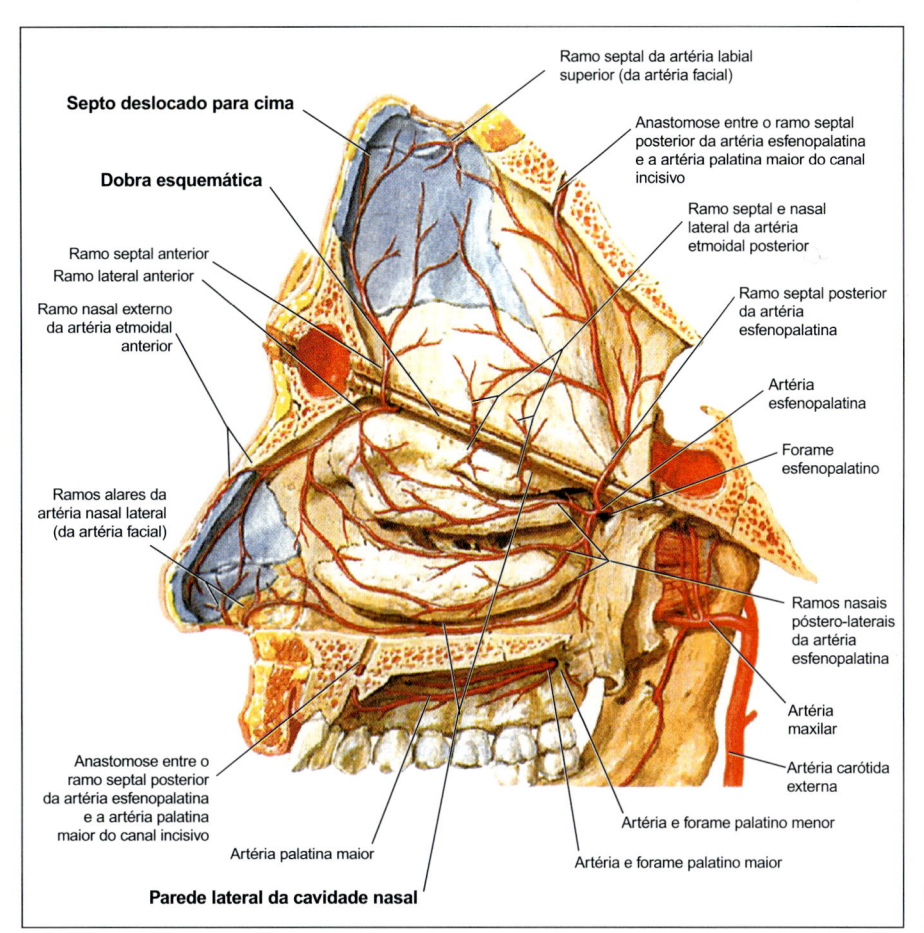

Fig. 21-2. Vascularização nasal; ramos da artéria maxilar.

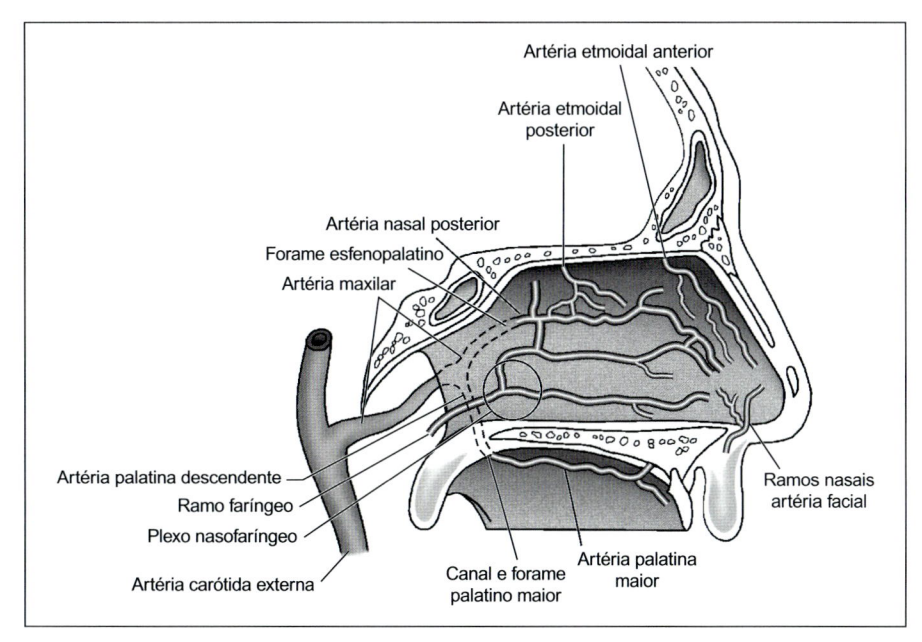

Fig. 21-3. Vascularização da parede lateral do nariz.

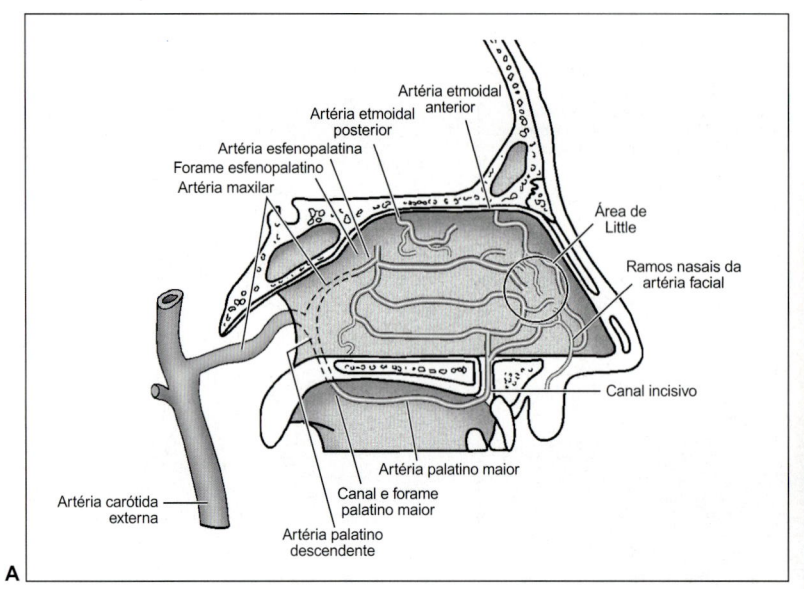

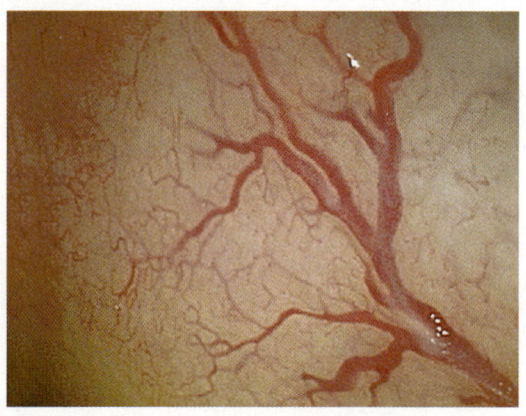

Fig. 21-4. (A) Irrigação do septo nasal. **(B)** Vascularização do septo nasal.

O exame da cavidade nasal requer uma boa iluminação e material adequado (p. ex.: espéculo nasal, pinça baioneta, aspirador, endoscópio, quando disponível). Deve ser realizado sob anestesia tópica e com o uso de vasoconstritor. Todos os coágulos devem ser removidos e então tentamos localizar a origem do sangramento.

O médico necessita estar paramentado com luvas, avental, máscara e óculos, para realizar o atendimento.

■ TRATAMENTO

Diversos tratamentos têm sido propostos com o objetivo de controlar a epistaxe levando em consideração sua localização e a etiologia do sangramento, assim como a experiência do médico.

Orientações gerais são fornecidas a todos os pacientes com epistaxe, independente do tratamento realizado (p. ex.: repouso, colocação de gelo e compressas frias no nariz, evitar banho e alimentos quentes, evitar medicações derivadas de AAS e não ficar exposto ao sol).

Cauterização

A maioria dos sangramentos (90%) tem origem na região anterior do septo nasal. Quando após a utilização do vasoconstritor o local do sangramento é identificado, podemos cauterizar o sítio sangrante.[1,23]

O nitrato de prata e o ácido tricloroacético (ATA) são substâncias utilizadas na cauterização química de vasos na área de Little. Antes da aplicação é necessária uma boa analgesia para diminuir o desconforto. Cauterizamos inicialmente a região ao redor do vaso e a seguir o vaso propriamente dito. São complicações possíveis desse procedimento: ulceração da mucosa, perfuração do septo nasal, queimadura no lábio ou na pele do vestíbulo se a substância escorrer e piora do sangramento se ocorrer ruptura do vaso. Um estudo prospectivo não mostrou diferença no controle da epistaxe com a utilização do nitrato de prata ou do ATA, mas a tolerância dos pacientes ao nitrato foi melhor.[23]

A cauterização elétrica é geralmente utilizada se o sangramento persistir ou recorrer após a cauterização química.[1] Deve-se ter cuidado durante o procedimento, pois, se muito profundo ou realizado repetidas vezes, pode lesar o pericôndrio da cartilagem septal e provocar uma perfuração.

Descrita pela primeira vez por Wurman *et al.*, a cauterização nasal com auxílio do endoscópio propicia a visibilização de áreas de difícil acesso, facilitando o controle das epistaxes posteriores.[2,10,21] Alguns estudos sugerem a utilização dessa técnica com primeira opção no tratamento das epistaxes posteriores, ao invés do tamponamento nasal, por reduzir o tempo de hospitalização e a morbidade.[2,23,27,35]

Shin *et al.* utilizam *laser* de CO_2 para o controle da epistaxe quando identificam o vaso sangrante.[23]

Tamponamento

Na presença de sangramento difuso, sangramento não localizado ou após falha na cauterização, recorre-se ao tamponamento nasal anterior. Materiais como esponja inabsorvível de acetato hidroxilado de polivinil (**Merocel**®), esponja absorvível (**Gelfoam**®), tampão absorvível de ácido hialurônico (**Merogel**®), gaze com vaselina e dedo de luva podem ser utilizados,[14,23] assim como o Rapid Rhino Gel Knit® que contém um agente hemostático altamente ativo e plaquetas ativadas que estimulam a angiogênese precoce. Antes de iniciarmos o tamponamento, colocamos um algodão embebido com solução anestésica e vasoconstritor, para facilitar o procedimento. Reflexo vagal, epífora, sinusites e a síndrome do choque tóxico são algumas das complicações.[14] A permanência do tampão geralmente é de 48 horas, sendo necessário introduzir antibioticoterapia caso esse período seja ampliado. Quando for necessário o tamponamento de pacientes portadores de coagulopatias, como a doença de Von Willebrand, ou de portadores da síndrome de Osler-Weber-Rendu, damos preferência ao Avitene® ou ao Gelfoam®, evitando o uso do Merocel® e tampão com rayon (Fig. 21-5A a C).[23]

Em casos de sangramentos nasais severos de origem posterior, póstero-superior ou superior, que não cessam com tamponamento anterior adequado, realizamos tampão ântero-posterior (Fig. 21-6A e B). Esses pacientes rotineiramente são internados e mantidos em observação.

Uma sonda de Foley n°s 16 ou 18, com cordoné ou fio de algodão, é passada pelo nariz até ser visibilizada na orofaringe. A seguir o *cuff* é insuflado com 10 ou 15 ml de água destilada e tracionada pelo nariz através do cordonê até impactar na rinofaringe. Por fim, após realizarmos o tamponamento anterior habitual o *cuff* permanece insuflado por 48 horas e então é esvaziado. Pode também ser realizado com Rapid Rhino®. Caso o paciente não apresente sangramento em 24 horas, o tampão é retirado. A antibioticoterapia é introduzida em todos os casos.

O tamponamento ântero-posterior falha no controle de sangramento nasais intensos e persistentes em aproximadamente 20% dos casos.[12] É extremamente desconfortável para o paciente, desde a colocação, causando obstrução nasal, sensação de pressão, dor na face e disfagia.[12] Complicações consideradas maiores, como septicemia, arritmias, hipóxia e morte são associadas ao tamponamento posterior.[7,12,25] Podem ocorrer também necrose da cartilagem alar, otite média secretora, rinossinusite aguda e perfuração septal.[12] A presença do tamponamento nasal pode levar a uma diminuição da ventilação pulmonar, por redução no reflexo nasopulmonar.[33,34] Um cuidado especial deve ser tomado evitando-se medicações que possam deprimir o centro respiratório.[12]

Bloqueio do forame palatino maior

Substâncias como lidocaína, associada ou não a vasoconstritor, são injetadas por via oral, no canal palatino maior, com o objetivo de comprimir as estruturas vasculares da região. Esse procedimento tem efeito temporário, sendo, por esse motivo, pouco utilizado.[25]

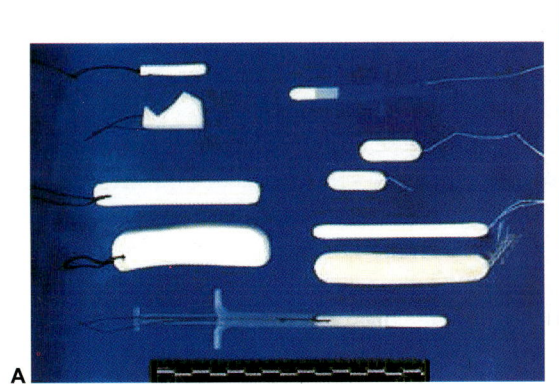

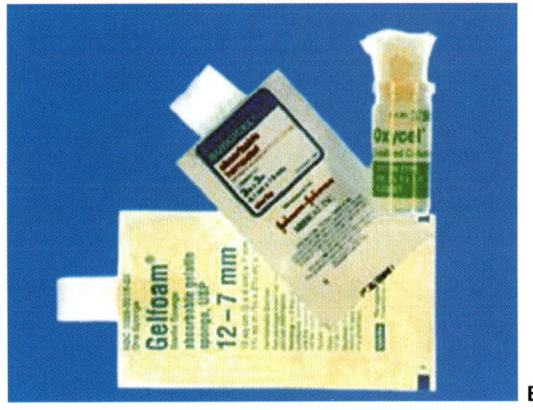

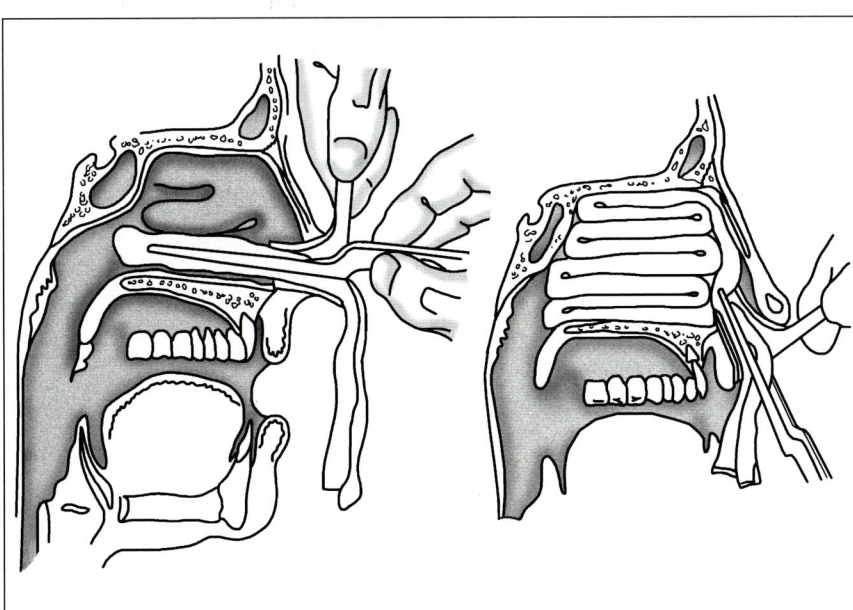

Fig. 21-5. (A, B) Materiais para tamponamento anterior. **(C)** Tamponamento anterior com rayon.

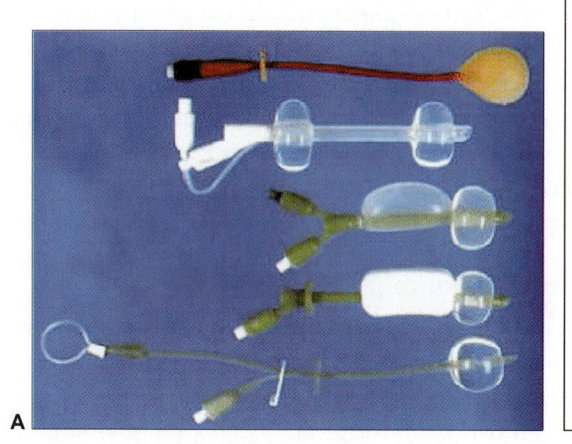

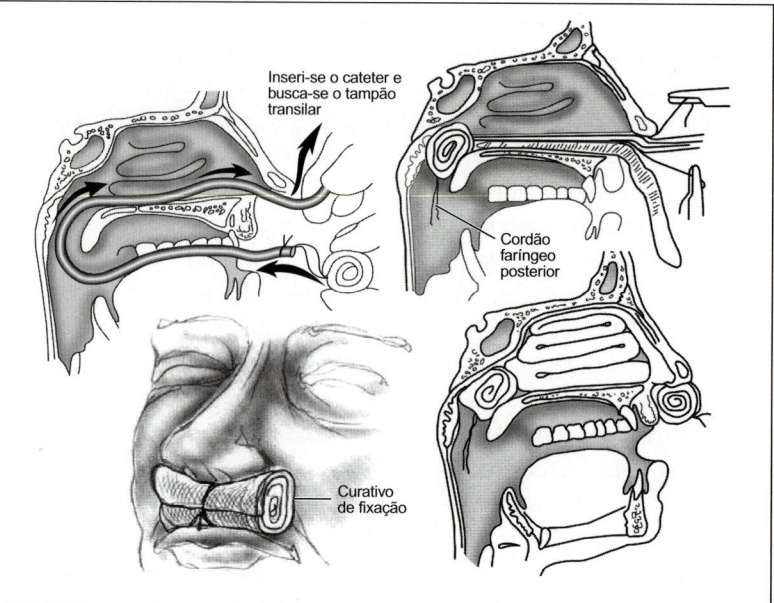

Fig. 21-6. (A) Tampão posterior. **(B)** Tamponamento posterior.

Crioterapia

Mostrou-se menos efetiva que a cauterização convencional.

Medicamentos

A utilização de estrógeno produz um efeito reparador no endotélio. Em casos de hemofilia e Von Willebrand, utilizamos DDAVP com objetivo de diminuir o tempo de sangramento desses pacientes, principalmente em crianças.

Embolização

A utilização da embolização arterial percutânea no tratamento de epistaxe foi introduzida por Sokoloff *et al.* em 1974 e atualmente é considerada por alguns autores o tratamento de escolha na epistaxe posterior.[17,20]

Faz-se a cateterização percutânea da artéria femoral sob anestesia local e chega-se até a artéria maxilar e seus ramos, os quais podem ser obliterados com álcool polivinil, partículas de esponja absorvível (Gelfoam®) ou microesferas de Dextran. As vantagens dessa técnica são: localização da região do sangramento, os vasos distais são obliterados, não necessita de anestesia geral, o procedimento pode ser repetido se necessário.[3] Alguns autores sugerem que o alto custo do procedimento poderia ser compensado pela diminuição no tempo de internação.[3]

As limitações desse método são sangramentos provenientes das artérias etmoidais e pacientes com doença aterosclerótica em artéria carótida.[3] São complicações desse procedimento: hematoma femoral, lesão do nervo femoral, trismo, amaurose, paralisia facial, hemiplegia, acidente vascular cerebral e necrose da pele e tecido celular subcutâneo.[3,4,20] Essas complicações ocorrem em cerca de 17% dos casos.[3]

Em nosso serviço contamos com uma equipe de radiologia intervencionista altamente especializada e competente. Indicamos a embolização quando a ligadura arterial não foi satisfatória para as epistaxes graves e refratárias (Fig. 21-7A e B).[3]

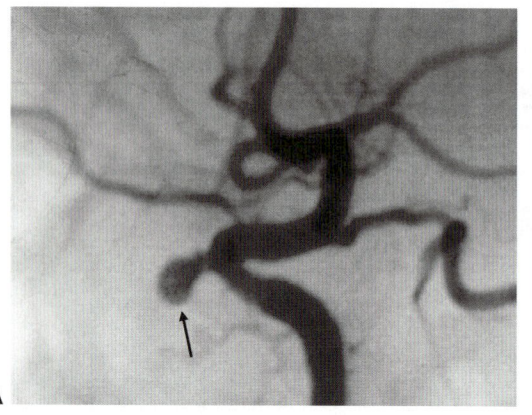

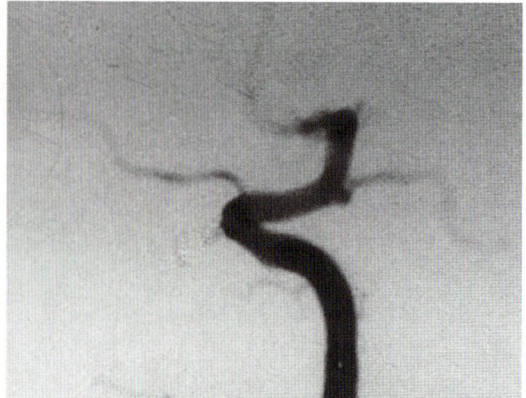

Fig. 21-7. (A) Arteriografia evidenciando pseudo-aneurisma de carótida interna pós-trauma (seta). **(B)** Arteriografia após embolização.

Cirurgia

A cirurgia é indicada nos casos em que o sangramento nasal persiste apesar do tamponamento nasal devidamente posicionado ou recorre após a retirada do tampão.[4,5,16,29,33,34] Em pacientes com problemas pulmonares ou cardiovasculares, o tratamento cirúrgico pode ser indicado mais precocemente.[33,34]

Atualmente, em torno de 90% dos casos cirúrgicos, a cirurgia realizada é a ligadura da artéria esfenopalatina.[7,8,29]

Historicamente, a ligadura da artéria maxilar via transantral, tem sido utilizada no tratamento das epistaxes refratárias aos tratamentos conservadores.[11,23] Primeiramente descrita por Alfred Seifert em 1928, foi aperfeiçoada mais tarde, na década de 60 por Chandler e Serrins.[11,18,23]

A técnica consiste na realização de uma abertura na parede anterior do seio maxilar (Caldwell-Luc), com remoção da sua parede posterior, incisando o periósteo conservadoramente e expondo assim o conteúdo da fossa pterigopalatina.[23] Utilizando uma lupa ou microscópio, identifica-se a artéria maxilar localizada anteriormente ao nervo vidiano.[19,23] Os clipes são colocados na artéria maxilar e nos seus ramos distais, se possível.[23]

Essa técnica falha em torno de 0,5-15% dos casos, em decorrência da dificuldade em identificar a artéria corretamente, pela presença de circulação colateral, pela presença de outros vasos dominantes e pela ligadura incompleta ou distante do ponto de sangramento.[11,16,20,22] Apresenta complicações em 28% dos casos no pós-operatório, como edema facial, alteração da sensibilidade da face, fístula oroantral, rinossinusite, oftalmoplegia e desvitalização dentária.[11,20,21]

Na presença de rinossinusite, trauma ou neoplasia, podemos utilizar uma outra via, a transoral, na qual evitam-se as complicações descritas acima, mas com eficácia menor, pois a artéria é ligada mais proximalmente. Realizamos uma incisão vertical no sulco gengivobucal, na área correspondente ao segundo e terceiro molares, afastamos partes moles e contornamos o seio maxilar, chegamos à fossa infratemporal e a partir daí na pterigopalatina.

A abordagem transnasal da artéria esfenopalatina, foi introduzida por Prades nos anos setenta, inicialmente com o objetivo de abordar o nervo vidiano.[7] Sulsenti et al. em 1987 utilizaram o espéculo bivalvular de Prades para a ligadura microscópica no meato médio.[28,30] Wurman et al. descreveram a eletrocauterização posterior nasal, com sucção via endoscópica.[1,30] Budrovich e Saetti, em 1992, foram os primeiros que relataram a ligadura da artéria esfenopalatina por via endoscópica.[11,30]

Snyderman et al. propuseram um novo algoritmo no tratamento da epistaxe posterior, colocando-a como primeira opção de tratamento. Segundo Voegels et al., é crescente o número de otorrinolaringologistas utilizando a ligadura mais precocemente, diminuindo o tempo de internação, a necessidade de transfusão sanguínea e aumentando o conforto do paciente.[12,13,15,19,30]

Este procedimento apresenta alta taxa de sucesso, ao redor de 92%, e baixa morbidade se comparada com outras técnicas, eliminando as complicações da abordagem transantral para a artéria maxilar.[13,15,18,24,32]

Técnica cirúrgica da ligadura da artéria esfenopalatina

Consiste na identificação dos ramos da artéria esfenopalatina, imediatamente após sua saída através do forame esfenopalatino, e assim realizar sua ligadura ou cauterização (Fig. 21-8A).[30]

O paciente é colocado na mesa cirúrgica em posição supina, com a cabeça levemente elevada e inclinada em direção ao cirurgião, que se coloca do lado direito do paciente. Com o paciente sob anestesia geral e intubação orotraqueal, o material de cirurgia endoscópica montado e o aspirador ligado, o tampão é retirado.[30] Utilizamos em nosso serviço, para esse procedimento, um endoscópio rígido de 4 mm e 0 grau.[30]

Inicialmente aspiramos os coágulos e após realizamos uma inspeção da cavidade nasal. Geralmente a mucosa encontra-se danificada pelo trauma causado pelo tampão. Utilizamos cotonóides microcirúrgicos embebidos com uma solução de lidocaína 2% com adrenalina na diluição de 1:2.000 para reduzir o sangramento e realizar a vasoconstrição da mucosa nasal, aumentando o campo cirúrgico.

Realizamos uma incisão vertical imediatamente após a transição da fontanela posterior com a parede nasal lateral, aproximadamente 1 cm anterior ao ponto mais distal da porção horizontal da concha média.[30] Um retalho mucoperiosteal é elevado superior e posteriormente, e o feixe fibroneurovascular é identificado saindo do forame, posteriormente à crista etmoidal (Fig. 21-8B a D).[2,30]

Após o isolamento do tronco ou dos ramos (artéria septal e artéria nasal lateral posterior), eles são clipados, utilizando o clipe vascular de Titanium (Ethicon Endo-surgery Clip/ LT200). Normalmente dois clipes por vaso são suficientes.[30] O *flap* mucoperiosteal é então reposicionado, não necessitando de tamponamento pós-operatório (Fig. 21-8E a G).[30]

Ram et al. utilizam a antrostomia como uma variação dessa técnica e como vantagem ressaltam a melhor exposição das estruturas da parede lateral, auxiliando na identificação de qualquer outro ramo acessório e a criação de um espaço adicional, facilitando a manipulação dos instrumentos.[18,31]

Após o isolamento da artéria, ao invés da utilização de clipes, podemos utilizar a coagulação elétrica com monopolar ou bipolar preferencialmente.[17] Deve-se ter o cuidado de cauterizar o mais distante possível do forame, evitando a retração da artéria para dentro dele.

Schwartzbauer et al., realizaram um estudo em cadáver onde foram dissecados 18 forames esfenopalatinos, com o objetivo de avaliar as variações anatômicas da artéria esfenopalatina e seus ramos. Em 16% as duas artérias saíam juntas do forame, como um tronco, em 42% foi necessária uma dissecção mais posterior para encontrá-la e em 42% foi encontrado um forame acessório posterior ao esfenopalatino.[20] Sugerem que a dissecção

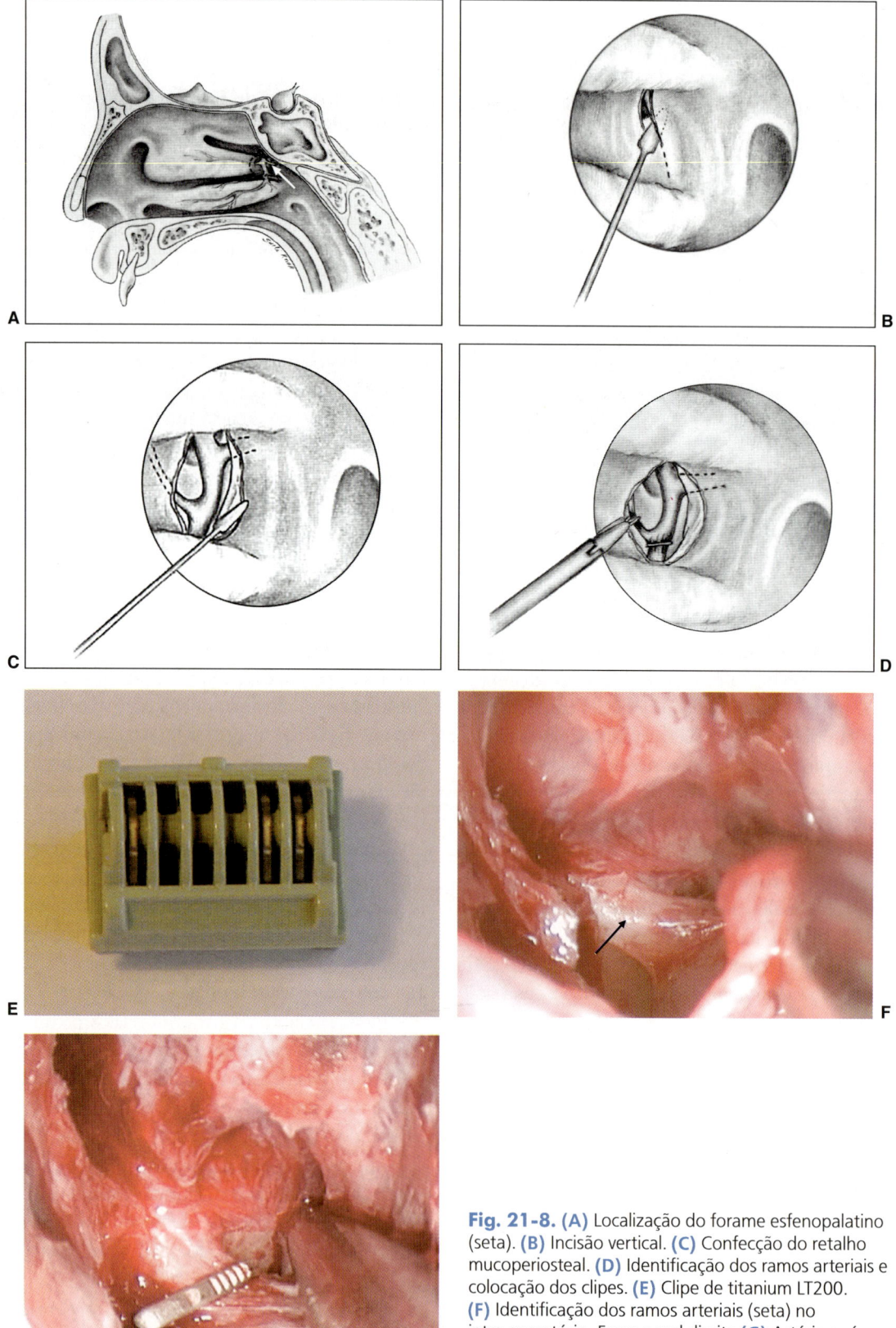

Fig. 21-8. (A) Localização do forame esfenopalatino (seta). **(B)** Incisão vertical. **(C)** Confecção do retalho mucoperiosteal. **(D)** Identificação dos ramos arteriais e colocação dos clipes. **(E)** Clipe de titanium LT200. **(F)** Identificação dos ramos arteriais (seta) no intra-operatório. Fossa nasal direita **(G)** Artéria após a colocação do clipes.

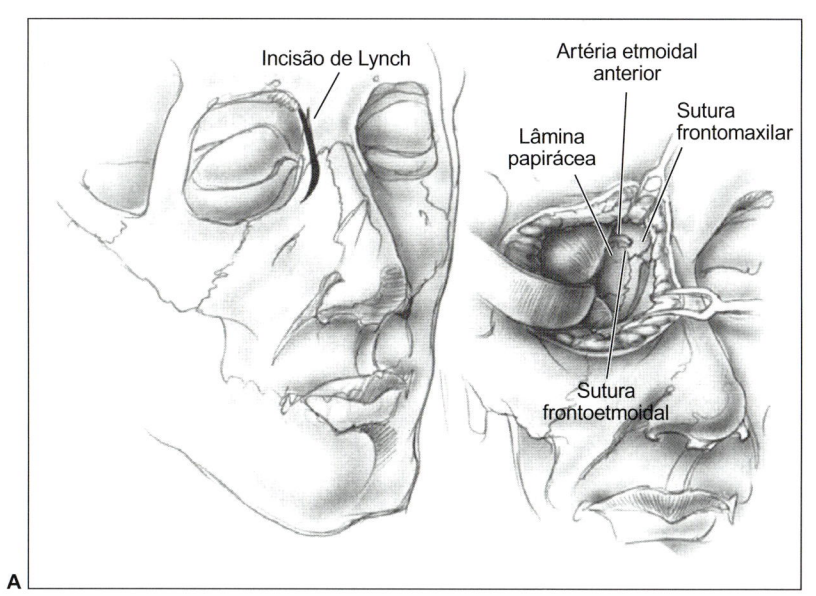

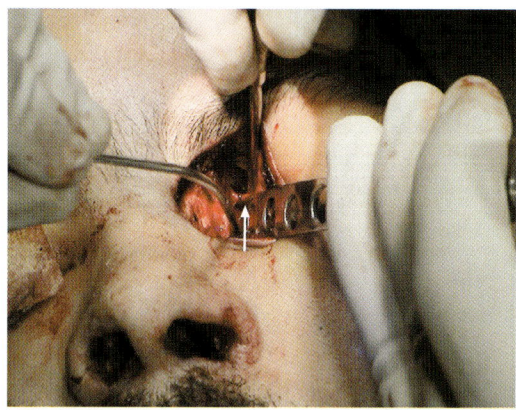

Fig. 21-9. (A) Esquema para identificação da artéria etmoidal anterior. **(B)** Artéria etmoidal anterior com o clipe (seta).

do retalho durante a cirurgia deve ser continuada posteriormente, devido ao risco da presença de um forame acessório e permanência do sangramento.[18,20]

Bolger *et al.* consideram a crista etmoidal, localizada anteriormente ao forame esfenopalatino, um reparo anatômico importante na localização deste.[5]

Técnica cirúrgica da ligadura da artéria etmoidal anterior

Embora em menor freqüência, os sangramentos nasais podem ter origem no sistema das artérias etmoidais, responsáveis pela irrigação de aproximadamente 15% da mucosa nasal.[23] Na presença de sangramento com origem na face súpero-lateral do nariz, suspeita de lesão das artérias pós-osteotomias ou etmoidectomias, ou sangramento não localizado e não controlado após ligadura da esfenopalatina ou maxilar, a artéria etmoidal anterior poderá ser ligada.[23]

Classicamente é utilizada a via externa para a realização dessa cirurgia. Realiza-se uma incisão curvilínea na pele da linha medial do nariz até o canto interno do olho. O periósteo e o saco lacrimal são rebatidos e a lâmina papirácea exposta. Identifica-se a sutura frontoetmoidal e o conteúdo orbitário é delicadamente afastado. Seguindo a sutura posteriormente, visibilizamos o canal da artéria etmoidal anterior.[9] É considerada um excelente acesso, com alto índice de sucesso e baixo índice de complicações (Fig. 21-9A e B).[26]

A cauterização ou ligadura intranasal das artérias etmoidais parece ser um método efetivo no tratamento da epistaxe severa, tendo como vantagens a proximidade entre a ligadura arterial e o local de sangramento e a visibilização direta dos vasos envolvidos.[26] Contudo, não realizamos esse procedimento em nosso serviço.

■ REFERÊNCIAS BIBLIOGRÁFICAS

1. Adornato SG. A new ligation approach to the management of chronic epistaxis. *Ear Nose Throat* 2000;79:721.
2. Ahmed A, Woolford T J. Endoscopic bipolar diathermy in the management of epistaxis: an effective and cost-efficient treatment. *Clin Oto Laryngol* 2003;28:273-5.
3. Arbulú CZ, Tsuji RK, Lessa MM, Voegels RL, Butugan O. Grave Complicação do tratamento de epistaxe: relato de caso. *Revista Brasileira de Otorrinolaringologia* 2004;70:124-8.
4. Barlow DW, Deleyannis FWB, Pinczower EF. Effectiveness of surgical management of epistaxis at a tertiary care center. *Laringoscope* 1997;107:21-4.
5. Bolger WE, Roderick MP, Melder P. The role of the crista ethmoidalis in endoscopic sphenopalatine artery ligation. *Am J Rhinol* 1999;13:81.
6. Brouzas D, Charakidas A, Androulakis M, Moschos M. Traumatic optic neuropathy after posterior ethmoidal artery ligation for epistaxis. *Otolaryngol Head Neck Surg* 2002;126:323-5.
7. Budrovich R, Saetti R. Microscopic and endoscopic ligature of the sphenopalatine artery. *Laringoscope* 1992;102:1390-94.
8. Christmas DA, Pastrano JA. Transnasal endoscopic ligation of the sphenopalatine artery. *Ear Nose Throat J* 1998;77:524-25.
9. Douglas SA, Cripta D. Endoscopic assisted external approach anterior ethmoidal artery ligation for the management of epistaxis. *J Laryngol Otol* 2003;117:132-33.
10. Frikart L, Agrifiglio A. Endoscopic treatment of posterior epistaxis. *Rhinology* 1998;36:59-61.
11. Guindy AE. Endoscopic transseptal sphenopalatine artery ligation for intractable posterior epistaxis. *Ann Otol Rhinol Laryngol* 1998;107:1033-37.
12. Klotz DA, Winkle MR, Richmon J, Hengerer AS. Surgical management of posterior epistaxis: a changing paradign. *Laringoscope* 2002;112:1577-82.
13. Kumar S, Shetty A, Rockey J, Nilssen E. Contemporary surgical treatment of epistaxis. What is the evidence for

sphenopalatine artery ligation?. *Clin Oto Laryngol* 2003;28:360-3.

14. Miller RS, Steward DL, Tami TA, Sillars MJ, Seiden AM, Shete M, Paskowski C, Welge J. The clinical effects of hyaluronic acid ester nasal dressing on intranasal wound healing after function endoscopic sinus surgery. *Otolaryngology-Head and Neck Surgery* 2003;128:862-69.

15. O´Flynn PE, Shaidaba A. Management of posterior epistaxis by of the sphenopalatine artery. *Clin Otolaryngol* 2000;25:374-7.

16. Orlandi RR. Endoscopic sphenoplatine artery ligation. *Head and Neck Surgery* 2001;12:98-100.

17. Pritikin JB, Caldarelli DD, Panje WR. Endoscopic ligation of the internal maxillary artery for treatment of intractable epistaxis. *Ann Otol Rhinol Laryngol* 1998;107:85-91.

18. Ram B, White PS, Saleh HA, Odutoye T, Cain A. Endoscopic endonasal ligation of the sphenopatine artery. *Rhinology* 2000;38:147-49.

19. Rockey JG, Anand R. A critical audit of the surgical management of intractable epistaxis using sphenopalatine artery ligation/diathermy. *Rhinology* 2002;40:147-49.

20. Schwartzbauer HR, Shete M, Tami TA. Endoscopic anatomy of the sphenopalatine and posterior nasal arteries: implications for the endoscopic management of epistaxis. *Am J Rhinol* 2003;17:63-66.

21. Sharp HR, Rowe-Jones JM, Biring GS, Mackay IS. Endoscopic ligation or diathermy of the sphenopalatine artery in persistent epistaxis. *J Laryngol Otol* 1997;111:1047-50.

22. Shaw CB, Wax MK, Wetmore SJ. Epistaxis: a comparison of treatment. *Otolaryngol Head Neck Surg* 1993;109:60-65.

23. Shin EJ, Murr AH. Managing epistaxis. *Otolaryngol Head Neck Surg* 2000;8:37-42.

24. Snyderman CH, Goldman SA, Carrau RL, Ferguson BJ, Grandis JR. Endoscopic sphenopalatine artery ligation is an effective method of treatment for posterior epistaxis. *Am J Rhinol* 1999;13:137-140.

25. Srinivasan V, Sherman IW, Sullivan G. Surgical management of intractable epistaxis: audit of results. *J Laryngol Otol* 2000;114:697-700.

26. Stamm AC, Teufert KB, Freire LAS. Epistaxe severa- cirurgia microendoscópica. *Revista Brasileira de Otorrinolaringologia* 1998;64:80-7.

27. Stankiewicz JA. Nasal endoscopy and control of epistaxis. *Otolaryngol Head Neck Surg* 2004;12:43-45.

28. Sulsenti G, Yanes C, Kadiri M. Recurrent epistaxis: microscopic endonasal clipping of the spnenopalatine artery. *Rhinology* 1997;25:141-42.

29. Venosa A, Butugan O, Voegels RL, Valentine M, Cocchiarall CR, Ikino MYI, Alves RBF. Epistaxe severa: estudo retrospectivo. *Revista Brasileira de Otorrinolaringologia* 1998;64:57-60.

30. Voegels RL, Thomé DC, Iturralde PPV, Butugan O. Endoscopic ligature of the sphenopalatine artery for severe posterior epistaxis. *Otolaryngol Head Neck Surg* 2001;124:464-67.

31. White PS. Endoscopic ligation of the sphenopalatine artery: a preliminary description. *J Laryngol Otol* 1996;110:27-30.

32. Winstead W. Sphenopalatine artery ligation: an alternative to internal maxillary artery for intractable posterior epistaxis. *Laryngoscope* 1996;106:667-69.

33. Woolford TJ, Jones NS. Endoscopic ligation of anterior ethmoidal artery in treatment of epistaxis. *J Laryngol Otol* 2000;114:858-860.

34. Wormald PJ, Wef DTH, Hasselt CA. Endoscopic ligation of the sphenopalatine artery for refractory posterior epistaxis. *Am J Rhinol* 2000;14:261-64.

35. Wurman LH, Sack JG, Paulson TO. "How I do it" – selective endoscopic electrocautery for posterior epistaxis. *Laryngoscope* 1988;98:1348-49.

Dacriocistorrinostomia Endoscópica

Fabrízio Romano ❖ Fábio Pinna ❖ Richard Voegels

■ HISTÓRICO

O interesse pelas afecções das vias lacrimais remonta os primórdios da civilização. Já em 2250 a.C., no código de Hamurabi, encontramos a seguinte referência em relação ao tratamento da dacriocistite: "Se o corte for profundo ou o olho perdido, as mãos do cirurgião devem ser cortadas". No período clássico, na Grécia e Alexandria, métodos empíricos eram amplamente utilizados. No século I em Roma, Aulus Cornelius Celsus descreveu sua técnica de excisão, cauterização e queimadura da via lacrimal afetada. Na Síria realizava-se incisão no *cantus* e trepanações no osso próximo ao nariz, medicação cáustica e aplicação de chumbo quente por um "túnel" para cauterização do local. No século II, Galeno propunha intubação canalicular com um fio de cabelo. Aetius, na Mesopotâmia, século IV, propunha a excisão completa do saco e de sua cápsula. No século IX, Avicena ou Ibn Sina recomendava a aplicação de caroço de manga e intubação canalicular com uma pequena sonda. Após a Idade Média, período de grande atraso científico, na Renascença, Ambroise Paré e Fabricius ressaltavam a importância da proteção ocular durante a cauterização. Em 1700, Valsalva propunha a intubação da via lacrimal até a fossa nasal. Stahl, em 1702, padronizou este procedimento utilizando uma corda de violino. Anel, em 1713, desenvolveu uma sonda romba de prata para a cateterização da via lacrimal que foi posteriormente aperfeiçoada por Bowman, em 1857, idealizador da sonda que utilizamos atualmente (Fig. 22-1). Mejean, em 1750, descreveu uma técnica detalhada de excisão do saco lacrimal e intubação do canalículo com um fio passado por uma sonda, que se assemelha enormemente à técnica externa atual (Fig. 22-2). Outras técnicas surgiram e foram abandonadas, como curetagens, galvanoterapia etc.

No final do século XIX temos o início da era moderna do tratamento da via lacrimal a partir da descrição de dois otorrinolaringologistas, Killian e Caldwell. Killian, em 1889, propunha a ressecção da cabeça da concha inferior, sondagem do ducto nasolacrimal e ressecção da parede óssea. Caldwell, em 1893, realizava ressecção da concha inferior e passagem de sonda pelo canalículo. Devido às dificuldades para acesso e visibilização desta área por via endonasal, estes métodos foram abandonados e Toti, um oftalmologista, em 1904, apresentou a técnica externa que é a base da técnica utilizada atualmente.

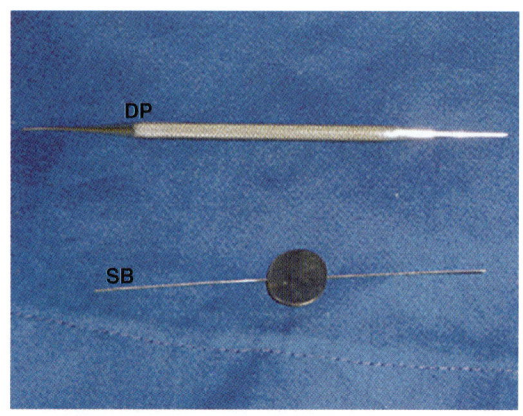

Fig. 22-1. Foto mostrando pinças de vias lacrimais. Superiormente, temos o dilatador de ponto lacrimal (DP) e abaixo a sonda de Bowman (SB).

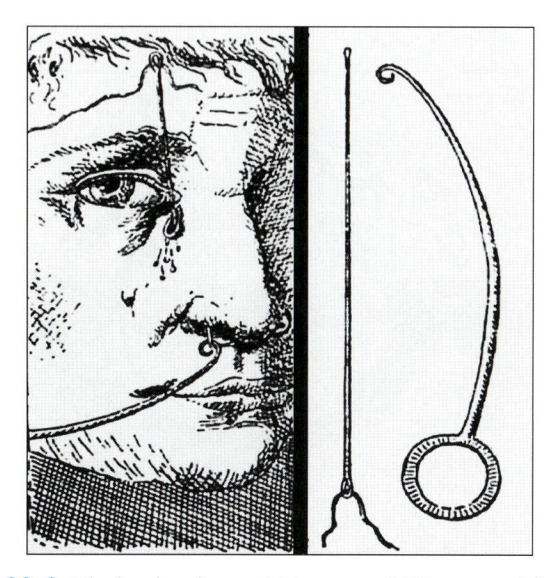

Fig. 22-2. Técnica descrita por Mejean, em 1750, com excisão do saco lacrimal e intubação do canalículo com um fio passado por uma sonda.

Com o advento dos endoscópios nos meados dos anos 80, a região do saco lacrimal passou a ser acessível por via endonasal, e os otorrinolaringologistas voltaram a se interessar pelo tratamento das afecções das vias lacrimais.

■ ANATOMIA DAS VIAS LACRIMAIS

A lágrima é composta por três camadas: mucosa (interna), aquosa, (intermediária) e lipídica (externa). A camada mucosa é produzida pelas células caliciformes da conjuntiva, a aquosa é secretada pelas glândulas lacrimais (principal e acessórias) e a lipídica, pelas glândulas tarsais.

A secreção reflexa da lágrima é realizada pela glândula lacrimal principal. Trata-se de uma estrutura ovalada situada entre o bulbo e o teto da órbita, no quadrante lateral superior, acomodada na fossa da glândula lacrimal (Fig. 22-3A a C). A glândula lacrimal é mantida firmemente em posição através de alguns ligamentos de Sommering, Schwalbe e Whitnall. Histologicamente, a glândula lacrimal é uma estrutura tubuloalveolar com ramificações. Os ácinos se compõem de duas camadas de células sobre uma membrana basal. O estroma apresenta elementos linfóides.

Também é possível encontrar algumas glândulas lacrimais acessórias, divididas em dois grupos: Glândulas de Krause e glândulas de Wolfring.

O reflexo lacrimal inicia-se através da estimulação da divisão oftálmica do nervo trigêmeo, sendo que a via aferente dirige-se até ao núcleo lacrimal na ponte. A via eferente é composta por fibras simpáticas e parassimpáticas, com predomínio parassimpático, cujas fibras estão relacionadas ao nervo facial. A irrigação é proveniente da artéria lacrimal, ramo da artéria oftál-

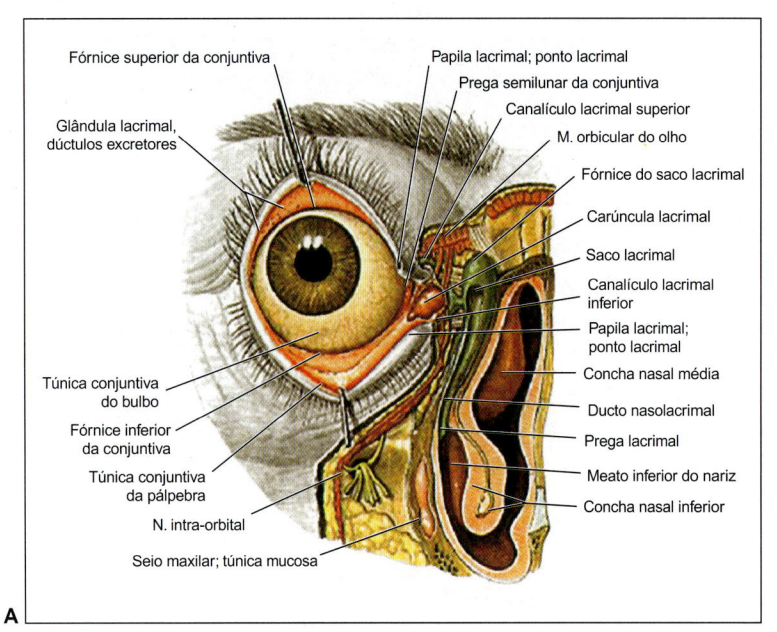

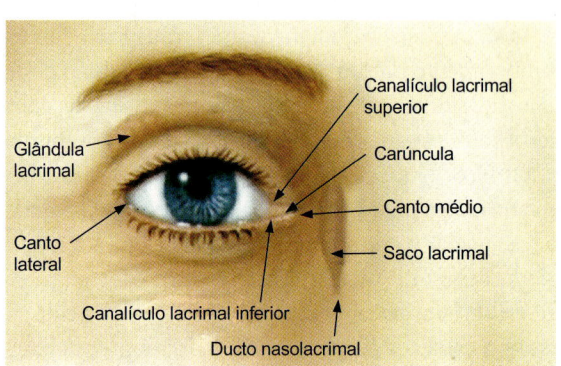

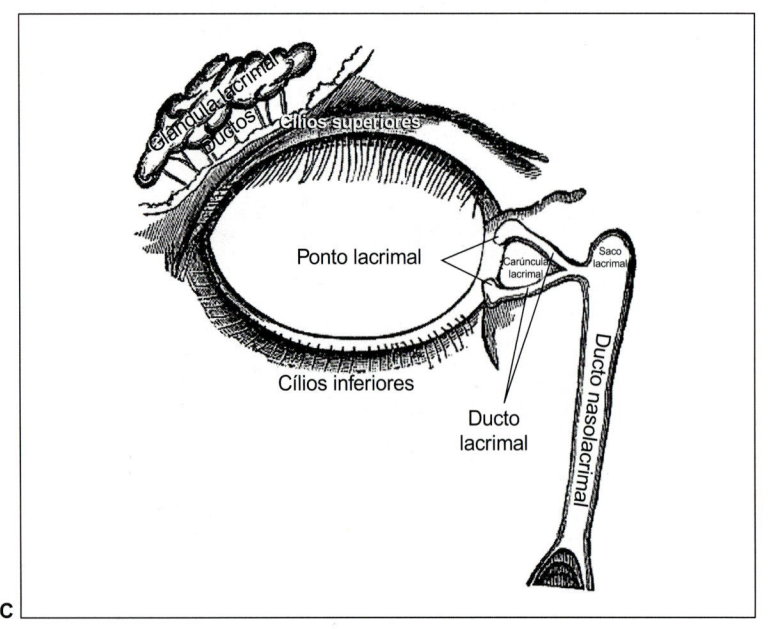

Fig. 22-3. (A) Corte coronal de desenho esquemático mostrando a localização da glândula lacrimal no quadrante lateral superior, na fossa lacrimal, e relação do saco lacrimal com a fossa nasal. **(B)** Desenho esquemático mostrando a topografia da glândula lacrimal, canalículo lacrimal superior e inferior e saco lacrimal. **(C)** Desenho esquemático mostrando as relações anatômicas dos pontos lacrimais, ductos lacrimais, saco lacrimal e ducto nasolacrimal, assim como a presença da glândula lacrimal.

mica que faz parte do sistema da artéria carótida interna. A drenagem venosa, por sua vez, está a cargo da veia oftálmica superior.

A via de drenagem da lágrima inicia-se nos pontos lacrimais, localizados na porção medial da borda palpebral, numa elevação discreta, a papila lacrimal. Situa-se a 6,5 mm do canto medial, medindo cerca de 0,2-0,3 mm de diâmetro. É circundado por um tecido conjuntivo denso com poucos vasos, que mantém a patência do orifício. Em geral, os pontos lacrimais são direcionados discretamente para trás, não sendo visíveis a não ser que a pálpebra seja levemente evertida (Fig. 22-3B a E).

A lágrima passa do ponto lacrimal para o canalículo. Cada canalículo mede 10 mm de comprimento, apresentando uma porção vertical de 2 mm (2 mm de diâmetro) e uma porção horizontal de 8 mm mais estreita (0,5-1 mm de diâmetro) (Fig. 22-3A, C e D).

No canto medial, os canalículos superiores e inferior se encontram num ângulo de 25 graus, formando o canalículo comum (3-5 mm de extensão) antes de entrar no saco lacrimal. Em 10% dos indivíduos, os canalículos penetram separadamente no saco lacrimal, não apresentando canalículo comum. Às vezes o canalículo comum pode ter uma dilatação na entrada do saco lacrimal, o chamado seio de Maier. O canalículo comum penetra no saco lacrimal posterior e superiormente ao centro da parede lateral e 2-3 mm atrás do tendão do canto medial (Fig. 22-3C e E). Histologicamente, os canalículos são compostos por epitélio estratificado escamoso e as suas paredes apresentam tecido conjuntivo rico em elastina.

O saco lacrimal (SL) localiza-se na fossa lacrimal na região anterior da parede medial da órbita (Fig. 22-3C e D). Relaciona-se com a fossa lacrimal na porção medial, anteriormente com o processo frontal da maxila e posteriormente com o osso lacrimal (Fig. 22-4). A fossa lacrimal é delimitada pela crista lacrimal anterior e posteriormente; é relacionada ao meato médio da cavidade nasal e é contígua com as células etmoidais anteriores. A região inferior do SL apresenta um local que é apenas revestido por septo orbicular e pele; mecanicamente, é a área mais frágil, onde se desenvolvem as fístulas nas dacriocistites. É interessante enfatizar que para se atingir o saco lacrimal por via endonasal é necessário percorrer muito menos estruturas do que por via externa. Pela via endonasal, basta descolar a mucosa da parede lateral e realizar a abertura desta parede lateral que já nos deparamos com o saco lacrimal (Fig. 22-3A). A mucosa do SL é fina, de superfície irregular, separada da fáscia lacrimal por um tecido conjuntivo frouxo contendo o plexo venoso. Pode haver clivagem entre a mucosa e a fáscia de revestimento do SL, logo, incisões na última podem apenas deslocar a mucosa e não abrir o saco lacrimal, dificultando o procedimento cirúrgico.

O ducto lácrimo nasal ou nasolacrimal (DLN) é a continuação do saco lacrimal para baixo e lateralmente (Fig. 22-3A, C, E). No adulto, a fossa lacrimal e o DLN têm direção reta, ligeiramente inclinada para a lateral e com ângulo de 15 graus para trás (Fig. 22-4). O DLN possui duas partes: interóssea (7 mm de comprimento, formado por osso lacrimal, maxilar e etmóide) e meatal (5 mm). O óstio lacrimal situa-se cerca de 15 mm da ponta da concha inferior, desembocando no meato inferior. Situa-se ainda a 30-35 mm do orifício nasal. Apresenta variações tanto na localização quanto na forma. Na sua extremidade situa-se a prega lacrimal, cuja função consiste em prevenir o refluxo de ar ou secreção nasal para as vias lacrimais. A deficiência de canalização a este nível é a causa mais freqüente das obstruções congênitas das vias lacrimais.

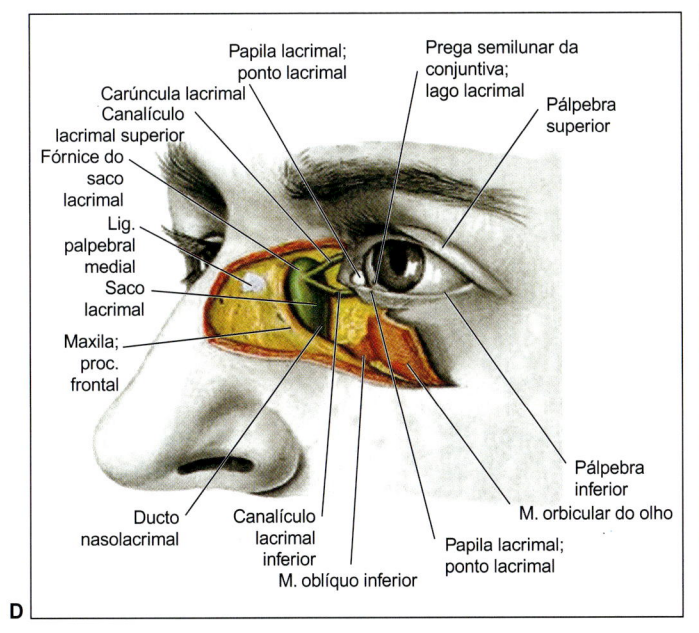

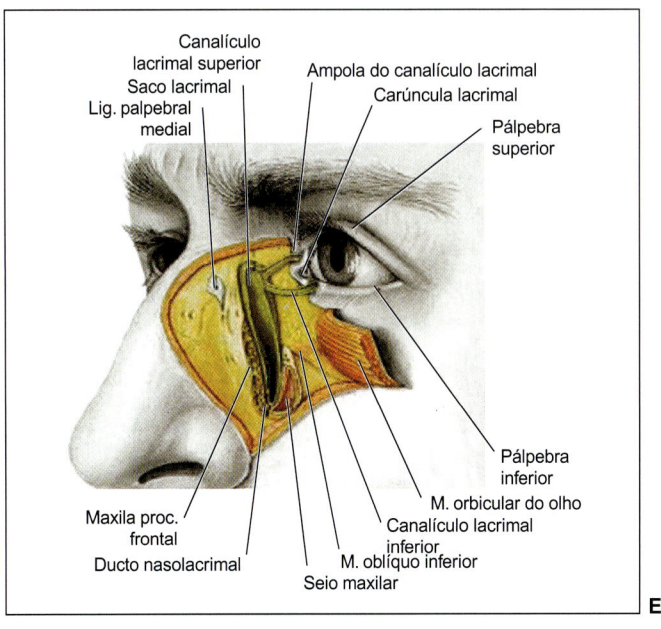

Fig. 22-3. (D) Desenho esquemático mostrando a localização dos pontos lacrimais, canalículos lacrimais superior e inferior e saco lacrimal. **(E)** Desenho esquemático evidenciando as relações do ducto nasolacrimal com o processo frontal da maxila e seio maxilar.

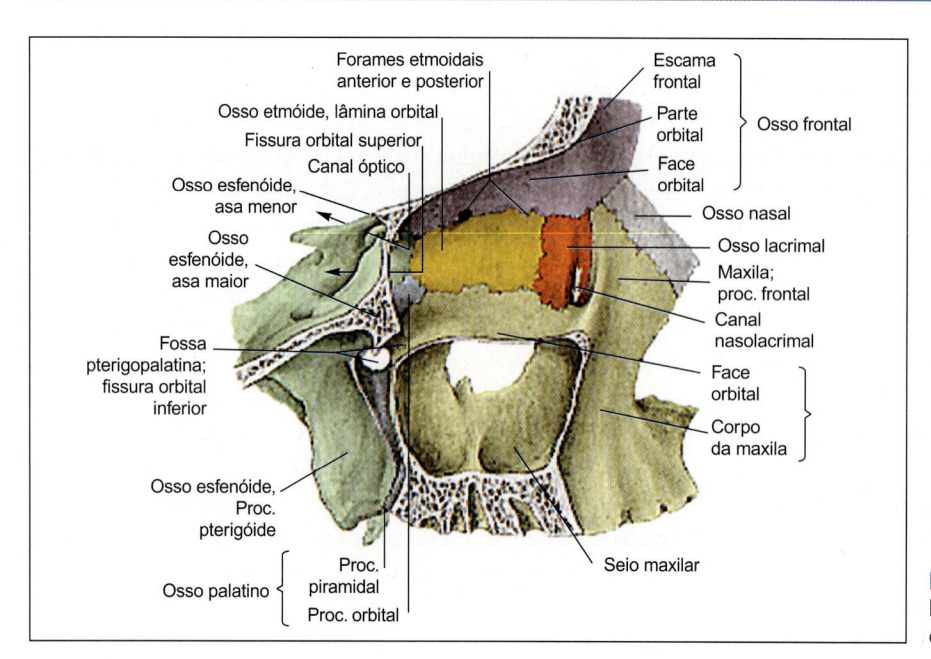

Fig. 22-4. Desenho esquemático mostrando a localização do osso lacrimal e sua relação com canal nasolacrimal.

■ INDICAÇÕES

A dacriocistorrinostomia endoscópica é realizada com o intuito de promover um *bypass* entre o saco lacrimal e a fossa nasal, ultrapassando uma obstrução abaixo do saco lacrimal. Portanto, obstruções altas, sejam de canalículos ou do saco lacrimal em si, requerem procedimentos distintos. As principais indicações da dacriocistorrinostomia endoscópica são:

A) Dacriocistite crônica ou epífora por obstrução baixa da via lacrimal.
B) Insuficiência funcional da bomba lacrimal, refratária ao tratamento clínico.
C) Obstrução lacrimal do recém-nascido em que houve insucesso de sondagem e intubação.

■ AVALIAÇÃO

Apesar de a maioria dos casos com indicação cirúrgica de dacriocistorrinostomia vir encaminhada pelo oftalmologista, o otorrinolaringologista deve estar familiarizado com os procedimentos e exames diagnósticos para poder realizar a cirurgia com segurança. Além da anamnese detalhada, principalmente em relação a episódios de dacriocistite aguda, epífora, traumas, tumores, malformações e cirurgias nasais prévias, o paciente deve se submeter a exames oftalmológico e otorrinolaringológico completos, incluindo endoscopia nasal. Sempre devemos lembrar da inspeção da via lacrimal, principalmente em relação à permeabilidade dos pontos lacrimais e a presença de sinais flogísticos.

Em relação à propedêutica específica, alguns testes clássicos são essenciais:

- *Teste de Milder:* consiste na instilação de fluoresceína a 2% no olho do paciente, e a pesquisa de traços do corante nas fossas nasais. Caso seja necessário, podemos aumentar a sensibilidade do método com o uso de um filtro azul para a endoscopia.
- *Avaliação do menisco lacrimal:* alguns minutos após a instilação de fluoresceína tentamos observar a presença do corante na fórnix conjuntival, o que indicaria obstrução.
- *Sondagem (Bowman):* quando realizamos a sondagem dos canalículos lacrimais com a sonda de Bowman, podemos encontrar duas situações, o *hard stop* que indica que a sonda encontrou resistência apenas no osso lacrimal, sugerindo uma obstrução baixa ou o *soft stop*, onde encontramos resistência de partes moles, sugerindo uma obstrução alta. Devemos apenas observar que caso a sondagem seja realizada de modo inadequado, o enrugamento do canalículo pode provocar um falso *soft stop*. Para este procedimento é necessária anestesia tópica com colírio de tetracaína.
- *Irrigação canalicular:* com uma pequena sonda de irrigação, aplicamos soro fisiológico nos pontos lacrimais, a fim de testar a permeabilidade das vias até as fossas nasais. Este procedimento também é importante no pós-operatório para remoção de debris e coágulos da via lacrimal (Fig. 22-5).

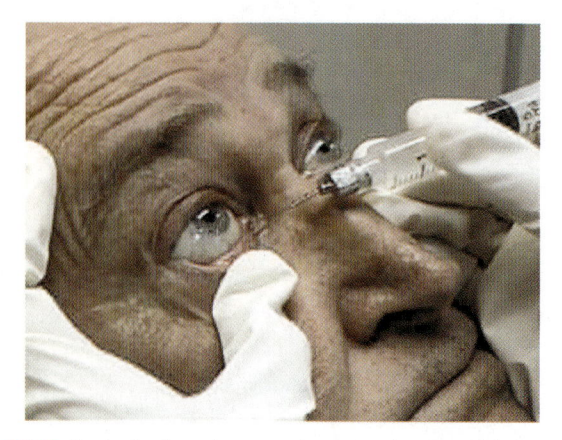

Fig. 22-5. Paciente durante o seguimento pós-operatório e realizando a irrigação das vias lacrimais.

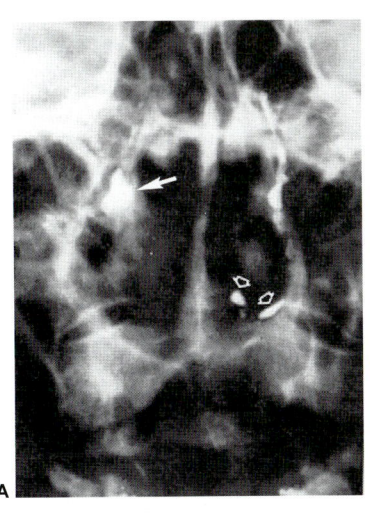

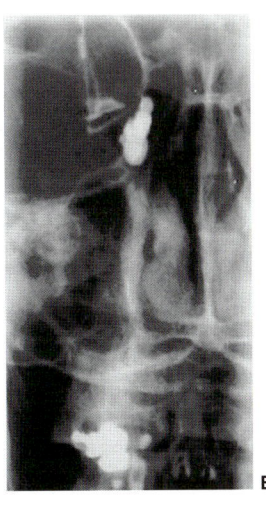

Fig. 22-6. (A) Dacriocistografia indicando bloqueio da progressão do contraste e dilatação do saco lacrimal à direita (seta) e drenagem em via lacrimal pérvea à esquerda. **(B)** Dacriocistografia indicando bloqueio da progressão do contraste e dilatação do saco lacrimal (seta).

■ INVESTIGAÇÃO RADIOLÓGICA

O principal exame subsidiário é a dacriocistografia (Fig. 22-6A e B), que consiste na colocação de contraste iodado na via lacrimal e realização de radiografias simples. Com este exame podemos avaliar a presença de obstrução e o nível desta obstrução. Os achados clássicos incluem uma parada do contraste no saco lacrimal, que normalmente se encontra dilatado.

A tomografia computadorizada e a ressonância magnética são utilizadas apenas em casos de suspeita de lesões associadas (p. ex.: mucoceles ou tumores) ou diante de distorções da anatomia nasossinusal (p. ex.: história de trauma, variações anatômicas) (Fig. 22-7A e B).

■ TÉCNICA CIRÚRGICA

A dacriocistorrinostomia por via externa vem sendo realizada há muito tempo por oftalmologistas com ótimos resultados. Por que então mudar? O fator mais importante a ser analisado é a similaridade de resultados. Diferente do que acontecia nos primeiros estudos publicados sobre a dacriocistorrinostomia endoscópica, hoje já obtemos resultados semelhantes à técnica externa, considerada padrão. Por isso, podemos apresentar algumas vantagens da técnica endonasal que justificam nossa preferência pelo método:

- Permite a correção de alterações nasais. Se o paciente apresenta fatores nasais (desvios septais, pólipos etc.) que podem prejudicar os resultados cirúrgicos, com a técnica endonasal podemos resolvê-los simultaneamente.
- Ausência de cicatriz externa.
- Reoperações. As principais causas de insucesso nas dacriocistorrinostomias são sinéquias intranasais ou estenoses da osteotomia. Para estes casos, a abordagem endonasal torna as reoperações muito simples e rápidas, com baixíssima morbidade.
- Menor sangramento e lesão tecidual. Isto ocorre pelo menor número de estruturas a serem manipuladas na abordagem endonasal, como vimos na seção sobre anatomia.
- Menor edema no pós-operatório. Pelo mesmo motivo acima, o período de recuperação cirúrgica é menor e mais confortável.
- Restabelecimento precoce do fluxo lacrimal. Com menor manipulação as estruturas se recuperam mais rapidamente, diminuindo o tempo de permanência da sonda.

A dacriocistorrinostomia endoscópica pode ser realizada tanto com anestesia local como geral. No entanto, damos preferência à anestesia geral pela comodidade do paciente e do cirurgião, excetuando-se os casos em que haja alguma contraindicação. O paciente é colocado em posição supina, com a cabeça erguida em torno de 10° para reduzir a pressão venosa. A seguir, realizamos vasoconstrição tópica da mucosa da fossa nasal com algodões embebidos em solução com adrenalina/xilocaína 1:2.000. Pode ser realizada também infiltração do processo uncinado com solução anestésica de adrenalina/xilocaína na concentração de 1:80.000. Quando for utilizada anestesia local, além do colírio de tetracaína e da anestesia nasal, infiltramos um

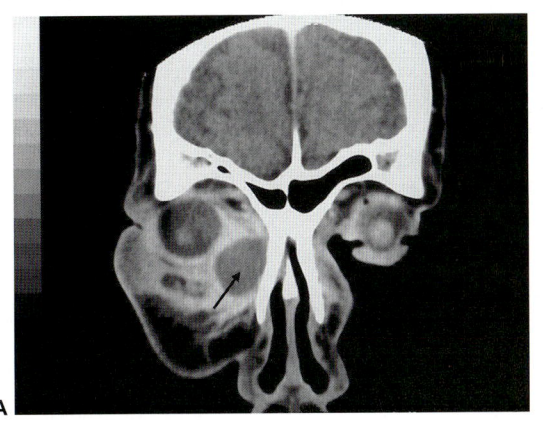

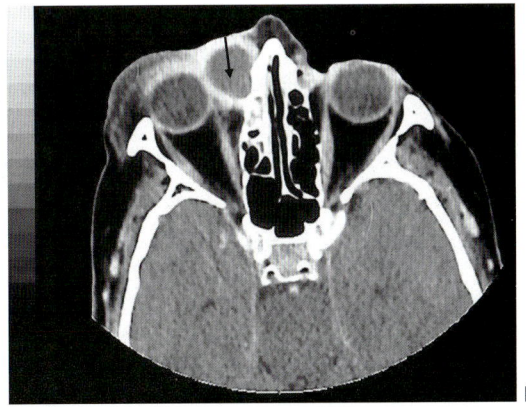

Fig. 22-7. Tomografia computadorizada de seios paranasais em janela de partes moles de um paciente com dacriocistite pós-trauma, mostrando dilatação do saco lacrimal (seta) em corte coronal **(A)** e axial **(B)**.

ponto localizado 1 cm acima do tendão cantal medial, para reduzir a dor e o sangramento na região do osso lacrimal.

Após a vasoconstrição devemos localizar a região do saco lacrimal. Para isso, podemos usar uma fibra óptica delgada inserida pelo canalículo lacrimal e visibilizada por transiluminação na fossa nasal (Fig. 22-8A e B). É importante ressaltar que a parte iluminada corresponde à região posterior do osso lacrimal, que é menos espesso. Mesmo sem essa fibra óptica, o saco lacrimal pode ser localizado facilmente através de alguns parâmetros anatômicos, por exemplo, a linha maxilar, que é uma proeminência óssea que se estende da inserção anterior da concha média até a raiz da concha inferior (Fig. 22-9). Ela corresponde externamente à sutura maxilo-lacrimal da fossa lacrimal. O DLN localiza-se em média 5,4 mm à frente da inserção anterior da concha média.

Geralmente começamos a cirurgia com endoscópio de 0°. Incisamos a mucosa nasal na altura da fossa lacrimal e a descolamos, obtendo um retalho com 1,0 cm de diâmetro pediculado posteriormente (Fig. 22-10). A incisão na mucosa é feita com o auxílio de bisturi ou *sicle knife*, ou ainda com unidades de radiofreqüência ou *laser*. Alguns autores preferem preservar esse retalho para formar a fístula com a mucosa do saco lacrimal pela simples aposição de mucosas, enquanto outros o removem. A nossa preferência é por manter o retalho como proteção da concha média durante o broqueamento. A uncinectomia, ou mesmo a exérese da bolha etmoidal, podem ser eventualmente realizadas em alguns pacientes que tenham processo uncinado pronunciado ou rinossinusite etmoidal.

Iniciamos, então, a osteotomia da parede medial do osso lacrimal com brocas cortantes, em uma região anterior ao processo uncinado e posterior à linha maxilar (Fig. 22-11), removendo parte do processo uncinado. Em crianças ou mulheres jovens, o osso pode ser pouco espesso e permitir sua retirada apenas com curetas e osteótomos. Um cuidado importante é notar se a rotação da broca não está provocando lesões no vestíbulo nasal. Após termos afinado o osso lacrimal suficientemente, com auxílio de pinça micro Kerrison ou cureta, ampliamos a osteotomia anteriormente. A remoção do osso lacrimal permite a exposição da parede medial do saco lacrimal. Deve-se remover também o osso maxilar que forma a parte anterior da fossa lacrimal, que é a porção mais espessa. Às vezes, em crianças, parte do processo frontal

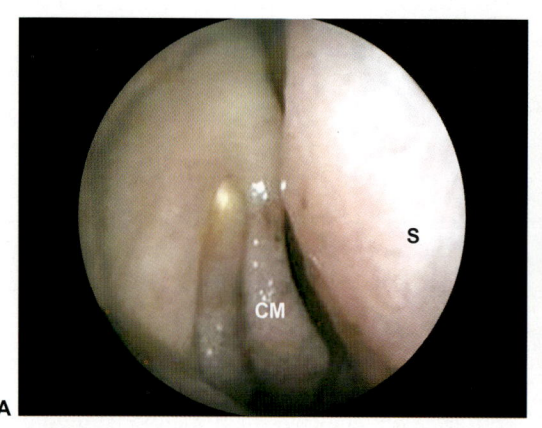

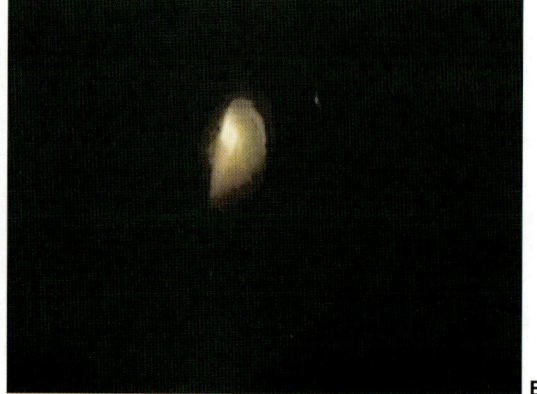

Fig. 22-8. (A) Endoscopia de fossa nasal direita evidenciando a transiluminação da fibra óptica delgada inserida pelo canalículo lacrimal. **(B)** Endoscopia de fossa nasal direita evidenciando a transiluminação da fibra óptica inserida pelo canalículo lacrimal e com a luz da fonte do endoscópio apagada. S = septo nasal; CM = concha média.

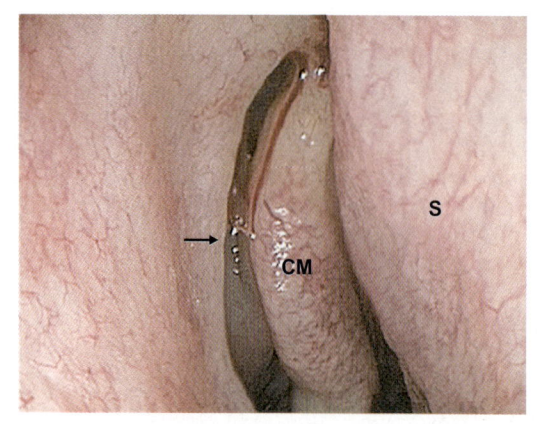

Fig. 22-9. Endoscopia de fossa nasal direita mostrando a proeminência intranasal da linha maxilar (seta). CM = concha média; S = septo nasal.

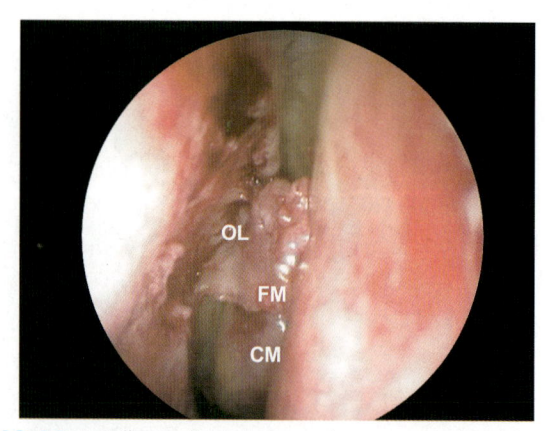

Fig. 22-10. Retalho pediculado posteriormente ou *flap* de mucosa sobre a concha média. OL = osso lacrimal; FM = *flap* mucoso; CM = concha média.

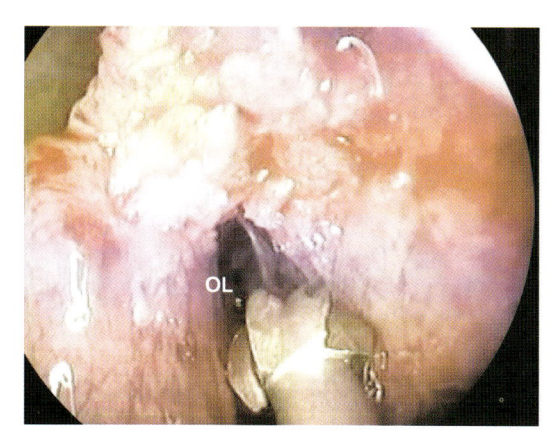

Fig. 22-11. Osteotomia da parede medial do osso lacrimal com uso de brocas. OL = osso lacrimal.

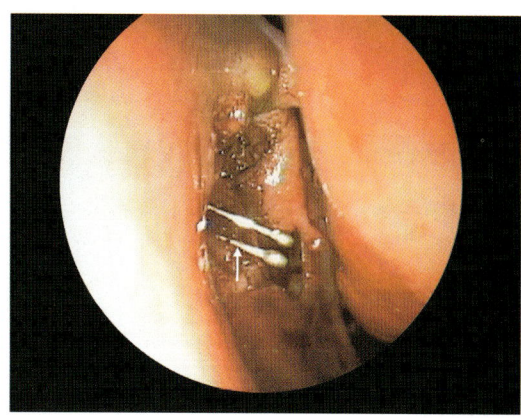

Fig. 22-12. Aspecto intra-operatório de dacriocistorrinostomia endoscópica mostrando a abertura intranasal do saco lacrimal com a passagem do probe (seta) pelos canalículos superior e inferior.

do osso maxilar também deve ser removido. Durante esse processo, é indicada a sondagem do canalículo com a sonda de Bowman (Fig. 22-1) para confirmar a localização do saco lacrimal.

Para a abertura do saco lacrimal, realizamos uma incisão vertical em sua face anterior e toda a parede medial é removida com auxílio de pinças fórceps não cortante como "Blakesley". Neste momento pode haver drenagem de pus ou secreção mucóide. Para a inspeção do interior do saco lacrimal, recomendamos o endoscópio de 30°. Ao abrir o saco lacrimal devemos visibilizar o probe (Fig. 22-12), ampliando então esta abertura para um diâmetro de 5 a 10 mm. É importante que essa dissecção só termine após a verificação da abertura do saco lacrimal com livre passagem das sondas de Bowman pelos canalículos lacrimais superior e inferior. Devemos evitar lesões às estruturas orbitárias adjacentes, usando a sonda como guia. Em alguns casos, na tentativa de assegurar a permeabilidade da nova via de drenagem, realizamos uma intubação bicanalicular com sonda de silicone (Crawford) (Fig. 22-13A a C), sendo suas extremidades exteriorizadas e fixadas na fossa nasal através de um fio Mononylon 5-0 (Fig. 22-14). Damos preferência à utilização dessa sonda principalmente nos casos revisionais. Não há necessidade de tamponamento.

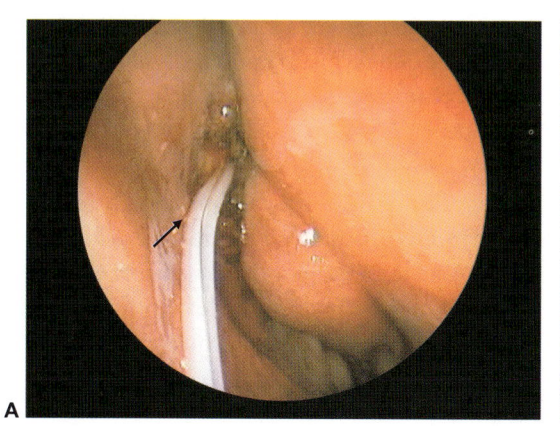

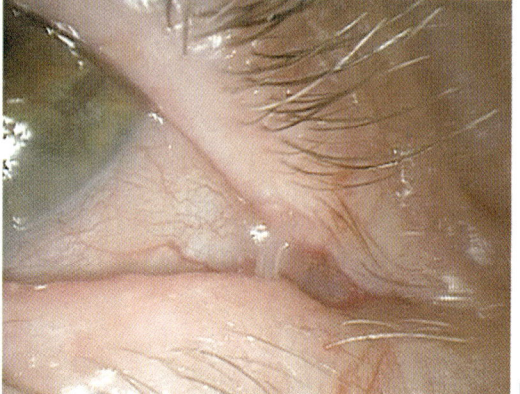

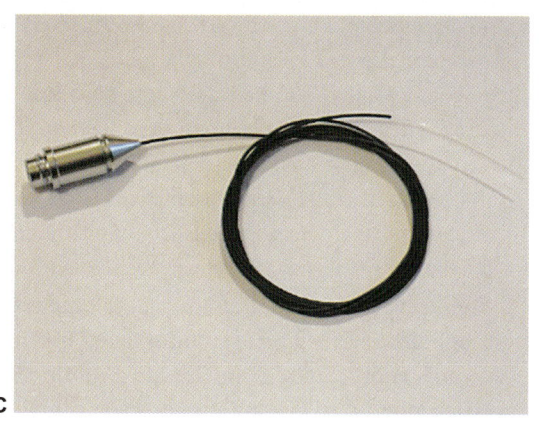

Fig. 22-13. (A) Aspecto intra-operatório de dacriocistorrinostomia endoscópica mostrando a cateterização com a sonda de Crawford pela abertura intranasal do saco lacrimal (seta). **(B)** Posicionamento da sonda de Crawford em olho direito do paciente submetido à dacriocistoninostomia. **(C)** Sonda de Crawford.

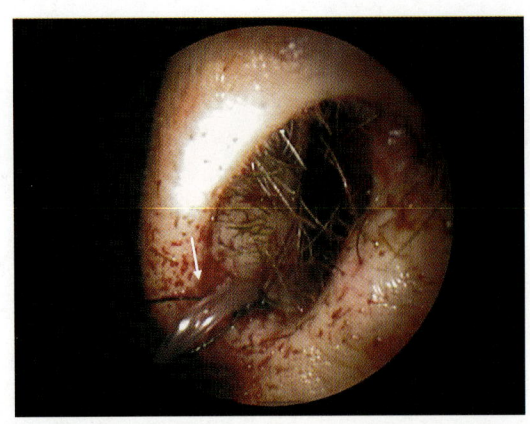

Fig. 22-14. Extremidade da sonda de Crawford exteriorizada e fixada na fossa nasal com mononylon 5.0 (seta).

■ PÓS-OPERATÓRIO

Nos primeiros 15 dias após a dacriocistorrinostomia, crostas e coágulos devem ser removidos freqüentemente. A irrigação canalicular com soro fisiológico deve ser realizada pelo menos a cada cinco dias. Os pacientes são orientados a não assoar o nariz por uma semana após o procedimento e a realizar massagem da região do saco lacrimal para facilitar a drenagem. Mantemos antibioticoterapia oral e ocular durante 15 dias. Corticóides sistêmicos, se necessário. Caso tenha sido utilizado o tubo de silicone, costumamos retirá-lo 4 a 6 semanas após a cirurgia. O acompanhamento dos pacientes deve levar em consideração, além da evolução das queixas, os testes de drenagem da fluoresceína, irrigação da via lacrimal (Fig. 22-5) e o exame endoscópico nasal.

■ RESULTADOS

Vários relatos apontam taxas de sucesso ao redor de 80 a 90% para cirurgias não revisionais. Entretanto, alguns estudos mais recentes já mostram um sucesso superior a 90% e com resultados comparáveis à dacriocistorrinostomia externa, demonstrando que o emprego da técnica melhora com o ganho de experiência.

Sprekelsen *et al.*, em 1996, em um estudo com 152 pacientes submetidos à dacriocistorrinostomia endoscópica constatou que 146 (96%) pacientes obtiveram resultados considerados satisfatórios. Apenas 6 (4%) pacientes não tiveram melhora alguma com o procedimento. Ainda neste estudo, em 16 casos (10,5%) casos houve exposição de gordura orbitária. Em 1 paciente houve lesão da artéria etmoidal anterior, coagulada com cautério monopolar, sem nenhuma seqüela. Outras complicações menores também foram observadas como edema de região maxilar em 67 casos (44,1%), enfisema subcutâneo em 14 casos (9,2%) e enfisema orbitário em 4 casos.

As vantagens da dacriocistorrinostomia endoscópica são muitas: evita incisões cutâneas, retrações cicatriciais, preserva o mecanismo fisiológico da bomba lacrimal e permite a correção dos fatores intranasais que podem ser causa de insucesso da cirurgia. A incisão externa pode ser tão traumática para o paciente a ponto de obrigar uma nova intervenção. Um estudo relata a necessidade de cirurgia plástica, para correção estética da cicatriz externa em um segundo tempo, em 9% do pacientes submetidos à dacriocistorrinostomia externa. Quanto aos fatores intranasais, um outro estudo aponta que em 84% dos casos com obstrução idiopática do DNL havia algum fator nasossinusal predisponente, que poderia ter sido corrigido no mesmo ato cirúrgico.

A respeito dos casos revisionais, a dacriocistorrinostomia endonasal é tecnicamente mais simples, já que a osteotomia já foi realizada e a operação consiste em remover apenas a porção obstruída do saco lacrimal. Tendo-se o cuidado de cateterizar o canalículo durante este procedimento, a cirurgia torna-se bastante segura e é relativamente difícil haver lesão do conteúdo orbitário. Curiosamente, em alguns desses casos pode-se deparar com uma fossa lacrimal praticamente íntegra, havendo a necessidade de realizar nova osteotomia. Isto pode acontecer após a dacriocistorrinostomia externa, onde erroneamente é realizada anastomose da mucosa do saco lacrimal com a mucosa de uma célula etmoidal anterior, acreditando já estar na fossa nasal. A freqüência de entrada no etmóide anterior em uma dacriocistorrinostomia externa, segundo alguns autores, é de 46%.

Uso de mitomicina C

Quando a dacriocistorrinostomia endoscópica não fornece um resultado satisfatório, normalmente é resultado de sinéquias e adesões que obstruem o óstio cirúrgico. Os tubos de silicone parecem não prevenir a formação de sinéquias. Metson descreve a presença de reepitelização e fibrose do óstio e saco lacrimal com fechamento do óstio cirúrgico, apesar do uso de tubos de silicone.

A mitomicina C é uma substância com ação antiproliferativa nos fibroblastos. Esse antimetabólico teve seu uso pioneiro em cirurgias oftalmológicas para correção de pterígio e estrabismos. A aplicação tópica de mitomicina C também vem sendo cada vez mais utilizada na prática otorrinolaringológica em estenoses laríngeas e dacriocistorrinostomias endoscópicas.

Em dacriocistorrinostomias endoscópicas, a aplicação tópica do fármaco é realizada após a incisão do saco lacrimal com algodões embebidos em solução de mitomicina C nesta região do saco lacrimal por 3 a 5 minutos, seguida de lavagem do sítio cirúrgico com algodão umedecido com soro fisiológico. A mitomicina C deve ser utilizada em uma concentração de 0,5 mg/ml. Os efeitos colaterais são dose-dependentes e estão relacionados à inibição da medula óssea, nefrotoxicidade e carcinogênese. Entretanto, tais efeitos colaterais são praticamente nulos quando a substância é utilizada na concentração e tempo adequados.

Zilelioglu *et al.* publicaram alguns resultados do primeiro estudo clínico da eficácia da mitomicina C em dacriocistorrinostomia endoscópica. Neste estudo a mitomicina foi aplicada na concentração de 0,5 mg/ml por 2,5 minutos, com uma taxa

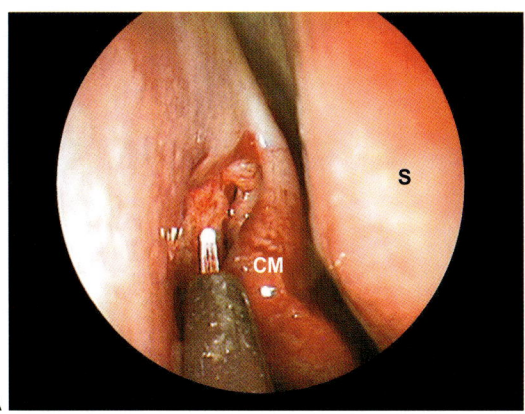

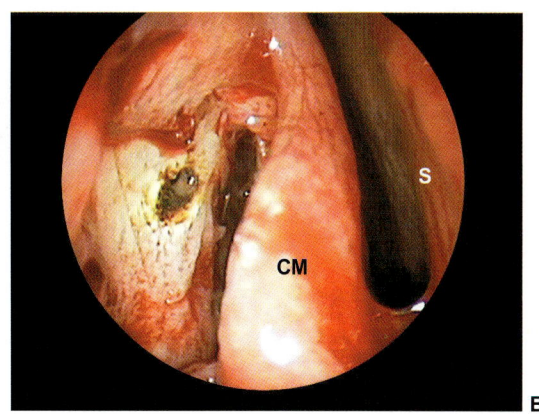

Fig. 22-15. (A) Aspecto intra-operatório de dacriocistorrinostomia endoscópica mostrando a realização da osteotomia com auxílio do *laser*. **(B)** Aspecto intra-operatório de dacriocistorrinostomia endoscópica mostrando a osteotomia após uso de KTP *laser*. S = septo nasal; CM = concha média.

de sucesso de 75%, que foi semelhante com o grupo onde não foi utilizada a mitomicina. Entretanto, Selig *et al.* usou mitomicina C na mesma concentração por um tempo de 5 minutos e obteve uma taxa de sucesso de 87,5%.

Uso de *laser*

O *laser* vem sendo utilizado na dacriocistorrinostomia para realização da abertura no saco lacrimal com mínimo trauma. Inicialmente, o *laser* Argônio era utilizado. Mais tarde, começaram os primeiros estudos com o *laser* KTP (*carbon dioxide and potassiumtitanyl phosphate*) e atualmente o YAG *laser* vem ganhando espaço. O *laser* pode ser utilizado na cavidade nasal, apenas como alternativa para a realização da osteotomia, ou ser utilizado por via transcanalicular, principalmente o *laser* diodo. Neste procedimento, um probe contendo uma luz de néon que serve como guia deve ser inserido pelos canalículos superiores e inferiores. Uma vez posicionado no saco lacrimal e visível por transiluminação, realizam-se disparos em uma freqüência e potência previamente determinados até obter-se a ablação da mucosa nasal e do osso lacrimal (Fig. 22-15A e B).

As vantagens da utilização do *laser* intracanalicular estão relacionadas ao melhor controle da hemostasia, diminuição do tempo cirúrgico e realização do procedimento sob anestesia local, além de garantir maior precisão na confecção do diâmetro de abertura do saco lacrimal. Nós acreditamos que para casos de recidivas ou em crianças este procedimento é interessante. Porém, quando o osso lacrimal é muito espesso, a energia necessária para a osteotomia é muito grande, causando grande lesão térmica adjacente e aumentando a formação de crostas, tornando o pós-operatório mais lento.

■ REFERÊNCIAS BIBLIOGRÁFICAS

Hehar SS, Jones NS, Sadiq A, Downes RN. Endoscopic holmium: YAG laser dacryocystorhinostomy – safe and effective as day case procedure. *J Laryngol and Otol* 1997;111:1056-1059.

Javate RM, Campomanes BSA Jr, Co ND, Dinglasan JL Jr, Go CG, Tan EN, Tan FE. The endoscope and the radiofrequency unit in DCR surgery. *Ophthalmic Plastic and Reconstrutive Surgery* 1995;11(1):54-58.

Mantynen J, Yoshitsugu M, Rautiainen M. Results of dacryocystorhinostomy in 96 patients. *Acta Otolaryngol Suppl (Stockh)* 1997;529:187-189.

Metson R. Endoscopic dacryocystorhinostomy – an update on techniques. *Operative Techniques in Otolaryngology – Head and Neck Surgery* 1995;6(3):217-220.

Metson R. The endoscopic approach for revision dacryocystorhinostomy (DCR). *Laryngoscope* 1990;100:1344-1347.

Metson R, Woog JJ, Puliafito CA. Endoscopic laser dacryocystorhinostomy. *Laryngoscope* 1994;104:269-274.

Schauss F, Weber R, Draf W, Keerl R. Surgery of the lacrimal system. *Acta Oto-Rhino-Laryngologica* 1996;50(2):143-146.

Selig YK, Biesman BS, Rebeiz EE. Topical Application of Mitomycin-C in Endoscopic Dacryocystorrhinostomy. *Am J Rhinology* 2000;14(3):205-7.

Sprekelsen MB, Barberrán MT. Endoscopic dacryocystorhinostomy: surgical technique and results. *Laryngoscope* 1996;106:187-9.

Suzana Matoyoshi, Eliana Aparecida Forno, Eurípedes da Mota Moura. Anatomia cirúrgica. In: *Manual de cirurgia plástica ocular*. São Paulo: Roca, 2004.

Talks SJ, Hopkisson B. The frequency of entry into an ethmoidal sinus when performing a dacryocystorhinostomy. *Eye* 1996;10:742-743.

Unlu HH, Govsa F, Mutlu C, Yuceturk AV, Senyilmaz Y. Anatomical guidelines for intranasal surgery of the larimal drainage system. *Rhinology* 1997;35(1):11-15.

Weidenbecher M, Hosemann W, Buhr W. Endoscopic endonasal dacryocystorhinostomy: results in 56 patients. *Ann Otol Rhinol Laryngol* 1994;103:363-367.

Zhou W, Zhou M, Li Z, Wang T. Endoscopic intranasal dacryocystorhinostomy in forty five patients. *Chinese Medical Journal* 1996;109(10):747-748.

Zilelioglu G, Ugurbas SH, Anadolu Y *et al.* Adjunctive use of mytomycin C on endoscopic lacrimal surgery. *Br J Ophtalmo* 1998;82:63-66.

COMPLICAÇÕES DAS RINOSSINUSITES

Maura Neves ❖ Ossamu Butugan ❖ Richard Voegels

■ INTRODUÇÃO

As rinossinusites são entidades clínicas de alta prevalência. Apesar da incidência das complicações das rinossinusites terem apresentado nítido decréscimo desde o advento da antibioticoterapia, o risco de acometimento tanto orbitário quanto intracraniano ainda é preocupante.[17,34-37] As altas taxas de morbidade e mortalidade associadas às complicações das rinossinusites justificam a avaliação cuidadosa dos casos de sinusopatias agudas ou crônicas, assim como a pronta investigação quando a evolução clínica não é satisfatória.[38-41] Se não diagnosticadas prontamente e adequadamente tratadas, tais complicações podem provocar alterações visuais irreversíveis, comprometimento neurológico importante, comprometimento ósseo e até a morte. As rinossinusites agudas parecem ser a causa mais freqüente de infecções orbitárias,[34,36] assim como responsáveis por 50-75% dos abscessos intracranianos.[41,44]

Portanto, o conhecimento das diferentes complicações orbitárias, ósseas e intracranianas das infecções sinusais é de suma importância para os otorrinolaringologistas.

■ COMPLICAÇÕES ORBITÁRIAS

Rinossinusite é a principal causa de infecções orbitárias em nosso meio.

Em estudo retrospectivo realizado na Divisão de Otorrinolaringologia do Hospital das Clínicas da Faculdade de Medicina da Universidade de São Paulo, 128 pacientes com complicações orbitárias decorrentes de rinossinusite foram tratados neste serviço em um período de 15 anos.[53]

O acometimento orbitário representa uma séria ameaça para a visão e a vida do paciente. Durante a era pré-antibiótica as taxas de cegueira e mortalidade giravam em torno de 20,5 e 17%, respectivamente.[4,21] Atualmente com o desenvolvimento de novos antimicrobianos a incidência de cegueira está entre 3 e 11%, com mortalidade entre 1 a 2,5%.

A faixa etária mais acometida é a pediátrica. Younis et al.,[22] avaliando 43 pacientes com complicações orbitárias decorrentes de rinossinusites durante um período de 5 anos notaram que 76,7% apresentavam idade inferior a 18 anos. Tal achado pode estar relacionado à maior freqüência de IVAS e à presença de osso diplóico com maior grau de vascularização nas paredes dos seios de pacientes nesta faixa etária. Além disso, os ossos mais finos e abertura das linhas de sutura são outros fatores contribuintes.

Fisiopatologia

O comprometimento da órbita nas rinossinusites etmoidais pode ocorrer:

A) Por extensão direta da infecção sinusal através dos espaços perivasculares e deiscências ósseas da lâmina papirácea.
B) Tromboflebites das veias oftálmicas: permitem a disseminação retrógrada através de êmbolos sépticos; tal disseminação é facilitada pela inexistência de válvulas neste sistema venoso.

Um importante item a ser considerado é o septo orbital. Trata-se de uma deflexão da periórbita (periósteo), fina camada de tecido conjuntivo que reveste a cavidade orbital. Lateralmente o septo forma o ligamento palpebral lateral e, medialmente, o ligamento palpebral medial, posterior ao saco lacrimal. Dessa maneira, o septo constitui uma barreira anatômica à propagação da infecção na direção posterior da órbita (Fig. 23-1).

Classificação e quadro clínico

A classificação de complicações orbitárias foi introduzida por Hubert em 1937[15,21] e refinada por Smith e Spencer em 1948. Atualmente o sistema de classificação mais utilizado foi introduzido por Chandler et al. em 1970,[18,34,36,39] e baseia-se na extensão ou não do processo infeccioso além do septo orbitário.

Porém, com o desenvolvimento de métodos diagnósticos, notadamente os de imagem (tomografia computadorizada), esta classificação tem demonstrado algumas limitações, principalmente na diferenciação e definição de complicações pré e pós-septal e com relação à presença de trombose de seio cavernoso como complicação orbitária. Assim, em 1983, Moloney revê a classificação de Chandler, dando maior ênfase à diferenciação

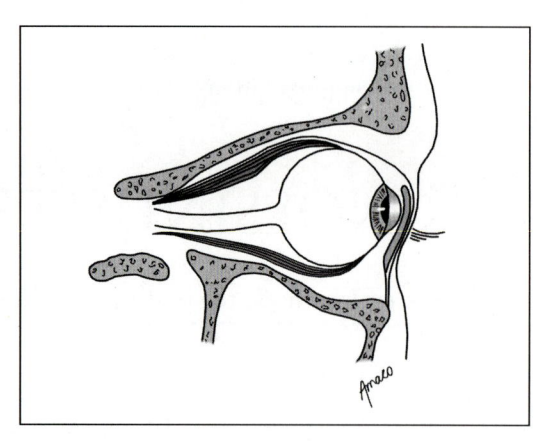

Fig. 23-1. Representação esquemática do septo orbital.

entre abscesso e celulite orbitária e, finalmente, em 1997, Mortimore *et al.* propõem a retirada da tromboflebite de seio cavernoso como complicação orbitária, e que seja considerada a complicação intracraniana; subdivide as complicações orbitárias em três grupos apresentados a seguir.

Grupo I (infecção pré-septal)

Ocorre edema palpebral e dor local, o que ocasiona dificuldade para abertura ocular. Pode ser acompanhada por febre, cefaléia e rinorréia purulenta. Não ocorre proptose significativa nem limitação de movimento ocular ou perda de acuidade visual (Fig. 23-2). Desenvolve-se a partir de rinossinusite etmoidal, acometendo preferencialmente crianças, sendo seu principal agente o *Haemophilus influenzae* tipo B. A etiologia do edema pré-septal é, provavelmente, obstrução venosa causada pela pressão nos vasos etmoidais.

A tomografia computadorizada (TC) pode ser realizada para afastar a possibilidade de abscesso palpebral. Neste caso há acentuado edema da pálpebra superior, com maior probabilidade de ocorrência de febre e dor, porém sem oftalmoplegia. Em raros casos pode haver fistulização com drenagem espontânea de material purulento.

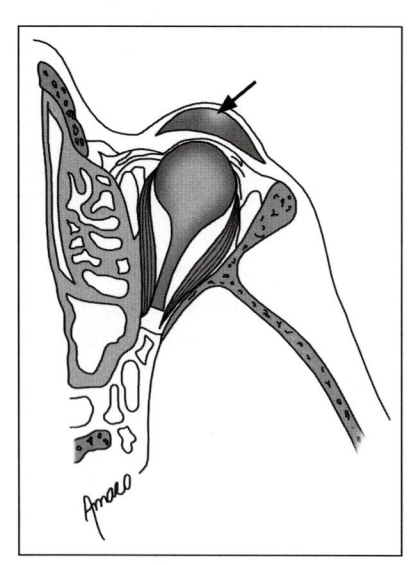

Fig. 23-2. Complicação orbital pré-septal das rinossinusites: celulite palpebral.

Grupo II (Infecção pós-septal subperiosteal)

Na **celulite** a infecção é pós-septal e o conteúdo orbitário está envolvido por um processo inflamatório difuso. Há edema no tecido adiposo orbital, porém sem formação de abscesso. Clinicamente apresenta-se com os sintomas descritos acima, além de proptose, quemose e hiperemia conjuntival. Pode ocorrer leve limitação da movimentação ocular. A acuidade visual deve ser monitorizada, já que o envolvimento do nervo óptico pode causar perda visual.

No **abscesso subperiostal** há uma coleção purulenta na parede medial da órbita, entre a periórbita e a lâmina óssea da órbita (Fig. 23-3). Decorre do envolvimento do seio etmoidal ou frontal. Celulite orbitária geralmente está presente, manifestando-se por limitação de movimentação da musculatura extra-ocular secundária ao edema ou espasmo da musculatura. Proptose, quemose e deslocamento do globo ocular látero-inferiormente são sinais usuais (Fig. 23-4A e B). Não há alterações na acuidade visual, porém o paciente apresenta dor, sobretudo a tentativa de movimentação ocular.

Grupo III (infecção pós-septal intraconal)

O processo inflamatório do tecido adiposo e conjuntivo adjacente ao nervo óptico compromete a acuidade visual.

Na **celulite difusa** ocorre edema da gordura intraconal, promovendo proptose acentuada, quemose e oftalmoplegia, redução da acuidade visual que pode evoluir para amaurose irreversível se não for instituído tratamento imediato (Fig. 23-5).

Na **celulite localizada** ou Síndrome do Ápice Orbitário: corresponde ao acometimento das estruturas vasculonervosas que passam através da fissura orbital superior e do forame óptico.[29] A fissura orbitária superior é uma fenda que se comunica com a fossa média do crânio e localiza-se entre a asa maior e a menor do esfenóide, na região posterior da órbita. Apresenta íntima relação com diversas estruturas anatômicas, como o forame óptico os II, III, IV, V e VI pares cranianos e os seios esfenoidal e etmoidal.[31] Os processos infecciosos dos seios esfenoidal e et-

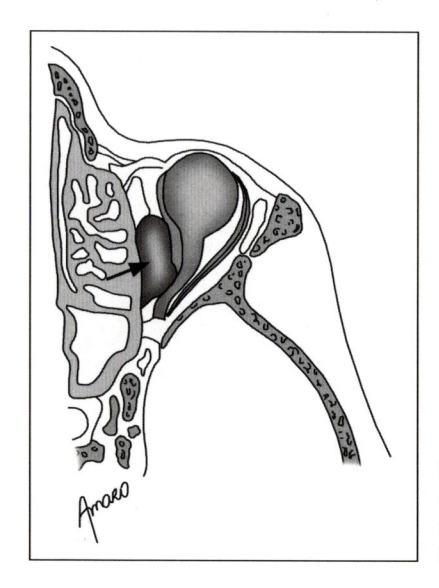

Fig. 23-3. Complicação orbital pós-septal das rinossinusites: abscesso subperiosteal.

Fig. 23-4. (A) Paciente com rinossinusite aguda complicada/abscesso subperiostal esquerdo. **(B)** TC coronal em janela de partes moles: abscesso subperiosteal à esquerda deslocando a órbita inferiormente (seta).

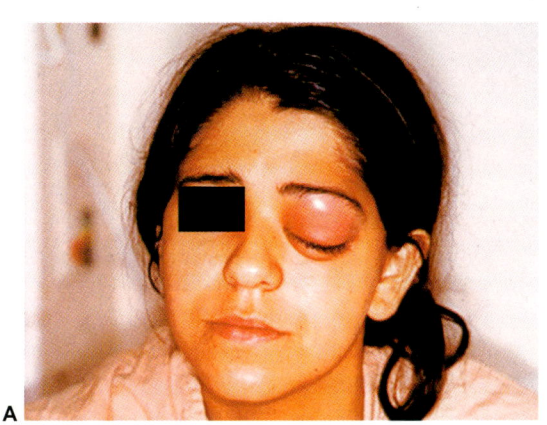

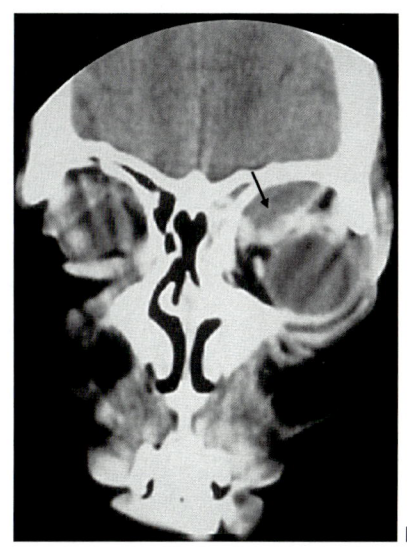

moidal posterior apresentam um grande potencial de morbimortalidade em decorrência da proximidade destes com estruturas orbitárias nobres, seio cavernoso e o cérebro.[28,43] A síndrome da fissura orbitária superior é resultante da compressão de estruturas que passam nessa região, resultando na paralisia dos pares cranianos III, IV e VI. O globo torna-se imóvel, as pupilas dilatadas e não-reagentes à luz, ocorrendo ainda ptose, hipoestesia palpebral, de córnea e conjuntiva. A síndrome do ápex orbitário é similar à da fissura orbitária superior, mas inclui estruturas do forame óptico. Esta síndrome completa manifesta-se por amaurose, oftalmoplegia, dor ocular intensa e distúrbios sensitivos no território do nervo oftálmico, que pode variar de anestesia a nevralgia (Fig. 23-6A e B).[31] Estas síndromes podem também decorrer da compressão direta por mucoceles, abscessos orbitários, edema inflamatório ou tromboflebite do sistema venoso oftálmico. Podem ocorrer independentemente do cenário de progressão das complicações orbitárias de celulite à trombose do seio cavernoso, não sendo necessariamente acompanhadas de edema periorbitário ou proptose. Os seios esfenóide e etmoidal posterior estão em íntimo contato com o ápex orbitário, o que permite extensão direta da inflamação destes seios através da parede medial da órbita para sua extremidade posterior, podendo resultar em mudanças inflamatórias no nervo óptico (Fig. 23-7). Estas síndromes podem, portanto, ser definidas como uma complicação de uma etmoidoesfenoidite. Felizmente são raras devido ao fato de o osso na parte posterior da órbita ser mais espesso, comparada à parte anterior em que é mais fino (lâmina papirácea). O reconhecimento precoce desta síndrome é imperativo. O atraso do tratamento adequado pode levar à amaurose.[30] Em nosso serviço realizamos intervenção cirúrgica rápida com esfenoetmoidectomia e descompressão orbitária.

No **abscesso orbitário** a coleção purulenta envolve o tecido mole (adiposo e conjuntival) ao redor do globo ocular. Resulta de extensão da infecção para a gordura orbitária, com subseqüente edema, necrose e formação do abscesso. Proptose, quemose, dor ocular, ausência do reflexo pupilar e oftalmoplegia são evidentes. O abscesso pode ficar localizado ou dissecar através do septo orbitário para aparecer como massa flutuante na pálpebra (Fig. 23-8). É a complicação orbital mais grave das rinossinusites, podendo evoluir rapidamente para amaurose se não ocorrer descompressão orbital imediata.

O comprometimento da acuidade visual ocorre devido ao aumento de pressão orbitária ou neurite óptica (Fig. 23-9). Outro mecanismo possível é a ocorrência de lesões tromboembólicas no suprimento vascular do nervo óptico, retina e coróide.[13] No caso de aumento da pressão ocorre oclusão da artéria retiniana. Se esta perdurar por mais de 90 minutos haverá degeneração irreversível do nervo óptico e da retina.

Diagnóstico

O diagnóstico de envolvimento orbitário em infecção de seios paranasais é clínico e baseia-se nos dados de história e exame físico, podendo ser complementado por exames radiológicos

Fig. 23-5. Complicação orbital pós-septal das rinossinusites: celulite intraconal difusa.

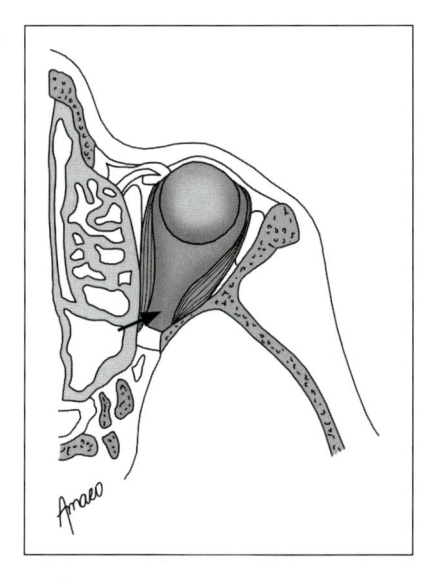

Fig. 23-6. (A, B) Oftalmoplegia esquerda em paciente com síndrome da fissura orbitária superior.

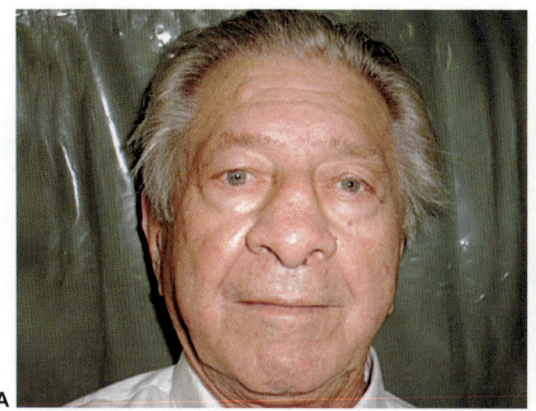

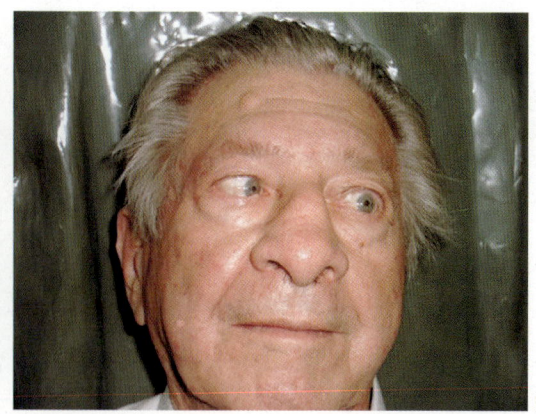

e laboratoriais. A suspeita clínica deve ocorrer quando houver relato de infecção recente de via aérea superior, especialmente quando houver queixa concomitante de rinorréia, febre e dor sinusal. Podem ainda ser encontrados no exame físico sinais orbitários como edema, quemose, proptose, limitação de movimentação extra-ocular e déficit visual. A evolução pode incluir piora de função da musculatura ocular extrínseca, queda da acuidade visual e proptose.

O exame oftalmológico é essencial para o diagnóstico, já que alguns casos de celulite pré-septal podem ser erroneamente diagnosticados, como conjuntivites, quando não avaliados adequadamente. Deve-se prestar especial atenção à presença de edema palpebral nas crianças muito pequenas, em que a avaliação oftalmológica pode ser dificultada.[13]

O exame nasal pode evidenciar secreção especialmente em meato médio, polipose e deformidade septal. Estudos laboratoriais incluem leucograma com diferencial e cultura. A cultura de secreção nasal é de valor limitado, já que somente em 50% dos casos há correlação do germe encontrado na secreção nasal e na cultura de secreção do seio infectado.

É obrigatória a realização de tomografia computadorizada (TC) de seios paranasais em cortes axiais e coronais, com e sem contraste intravenoso, nos casos de suspeita de complicações orbitárias.[19,21,36,42,50,51]

A TC é padrão para diagnóstico de sinusopatias e permite identificar adequadamente quais seios estão acometidos, bem como a extensão do processo infeccioso. Apresenta boa sensibilidade na detecção e localização de abscessos, variando entre 78 a 92%.[21] Tomograficamente, os abscessos apresentam-se como componentes, com efeito, de massa e baixa densidade, podendo ou não apresentar realce periférico. Por outro lado a TC é limitada para diferenciar densidades de partes moles, especialmente em infecções agudas. A maioria dos autores concorda que este exame está indicado apenas quando há suspeita clínica de acometimento pós-septal ou intracraniano, ou quando ocorre progressão dos sintomas de infecção pós-septal em 24-48 horas apesar de adequada terapia clínica.[22]

Deve-se considerar também que alguns autores ressaltam que em abscessos pós-septais a imagem tomográfica de coleção pode não ser nítida e, em caso de dúvida, deve-se valorizar o exame clínico (progressão da perda visual) e recorrer à ressonância magnética, que é de grande auxílio, principalmente nos casos de suspeita de trombose de seio cavernoso.

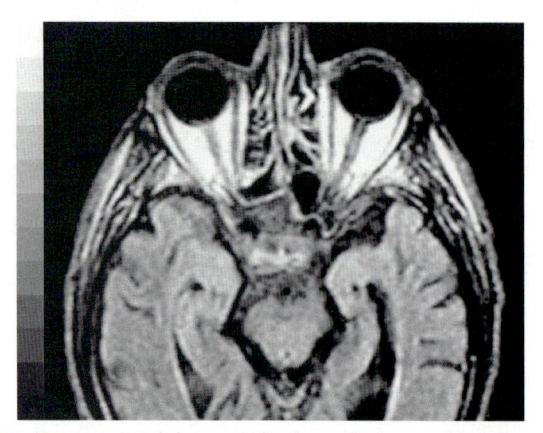

Fig. 23-7. Corte axial de ressonância nuclear magnética de paciente com síndrome do ápex orbitário direito – atenuação T1 – rinossinusite esfenoidal.

Fig. 23-8. Complicação orbital pós-septal das rinossinusites: abscesso intraconal.

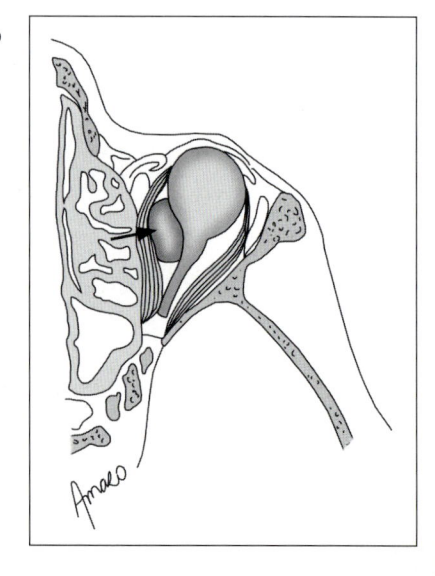

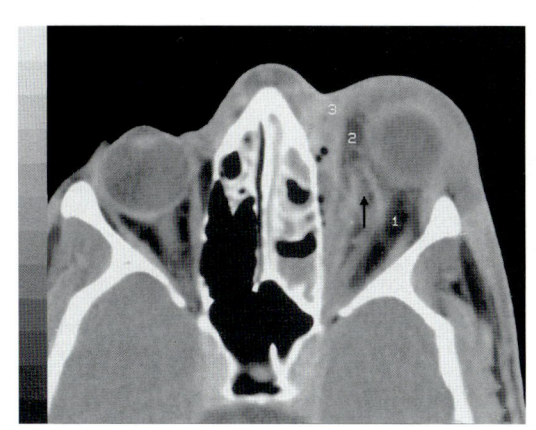

Fig. 23-9. Abscesso orbitário esquerdo: coleções intraconais aumentando a pressão intra-ocular (seta).

Tratamento

O tratamento das complicações orbitárias depende da severidade do quadro. Greenberg et al.,[20] em seus estudos, perceberam que crianças com 6 anos de idade ou menos responderam melhor a tratamento clínico enquanto que as crianças maiores de 6 anos apresentam risco maior de agravamento da complicação, tendo sido submetidas com mais freqüência à cirurgia. O autor ressaltou, porém, que independentemente da idade, o quadro e a evolução clínica é que devem nortear a conduta.

Nas celulites pré-septais, o tratamento clínico consiste em antibioticoterapia endovenosa efetiva contra os agentes Gram-positivos produtores de beta-lactamase por 7 a 10 dias, corticóides (quando não houver contra-indicações) e lavagem nasal com soro fisiológico. Havendo abscesso palpebral deve-se proceder à drenagem cirúrgica local. Alguns pacientes com edema pré-septal (celulite) podem ser tratados com antibióticos orais e reavaliados diariamente.

Estudos revelam que 50-70% das rinossinusites são causadas por *Streptococcus pneumoniae*, *H. influenza* e *Moraxella catarralis*, enquanto *Streptococcus sp.*, *Neisseria sp.* e *Staphylococcus aureus* contribuem com menor freqüência.[3] Em crianças os agentes mais comuns são: *H. influenzae* e *S. pneumoniae*. Outros estreptococos e estafilococos são menos freqüentes. Em aproximadamente 33 a 50% das culturas não há crescimento bacteriano, provavelmente devido ao uso prévio de antibióticos. Em estudo microbiológico realizado por Brooke et al.,[16] a flora predominante era polimicrobiana com especial atenção para o crescimento de germes anaeróbios isolados com maior freqüência que em outros estudos, provavelmente devido ao uso de técnicas específicas pelo autor.

A antibioticoterapia deve ser guiada para as bactérias mais comuns,[13] lembrando a produção de beta-lactamase, principalmente pelo *H. influenza* e *M. catarrallis*. Muitas vezes recomenda-se a introdução de antibioticoterapia de amplo espectro visando à cobertura de flora aeróbia e anaeróbia. Podemos associar descongestionantes tópicos ou sistêmicos. Uma completa avaliação oftalmológica deve ser feita assim que possível e repetida durante o curso do tratamento.

Para os pacientes com envolvimento pós-septal valem as orientações clínicas das pré-septais.

A decisão acerca da necessidade de intervenção cirúrgica não pode ser baseada exclusivamente em achados radiológicos. Isto se deve ao fato de a TC muitas vezes subestimar a incidência de supuração orbitária, não sendo capaz de distinguir celulite de abscesso.[38] Assim sendo considera-se necessária a intervenção cirúrgica em algumas situações, tais como:

- Evidência de abscesso em TC.
- *Alteração da acuidade visual:* 20/60 ou pior na avaliação inicial.
- Sinais de progressão do envolvimento ocular ou ausência de melhora clínica em 48 horas apesar do tratamento.[21,34,38,42,52]
- *Complicações orbitárias severas:* cegueira ou alteração do reflexo pupilar à avaliação inicial.[19]
- *Evidência de envolvimento do olho contralateral:* decorrente de acometimento do seio cavernoso ou extensão da rinossinusite para ambos os olhos.[11]

A cirurgia recomendada para a drenagem de abscesso subperiosteal tem sido convencionalmente a etmoidectomia externa. A cirurgia endoscópica funcional dos seios paranasais abriu as portas para um novo tipo de abordagem cirúrgica.[23,24] Apesar da técnica para drenagem ter sido descrita há cerca de 10 anos, ainda há poucos estudos em literatura abordando este tema.

A técnica clássica descrita por Messerklinger,[26] Sammberger[6] e Lusk[27] consiste em remoção das células etmoidais anteriores, porção frontal da lamela basal com subseqüente remoção da lâmina papirácea e exposição da periórbita (Fig. 23-10). Recomenda-se que durante a drenagem de abscessos subperiostais não seja incisada a periórbita, a fim de evitar extravasamento de secreção purulenta para o restante do conteúdo orbitário.

Bhargava et al.[25] relataram três casos de drenagem com sucesso de abscesso subperiosteal em crianças. Ressaltou as vanta-

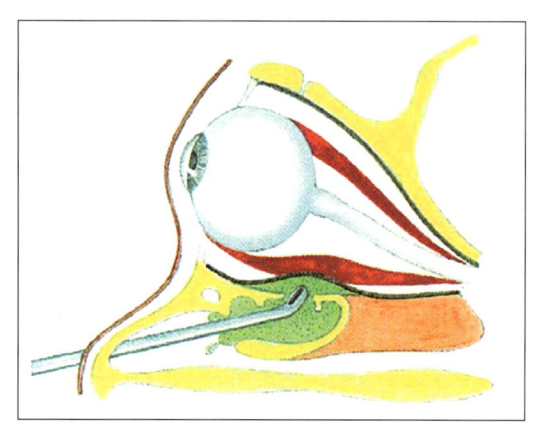

Fig. 23-10. Descompressão orbitária.

Fig. 23-11. (A) Abscesso subperiosteal esquerdo: corte axial de TC pré-operatório. **(B)** Abscesso subperiosteal esquerdo: corte axial de TC pós-operatório.

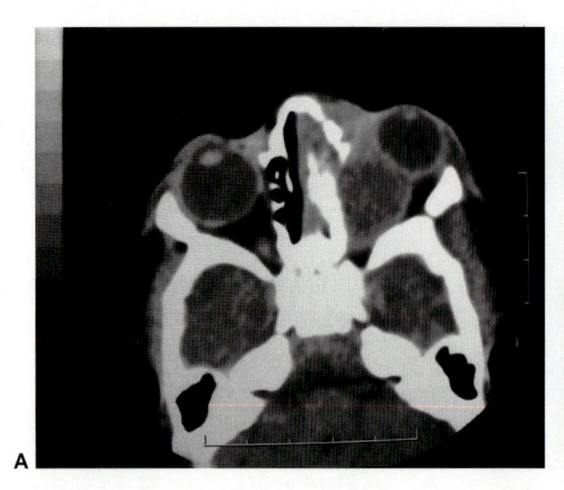

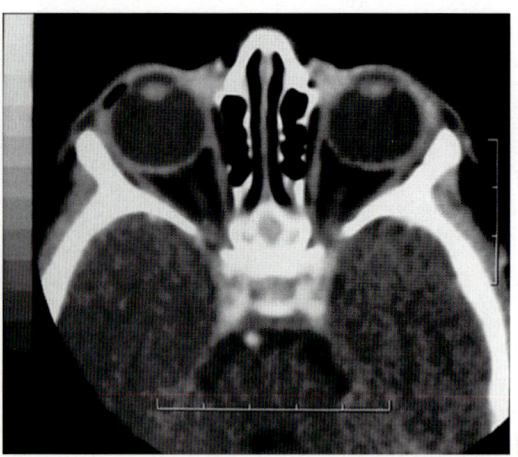

gens da técnica endoscópica, como evitar abordagem externa e cicatriz facial, além da eficácia em realização de drenagem de seios etmoidal e descompressão da lâmina papirácea. Um outro ponto a ser ressaltado é a abreviação do período de internação destes pacientes, condição também ressaltada por Younis et al.[22]

O retorno da acuidade visual pode ocorrer em poucos dias após a drenagem cirúrgica da órbita e do seio acometido. A Figura 23-11A e B ilustram a redução de edema e pressão na cavidade orbitária antes e após a drenagem cirúrgica. Se as condições gerais do paciente e a acuidade visual não retornam, um abscesso orbitário persistente deve ser suspeitado. Nestes casos uma investigação diagnóstica com TC de seios paranasais deve ser realizada. Entretanto, apesar de a acuidade visual retornar rapidamente, proptose, enduração periorbitária e motilidade ocular retornam lentamente. A completa resolução do quadro pode levar de 2 a 3 meses.

Nas complicações intraconais (celulite aguda localizada) recomenda-se sempre a drenagem dos seios etmoidais e esfenoidais. Nos abscessos orbitários indica-se drenagem do mesmo, além de drenagem dos seios etmoidais posteriores e esfenóide.

■ COMPLICAÇÕES ÓSSEAS

Osteomielites e osteítes são complicações de doença sinusal. A osteomielite decorre freqüentemente de processos infecciosos do seio frontal, sendo mais rara nos demais seios. Isto ocorre, pois o osso frontal é formado por duas tábuas ósseas, interna e externa, separada pela díploe. Esta camada é composta por osso esponjoso e se estende até bem próximo à mucosa sinusal. Os vasos da díploe são amplos, cruzam as suturas ósseas, comunicando-se com o sistema de seios venosos intracranianos. Esta disposição permite comunicação entre os vasos da mucosa sinusal e do crânio, facilitando o acesso de agentes infecciosos ao espaço medular do osso frontal, tanto por extensão direta quanto por via venosa. A via mais comum é a hematogênica. O processo inflamatório inicial causa tromboflebite das veias diplóicas, que pode disseminar o processo infeccioso para osso frontal e calota craniana. O tipo focal de osteomielite do osso frontal está relacionado à progressão do abscesso subgaleal/periostal, com eventual formação de fístula sinocutânea (Fig. 23-12).

A extensão direta da infecção é mais rara. Pode ocorrer após cirurgia ou trauma, sendo mais comum em jovens.

A osteomielite progride de um estado inicial com congestão e hiperemia para a formação de microabscessos. O osso torna-se poroso e o espaço da díploe é preenchido por tecido de granulação. Seqüestros de pequenos fragmentos ósseos podem ocorrer. A infecção pode se estender para a dura, periósteo e tecidos moles da cabeça.

Dentre os agentes etiológicos mais comuns temos: *Staphylococcus aureus, Staphylococcus hemolyticus, Staphylococcus epidermidis*, seguidos por estreptococos aeróbios ou anaeróbios, entre outros.[3,4]

Cintilografia com tecnécio-99 m e gálio-67 m são úteis para estabelecer o diagnóstico, progressão e evolução da osteomielite. O tecnécio-99 m é utilizado para o diagnostico precoce e o Gálio-67 m para o seguimento. Outro exame importante e muito utilizado é a TC, que pode mostrar sinal de erosão óssea apenas 7 a 10 dias após a instalação da infecção.

Osteomielite frontal

O curso clínico pode ser agudo ou crônico. No agudo, cefaléia, rinorréia purulenta, febre e edema de pálpebras estão presentes. Um edema mole depressível e indolor do osso frontal (Tumor de Pott) é patognomônico de osteomielite. O crônico é caracterizado por febre baixa, mal estar geral, dor, edema, podendo ainda ocorrer fístulas sinocutâneas, seqüestro e secreção

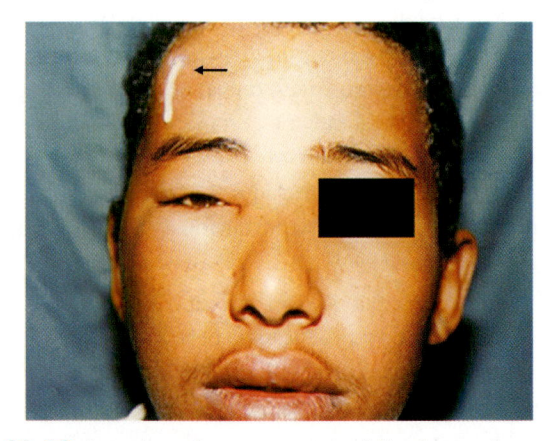

Fig. 23-12. Foto de paciente com osteomielite do osso frontal com fístula ósseo-cutânea (seta).

através do osso, com exacerbação cíclica. Podem ainda ocorrer sintomas neurológicos devidos a meningites, abscessos extradurais, subdurais ou intraparenquimatosos.

O edema frontal foi inicialmente descrito por Percival Pott, em 1760. Representa o envolvimento por osteomielite da tábua externa do osso frontal que, associado ao abscesso subperiosteal, resulta em edema flutuante na região frontal, sem comunicação com a cavidade sinusal (Fig. 23-13). Deve-se atentar para não confundi-lo com o edema em virtude de um abscesso subperiosteal localizado que é duro, doloroso e acompanhado de sinais flogísticos, surgindo cerca de 7 a 10 dias antes das alterações ósseas serem identificáveis à radiografia.

O envolvimento da tábua interna do osso frontal pode ser suspeitado quando existirem complicações intracranianas como abscessos extradurais, subdurais ou intraparenquimatosos (Fig. 23-14A a D).

O diagnóstico é firmado pela suspeita clínica e confirmado por exames radiológicos. Entre os exames podem ser realizadas as radiografias simples e a TC.

Em geral a lesão óssea característica da osteomielite não pode ser vista à radiografia simples de crânio ou seios paranasais antes de 7 a 10 dias de instalação do edema frontal. Este é o período necessário para que ocorra necrose local e aparecimento de áreas de seqüestro ósseo. A lesão típica do processo necrótico é a descalcificação. Pode-se estabelecer três fases no processo evolutivo da osteomielite à radiografia:

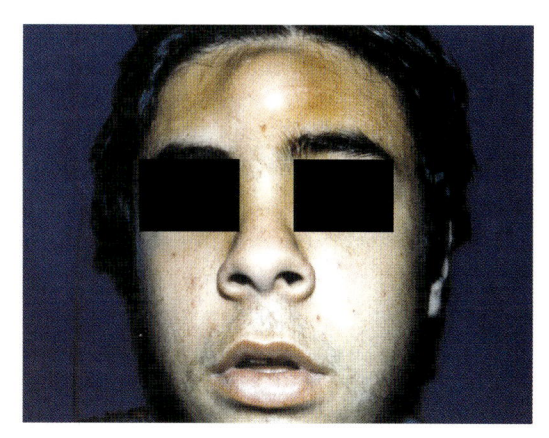

Fig. 23-13. Foto de paciente com edema mole do osso frontal (tumor de Pott).

1. **Fase de condensação:** congestão local com apagamento da trama óssea.
2. **Fase de rarefação:** típica de necrose.
3. **Fase de descalcificação:** ausência de tecido ósseo em áreas irregulares e formação de seqüestros ósseos, com ocorrência de ilhotas calcificadas em meio a zonas descalcificadas.

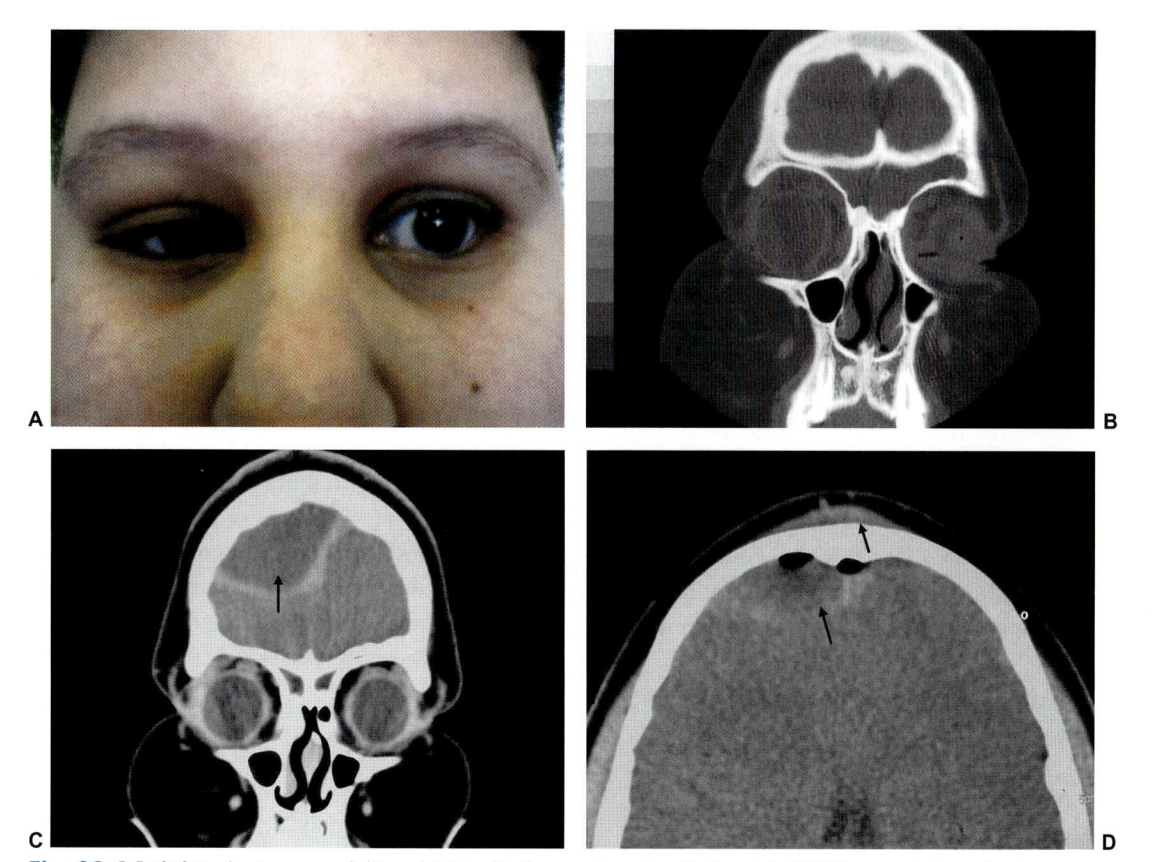

Fig. 23-14. (A) Paciente com celulite orbitária direita por rinossinusite frontal. **(B)** TC coronal de paciente com rinossinusite frontal bilateral. **(C)** TC coronal de seios paranasais: rinossinusite frontal com abscesso extradural (seta). **(D)** TC axial do crânio: abaulamento frontal (seta menor) e abscesso extradural em paciente com rinossinusite frontal aguda complicada (seta maior).

A TC é o exame de escolha para o diagnóstico de osteomielite. Permite visibilizar áreas descalcificadas e áreas de seqüestro ósseo, além de permitir avaliar comprometimento intracraniano.

A cintilografia pode ser útil para o diagnóstico de certeza de osteomielite. O exame positivo realizado com tecnécio permite firmar o diagnóstico de osteomielite. Por outro lado, o uso do gálio é indicado para seguimento e determinação de resolução do processo infeccioso.[3]

O tratamento inicial consiste em antibioticoterapia endovenosa com drenagem cirúrgica do abscesso. A antibioticoterapia é baseada no Gram- e cultura do exsudato e deve ser mantida por tempo prolongado. Se houver secreção no seio frontal, este deve ser drenado. Debridamento do osso deve ser realizado após o processo ter sido controlado.

Antibioticoterapia deve ser mantida por via endovenosa por 6 semanas no pós-operatório[3] e complementada por via oral por mais 12 semanas.

A abordagem cirúrgica está indicada quando a evolução for insidiosa, havendo comprometimento extenso, seqüestro ósseo ou complicações intracranianas. A técnica a ser utilizada pode variar de trepanação simples, obliteração do seio frontal até craniotomia, a depender da extensão infecciosa. A via endoscópica veio facilitar o acesso ao recesso do seio frontal. Porém, muitas vezes torna-se necessário o acesso via externa e endoscópica, bem como drenagem neurocirúrgica conjunta.

O acesso externo ao seio frontal é realizado através da incisão bicoronal, por permitir melhores resultados estéticos. Em casos de osteomielite está contra-indicada técnica osteoplástica. Alguns autores propõem a retirada de toda a tábua anterior do seio frontal, não se preocupando com reconstruções estéticas.

Ao nosso entender, a remoção da tábua externa deve se estender a ponto de remover toda a área comprometida pela osteomielite, assim como osso normal, permitindo uma margem livre de cerca de 1 a 2 cm. Deve-se atentar para que sejam também removidas áreas de seqüestro ósseo. Caso ocorra comprometimento da tábua interna, esta deve ser conjuntamente abordada. Eventualmente podem ocorrer erosões ósseas nesta região, permitindo continuidade do processo infeccioso para a região intracraniana, sendo o abscesso subdural a complicação mais freqüente.

Reconstrução de defeitos estéticos devido ao debridamento extenso do osso acometido deve ser feita um ano após a resolução da infecção.

O prognóstico em geral é bom, com mortalidade inferior a 5% e difícil recidiva.

Osteomielite maxilar

É extremamente incomum. As paredes do seio maxilar apresentam um intenso suprimento sanguíneo, o que protegeria contra a necrose e osteomielite. A osteomielite, neste caso, geralmente é secundária à infecção dentária. Condições clínicas como diabetes descontrolada, uremia ou imunossupressão predispõem a osteomielites bacterianas ou fúngicas. Os sinais e sintomas são de rinossinusite, com edema de tecido. Celulite orbitária com exoftalmo e limitação à movimentação orbitária podem estar presentes.

A progressão da osteomielite pode ser dividida em estágio septicêmico e estágio crônico. O primeiro é de aproximadamente 10 dias e há formação de fístula. No segundo há persistência das fístulas e seqüestro ósseo.

A fase crônica pode ser tratada com doses altas de antibióticos endovenosos e drenagem cirúrgica precoce. À semelhança do processo sobre o seio frontal podem ocorrer perdas ósseas, especialmente do osso da maxila. Disso decorre a formação de fístula oroantral, que deve ser reparada posteriormente.

No recém-nascido pode-se, excepcionalmente, encontrar osteomielite aguda do maxilar superior. Aparece nos primeiros meses de idade ou na primeira dentição. O quadro clínico é de febre, inapetência, abatimento, obstrução nasal com rinorréia purulenta unilateral. Ao exame físico pode-se observar abaulamento maxilar superior, edema palpebral, palatal e subgengivolabial, podendo ocorrer até fistulização nesta região. Pode evoluir com necrose alveolar, expulsão de germes dentários, eliminação do maxilar e seqüela como atrofia maxilar e fístulas nasal e palatal. O diagnóstico consiste no quadro clínico, exame físico complementado pela TC.

O tratamento consiste em antibioticoterapia voltada para o agente infeccioso, além de drenagem cirúrgica. A extensão de tal drenagem irá depender da extensão do quadro clínico, podendo haver necessidade, inclusive, de retirada de áreas ósseas desvitalizadas.

Osteomielite esfenoidal

É muito rara. Geralmente associada à infecção de porção petrosa do temporal ou osteomielite da base do crânio. Os sintomas incluem rinorréia posterior e cefaléia retrorbitária, no centro da cabeça ou occipital. A infecção pode expandir lateralmente e envolver a região retrorbitária, produzindo a síndrome do ápex orbitário ou da fissura orbitária superior. Estes sintomas podem ser produzidos também por processos malignos de nasofaringe, que devem ser excluídos antes de iniciar o tratamento. A progressão deste processo pode produzir meningite, trombose de seio cavernoso, abscesso cerebral e encefalite.

O tratamento consiste em altas doses de antibióticos IV e drenagem cirúrgica, usualmente via etmoidal externa.

■ COMPLICAÇÕES INTRACRANIANAS

As complicações intracranianas, mesmo atualmente, mantêm uma alta taxa de mortalidade, variando de 5 a 40%.[2,9,32,38,40,41,44,46-49]

Fisiopatologia

A fisiopatologia das complicações supurativas intracranianas tem sido bem descrita. Existem duas vias de infecção dos seios paranasais para a cavidade intracraniana:[4]

1. Tromboflebite retrógrada através de veias diplóicas do crânio e do osso etmóide ou veias comunicantes.
2. Extensão direta da infecção sinusal através de deiscências congênitas ou traumáticas, erosão de parede sinusal (osteomielite) e de forames existentes (p. ex.: nervos olfatórios).

Atualmente poucos relatos de complicações intracranianas são apresentados devido ao uso de antibióticos. As complicações intracranianas são: meningites, abscesso epidural, empiema subdural, trombose de seios venosos, abscesso cerebral. Doenças da orelha média e mastóide são as vias mais comuns de acometimento intracraniano.

O seio frontal (46%)[32] é o mais acometido e comumente associado à infecção intracraniana, seguido pelos etmóide (28%), esfenóide[43] e maxilar. A erosão óssea dos seios paranasais por osteomielite promove extensão direta da infecção para a dura-máter, principalmente na região da lâmina crivosa. A rinossinusite esfenoidal apresenta grande propensão à disseminação por contigüidade para a dura-máter, canal óptico, seio cavernoso e hipófise.

Clayman et al.,[32] em estudo de revisão, acharam o abscesso cerebral como a complicação intracraniana mais comum, seguido de meningite e empiema extradural. Bensadon et al.[55] obtiveram resultados semelhantes, sendo que houve predomínio dos casos em pacientes do sexo masculino na segunda década de vida.

Bacteriologia

Estreptococos não beta-hemolíticos são os organismos mais comumente encontrados. Estafilococos são descritos nos empiemas subdurais e abscessos cerebrais, bem como trombose de seio cavernoso e osteomielite. *Pneumococcus* e *Haemophilus influenzae* são mais encontrados em meningites de etiologia de trato respiratório superior. Anaeróbios podem ocorrer em 50% dos abscessos cerebrais não-traumáticos. Culturas negativas ocorrem em 21% dos casos, certamente devido ao uso prévio de antibióticos.[3,4]

Diagnóstico

O diagnóstico é feito baseando-se nos dados clínicos, exame oftalmológico (fundo de olho) exame neurológico e do líquor. A TC e a ressonância nuclear magnética (RN) são utilizados para a investigação radiológica destes casos.

Tratamento

Na abordagem inicial desses pacientes, antibioticoterapia de largo espectro contra bactérias β-lactamase resistente, com cobertura anaeróbia e boa penetração no líquor, deve ser administrada com posterior cobertura específica a partir do resultado das culturas para todos os casos. Terapia anticonvulsivante pode ser usada profilaticamente em casos de complicações intracranianas severas, pois a incidência de convulsões pode ser alta, em torno de 80%.

Corticóides podem ser usados para diminuir o edema cerebral.[2] Por outro lado, alguns autores não defendem seu uso[44] alegando que podem interferir com a penetração antibiótica, diminuir a resposta inflamatória e a organização da cápsula ao redor do abscesso.[32]

O tratamento cirúrgico consiste na drenagem da coleção intracraniana bem como do seio acometido.

Prognóstico

O prognóstico em relação à morbidade e mortalidade nos casos de complicação intracraniana é geralmente bom, quando comparado com infecções intracranianas de outras causa.

Meningite

A meningite é uma inflamação da pia-máter e aracnóide e é a complicação intracraniana mais comum.[2-4,9,17,39,51] A rinossinusite esfenoidal é a causa mais comum de meningite, seguida pelo etmóide, frontal e maxilar. Estreptococo hemolítico, pneumococos e *H. influenzae* são os agentes mais comuns.[3,9] Infecção por anaeróbio deve ser considerada quando houver história de rinossinusite crônica ou osteomielite. Os sinais e sintomas incluem febre, cefaléia progressiva, rigidez cervical, irritabilidade e, eventualmente, delírio.[4]

A punção liquórica é necessária na suspeita de meningite e revela um aumento de celularidade e proteínas. Podemos também identificar o agente etiológico e realizar antibiograma.

A TC é importante para definir se não há outras lesões intracranianas, estabelecer a doença sinusal, bem como observar sinais de hipertensão intracraniana que possam levar à herniação com o procedimento da punção lombar de líquor. Seu uso fica limitado para a diferenciação de tecidos de partes moles em casos de infecção aguda. A RN contrastada nas atenuações de T1 e T2 mostra, nestes casos, um realce da dura-máter ao redor de todo *tentorium*, que não aparece na TC, podendo facilitar o diagnóstico em casos mais difíceis.[3,9]

O tratamento é clínico, com uso de antibióticos de amplo espectro que ultrapassem a barreira hematoencefálica. Em alguns casos, o seio infectado pode necessitar de drenagem cirúrgica. A indicação cirúrgica ocorre caso haja falha no tratamento clínico após 48 horas e a depender das condições clínicas do paciente.[3,9] A cirurgia endoscópica nasal tem sido o procedimento de escolha para o tratamento de rinossinusite em adultos e crianças.[9] Seqüelas neurológicas são comuns nestes pacientes, como convulsões e déficits sensitivos. Mortalidade por meningite após o advento da antibioticoterapia é rara, mas pode ocorrer em cerca de 5% dos pacientes.[4,9]

Abscesso epidural

O abscesso epidural é definido como um tecido de granulação e secreção purulenta no espaço entre a dura e a superfície interna da calota craniana (espaço extradural). Quase sempre resulta de rinossinusite frontal. As veias do seio frontal se comunicam com a dura da tábua óssea posterior, permitindo a progressão da infecção.[4] A íntima relação entre a tábua óssea e o espaço epidural explica a progressão da doença.

Vários organismos têm sido isolados, incluindo *Staphylocccus albus*, *Staphylococcus aureus*,[4] *Streptococci*,[4] *Escherichia coli*, *Pseudomonas sp* e *Proteus sp*. Clinicamente os pacientes apresentam cefaléia intensa persistente, picos febris e alterações de personalidade devido à pressão em lobo frontal.[4] Osteomielite associada é comum e sinais neurológicos mais importantes não ocorrem, pois o foco limita-se à área próxima à osteomielite.

Diferenciar entre abscesso epidural e empiema subdural pode ser difícil, mesmo na TC. A diferenciação se faz pelo fato de o abscesso epidural apresentar borda convexa (Fig. 23-15A e B) e extensão além da linha média.

O tratamento consiste em altas doses de antibióticos endovenosos e drenagem dos seios e abscesso. O tratamento cirúrgico depende da extensão da doença sinusal e intracraniana, devendo ser consultado um neurocirurgião. Algumas vezes a drenagem dos abscessos fica impossibilitada pelo seu pequeno tamanho.[4] Se o abscesso epidural se estende acima do seio frontal, é necessária uma craniotomia bifrontal. Se o ducto de drenagem do seio está comprometido irreparavelmente, pode ser feita uma via osteoplástica e obliteração do ducto nasofrontal com fáscia ou músculo temporal. Se o ducto está potencialmente funcional, pode ser feita uma drenagem endoscópica para fossa nasal.[39,44,51]

Abscesso subdural

O empiema subdural é uma coleção purulenta no espaço entre a dura e a pia aracnóide. Novamente, é mais encontrado na rinossinusite frontal.[3] A infecção pode ocorrer diretamente pelas conexões venosas entre o seio frontal e a dura. Podem ocorrer múltiplas coleções, inclusive na fossa posterior.[44]

Os principais agentes causadores são *Staphylococcus aureus* e estreptococos aeróbios e anaeróbios, podendo ser encontrada flora mista.

O paciente apresenta febre, mal-estar, cefaléia intensa, rebaixamento do nível de consciência e meningismo.[3,51] Sinais de comprometimento neurológico podem ser observados. O líquor revela aumento da pressão lombar, aumento de proteínas, moderada pleiocitose e cultura negativa.

À TC, apresentam forma crescente ou lentiforme não ultrapassando a linha média, mas podem estender-se até fissura inter-hemisférica. Eventualmente podem ser identificadas diversas loculações.

O tratamento envolve drenagem cirúrgica combinada com neurocirurgião conforme a dimensão do empiema, erradicação da infecção sinusal, além de antibioticoterapia endovenosa.[32] A evolução clínica dos abscessos pode ser fulminante, o que torna a doença uma emergência neurológica.[4] Os principais fatores de mau prognóstico são idade acima de 60 anos e rebaixamento do nível de consciência a admissão.

Trombose de seio cavernoso

Descrita em 1831 por Bright, é mais freqüentemente observada nos casos de rinossinusites etmoidais e esfenoidais. Os principais agentes isolados são os *Staphilococcus aureus*, estreptococos do grupo A, *H. influenzae* e anaeróbios.[3,10]

Com o uso de antibioticoterapia, a freqüência de trombose de seio cavernoso e do seio superior longitudinal tornaram-se incomuns, porém mantêm alta taxa de seqüelas neurológicas. A rota de propagação da doença é através das veias oftálmicas ou veias infratemporais em caso de osteomielite da maxila. Edema cerebral e meníngeo podem ocorrer devido à progressão da trombose.

Fig. 23-15. (A) TC axial de crânio: abscesso extradural em paciente com rinossinusite aguda complicada (seta). (B) TC coronal de seios paranasais: celulite orbitária direita aguda e abscesso extradural (seta).

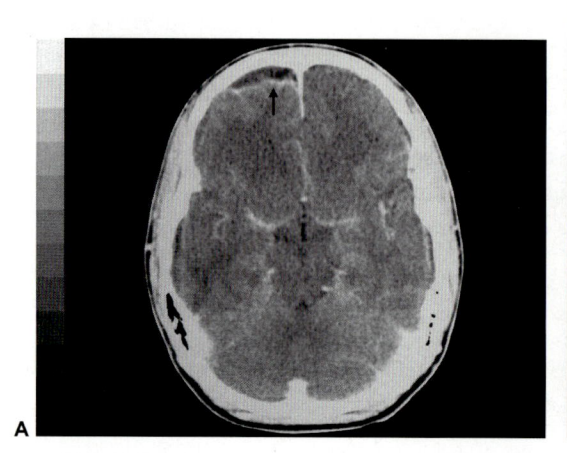

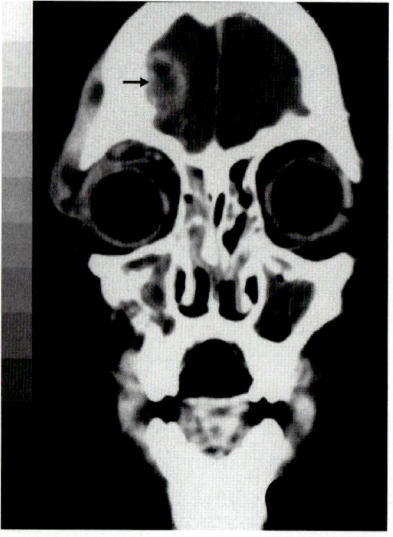

A trombose do seio cavernoso pode ser complicação de rinossinusite etmoidal, esfenoidal e menos comumente do seio frontal. Tipicamente apresenta-se como "Síndrome do Ápex Orbitário", já descrita acima. Os sinais e sintomas são exoftalmia, quemose, edema ocular, papiledema, ingurgitamento das veias retinianas e paralisia dos músculos extra-oculares e diminuição da acuidade visual, causada pelo envolvimento dos pares II, III, IV e VI. Anestesia da primeira divisão do trigêmeo (V1-ramo oftálmico) pode ser observada e mais raramente a segunda divisão (V2-ramo maxilar) também pode ser acometida.

A trombose do seio superior sagital pode produzir diferentes sintomas dependendo da região envolvida e compreende cerca de 18% dos casos de complicações supurativas sinogênicas.[2]

O diagnóstico pode ser feito através de exame clínico, mas a TC contrastada ou a RM é essencial para a visibilização da trombose do seio cavernoso (Fig. 23-16).

O tratamento é clínico. Altas doses de antibióticos devem ser administrados precocemente. Terapia anticoagulante e corticóides podem ser benéficos. Drenagem cirúrgica do seio acometido pode ser indicada.

Abscesso cerebral

O número de abscessos cerebrais tem diminuindo ultimamente. A mortalidade e os danos irreversíveis associados ao abscesso continuam elevados, em torno de 50%. Muitos abscessos frontais são decorrentes de rinossinusite frontal e, menos freqüentemente, de esfenóide e maxilar.[4,32]

Estreptococos e estafilococos são os agentes mais comumente encontrados. Anaeróbios também aparecem em grande número, sendo o *Fusobacterium spp.* o mais freqüente.[4]

Os sintomas dos abscessos intraparenquimatosos variam de acordo com o tempo de história.

No estágio inicial, que dura de 1 a 2 semanas, ocorre uma cerebrite ou encefalite, acompanhado de edema cerebral, tromboflebites e aumento da pressão intracraniana. Os sinais incluem febre e cefaléia persistentes, confusão, letargia e agitação. Convulsões podem ocorrer. O exame do líquor demonstra alta pressão, com número e tipos celulares variáveis, dependendo da associação com meningite devendo ser evitado pelo risco de herniação.[4] A TC pode demonstrar área de baixa densidade.

A resolução parcial da cerebrite pode resultar em trombose, com liquefação da área de necrose e formação de abscesso. O paciente pode apresentar um período quiescente de sintomas. A expansão do abscesso pode produzir sinais de aumento da pressão intracraniana e efeito de massa. Clinicamente podem ocorrer distúrbios de personalidade, perda da capacidade mental e confusão, além da febre e outros sintomas.

O abscesso é típico na TC, caracterizado por um realce periférico e a área central de baixa densidade. Pode ter diminuição dos ventrículos por efeito de massa.

A progressão natural do abscesso é a morte do paciente, por aumento da pressão intracraniana ou ruptura do abscesso nos ventrículos.

O tratamento cirúrgico pode ser feito em conjunto com o neurocirurgião ou posteriormente, quando as condições do paciente se estabilizarem, com erradicação da doença sinusal.

Os corticóides são recomendados nos casos de suspeita de edema cerebral, sendo controverso seu uso nas demais complicações intracranianas.[32] Drogas antiepilépticas devem ser utilizadas em caráter profilático devido à alta possibilidade de ocorrerem convulsões. Apesar da instituição de terapia adequada, as taxas de mortalidade associadas a este abscesso giram em torno de 20 a 30%,[39] sendo que cerca de 60% das crianças acometidas desenvolvem seqüelas neurológicas.

■ REFERÊNCIAS BIBLIOGRÁFICAS

1. Broberg T, Murr A, Fischbein N. Devastating complications of acute pediatric bacterial sinusitis. *Otolaryngol Head Neck Surg* 1999;120(4):575-9.
2. Gallagher RM, Gross CM, Phillips D. Suppurative intracranial complications of sinusitis. *Laryngoscope* 1998;108:1635.
3. Goldberg AN, Oroszlan G, Anderson TD. Complications of frontal sinusitis and their management. *Otolaryngol Clin North Am* 2001;34(1):211-25.
4. Younis TR, Lazar RH, Anand VK. Intracranial complications of sinusitis: a 15 year review of 39 cases. *ENT Journal* 2002 Sep; 81(9).
5. Noordzij JP, Harrison SE, Mason JC, Hashisaki GT, Reibel JF, Gross CW. Pitfalls in the endoscopic drainage of subperiosteal orbital abscesses secondary to sinusitis. *Am J Rhinol* 2002;16(2):97-101.
6. Stammberger H. Special problems – mycoses. In: Stammberger, H. *Functional endoscopic sinus surgery.* Philadelphia: BC Decker, 1991.
7. English GM. Sinusitis. In: English GM. *Otolaryngology.* Vol. 2. Philadelphia: JB Lippincott Co., 1994. n. 21. p. 38-43.

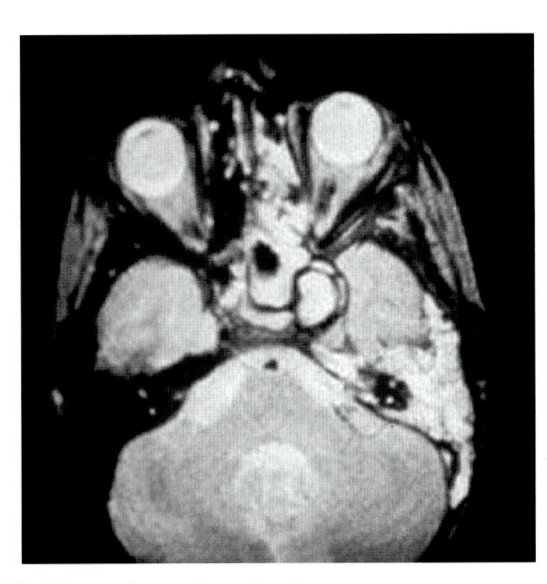

Fig. 23-16. RM de trombose de seio cavernoso.

8. Kopke RD, Jackson RL. Rhinitis. In: Bailey BJ (ed.) *Head and neck surgery – otolaryngology*. Vol. 1. Philadelphia: JB Lippincott Co., 1993. n. 23. p. 269-289.
9. Younis TR, Anand VK, Childress C. Sinusitis complicated by meningitis: current management. *Laryngoscope* 2001;111:1338-42.
10. Cannon ML, Antonio BL, McCloskey JJ, Hines MH, Tobin JR, Shetty AK. Cavernous sinus thrombosis complicating sinusitis. *Pediatr Crit Care Med* 2004;5(1):86-8.
11. Mitchel IR, Kelly J, Wagner J. Bilateral orbital complications of pediatric rhinosinusitis. *Arch Otolaryngol Head Neck Surg* 2002;128(8):971-4.
12. Mortimore S, Wormald PJ. Management of acute complicated sinusitis: a 5-year review. *Otolaryngol Head Neck Surg* 1999;121(5):639-42.
13. Hytonen M, Atula T, Pitkaranta A. Complications of acute sinusitis in children. *Acta Otolaryngol* 200;(suppl)543:154-157.
14. Hartstein ME, Steinvurzel MD, Cohen CP. Intracranial abscess as a complication of subperiosteal abscess of the orbit. *Ophthal Plast Reconstr Surg* 2001;17(6):398-403.
15. Hubert L. Orbital infections due to nasal sinusitis. *NY State J Med* 1937;37:173-8.
16. Itzhak Brook MS, Edith H, Frazier MSC. Microbiology of subperiosteal orbital abscess and associated maxillary sinusitis. *Laryngoscope* 1996;106:1010-13.
17. Giannoni CM, Stewart MG, Alford EL. Intracranial complications of sinusitis. *Laryngoscope* 1997;107:863-867.
18. Chandler JR, Langenbrunner DJ, Stevens ER. The Pathogenesis of orbital complications in acute sinusitis. *Laryngoscope* 1970;80:1414-1428.
19. Mortimore S, Wormald PJ. The Groote Schuur hospital classification of the orbital complication of sinusitis. *J Laryngol Otol* 1997;111(8):719-23.
20. Greenberg MF, Pollard ZF. Medical treatment of pediatric subperiosteal orbital abscess secondary to sinusitis. *JAAPOS* 1998;2(6):351-5.
21. Clary RA, Cunningham MJ, Eavey RD. Orbital complications of acute sinusitis: comparison of computed tomography scan and surgical findings. *Ann Otol Rhinol Laringol* 1992;101(7):598-600.
22. Younis TR, Lazar RH, Bustillo A, Anand VK. Orbital infection as a complication of sinusitis: Are diagnostic and treatment trends changing? *ENT Journal* 2002;81(11).
23. Manning, SC. Endoscopic management of medial subperiosteal abscess. *Arch Otolaryngol Head Neck Surg* 1993,119:789-791.
24. Arjman EM, Lusk RP, Munitz HR. Pediatric sinusitis and subperiosteal orbital abscess formation: Diagnosis and treatment. *Otolaryngology Head Neck Surg* 1993;109:886-894.
25. Bhargava D, Sankhla D, Ganesan A, Chand P. Endoscopic sinus surgery for orbital subperiosteal abscess secondary to sinusitis. *Rhinology* 2001;39:151-155.
26. Messerklinger W. Endoscopy of the nose. Baltimore: urban and Schwarzenberg, 1978.
27. Lusk RP. *Pediatric sinusitis*. New York: Raven Press, 1992. 127-146p.
28. Holt GR, Standefer Ja, Brown Jr, WE, Gates GA. Infectious diseases of the sphenoid sinus. *Laryngoscope* 1984;94:330-5.
29. Bikhazi NB, Sloan SH. Superior fissure syndrome caused by indolent Aspergillus sphenoid sinusitis. *Otolaryngol Head Neck Surg* 1998;118(1):102-4.
30. Tarazi AE, Shikani AH. Irreversible unilateral visual loss due to acute sinusitis. *Arch Otolaryngol Head Neck Surg* 1991;117:1400-1401.
31. Butugan O, Balbani APS, Voegels RL. Classificação das complicações orbitais das rinosinusites. *Rev Bras Otorrinolaringologia* 2001;67(4):551-555.
32. Clayman GL, Adams GL, Paugh DR, Koopamann CF. Intracranial complications of paranasal sinusitis: a combined institutional review. *Laryngoscope* 1991;101:234-9.
33. Mortimore S, Wormald PJ, Oliver S. Antibiotic choice in acute and complicated sinusitis. *J Laryngol Otol* 1998;112:264-268.
34. Chandler JR, Laugenbrunner DJ, Stevens ER. The pathogenesis of orbital complications in acute sinusitis. *Laryngoscope* 1970;80:141-48.
35. Dale BAB, Mackenzie IJ. The complications of sphenoid sinusitis. *J Laryngol Otol* 1983;97:661-70.
36. Ognibene RZ, Voegels RL, Bensadon RL, Butugan O. Complications of sinusitis. *Rhinology* 1994;8(4):175-9.
37. Pirana S, Ognibene RZ, Sitchin G, Butugan O, Silveira JAM, Miniti A. Doenças do seio esfenoidal: relato de 4 casos. *Rev Bras de Otorrinolaringologia* 1996;62(1):53-60.
38. Backer AS. Role of anaerobic bacteria in sinusitis and its complications. *Ann Otol Rhinol Laryngol* 1995[suppl]154:17-22.
39. Stankiewicz JA, Newel lDJ, Park AH. Complications of inflammatory diseases of the sinuses. *Otolaryngologic Clinics of North America* 1993;26(4):639-550.
40. Stoll D, Dumon TH, Adjibabi W. Sphénoidites inflammatoires isolées compliquées. *Rev Laryngol Otol Rhinol* 1997;118(2):87-9.
41. Wagenmann M, Naclerio RM. Complications of sinusitis. *J Allergy Clin Immunol* 1992;90(3):552-6.
42. Healy GB. Classics of laryngoscope: Chandler *et al*. *Laryngoscope* 1997;107:441-6.
43. Xenos C, Rosenfeld JV, Kleid SM. Intracranial extension of sphenoid sinusitis. *Head & Neck* 1995;7(4):346-50.
44. Maniglia AJ, Goodwin J, Arnold JE, Ganz E. Nasal, sinus and orbital infections in adults and children. *Arch Otolaryngol Head Neck Surg* 1989;115:1429-9.
45. Banfield GK, Daya H. Sinusitis, the orbital and visual complications. *Br J Hosp Med* 1996;55:656-7.
46. Chua R, Shopiro S. A mucopiocele of the clivus: case report. *Neurosurgery* 1996;39(3):589-90.
47. Jones RL, Violaris NS, Chauda SV, Pahor AL. Intracranial complications of sinusitis the need of aggressive management. *J Laryngol Otol* 1995;109:1061-2.
48. Kriss TC, Kriss VM, Warf BC. Cavernous sinus Thrombophlebitis: case report. *Neurosurgery* 1996;39(2):585-9.
49. Singh B. The management of sinogenic orbital complication. *J Laryngol Otol* 1995;109:300-3.
50. Sassiad I, Riding K. Orbital complications of ethmoiditis BC Children's Hospital experience, 1982-89. *J Otolaryngol* 1991;20(6):400-3.
51. Singh B, Dellen JV, Ramjettan S, Maharaj TJ. Sinogenic intracranial complications. *J Laryngol Otol* 1995;109:945-50.

52. Mann W, Amedee RG, Mauree J. Orbital complications of pediatric sinusitis: treatment of periorbital abscess. *Ann J Rhinol* 1997;11(2):149-53.
53. Voegels RL, Lorenzetti FTM, D'Antonio WEPA, Ikino CMY, Butugan O. Complicaçoes orbitárias em pacientes com sinusite aguda. *Revista Brasileira de Otorrinolaringologia* 2002;68:224-8.
54. Voegels RL, Bensadon RL, Ognibene RZ, Butugan O, Miniti A. Complicações periorbitárias das sinusites. *Revista Brasileira de Otorrinolaringologia* 1994;60:149-52.
55. Bensadon RL, Voegels RL, Ognibene RZ, Butugan O. Complicações intracranianas das sinusites. *Revista Brasileira de Otorrinolaringologia* 1994;60:63-5.
56. Ramos AHC, Pirana S, Butugan O, Miniti A. Osteomielite frontal pós-sinusite frontal. *Folha Médica* 1995(Suppl 1):110:5-9.

Rinossinusite no Paciente Imunocomprometido

Rui Imamura ❖ Felipe Fortes ❖ Francini Pádua

■ INTRODUÇÃO

Devido à sua localização anatômica, o nariz e seios paranasais funcionam como porta de entrada para diversos microrganismos. A proteção das vias aéreas superiores contra estes agentes depende de mecanismos de defesa imunológica humoral e celular, comuns a outras regiões do organismo, bem como de um mecanismo local, de defesa da mucosa. Este último é composto, principalmente, pelo sistema mucociliar e pela secreção de anticorpos classe IgA pela mucosa. Qualquer alteração destes mecanismos de defesa constitui uma imunodeficiência e pode levar a quadros recorrentes de rinossinusite, refratários ao tratamento, ou a infecções com apresentação atípica e grave.[1]

As imunodeficiências, do ponto de vista didático, podem ser categorizadas em primárias (relacionadas a defeitos genéticos) ou secundárias (relacionadas a alguma doença ou agente). Entre as imunodeficiências primárias, que geralmente se manifestam na primeira infância, os defeitos de imunidade humoral são os mais comuns (cerca de dois terços dos casos), sendo a deficiência seletiva de IgA, deficiências das subclasses de IgG e a imunodeficiência comum variável, as mais comuns. Seguem, em ordem de freqüência, os defeitos da imunidade inata (como a fibrose cística, discinesia ciliar primária, defeitos da função fagocítica, da adesão leucocitária e do complemento) e, finalmente, os defeitos isolados da imunidade celular, que são mais raros.[1,2] Entre as imunodeficiências secundárias, a infecção pelo HIV e a desnutrição são as duas causas mais freqüentes, sobretudo nos países em desenvolvimento.[3]

Na prática clínica, freqüentemente os pacientes imunocomprometidos desenvolvem infecções rinossinusais e em outras regiões da cabeça e pescoço, procurando o otorrinolaringologista. Embora raro no passado, o contato do otorrinolaringologista com este tipo de paciente tem sido cada dia mais comum. Diversos fatores contribuíram para o aumento do número de pacientes com imunodeficiências primária e adquirida. Podemos citar, entre outros, a disseminação da AIDS, o aumento do número de pacientes submetidos à terapia imunodepressora por diversas razões, como os transplantes de órgãos sólidos e medula óssea, doenças hematológicas ou reumatológicas e os avanços da medicina no tratamento dos pacientes imunocomprometidos, que têm garantido maior sobrevida para estes pacientes.

Embora a maior parte dos pacientes com imunodeficiência acentuada dificilmente apresentem-se sem diagnóstico prévio, o diagnóstico das imunodeficiências mais sutis pode não ser evidente e deve ser suspeitado em quadros de rinossinusites atípicas, crônicas e refratárias. Nestes casos, o otorrinolaringologista tem um papel importante na elaboração da suspeita diagnóstica e na triagem inicial do paciente. Entre os "fatores de alerta" que devem chamar a sua atenção para possíveis imunodeficiências associadas, e que merecem investigação específica, podemos citar: história familiar de imunodeficiência primária, infecções de repetição em outros sítios (otites, pneumonias, abscessos de pele), infecções por patógenos atípicos (fungos, micobactérias), infecções de manifestação mais agressiva que o habitual, rinossinusites crônicas, de repetição (com mais do que quatro episódios por ano), ou de difícil controle.[4,5] Estudos recentes[3,6] que analisaram o perfil imunológico de pacientes supostamente imunocompetentes com rinossinusite crônica refratária ao tratamento clínico e cirúrgico revelaram achados interessantes. Muitos destes pacientes apresentam alterações imunológicas, como anormalidade celular dos linfócitos do tipo T ou deficiência humoral (deficiência de IgG, deficiência seletiva de IgA e imunodeficiência comum variável – CIVD). Cabe ressaltar que aproximadamente 85% dos pacientes com CIVD evoluem com episódios de rinossinusite crônica ou aguda recorrente.[7]

No Hospital das Clínicas da Faculdade de Medicina da Universidade de São Paulo, o *screening* imunológico básico inicial inclui: hemograma completo, sorologia para HIV, dosagem sérica do complemento (C3, C4, CH50) e de imunoglobulinas (IgG, IgM, IgA). Nos casos em que os exames forem negativos e ainda exista suspeita clínica, os pacientes são avaliados pelo imunologista, e a investigação continua com: sorologia para antígenos já contactuados (hepatite A, caxumba, rubéola, sarampo), imunofenotipagem de perfil ampliado (avaliação dos linfócitos tipo CD3, CD4, CD8, linfócitos B, células NK), testes cutâneos tardios (candidina, tricofidina, PPD), e isoemaglutininas (avaliação da função de IgM). Devemos lembrar que, em muitos casos, a avaliação do imunologista é essencial para afastar ou concluir o diagnóstico de imunodeficiência. Este diagnóstico torna-se importante não somente para o tratamento adequado da rinossinusite, mas também para aconselhamento genético familiar, avaliação imunológica de outros membros da família, suspeita clínica e vigilância devido ao risco aumentado de doença pulmonar crônica, doenças auto-imunes, neoplasia linforreticular, entre outros.[8]

Na avaliação das deficiências imunológicas, categorizar os defeitos de acordo com o tipo de resposta alterada pode ser importante, visto que as diferentes alterações no sistema imunológico predispõem à infecção por classes específicas de agentes. A imunidade inata (representada pelas barreiras anatômicas, sistema complemento, função fagocítica de células como monócitos, macrófagos e neutrófilos, e pelas células NK – *natural killers*) é importante como primeira linha de defesa contra todas as infecções, porém sua alteração predispõe particularmente a formação de abscessos bacterianos, além de infecção fúngica invasiva local e disseminada. Segundo diversos autores, a neutropenia, em particular, é um importante fator predisponente ao desenvolvimento de rinossinusite fúngica invasiva, que apresenta elevada morbidade e mortalidade nestes pacientes.[9-12] A imunidade humoral é importante para neutralização de partículas virais e neutralização de bactérias extracelulares, enquanto a imunidade celular tem papel na defesa contra protozoários, fungos, vírus, microbactérias e outras bactérias intracelulares. No entanto, vale ressaltar que muitos defeitos ocorrem simultaneamente, e as manifestações dos mesmos defeitos podem variar substancialmente entre os indivíduos.[1,4]

Assim, pacientes com imunodeficiências de diferentes naturezas e graus de intensidade, expostos a diferentes ambientes e esquemas terapêuticos, terão maior susceptibilidade a um ou outro microrganismo. De fato, a literatura mostra que a microbiologia da rinossinusite varia em diferentes populações de pacientes imunocomprometidos e que os resultados de uma determinada população não podem ser generalizados.[13-15] Da mesma forma, a apresentação clínica e evolução da rinossinusite pode variar nas diferentes populações de pacientes imunocomprometidos.

Apesar de a abordagem e o manuseio destes pacientes serem discutidos de modo conjunto neste capítulo, devemos lembrar que cada população de pacientes imunocomprometidos apresenta particularidades que as distinguem.

■ ABORDAGEM DA RINOSSINUSITE EM PACIENTES IMUNOCOMPROMETIDOS

A avaliação e o manuseio da rinossinusite em pacientes imunocompetentes, na grande maioria dos casos, não impõem dificuldades. O mesmo não ocorre em pacientes imunocomprometidos. Neste grupo de pacientes, a rinossinusite, mesmo que aguda, pode ser oligossintomática, não chamando a atenção do clínico para a gravidade da infecção. Mesmo assim, a evolução muitas vezes pode ser fulminante e com desfecho fatal.

Assim, o manuseio destes pacientes requer vigilância permanente e atuação imediata, tanto para fins diagnósticos, como terapêuticos. O diagnóstico precoce, a antibioticoterapia agressiva específica preferencialmente guiada por cultura, e a intervenção cirúrgica precoce em casos selecionados tornam-se essenciais para o sucesso terapêutico. As cirurgias podem ser extensas e repetidas e é importante ressaltar que, em muitos casos de doenças imunológicas com manifestações sistêmicas, a cirurgia pode desempenhar papel importante também para o controle das manifestações sistêmicas da doença.[4]

■ DIAGNÓSTICO

Clínico

Devemos ter sempre em mente que o quadro clínico da rinossinusite nestes pacientes pode ser oligossintomático. Formação de pus, edema, eritema e dor são respostas desencadeadas pelo sistema imune. Quanto maior o comprometimento imunológico, menor é a sintomatologia apresentada pelo paciente.

Sintomas comuns da rinossinusite nestes pacientes são: febre (muitas vezes considerada como de origem indeterminada), coriza, cefaléia e dor na região malar. Ocasionalmente pode haver edema nesta região.

O exame físico é muito importante para o diagnóstico, devendo o otorrinolaringologista, sempre que possível, utilizar-se dos métodos endoscópicos, que permitem a avaliação detalhada das fossas nasais. Ao examinar um paciente com imunodepressão grave raramente encontra-se secreção francamente purulenta em meatos médios ou recessos esfenoetmoidais. O mais comum é a presença de uma secreção hialina ou mucóide, com laivos de pus (Fig. 24-1). A mucosa deve ser inspecionada com cuidado, em busca de áreas de palidez localizada que, sobretudo quando associadas à diminuição de sensibilidade e sangramento à palpação, podem representar sinais precoces de infartamento tecidual, causado por infecções fúngicas. Se nada for feito, estas áreas evoluem para necrose e a mucosa fica enegrecida (Fig. 24-2). Se alguma dúvida persistir, exames das fossas nasais devem ser repetidos diariamente, uma vez que a doença pode progredir rapidamente. Nestes casos, a biópsia e a avaliação anatomopatológica do material é extremamente importante.

■ RADIOLÓGICO

No paciente imunocompetente, o diagnóstico de rinossinusite aguda pode ser feito pela anamnese e exame otorrinolaringológico. Atualmente, a avaliação endoscópica das fossas nasais praticamente substituiu os exames radiológicos, raramente necessários para confirmação diagnóstica de rinossinusite agu-

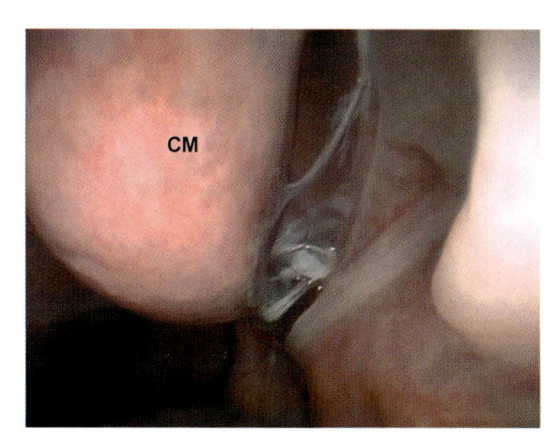

Fig. 24-1. Endoscopia nasal de fossa nasal esquerda de paciente imunodeprimido com rinossinusite. Secreção mucóide em meato médio. CM = concha média.

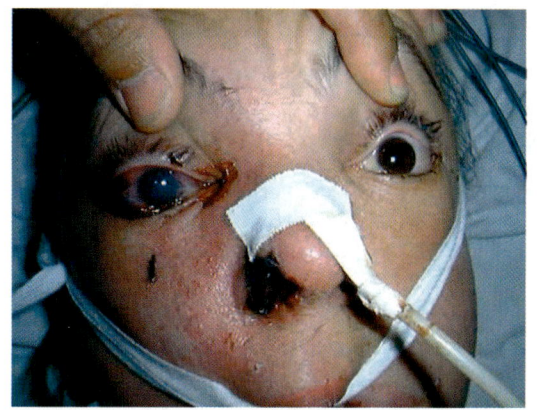

Fig. 24-2. Necrose de pele de asa de nariz à direita, acompanhada de infiltração cutânea em maxila ipsilateral, em paciente imunodeprimida com rinossinusite fúngica invasiva.

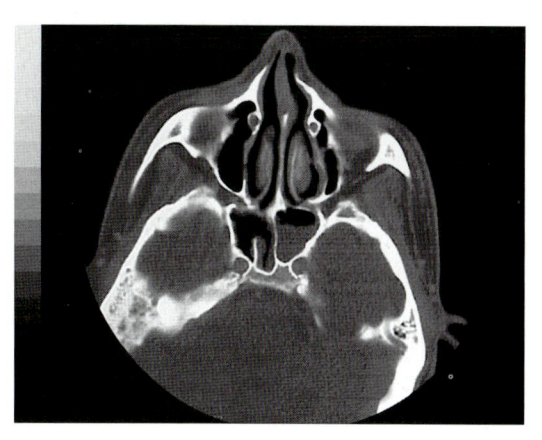

Fig. 24-3. Tomografia computadorizada de seios paranasais, corte axial, para partes ósseas. Nota-se nível líquido em seio esfenóide esquerdo e espessamento mucoso de seio esfenóide à direita, em paciente imunodeprimido, com febre a esclarecer em Unidade de Terapia Intensiva.

da.[16] Contudo, nos pacientes imunocomprometidos, uma vez que a sintomatologia e os achados endoscópicos não são exuberantes, exames radiológicos podem ser bastante importantes para o diagnóstico.

A tomografia computadorizada (TC) é o exame de escolha para avaliação dos seios paranasais, fornecendo informações mais detalhadas que a radiografia simples, especialmente em relação aos seios etmoidais e esfenoidais (Fig. 24-3).[17-19] Pequenos espessamentos mucosos podem ser facilmente constatados por esta técnica, assim como velamentos completos e eventuais níveis líquidos (Fig. 24-4A e B). Em se tratando de rinossinusite fúngica invasiva, a TC pode mostrar áreas de destruição óssea (Fig. 24-4C) e/ou imagens hiperatenuantes nas cavidades sinusais (Fig. 24-4D). Segundo alguns estudos, para avaliação específica dos seios maxilares, freqüentemente envolvidos nas rinossinusites em pacientes imunocomprometidos, os resultados da radiografia simples e da tomografia computadorizada parecem apresentar boa correlação, tanto em adultos, quanto em crianças.[20,21] Na prática clínica, muitas vezes não dispomos da TC para concluir o diagnóstico destes pacientes e a radiografia simples de seios paranasais pode ser útil em alguns casos.

Contudo, devemos lembrar que da mesma forma que a reação inflamatória precária restringe a sintomatologia do paciente, ela pode limitar os achados radiológicos, sobretudo das radiografias simples. Com isso, os exames de imagem devem ser interpretados com cuidado, pois podem subestimar a real extensão da infecção. Não havendo resposta inflamatória adequada e produção de pus, níveis líquidos são menos comuns. Espessamento mucoso, por vezes discreto, pode ser a única resposta inflamatória possível e, nestes pacientes, pode ser indicativa de uma infecção aguda, responsável por febre elevada e potencialmente associada à morbidade e mortalidade elevadas. Assim, o otorrinolaringologista deve estar atento a pequenas alterações radiológicas, que devem ser correlacionadas com os achados clínicos e demais exames subsidiários no momento de indicar a terapêutica.

Se a condição de imunodeficiência pode ser antecipada (por exemplo, em pacientes que serão submetidos à quimioterapia ou a transplantes), um exame de imagem prévio para fornecer o *status* radiológico basal do paciente pode ser útil durante a fase de imunodeficiência. Por exemplo, na presença de um episódio febril com origem indeterminada durante o estado de imunodepressão em que se desconfia de foco sinusal, a piora radiológica dos seios paranasais em relação ao exame basal pode auxiliar na indicação mais racional do tratamento.

■ MICROBIOLÓGICO

A etiologia da rinossinusite em pacientes imunocomprometidos nem sempre é a mesma de pacientes imunocompetentes. Freqüentemente, na prática clínica, precisamos identificar o agente etiológico responsável por uma infecção em paciente imunocomprometido. Por exemplo, quando o paciente mantém sinais clínicos infecciosos após instituído tratamento antimicrobiano empírico ou quando existe risco de disseminação da

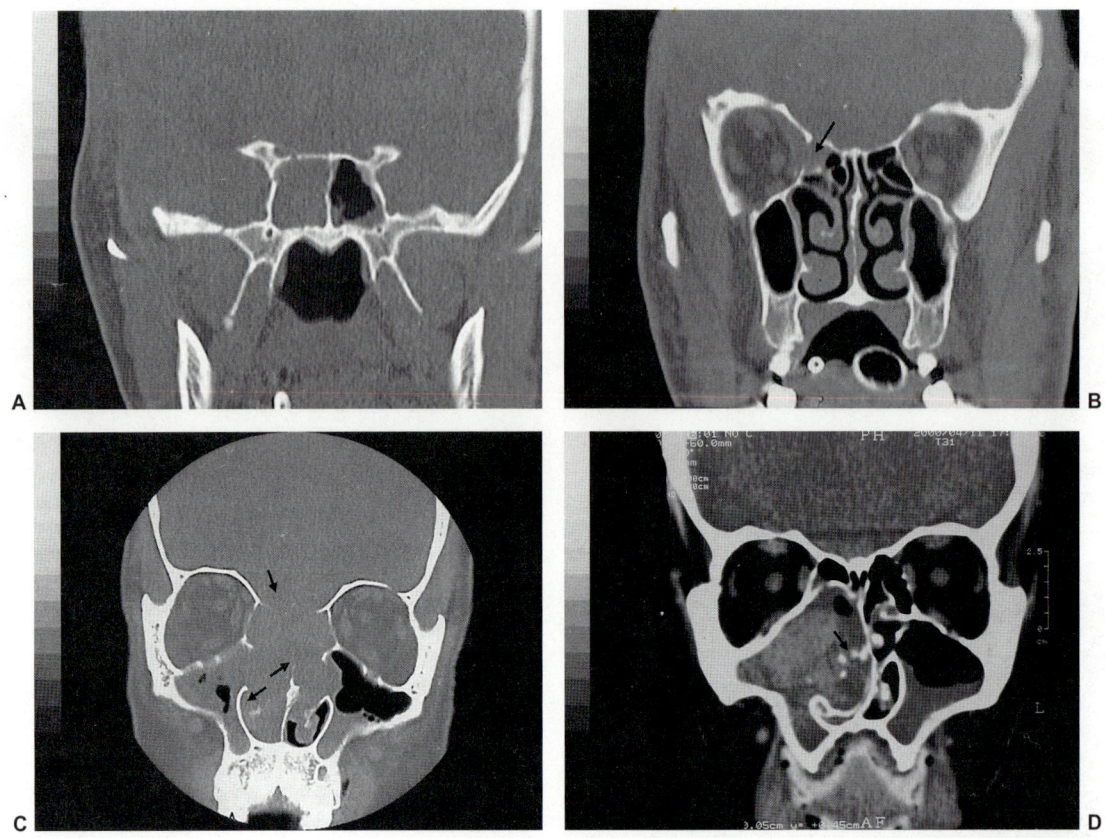

Fig. 24-4. Tomografia computadorizada de seios paranasais, corte coronal, para partes ósseas. **(A)** Velamento de seio esfenóide direito e espessamento mucoso de seio esfenóide esquerdo, em paciente imunodeprimido, com febre a esclarecer em Unidade de Terapia Intensiva. **(B)** Em corte mais anterior, nota-se espessamento mucoso de seio etmóide posterior à direita (seta). **(C)** Erosão óssea da região septal, da concha inferior e de seio etmóide em paciente imunodeprimido (seta). **(D)** Material hiperatenuante em seio maxilar direito, sugerindo presença de fungos (seta).

infecção sinusal pelo comprometimento do estado imunológico do paciente.[22,23]

O método mais simples e rápido de se obter amostras para cultura é o *swab* nasal. Contudo, este método tem uma alta taxa de contaminação por germes saprófitas da cavidade e do vestíbulo nasal e, apesar de ser utilizado por alguns, não deve ser recomendado.[24-26]

A coleta de secreção presente na região do meato nasal médio, com orientação endoscópica, é mais confiável para identificar o agente etiológico da rinossinusite e é defendida por diversos autores. A correlação dos achados microbiológicos de amostras nasais colhidas por esta técnica com amostras sinusais varia de 80 a 94%.[27,28]

A punção antral é considerada padrão para se definir o agente etiológico da rinossinusite, pois permite a obtenção de material representativo diretamente do sítio de infecção.[29,30] Apesar de ser uma técnica mais invasiva, é indicada com maior liberdade em pacientes imunocomprometidos, mesmo com rinossinusite aguda, uma vez que o diagnóstico etiológico preciso do processo infeccioso permite a introdução precoce da terapêutica correta, que é de fundamental importância para o prognóstico da infecção.[31] Assim, nestes pacientes, a punção antral com aspiração de secreções pode ser realizada precocemente, desde que se confirme comprometimento radiológico dos seios maxilares. É vital que se realize boa anti-sepsia da região a ser abordada, para diminuir o risco de contaminação e resultados falsos-positivos. Além do diagnóstico etiológico, a punção antral permite que se realize a lavagem da cavidade maxilar, com remoção de secreção retida, podendo favorecer a recuperação da mucosa sinusal e melhora do quadro infeccioso.[22]

Quando possível, a cirurgia endonasal para coleta de material pode contribuir ainda mais para o diagnóstico. Uma antrostomia no meato médio, por exemplo, pode permitir coleta de secreções antrais para cultura e de fragmentos de mucosa que podem ser enviadas tanto para cultura como para exame anatomopatológico (Fig. 24-5A a C).[32,33] Áreas de mucosa nasal suspeitas de infartamento fúngico podem ser identificadas durante o procedimento e biopsiadas. Como já mencionado, o exame anatomopatológico é fundamental para casos em que se suspeita de etiologia fúngica, pois as culturas, além do risco de contaminação, podem demorar para positivar, implicando em perda de tempo precioso para definir a abordagem terapêutica. Por outro lado, evidência histológica de invasão tecidual por agentes fúngicos, além de disponível mais rapidamente, comprova a pa-

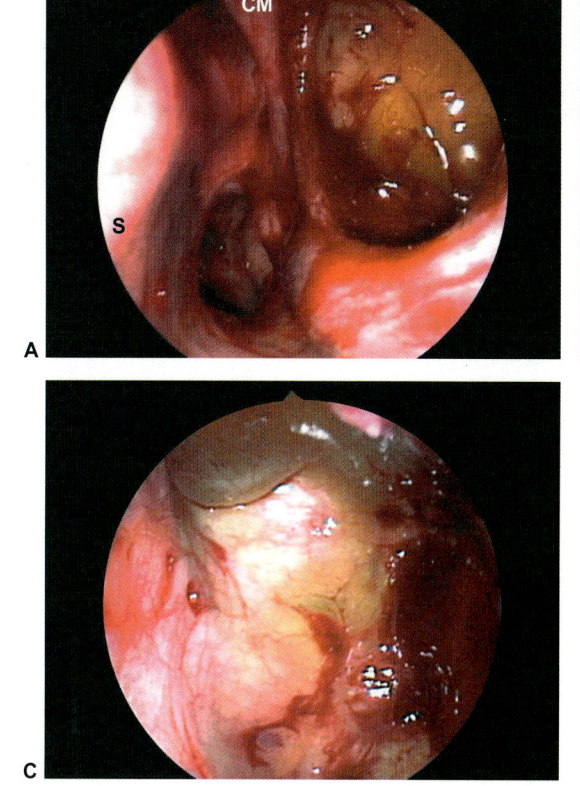

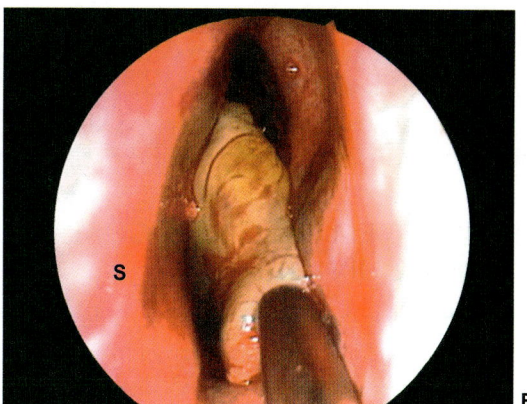

Fig. 24-5. (A) Fossa nasal esquerda. Antrostomia maxilar ampla para remoção de secreção fúngica de seio maxilar. **(B)** Secreção espessa aspirada de seio maxilar esquerdo. **(C)** Edema de mucosa em seio maxilar esquerdo após sua ampliação e limpeza. S = septo nasal; CM = concha média.

togenicidade destes organismos que, por serem ubíquos e sapró-fitas, podem representar contaminação em culturas.

A cirurgia com intuito diagnóstico é indicada, principalmente, em casos de suspeita de rinossinusite fúngica em pacientes imunodeprimidos graves.[31,34] Nem sempre, contudo, esta indicação é evidente. Alguns autores propõem critérios clínicos sugestivos de infecção fúngica que são utilizados para se definir a necessidade de cirurgia rinossinusal em pacientes imunocomprometidos graves: neutropenia acentuada; febre refratária à antibioticoterapia de amplo espectro por três dias; uso de corticosteróides sistêmicos; sintomas como dor ou edema facial; lesões nasais suspeitas; culturas nasais com crescimento de fungos e alterações tomográficas sugestivas.[35]

■ TRATAMENTO

Se o grau de imunodeficiência é leve e o paciente não apresenta peculiaridades como internações repetidas, uso de antibioticoterapia profilática, uso crônico de corticosteróides sistêmicos, entre outros, o tratamento da rinossinusite aguda não difere daquele realizado em pacientes imunocompetentes. Antibioticoterapia empírica para germes usuais pode ser tentada, associada a descongestionantes ou anti-histamínicos, quando necessários. Alguns autores sugerem que o tratamento deva ser mais prolongado que o habitual, estendendo-se por até três semanas para o tratamento de rinossinusites agudas.[36] Falha do tratamento antimicrobiano deve chamar a atenção para a possibilidade de infecção por agente não usual ou resistente, requerendo sua identificação para antibioticoterapia específica. Conforme já mencionado, punção antral com coleta de secreções para cultura, seguida de lavagem, ou culturas de secreções do meato médio colhidas com orientação endoscópica podem ser utilizadas para tal fim. Em se isolando algum agente na cultura, o tratamento antimicrobiano deve ser direcionado de acordo com o antibiograma. Na eventualidade destes tratamentos não serem suficientes para curar a rinossinusite, a cirurgia é, então, indicada.[22]

Naqueles pacientes em que a imunodepressão é acentuada e a rinossinusite representa risco de infecção disseminada, a abordagem multidisciplinar é muito importante. Intensivistas, oncologistas e hematologistas estão freqüentemente envolvidos no tratamento destes pacientes. O tratamento antimicrobiano empírico de amplo espectro, com cobertura para diversos agentes, deve ser orientado pelo infectologista até que se isole o agente etiológico. Uma vez que a identificação imediata do agente etiológico da rinossinusite é fundamental para o sucesso terapêutico nestes casos, procedimentos invasivos são indicados mais precocemente. Além das punções antrais, cirurgias endoscópicas endonasais podem ser realizadas para obter material para cultura (secreções e fragmentos de mucosa) e para abordar os seios paranasais acometidos, garantindo sua boa ventilação e drenagem. Diante de evidências de infecção fúngica, como áreas de necrose da mucosa e osteíte, a cirurgia deve ser estendida, associando-se vias externas, se necessário, procurando debridar e remover todas as áreas comprometidas.

Discutiremos a seguir sobre algumas particularidades da rinossinusite em pacientes imunocomprometidos. Cada população de pacientes imunocomprometidos apresenta particularidades que as distingue. Seria fatigante e pouco produtivo, do ponto de vista prático, tentar abordar cada grupo separadamente. Apontaremos, contudo, algumas particularidades que consideramos importantes.

▪ RINOSSINUSITES EM PACIENTES COM INFECÇÃO PELO HIV

O tratamento das rinossinusites nos pacientes infectados pelo HIV tem evoluído à medida em que o tratamento da infecção viral tem modificado o perfil imunológico destes pacientes. Com o uso da terapia anti-retroviral, a sobrevida destes pacientes aumentou bastante e os problemas crônicos nesta população tornam-se cada vez mais freqüentes. Estima-se que de 17 até 70% dos pacientes HIV-positivos apresentam quadros de rinossinusite aguda ou recorrente.[37] Por outro lado, a rinossinusite crônica atinge cerca de 70% desses pacientes,[38] sendo que 95% dos pacientes apresentam achados de ressonância nuclear magnética (RN) compatíveis com rinossinusite crônica.[39]

A maior susceptibilidade para rinossinusites nestes pacientes decorre da deficiência imunológica causada pelo HIV, com comprometimento da imunidade celular e humoral, além da função fagocitária. Desta forma, os pacientes são mais susceptíveis a infecções virais, bacterianas e fúngicas, e essa susceptibilidade aumenta de acordo com progressão da doença e piora do estado imunológico.[40]

Além dos fatores imunológicos, existem alterações locais que também tornam estes pacientes vulneráveis às rinossinusites: a ativação policlonal de células B resulta em proliferação do sistema linfático, com aumento da tonsila faríngea, podendo levar à obstrução nasal e estase de secreções; e a ativação não específica das células linfóides leva à produção desregulada e não específica de imunoglobulinas.[40]

Como conseqüência do aumento dos níveis séricos de IgE e hiperativação da resposta alérgica não-específica da mucosa destes pacientes, pode ocorrer edema da mucosa com conseqüente risco de obstrução do complexo osteomeatal. O batimento ciliar também está diminuído, contribuindo para estase de secreções e sinusopatia. Além disso, esta disfunção ciliar contribui para o atraso na cicatrização e formação de crostas, dificultando o pós-operatório destes pacientes.[37,41]

A contagem de linfócitos do tipo CD4 é um importante marcador da doença. Pacientes com CD4 maior que 500 células/mm^3 apresentam geralmente poucas manifestações clínicas. Quando os níveis de CD4 estão inferiores a 200 células/mm^3, os pacientes adquirem o diagnóstico de AIDS, tornando-se mais vulneráveis às infecções. Porém, somente quando os níveis estão inferiores a 50 células/mm^3, os pacientes tornam-se vulneráveis a infecções por patógenos atípicos, como os fungos, protozoários, bactérias e vírus, incomuns na população normal, além das neoplasias.[40]

As neoplasias podem ser uma causa não infecciosa de rinossinusite nestes pacientes. O sarcoma de Kaposi pode ocorrer mesmo em estágios iniciais da infecção, porém o linfoma não-Hodgkin geralmente acomete pacientes com doença avançada, com CD4 abaixo de 50 células/mm^3. A apresentação clínica inicial destas neoplasias pode ser uma rinossinusite que não responde ao tratamento clínico. Nestes casos os exames de TC e RN são importantes para a formulação do diagnóstico.[42]

A apresentação clínica das rinossinusites agudas e crônicas nestes pacientes é semelhante à população não infectada pelo HIV. No entanto, a secreção purulenta e o edema de mucosa, geralmente observados em indivíduos imunocompetentes, podem estar ausentes dependendo do estado imunológico do paciente. Nestes casos a tosse persistente, a perda de peso e a cronicidade do quadro são os principais sintomas.[41,42]

A microbiologia das rinossinusites nos pacientes infectados pelo HIV é semelhante à população normal, porém alguns estudos apontam para o aumento na incidência de *Stafilococcus aureus* e *Pseudomonas aeruginosa*, tanto em quadros agudos, como crônicos.[37] No entanto, como citado anteriormente, nos pacientes com CD4 abaixo de 50 células/mm^3, os patógenos atípicos ganham importância e devem ser lembrados. Nestes casos, além das bactérias, ganham destaque as infecções fúngicas (mais freqüentemente causadas por espécies de *Aspergillus*), além das micobactérias e vírus (CMV).[43]

A terapêutica antibiótica inicial é a mesma usada para o tratamento habitual das rinossinusites.[42] Contudo, alguns autores recomendam a associação de ciprofloxacina com clindamicina para garantir cobertura ampliada para *Pseudomonas* e *Stafilococcus aureus*.[43] Devido à deficiência imunológica nestes pacientes, alguns autores sugerem um período de três semanas de antibiótico para os quadros agudos e seis semanas para os casos crônicos.[42] Devido ao aumento da atopia nestes pacientes, os corticóides tópicos e anti-histamínicos são importantes para o tratamento e prevenção da rinossinusite, embora a resposta seja pobre em alguns casos.[37]

Naqueles casos refratários ao tratamento clínico ou em que o paciente encontra-se toxemiado e com contagem de CD4 abaixo de 50 células/mm^3, o isolamento do agente etiológico em cultura torna-se importante. A punção antral com aspiração de secreções, seguida de lavagem, tem sido recomendada para este fim. Sempre que possível, a cultura deve ser complementada com exame histopatológico da mucosa acometida, principalmente diante da suspeita de rinossinusite fúngica invasiva, ou causada por agentes intracelulares (microsporídias, por exemplo).[39]

Ainda, em casos refratários ao tratamento clínico, os exames de imagem tornam-se importantes para excluir as neoplasias (sarcoma de Kaposi e linfomas) e complicações infecciosas das rinossinusites (especialmente orbitárias e intracranianas).[42]

Atualmente, as indicações para cirurgia endoscópica rinossinusal nos pacientes com HIV são as mesmas da população não infectada pelo HIV, lembrando que com a melhora do tratamento da infecção pelo HIV, os casos de rinossinusite crônica nestes pacientes estão se tornando cada vez mais freqüentes na prática clínica. Além disso, as taxas de sucesso da cirurgia são elevadas (com melhora dos sintomas em cerca de 75% dos pacientes), e as complicações são poucas, mesmo em pacientes com níveis de CD4 baixo.[37] Embora no pós-operatório estes pacientes continuem, em muitos casos, apresentando rinorréia espessa, os episódios de infecção diminuem significantemente com a cirurgia. Esta melhora é muito importante, especialmente em pacientes que fazem uso de medicações diversas, e apresentam outras infecções freqüentemente, com prejuízo da qualidade de vida.[37]

■ TRANSPLANTES

Os transplantes são, atualmente, uma realidade nos mais diversos centros médicos do país. A grande difusão destes procedimentos tem gerado uma nova população de pacientes, portadores de diferentes graus de imunodeficiência decorrentes dos esquemas imunossupressores utilizados para se evitar a rejeição do órgão transplantado. Como modelo, discorreremos sobre os pacientes submetidos a transplante de medula óssea, que apresentam alterações imunológicas em diversos níveis, tornando-os, assim, susceptíveis a diversas infecções e, entre elas, as rinossinusites.

■ TRANSPLANTE DE MEDULA ÓSSEA (TMO)

O transplante de medula óssea (TMO) é uma modalidade terapêutica cada vez mais empregada para o tratamento de neoplasias hematológicas e tumores sólidos, bem como várias condições não-neoplásicas. Após o TMO, os pacientes tornam-se gravemente imunocomprometidos devido a uma série de fatores: regime de condicionamento pré-transplante, presença de doença do Enxerto *versus* Hospedeiro (DEVH), deficiência de IgA e terapia imunossupressora crônica.[43,44]

Além das alterações imunológicas, os pacientes transplantados de medula óssea podem apresentar alterações locais da mucosa rinossinusal. O aparelho mucociliar do epitélio respiratório destes pacientes pode estar comprometido pelos efeitos da irradiação ou da quimioterapia prévias, pela ocorrência de infecções repetidas e pela DEVH.[45]

Como conseqüência do estado de imunodepressão e das alterações locais do epitélio respiratório, cerca de 30 a 50% dos pacientes evoluem com rinossinusite após o TMO.[43] Por outro lado, devido ao comprometimento da resposta inflamatória nestes pacientes, ela é freqüentemente oligossintomática, mesmo em se tratando de episódio agudo.[34]

A microbiologia das rinossinusite agudas nesta população difere daquela encontrada em pacientes imunocompetentes. Predominam as bactérias Gram-negativas (47%), seguidas das bactérias Gram-positivas (33,7%) e dos fungos (19,3%). Os principais agentes etiológicos são: *Pseudomonas aeruginosa* e diversas espécies da família *Enterobacteriaceae*, entre as bactérias Gram-negativas, *Staphylococcus coagulase-negativo* e *Streptococcus viridans*, entre as bactérias Gram-positivas e *Aspergillus sp.*, entre os fungos.[12]

A rinossinusite causada por germes não usuais, como fungos e bactérias Gram-negativas em pacientes imunocomprometidos, pode apresentar uma evolução fulminante, com extensão da infecção para além dos limites das cavidades paranasais. Segundo Wingard,[11] as infecções fúngicas invasivas são as principais causas infecciosas de morbidade e mortalidade nesta população. O principal fator de risco para infecções de etiologia fúngica nesses pacientes é a granulocitopenia grave e prolongada. Outros fatores predisponentes incluem: uso freqüente de antibióticos de amplo espectro e corticosteróides, transplante alogênico e DEVH.[11]

Além dos fungos, o isolamento de *Pseudomonas sp.* nestes pacientes é de particular importância. Segundo relatos da literatura, a rinossinusite causada por este agente em pacientes imunocomprometidos também pode ser fulminante e requerer abordagem cirúrgica precoce, além de antibioticoterapia específica para controle da infecção.[36] Este agente etiológico tem sido isolado em outros pacientes imunodeprimidos, como os transplantados de órgãos[14] e os infectados pelo HIV.[36]

Diante da diversidade etiológica da rinossinusite nesta população, o tratamento empírico das rinossinusites nestes pacientes requer o uso de combinações de antibióticos. A associação de glicopeptídeos com ceftazidima ou imipenem, de uso endovenoso, parece ser o esquema terapêutico com melhores resultados para o tratamento da rinossinusite bacteriana nestes pacientes. A combinação de antibióticos de administração oral com melhor eficácia parece ser ciprofloxacina associada à clindamicina ou amoxicilina e ácido clavulânico.[12] Deve ser ressaltado, contudo, que a antibioticoterapia empírica só deve ser tentada se o estado imunológico e as condições clínicas gerais do paciente permitirem aguardar pela confirmação da eficácia clínica. Caso contrário, deve-se atuar no sentido de isolar o agente etiológico precocemente e direcionar o tratamento antimicrobiano específico.

A cirurgia rinossinusal em pacientes TMO com rinossinusite é indicada nos casos que evoluem para a cronicidade, com repetidos episódios de exacerbação aguda apesar do tratamento clínico ou diante da suspeita de infecção por germes atípicos, principalmente, fungos.[22,30]

■ RINOSSINUSITES FÚNGICAS

Os fungos, que não constituem agentes etiológicos importantes nas rinossinusites aguda e crônica em pacientes imunocompetentes ganham importância em pacientes imunocomprometidos, pela sua maior freqüência e potencial gravidade.

Os fungos são ubíquos na natureza e leveduras, como as do gênero *Cândida*, por exemplo, participam da flora normal do trato gastrintestinal de indivíduos sadios. Os fungos filamentosos (como o *Aspergillus sp.* e os membros da família *Mucoraceae*) não são habitualmente encontrados no corpo humano e a infecção depende da aspiração desses agentes pelas fossas nasais e trato respiratório.[11,33]

As classificações de rinossinusites fúngicas atualmente utilizadas baseiam-se na relação imunológica entre o fungo e o hospedeiro. Há dois tipos básicos de rinossinusite fúngica: a invasiva e a não-invasiva. Pacientes imunocomprometidos são suscetíveis a apresentar infecção por formas invasivas de rinossinusite fúngica. Células fagocíticas como macrófagos, monócitos e, sobretudo, neutrófilos, são fundamentais na defesa do indivíduo contra infecções fúngicas. Diversos estudos têm associado a ocorrência e a gravidade das rinossinusites fúngicas invasivas em pacientes imunocomprometidos com o grau e duração da neutropenia apresentado pelo paciente no momento da infecção.[10-12] Associação com rinossinusite fúngica tem sido descrita quando os níveis séricos de neutrófilos caem abaixo de 500 células/mm^3, enquanto risco elevado de desenvolver formas disseminadas de rinossinusite fúngica ocorre quando estes níveis caem abaixo de 100 células por mm^3.[10,12] Os níveis séricos de neutrófilos têm sido considerados importantes, inclusive na determinação da evolução de alguns casos. Quando normalizam, a probabilidade de controle da infecção fúngica aumenta.[10]

Outros fatores predisponentes para infecção fúngica incluem o uso de antibióticos de amplo espectro e doses elevadas de corticosteróides.

Segundo Ferguson,[46] as formas invasivas podem ser divididas em agudas (quando a evolução é menor que quatro semanas) e crônicas (quando a doença persiste por mais de quatro semanas).

A rinossinusite fúngica invasiva aguda ocorre geralmente em pacientes com o estado imunológico mais debilitado e apresenta invasão tecidual e vascular comprovada histologicamente. Casos de rinossinusite fúngica invasiva aguda podem evoluir de forma dramática, com necrose de tecidos da região nasal, palato e face (Fig. 24-6). Espécies de *Aspergillus*, *Candida* e *Mucor* são os agentes mais freqüentes nestes pacientes.[10] Esses agentes podem ocorrer em infecções polimicrobianas, em associação com outra espécie fúngica[47] ou com bactérias.[34] Se não tratada precocemente, é comum evoluir com disseminação da infecção para além dos limites dos seios paranasais (Fig. 24-2).

A mortalidade da rinossinusite fúngica invasiva aguda, quando disseminada e sem controle da imunodeficiência de base, varia de 50 a 90%.[10,48] A evolução da infecção nestes casos depende não só da precocidade e adequação do tratamento instituído, como da recuperação do estado hematológico do paciente, refletido, sobretudo, nos níveis séricos de granulócitos.[49,50]

A rinossinusite fúngica invasiva crônica é uma entidade rara e controversa. Nesta forma, a invasão tecidual e vascular pode ser mínima ou ausente, e o paciente pode apresentar um estado imunológico normal ou pouco comprometido. Mesmo que não tratados, estes pacientes podem evoluir com mínima progressão da doença.

A suspeita de rinossinusite fúngica em pacientes imunocomprometidos é feita de acordo com critérios clínicos, laboratoriais e radiológicos que incluem: neutropenia acentuada, dor ou abaulamento facial, exame nasal evidenciando presença de secreção enegrecida com grumos (Fig. 24-7), áreas necróticas da mucosa (geralmente na concha inferior) (Fig. 24-4C) ou apenas pálidas, indolores e que não sangram à manipulação, evolução desfavorável apesar de tratamento clínico intensivo e alterações tomográficas sugestivas, como a presença de áreas de erosão óssea ou de imagens hiperatenuantes nas cavidades sinusais (Figs. 24-4D e 24-8).

Osteólise e condrólise do septo nasal sugerem o diagnóstico de infecção fúngica, enfatizando a importância da obtenção de material representativo para cultura e biópsia.[10]

O tratamento da rinossinusite fúngica invasiva requer uma abordagem multidisciplinar. Terapia antifúngica deve ser iniciada assim que o diagnóstico é feito ou mesmo quando apenas suspeitado. Anfotericina B e Itraconazol são drogas freqüentemente utilizadas para este fim. Fatores estimulantes de colônias de granulócitos, bem como transfusão de granulócitos podem ser utilizados para controle da neutropenia, com resultados encorajadores.[10] O tratamento cirúrgico tem papel fundamental no controle da infecção fúngica. Cirurgia rinossinusal endoscó-

Fig. 24-6. Paciente imunodeprimida com rinossinusite fúngica invasiva com acometimento de pele.

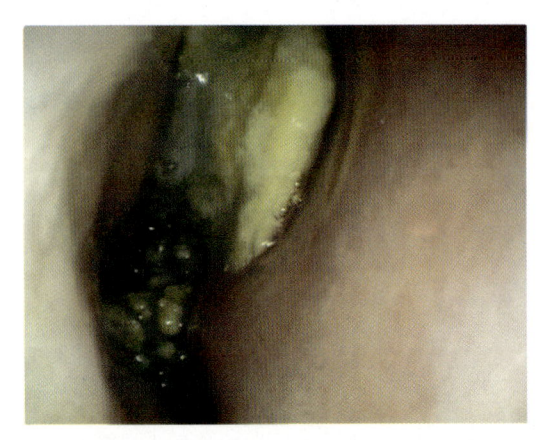

Fig. 24-7. Secreção viscosa acastanhada em fossa nasal esquerda do paciente, característico de infecção fúngica.

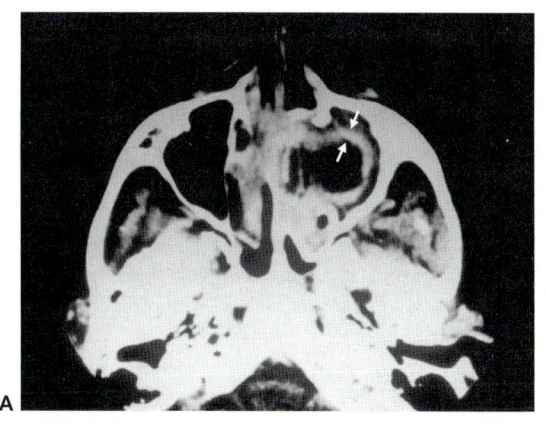

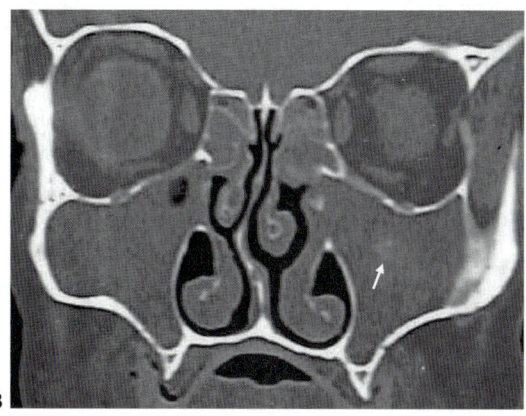

Fig. 24-8. Tomografia computadorizada de seios paranasais. **(A)** Corte axial para partes moles. Material hiperatenuante em seio maxilar esquerdo, sugerindo infecção fúngica (seta). **(B)** Corte coronal para partes ósseas. Imagem hiperatenuante em seio maxilar esquerdo, sugestivo de rinossinusite fúngica (seta).

pica e/ou externa deve ser indicada sem parcimônia para remover toda a mucosa acometida e as áreas de osteólise. Em caso de acometimento esfenoetmoidal, a via endonasal pode ser utilizada. Para o acometimento maxilar e frontal, recomendamos, quando necessário, associar uma abordagem externa, que permite exposição adequada das porções mais laterais destes seios. Eventualmente, exenteração orbitária ou ressecção craniofacial podem ser necessárias para controle da infecção.[10] No período pós-operatório, o paciente é reavaliado periodicamente, através de exames clínicos, endoscópicos e radiológicos até descartar a persistência de infecção rinossinusal. Não são raros os casos em que diversas intervenções cirúrgicas sucessivas são necessárias para controle da infecção.

■ FESS EM PACIENTES COM FIBROSE CÍSTICA E TRANSPLANTE DE PULMÃO

Em pacientes com fibrose cística é freqüente a colonização das vias aéreas superiores e inferiores por *Pseudomonas aeruginosa*, sendo que em muitos casos esta colonização é feita pela mesma cepa.[51] Além disso, estes pacientes apresentam risco aumentado de infecção do pulmão transplantado por este agente, comparando-se com pacientes transplantados por outras causas, o que pode levar à síndrome da bronquiolite pós-transplante, com conseqüente perda do enxerto e morte.[52]

Desta forma, acredita-se que os seios paranasais possam agir como reservatórios bacterianos, podendo levar à infecção do enxerto pulmonar. Diversos estudos ressaltam a importância do tratamento agressivo da rinossinusite crônica nestes casos, aumentando a chance de sucesso do transplante pulmonar.[53] Ainda, estudos recentes mostram que a realização de FESS no pós-operatório precoce em pacientes com fibrose cística, associada aos cuidados de lavagem nasal com solução salina, foi extremamente benéfica, com diminuição significativa dos episódios de traqueobronquite, pneumonias e necessidade de antibioticoterapia.[54]

■ PRINCÍPIOS PARA ABORDAGEM DA RINOSSINUSITE NO PACIENTE IMUNOCOMPROMETIDO

Alguns princípios devem ser lembrados na abordagem de pacientes imunocomprometidos com rinossinusite.[10,55]

A) Corrigir a causa ou atuar para controle da imunodeficiência, quando possível.
B) Considerar profilaxia com antibióticos para pacientes de risco (p. ex.: quimioterapia supressiva).
C) Manter alto grau de vigilância: fazer diagnóstico precoce.
D) Realizar estudos não-invasivos como TC e RN que podem fazer o diagnóstico de rinossinusite e revelar a extensão da doença, uma vez que os pacientes podem ser oligossintomáticos apesar de apresentarem doença avançada.
E) Realizar culturas (endonasais, guiadas por endoscópio ou por punção antral) para direcionar a terapia antimicrobiana.
F) Biopsiar lesões suspeitas precocemente, encaminhando material para cultura e anatomopatológico.
G) Ser agressivo na indicação cirúrgica em determinados casos. Cirurgias extensas e repetidas podem ser fundamentais para controle da infecção.

■ REFERÊNCIAS BIBLIOGRÁFICAS

1. Sikora AG, Lee KC. Otolaryngologic manifestations of immunodeficiency. *Otolaryngol Clin N Am* 2003;36:647-72.
2. Kimmelman CP, Potsic WP. Immunodeficiency in pediatric otolaryngology. *Am J Otolaryngol* 1979;1:33-8.
3. Tangsinmankong N, Bahna SL, Good RA. The immunology workup of the child suspected of immunodeficiency. *Ann Allergy Asthma Immunol* 2001;87:362-70.
4. Cooney TR, Huissoon AP, Powell RJ. Investigation for immunodeficiency in patients with recurrent ENT infections. *Clin Otolaryngol* 2001;26:184-8.
5. Ferguson BJ, Mabry RL. Laboratory diagnosis. *Otolaryngol Head Neck Surg* 1997;117:12-26.
6. Chee L, Graham SM, Carothers DG, Ballas ZK. Imune dysfunction in the refratory sinusitis in a tertiary care setting. *Laryngoscope* 2001;11:233-5.

7. Senior BA, Kennedy DW, Tanabodee J, Kroger H, Hasab M, Lanza D. Long-term results of functional endoscopic sinus surgery. *Laryngoscope* 1998;108:151-7.
8. Sethi DS, Wilkenstein JA, Lederman H, Loury MC. Immunologic defects in patients with chronic recurrent sinusitis: diagnosis and management. *Otolaryngol Head Neck Surg* 1995;112:242-7.
9. Jantunen E, Ruutu P, Niskanen L, Volin L, Parkkali T, Koukila-Kahkola P, Ruutu T. Incidence and risk factors for invasive fungal infections in allogeneic BMT recipients. *Bone Marrow Transplant* 1997;19:801-8.
10. Rombaux P, Bertrand B, Eloy P. Sinusitis in the immunocompromised host. *Acta Otorhinolaryngol Belg* 1997;51:305-13.
11. Wingard JR. Fungal infections after bone marrow transplant. *Biol Blood Marrow Transplant* 1999;5:55-68.
12. Imamura R. Microbiologia das rinossinusites aguda e crônica agudizada em pacientes transplantados de medula óssea: estudo de amostras sinusais obtida por punção ou sinusectomia. *Tese de Doutorado pelo Departamento de Oftalmologia e Otorrinolaringologia da Faculdade de Medicina da Universidade de São Paulo*, São Paulo, 2001. 134p.
13. Oliveira S. Sinusite crônica em pacientes com a síndrome da imunodeficiência adquirida: uma avaliação clínica, laboratorial, tomográfica e microbiológica. *Tese de Doutorado pela Faculdade de Medicina, Universidade de São Paulo*, São Paulo, 1996. 107p.
14. International Rhinosinusitis Advisory Board Infectious rhinosinusitis in adults: classification, etiology and management. *Ear Nose Throat J* 1997;76(suppl 12):5-22.
15. Wald A, Leisenring W, Burik JA, Bowden RA. Epidemiology of *Aspergillus* infections in a large cohort of patients undergoing bone marrow transplantation. *J Infect Dis* 1997;175:1459-66.
16. Araújo E, Sakano E, Weck LLM. I Consenso Brasileiro sobre Rinossinusite. *Rev Bras Otorrinolaringol* 1999;65:3-30.
17. Morrison VA, McGlave PB. Mucormycosis in the BMT population. *Bone Marrow Transplant* 1993;11:383-8.
18. Gwaltney JM, Sydnor A Jr., Sande MA. Etiology and antimicrobial treatment of acute sinusitis. *Ann Otol Rhinol Laryngol* 1981;90:68-71.
19. Low DE, Desrosiers M, McSherry J et al. practical guide for the diagnosis and treatment of acute sinusitis. *CMAJ* 1997;156:1-14.
20. Erkan M, Aslan T, Ozcan M, Koc N. Bacteriology of antrum in adults with chronic maxillary sinusitis. *Laryngoscope* 1994;104:321-4.
21. Brook I. Microbiology of nosocomial sinusitis in mechanically ventilated children. *Arch Otolaryngol Head Neck Surg* 1998;124:35-8.
22. Meiteles LZ, Lucente FE. Sinus and nasal manifestations of the acquired immunodeficiency syndrome. *Ear Nose Throat J* 1990;69:454-9.
23. Gluckman JL, Righi P, Rice DH. Sinusitis. In: Donald PJ, Gluckman JL, RICE, DH (ed.) *The sinuses.* New York: Raven Press, 1995. 161-71p.
24. Gussak GS, Bursson JG, Hudgins P, Wingand JR, Devine SM, York RG, Grist WJ. Sinusitis in the bone marrow transplant patient: diagnosis and management. *Am J Rhinol* 1995;9:31-5.
25. Gwaltney JM, Jones JG, Kennedy DW. Medical management of sinusitis: educational goals and management guidelines. The International Conference on sinus Disease. *Ann Otol Rhinol Laryngol* 1995;167:22-30.
26. Su WY, Liu C, Hung SY, Tsai WF. Bacteriological study in chronic maxillary sinusitis. *Laryngoscope* 1983;93:931-4.
27. Vogan JC, Bolger WE, Keyes AS. Endoscopically guided sinonasal cultures: a direct comparison with maxillary sinus aspirate cultures. *Otolaryngol Head Neck Surg* 2000;122:370-3.
28. Araújo E. Microbiologia do meato médio em pacientes com rinossinusite crônica. *Tese de Doutorado pelo Departamento de Pneumologia, Universidade Federal do Rio Grande do Sul*, Porto Alegre, 2001. 126p.
29. Orobello PW, Park BI, Belcher LJ, Eggleston P, Lederman HM, Banks JR, Modlin JF, Naclerio RM. Microbiology of chronic sinusitis in children. *Arch Otolaryngol Head Neck Surg* 1991;117:980-3.
30. Hadley JA. The microbiology and management of acute and chronic rhinosinusitis. *Curr Infect Dis Rep* 2001;3:209-16.
31. Saah D, Drakos PE, Elidan J, raverman I, Nagler A. Rhinocerebral aspergillosis in patients undergoing bone marrow transplantation. *Ann Otol Rhinol Laryngol* 1994;103:306-10.
32. Savage DG, Taylor P, Blackwell J, Chen F, Szydlo RM, Rule SA, Spencer A, Apperley JF, Goldman JM. Paranasal sinusitis following allogeneic bone marrow transplant. *Bone Marrow Transplant* 1997;19:55-9.
33. Ramadan HH. What is the bacteriology of chronic sinusitis in adults? *Am J Otolaryngol* 1995;16:303-6.
34. Doyle PW, Woodham JD. Evaluation of the microbiology of chronic ethmoid sinusitis. *J Clin Microbiol* 1991;29:2396-400.
35. Choi SS, Milmoe GJ, Dinndorf PA, Quinones RR. Invasive *Aspergillus* sinusitis in pediatric bone marrow transplant patients. Evaluation and management. *Arch Otolaryngol Head Neck Surg* 1995;121:1188-92.
36. Gurney TA, Lee KC, Murr AH. Contemporary issues in rhinosinusitis and HIV infection. *Curr Opin Otolaryngol Head Neck Surg* 2003;11:45-8.
37. Milgrim LM, Rubin JS, Rosenstreich DL, Small CB. Sinusitis in human immunodeficiency virus infection: typical and atypical organisms. *J Otolaryngol* 1994;23:450-3.
38. Goodfsky E, Zeinreich J, Armstrong A. Sinusitis in the HIV-infected patients: a clinical and radiologic overview. *Am J Med* 1992;93:163-9.
39. Chong WK, Hall-Craggs MA, Wilkirson ID et al. The prevalence of paranasal sinus disease in HIV infection and AIDS on cranial MR imaging. *Clin Radiol* 1993;47:166-9.
40. Tami T. The management of sinusitis in patients with the human immunodeficiency virus (HIV). *ENT* 1995;74:360-3.
41. Friedman M, Landsberg R, Tanyeri H, Schults RA, Kelanic S, Caldarelli DD. Endoscopic sinus surgery in patients infected with HIV. *Laryngoscope* 2000;110:1613-6.
42. Gurney TA, Lee KC, Murr AH. Contemporary issues in rhinosinusitis and HIV infection. *Curr Opin Otolaryngol Head Neck Surg* 2003;11:45-8.
43. Shibuya TY, Momim F, Abella E, Jacobs JR, Karanes C, Ratanatharathorn V, Sensenbrennes LL, Lum JG. Sinus disease in the bone marrow transplant population: incidence, risk factors, and complications. *Otolaryngol Head Neck Surg* 1995;113:705-11.

44. Eigemann PA, Ambinder RF, Lederman HM. Chronic sinusitis with acquired immunoglobulin A (IgA) deficiency after bone marrow transplantation. *Otolaryngol Head Neck Surg* 1997;117:226-8.
45. Cordonier C, Gilan L, Ricolfi F, Deforges L, Girard-Pipau F, Poron F, Millepied MC, Escudier E. Acquired ciliary abnormalities of nasal mucosa in marrow recipients. *Bone Marrow Transplant* 1996;17:611-6.
46. Ferguson BJ. Definitions of fungal rhinosinusitis. *Otolaryngol Clin North Am* 2000;33:227-35.
47. Hyatt DS, Young YM, Haynes KA, Taylor JM, McCarthy DM, Rogers TR. Rhinocerebral mucormycosis following bone marrow transplantation. *J Infect* 1992;24:67-71.
48. Dhong HJ, Lee JC, Ryu JS, Cho DY. Rhinosinusitis in transplant patients. *Clin Otolaryngol.* 2001;26:329-33.
49. Berlinger NT. Sinusitis in immunodeficient and immunosuppressed patients. *Laryngoscope* 1985;5:29-33.
50. Schubert MM, Petersnon DE, Meyers JD, Hackman R, Thomas ED. Head and neck aspergillosis in patients undergoing bone marrow transplantation. Report of four cases and review of the literature. *Cancer* 1986;7:1092-6.
51. Dosanjh A, Lakhani S, Elashoff D *et al.* A comparison of microbiologig flora of the sinuses and airway among cystic fibrosis patients with maxillary antrostomies. *Pediatr Transplant* 2000;182-5.
52. Nunley DR, Grgurich W, Iacono AT *et al.* Allograft colonization and infectiuons with pseudomonas in cystic fibrosis lung transplant recipients. *Chest* 1998;13:1235-43.
53. Lewinston N, King V, Umetsu D *et al.* Cystic fibrosis patients who have undergone heart-lung transplantation benefit from maxillary antrostomy and repeated sinus lavage. *Transplant Proc* 1991;3:1207-8.
54. Holzman D, Speich R, Kaufmann T, Laube I, Russi EW, Simmen D, Weder W, Boehler A. Effects of sinus surgery in patients with cystic fibrosis after lung transplantation: a 10-year experience. *Transplantation* 2004;7:134-6.
55. Corey JP, Seligman I. Otolaryngology problems in the immune compromised patient – an evolving natural history. *Otolaryngol. Head Neck Surg* 1991;104:196-203.

RADIOLOGIA DOS SEIOS PARANASAIS

Eloisa Gebrim

■ INTRODUÇÃO

A tomografia computadorizada é considerada atualmente o método de imagem de escolha para avaliação das cavidades paranasais e estruturas adjacentes. Esse método de imagem permite adequada avaliação tanto das estruturas ósseas como de partes moles, possibilitando a visibilização das cavidades paranasais e também de suas vias de drenagem, incluindo o complexo osteomeatal, recesso frontal e etmoidoesfenoidal.

O plano coronal evidencia muito bem o complexo osteomeatal e permite o adequado mapeamento anatômico, que é importante no planejamento de uma cirurgia endonasal (Figs. 25-1 e 25-2).[37]

Para o cirurgião, a TC coronal é ideal porque é a que mais se correlaciona com o aspecto da cavidade nasossinusal visibilizada com o endoscópio.[18,19]

As imagens no plano coronal podem ser adquiridas diretamente nesse plano com o paciente preferencialmente em decúbito ventral ou podem ser reconstruídas a partir de imagens adquiridas no plano axial. Os tomógrafos helicoidal e, principalmente o *multislice*, permitem a realização de reconstruções multiplanares com excelente qualidade.[3]

Atualmente, as reconstruções coronais obtidas a partir de imagens adquiridas no plano axial em tomógrafo com multidetectores *(multislice)* possuem a mesma qualidade das imagens adquiridas diretamente no plano coronal, com a vantagem da eliminação dos artefatos decorrentes das restaurações dentárias.[11,18]

Reconstruções sagitais complementam o detalhamento anatômico das cavidades paranasais fornecido pelas imagens coronais, principalmente do seio frontal e do recesso frontal (Fig. 25-3).

■ SEIOS MAXILARES

Os seios maxilares ocupam o corpo do osso maxilar e geralmente são cavidades simétricas. Hipoplasias unilateral e bilateral ocorrem em, respectivamente, 1,7 e 7,2 % da população geral.[37] São descritos quatro recessos do seio maxilar: palatino, infra-orbital, alveolar e zigomático. O recesso infra-orbital deve ser diferenciado de uma célula etmoidal infra-orbitária ou célula de Haller.[12]

■ PAREDE LATERAL NASAL

A cavidade nasal tem três cornetos ou conchas: inferior, médio e superior. Eventualmente pode estar presente a concha suprema. Os termos concha e corneto são utilizados muitas vezes como sinônimos, porém o termo concha inclui a parte óssea, que seria a concha propriamente dita, e a mucosa. Cada concha tem a sua própria lamela.

Concha média

A concha média insere-se superiormente na lâmina cribriforme através da lamela vertical, e posteriormente na lâmina papirácea através da lamela basal (Fig. 25-4).[21]

A lamela basal divide as células etmoidais em anterior e posterior (Fig. 25-5).

As células etmoidais anteriores drenam para o meato médio através do hiato semilunar e bula etmoidal, enquanto que as células posteriores drenam para o meato superior e recesso etmoidoesfenoidal.

A concha média pneumatizada é denominada concha bolhosa e usualmente comunica-se com as células etmoidais anteriores, ocorrendo em 34 a 53% dos pacientes. A concha bolhosa não é considerada uma fator significativo na gênese da rinossinusite.[30] Foi observado correlação entre a presença de concha bolhosa e desvio contralateral do septo nasal (Fig. 25-6).[39]

A pneumatização das conchas inferior ou do superior é incomum, ocorrendo em menos do que 10% dos pacientes.[18]

Outra variante anatômica da concha média é a curvatura paradoxal. A convexidade da concha média é normalmente direcionada ao septo nasal. Quando a convexidade está voltada para a parede nasal lateral, a concha é denominada paradoxal (Fig. 25-7).

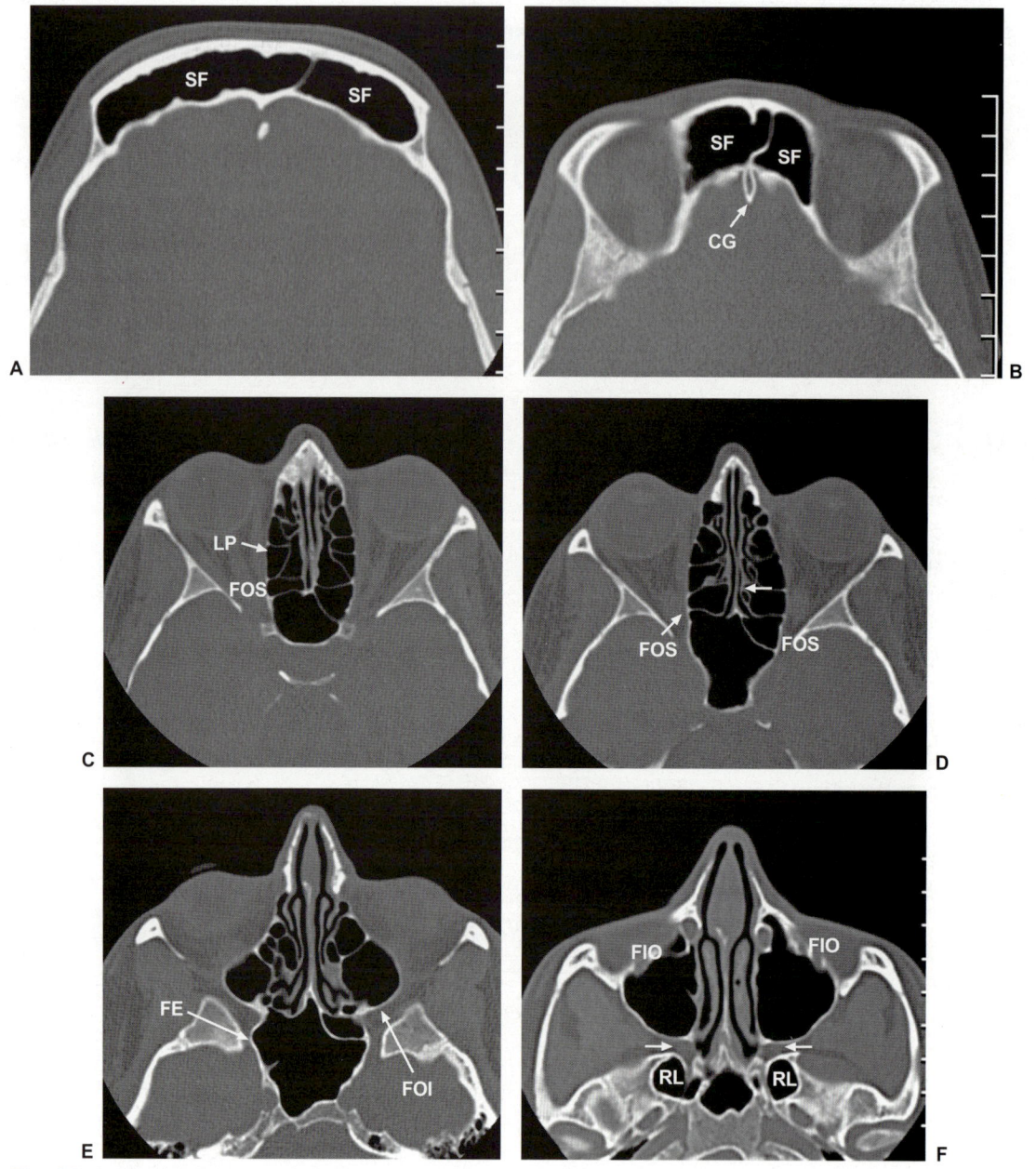

Fig. 25-1. TC axial: **(A)** SF = seio frontal. **(B)** CG = *crista galli*. **(C)** FOS = fissura orbitária superior, LP = lâmina papirácea. **(D)** FOS = fissura orbitária superior recesso etmoidoesfenoidal (seta). **(E)** FR = forame redondo. FOI = fissura orbitária inferior. **(F)** FIO = forame infra-orbitário; RL = recesso lateral do seio esfenoidal Fossa pterigopalatina (seta).

■ COMPLEXO OSTEOMEATAL

É a área lateral à concha média, onde há confluência da drenagem dos seios frontal, etmoidal e maxilar. É formado pelo infundíbulo, processo uncinado, bula etmoidal, hiato semilunar e meato médio (Fig. 25-8).[26,43]

■ PROCESSO UNCINADO

É uma fina lâmina óssea, que se origina do labirinto etmoidal e estende-se posterior e inferiormente, formando parte da parede nasal lateral.[26] O processo uncinado é o limite inferior do infundíbulo. A inserção superior do processo uncinado é variável, podendo ser na lâmina papirácea, na junção da concha média com a lâmina cribriforme ou na concha média.[23] Quando a inserção é na lâmina papirácea, o infundíbulo é fechado superiormente, formando um saco em fundo cego, chamado de recesso terminal (Fig. 25-8).[23,26]

É importante o conhecimento o local da inserção do processo uncinado previamente ao procedimento endonasal, pois quando a inserção é na fóvea etmoidal, é maior o risco de lesão do teto etmoidal durante a uncinectomia e, conseqüentemente, o desenvolvimento de fístula liquórica.

O processo uncinado pode ser pneumatizado, simulando uma concha bolhosa ou uma bula etmoidal globosa (Fig. 25-9).

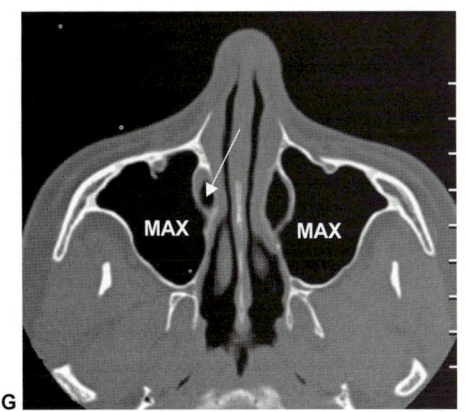

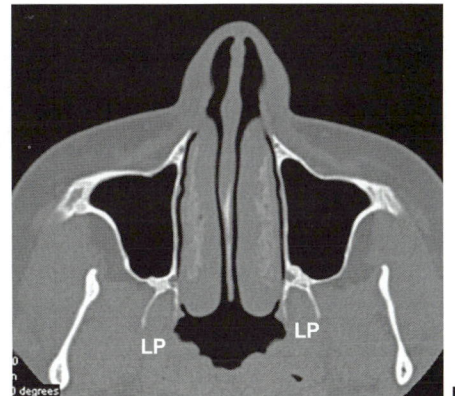

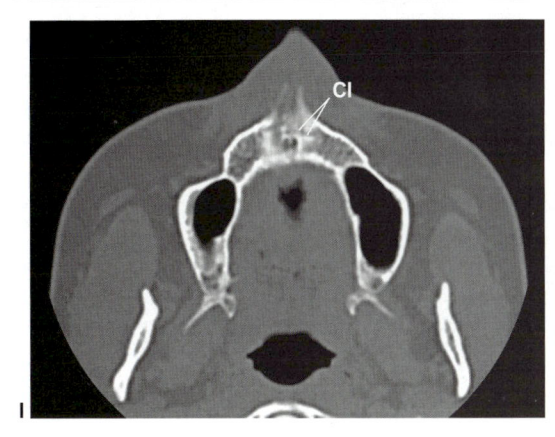

Fig. 25-1 *(Continuação).*
(G) MAX = seio maxilar; ducto nasolacrimal (seta). **(H)** LP = lâmina pterigóide. **(I)** CI = canal incisivo.

Bula etmoidal

É a maior célula etmoidal anterior, sendo limitada lateralmente pela lâmina papirácea. Esta célula drena no infundíbulo ou diretamente no meato médio. A bula etmoidal forma a parede posterior do recesso frontal, que é a via de drenagem do seio frontal (Fig. 25-10).[26,40,43]

O espaço aéreo entre a bula etmoidal e a borda livre do processo uncinado é o hiato semilunar, que se comunica medialmente com o meato médio. Lateral e inferiormente, o hiato semilunar comunica-se com o infundíbulo.

Infundíbulo

É uma estrutura tubuliforme, que conecta o seio maxilar ao meato médio. O seu limite superior é a bula etmoidal, e o inferior, o processo uncinado (Fig. 25-2B).

■ SEIOS FRONTAIS E ETMOIDAIS

Os seios frontais são duas células geralmente assimétricas no osso frontal, separadas por um septo. Em relação a outras cavidades paranasais, o seio frontal tem a mais complexa e variável via de drenagem: o recesso frontal. O recesso frontal, diferente do infundíbulo, não é um ducto de limites bem definidos, mas sim um espaço aéreo, entre as células etmoidais, por onde é realizada a drenagem do seio frontal, sendo considerada incorreta a denominação de ducto nasofrontal. As dimensões deste recesso são determinadas pelas estruturas que o cercam.[27]

O recesso frontal recebe drenagem do seio frontal, célula de *agger nasi* e célula supra-orbital.[7,10,32,43]

As estruturas que delimitam o recesso frontal são:

- *Parede anterior:* agger nasi.
- *Parede lateral:* parede orbitária medial, bula etmoidal.
- *Parede medial:* concha média.
- *Parede posterior:* bula etmoidal.

A complexa anatomia do recesso frontal não é adequadamente avaliada nas imagens no plano axial, e, em algumas situações, nem mesmo no plano coronal. A tomografia computadorizada com multidetectores (TCMD) possibilita a realização de reconstruções sagitais a partir de imagens adquiridas no plano axial. O plano sagital permite adequada avaliação do recesso frontal, assim como melhor entendimento das relações com as estruturas adjacentes (Fig. 25-11).[7,11,28]

As células etmoidais anteriores, principalmente a bula etmoidal e *agger nasi* podem comprimir o recesso frontal, dependendo do seu grau de pneumatização e de suas relações anatômicas. Outras células etmoidais que também podem comprimir o recesso frontal são chamadas de células frontais, que estão situadas superiormente à *agger nasi*.[28] A manipulação cirúrgica endonasal do recesso frontal é desafiadora devido às pequenas dimensões desse recesso e à variabilidade anatômica das células etmoidais que delimitam o mesmo, além disso, a proximidade com estruturas como a artéria etmoidal anterior e as lâminas papirácea e cribriforme, aumenta o risco do procedimento, tornando fun-

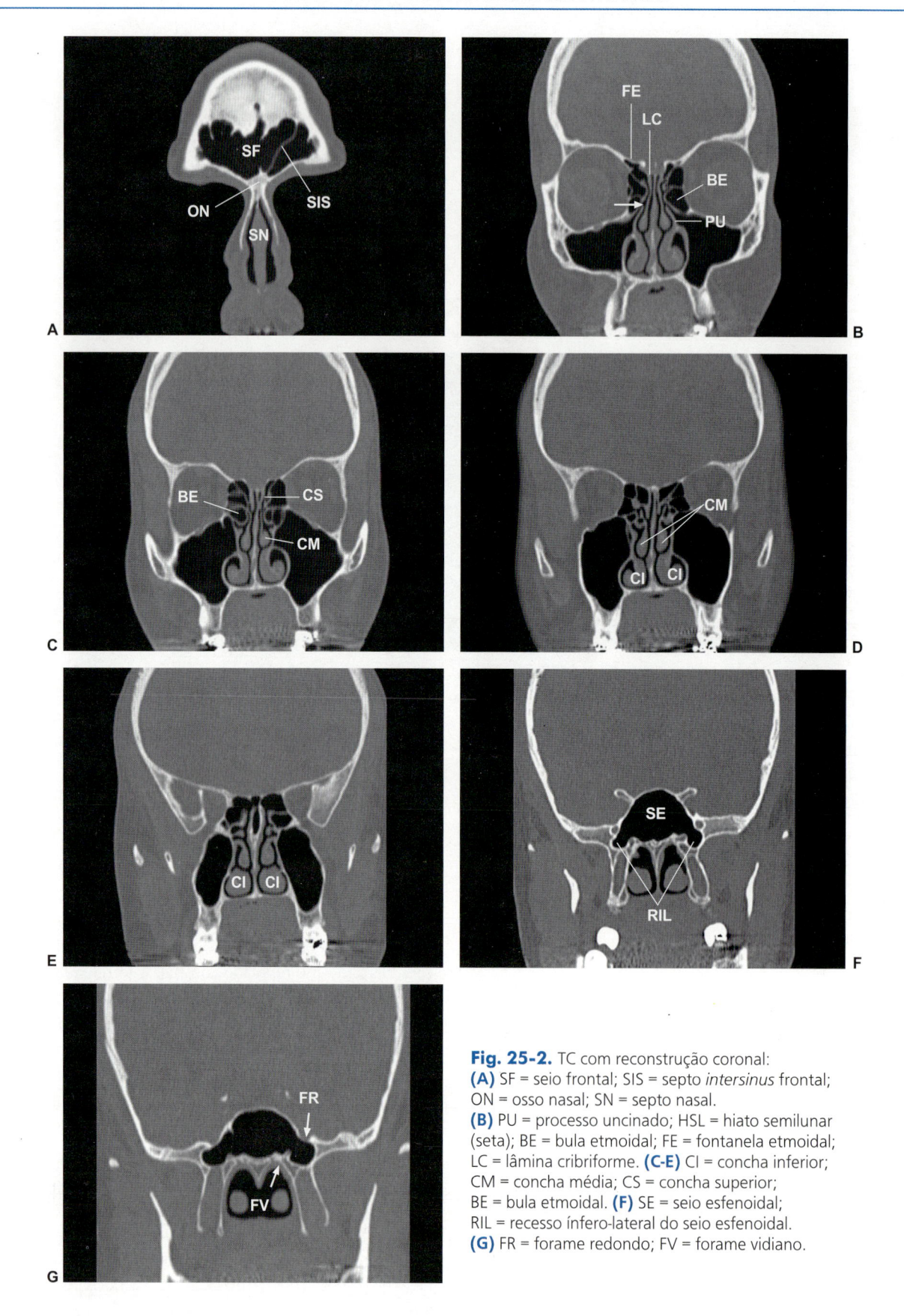

Fig. 25-2. TC com reconstrução coronal:
(A) SF = seio frontal; SIS = septo *intersinus* frontal; ON = osso nasal; SN = septo nasal.
(B) PU = processo uncinado; HSL = hiato semilunar (seta); BE = bula etmoidal; FE = fontanela etmoidal; LC = lâmina cribriforme. **(C-E)** CI = concha inferior; CM = concha média; CS = concha superior; BE = bula etmoidal. **(F)** SE = seio esfenoidal; RIL = recesso ínfero-lateral do seio esfenoidal.
(G) FR = forame redondo; FV = forame vidiano.

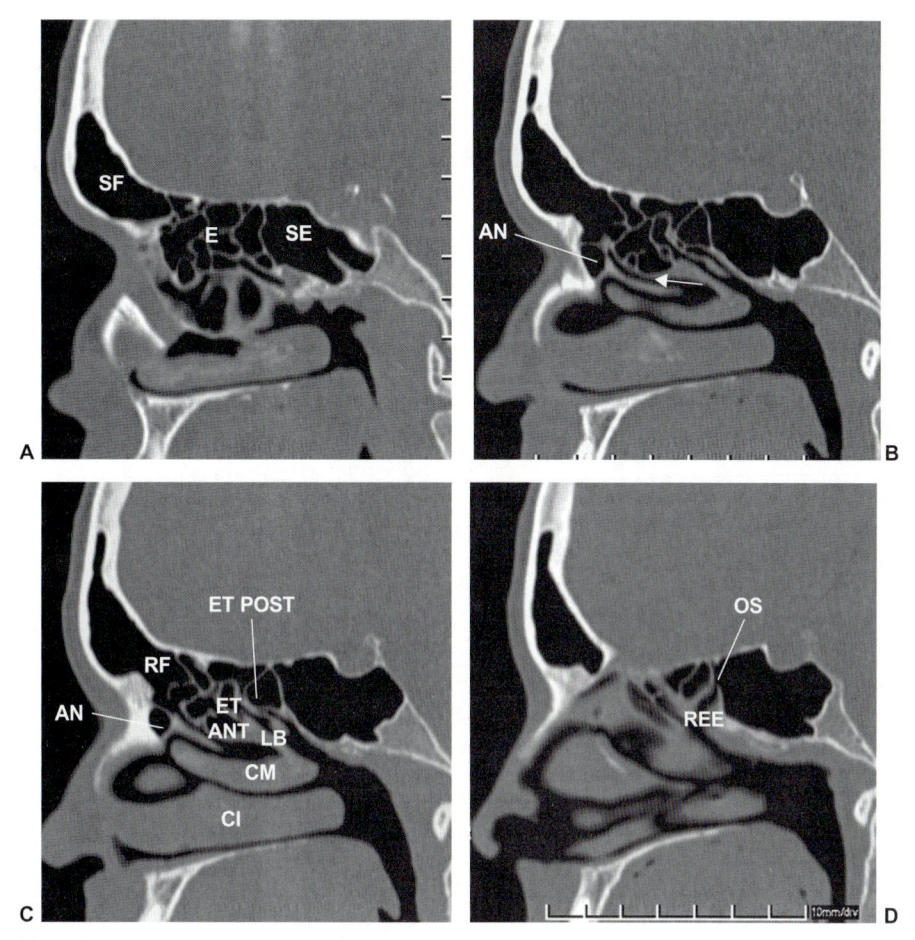

Fig. 25-3. TC Com reconstrução sagital: **(A)** SF = seio frontal; E = seio etmoidal; SE = seio esfenoidal. **(B)** AN = *agger nasi* = hiato semilunar (seta). **(C)** CI = concha inferior; CM = concha média; LB = lamela basal; AN = *agger nasi*; RF = recesso frontal; ET ANT = célula etmoidal anterior; ET POST = célula etmoidal posterior. **(D)** OS = óstio seio esfenoidal; REE = recesso etmoidoesfenoidal.

damental a avaliação pré-cirúrgica por TC. Falha em remover adequadamente células que obstruem esse recesso acarreta rinossinusite persistente.[11]

■ CÉLULAS ETMOIDAIS FRONTAIS

As células frontais foram inicialmente descritas em 1916, por Schaeffer. Van Alyea, em 1941, também descreveu as células frontais, porém, ele incluiu outras variações como *agger nasi*, células inter-sinusseptal e supra-orbitárias como sendo células frontais.[4,11]

As células frontais são células etmoidais anteriores que estão situadas superiormente à célula de *agger nasi* e anteriormente ao recesso frontal. Podem ser única ou múltipla.

Bent *et al.*[4] classificaram as células frontais como:

Fig. 25-4. TC coronal. Observar a inserção da concha média.
(A) LV = lamela vertical.
(B) Posteriormente, lamela basal (LB).

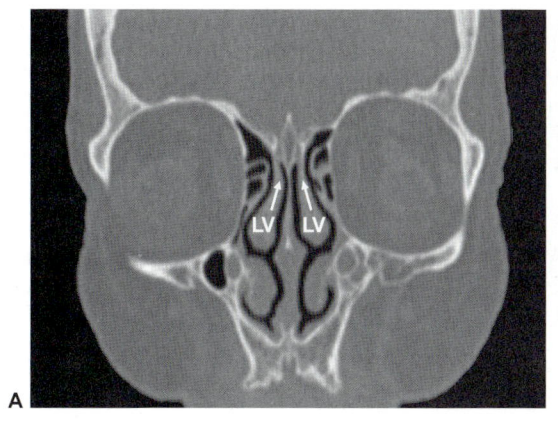

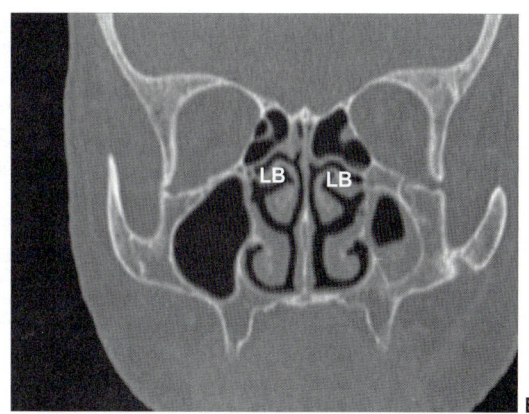

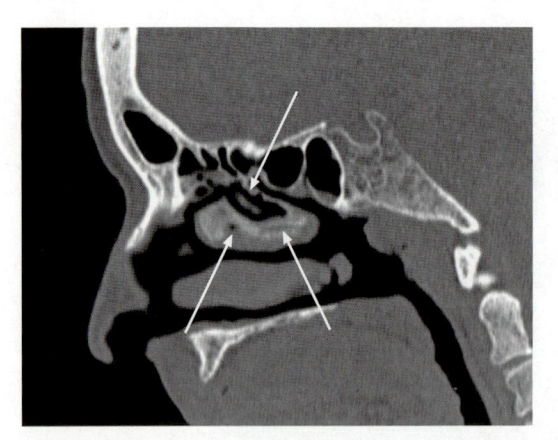

Fig. 25-5. Concha média – TC sagital. Observar a concha média e a lamela basal (setas). Células etmoidais anteriores e posteriores.

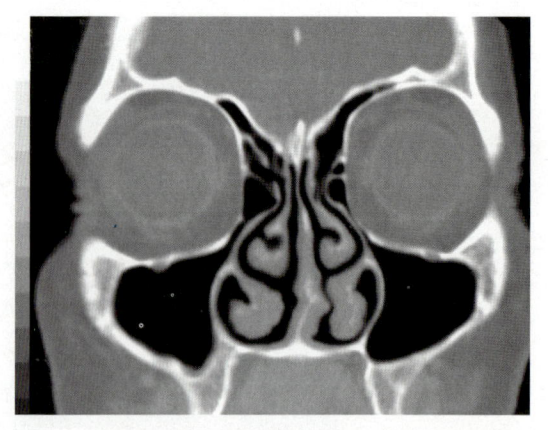

Fig. 25-7. TC coronal. Concha média esquerda paradoxal: observar que a convexidade está voltada para a parede lateral nasal.

- *Tipo I*: célula única situada superiormente à *agger nasi*, que não se estende até o seio frontal (Fig. 25-12).
- *Tipo II*: duas ou mais células situadas superiormente à *agger nasi* (Fig. 25-13).
- *Tipo III*: célula única, que estende superiormente até o seio frontal (Fig. 25-14).
- *Tipo IV*: está totalmente contida no seio frontal, não mostrando óbvia conexão com o recesso frontal.

A freqüência das células frontais varia de 20 a 33% segundo diferentes autores.[4,11,28]

Célula de Agger nasi

É a célula etmoidal mais anterior extramural e está presente em 98,5% dos pacientes. Esta célula é o limite anterior do recesso frontal. Uma célula de *agger nasi* globosa desloca a inserção do processo uncinado medialmente, que irá se inserir na concha média, alterando a configuração do recesso frontal, que estará deslocado posteriormente. O ducto nasolacrimal está situado inferiormente a esta célula. A morfologia da célula de *agger nasi* influencia tanto o processo uncinado, como o recesso frontal, sendo considerada uma estrutura fundamental para o entendimento da complexa drenagem do seio frontal.[41] A TC com imagens nos planos coronal e sagital permite melhor avaliação dessas estruturas (Fig. 25-15).

Célula etmoidal supra-orbital

As células supra-orbitárias originam-se das células etmoidais anteriores e se estendem em direção súpero-medial, estando situadas entre a parede medial e o teto do etmóide.[7]

Na TC, a célula supra-orbitária simula o aspecto de um seio frontal septado, sendo a unidade lateral deste seio aparentemente septado (Fig. 25-16).

■ CÉLULA ETMOIDAL INFRA-ORBITÁRIA OU DE HALLER

É uma célula etmoidal anterior extramural, que se estende à parede medial da órbita. Esta célula pode comprimir o infundíbulo e também o óstio maxilar (Fig. 25-17).[26]

Fig. 25-6. TC coronal **(A)** Concha média esquerda pneumatizada (*) – concha bolhosa. O processo uncinado está pneumatizado (seta). **(B)** Concha média direita pneumatizada de morfologia globosa (seta). Septo nasal deslocado para esquerda. Concha média esquerda hipoplásica.

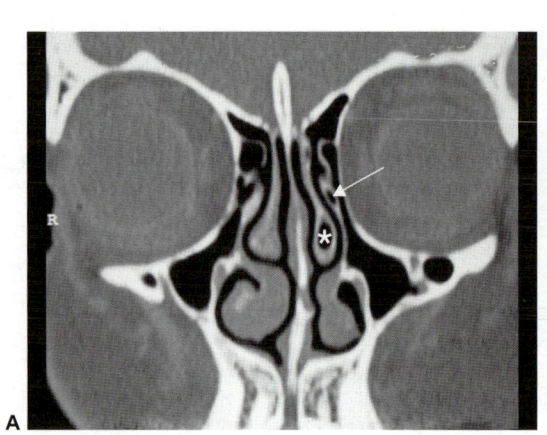

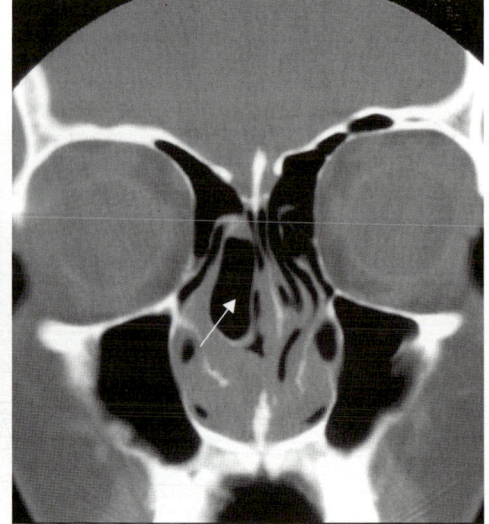

Fig. 25-8. Esquemas das inserções dos processos uncinados.⁴⁰

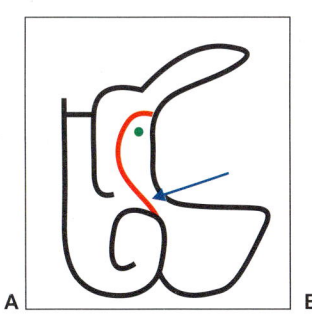

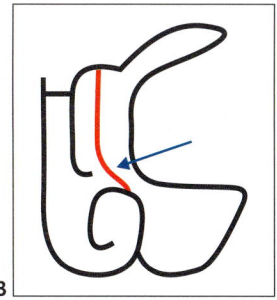

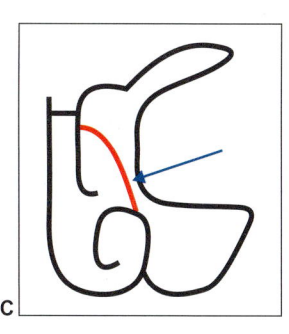

■ CÉLULA DE ONODI

A célula de Onodi é a célula etmoidal mais posterior, que se estende posteriormente no seio esfenoidal, podendo circundar o canal óptico e o nervo óptico.[7,43] Devido à proximidade da célula de Onodi com o nervo óptico, a manipulação cirúrgica dessa célula pode acarretar lesão desse nervo (Fig. 25-18).[7,37,43]

■ SEIO ESFENOIDAL

A pneumatização do seio esfenoidal é variável, podendo ocorrer anteriormente no septo nasal, superiormente nas clinóides anterior e posterior, lateralmente na grande asa do esfenóide, formando o recesso lateral. Normalmente, a pneumatização do seio esfenóide não ultrapassa lateralmente a uma linha traçada entre os forames redondo e vidiano (Fig. 25-19).[12] Quando há pneumatização do recesso lateral do seio esfenóide, os forames redondo e vidiano podem provocar abaulamento na parede ínfero-lateral desse seio.[37] Outras duas estruturas que também podem provocar abaulamento na parede lateral do seio esfenóide, dependendo do grau de sua pneumatização, são a artéria carótida interna e o nervo óptico.[6] A pneumatização da clinóide anterior torna o nervo óptico mais susceptível à lesão. Outro fator

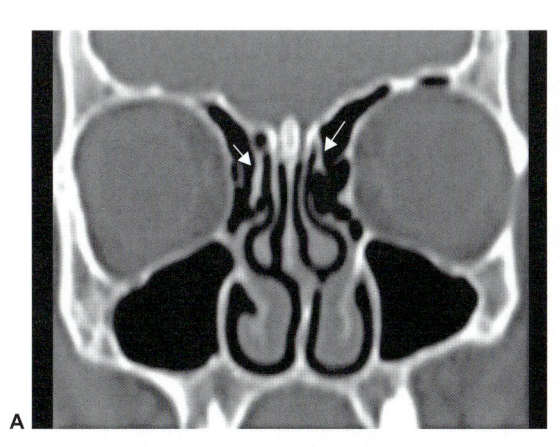

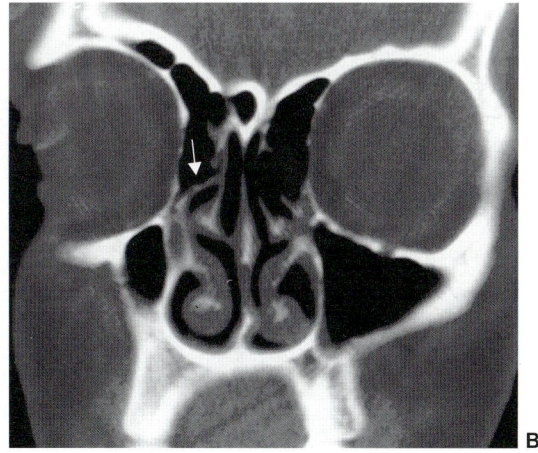

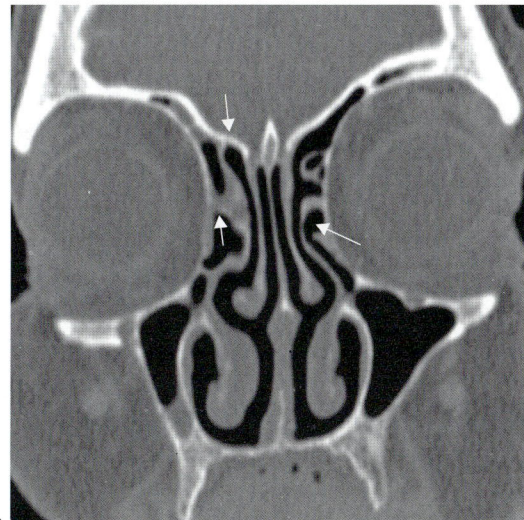

Fig. 25-9. Inserção dos processos uncinados (setas) – TC coronal. **(A)** Na base do crânio. **(B)** Conchas médias. **(C)** Observar a inserção do processo uncinado na lâmina papirácea à esquerda com caracterização do recesso terminal. À direita, a inserção é na lâmina papirácea e na fóvea etmoidal.

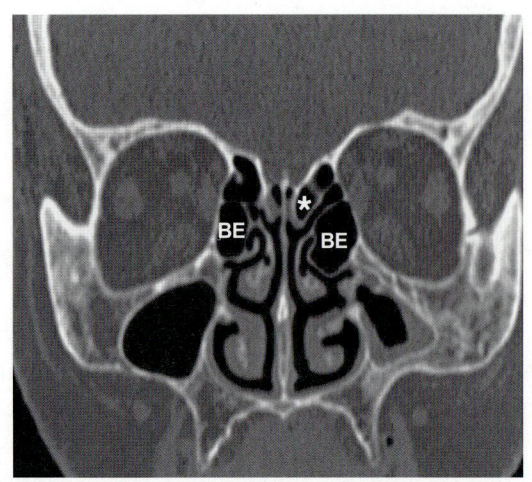

Fig. 25-10. TC coronal – bula etmoidal (BE). Observar a pneumatização da concha superior (*).

■ ARTÉRIA ETMOIDAL ANTERIOR E POSTERIOR

A artéria etmoidal anterior está situada no interior do canal etmoidal anterior, cujas paredes são muito delgadas. A lesão desse canal durante o procedimento endonasal pode provocar sangramento na cavidade nasal e intra-orbital. A localização desse canal é possível através da TC com imagens no plano coronal (Fig. 25-22).[5]

■ DOENÇA INFLAMATÓRIA NASOSSINUSAL

Na avaliação por TC do paciente com rinossinusite é importante a identificação de áreas com espessamento mucoso e opacificação das vias de drenagem das cavidades paranasais: complexos osteomeatais e recessos frontais e etmoidoesfenodais.

A mucosa inflamada apresenta impregnação pelo meio de contraste caracterizando realce periférico linear na cavidade paranasal acometida tanto na TC como na RM, associado ao edema submucoso e presença de secreção no interior do seio. Este é um importante sinal na diferenciação entre rinossinusite e tumor (Fig. 25-23). O aspecto da secreção na TC e RM é variável, dependo do seu conteúdo protéico (Fig. 25-24).

A secreção aquosa e fluida tem aspecto hipoatenuante na TC, com atenuação menor do que as estruturas musculares e

que pode tornar o nervo óptico mais susceptível à lesão é a deiscência óssea do canal óptico (Fig. 25-20). Pode também haver deiscência óssea do canal carotídeo.

As imagens no plano axial demonstram adequadamente as relações da artéria carótida e nervo óptico com o seio esfenoidal.[35]

O óstio do seio esfenoidal está situado na sua parede anterior, próximo à linha média. A drenagem do seio esfenoidal é feita para o recesso etmoidoesfenoidal (Fig. 25-21).

Fig. 25-11. Recesso frontal. Reconstrução coronal (A) e sagital (B): observar o recesso frontal (RF). *Agger nasi* (*) célula frontal (seta).

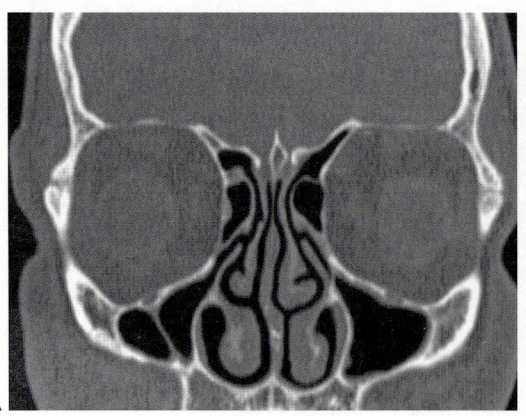

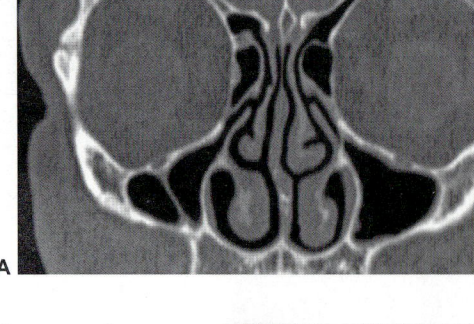

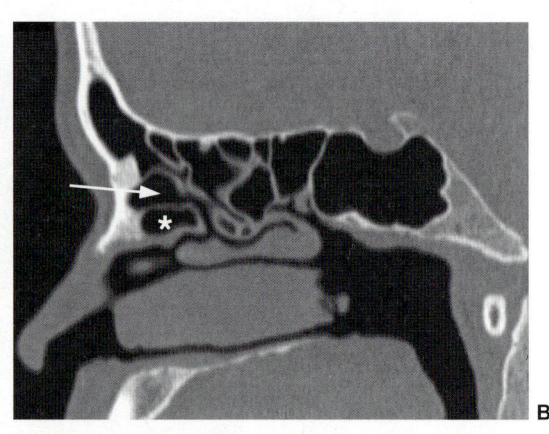

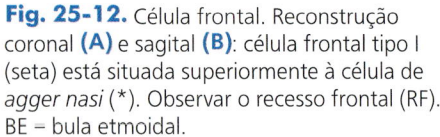

Fig. 25-12. Célula frontal. Reconstrução coronal (A) e sagital (B): célula frontal tipo I (seta) está situada superiormente à célula de *agger nasi* (*). Observar o recesso frontal (RF). BE – bula etmoidal.

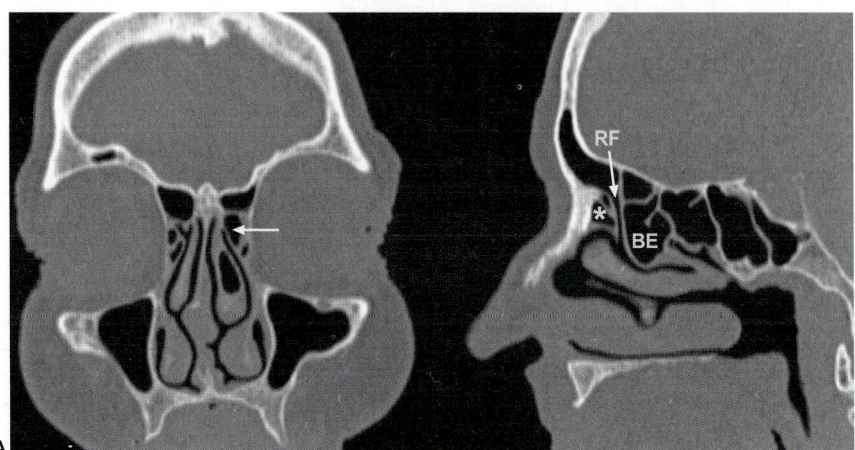

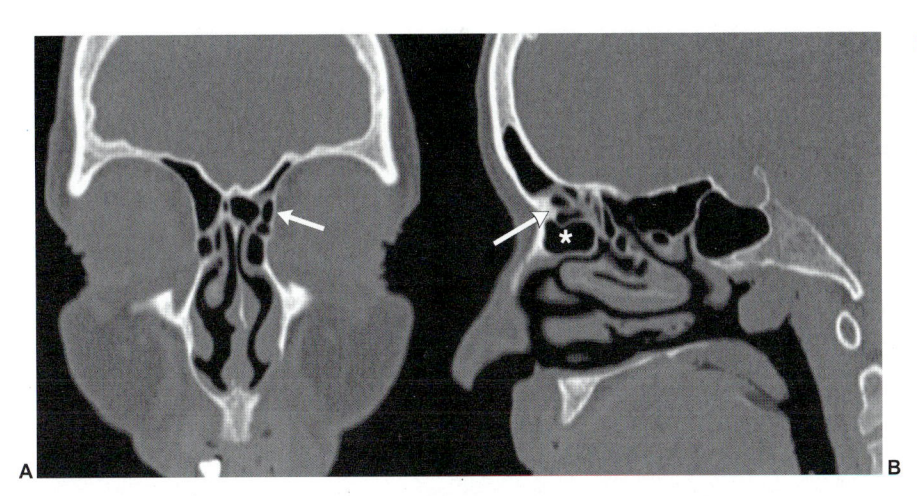

Fig. 25-13. Célula frontal. Reconstrução coronal **(A)** e sagital **(B)**: presença de duas células superiormente à *agger nasi* (*), e anteriormente ao recesso frontal caracterizando célula frontal tipo II.

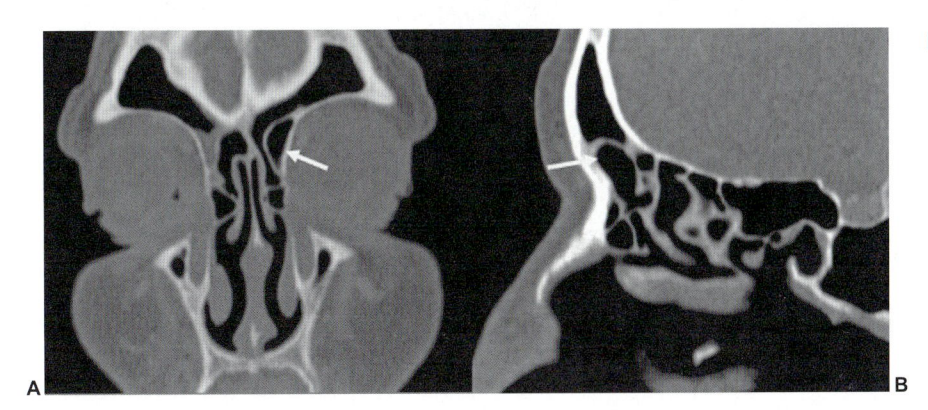

Fig. 25-14. Célula frontal. Reconstrução coronal **(A)** e sagital **(B)**: célula frontal tipo III que se insinua no interior do seio frontal.

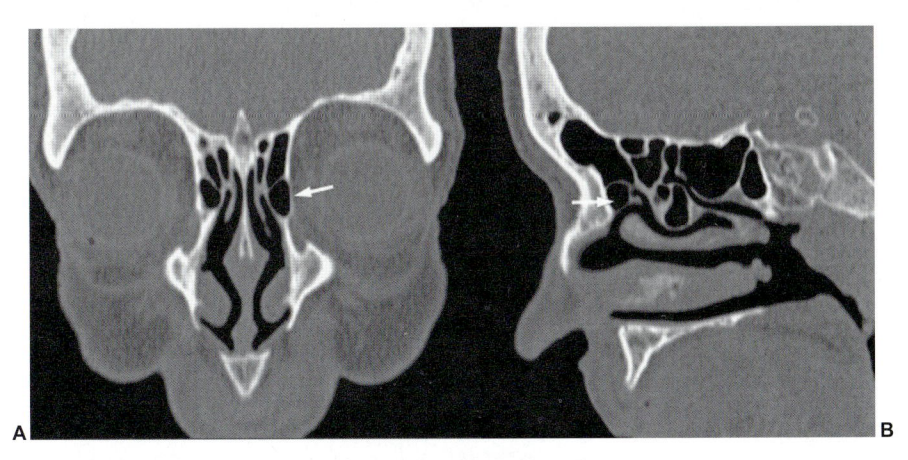

Fig. 25-15. Célula de *Agger nasi*. Reconstrução coronal **(A)** e sagital **(B)**: observar a célula de *agger nasi*, que está situada superiormente ao ducto nasolacrimal (seta).

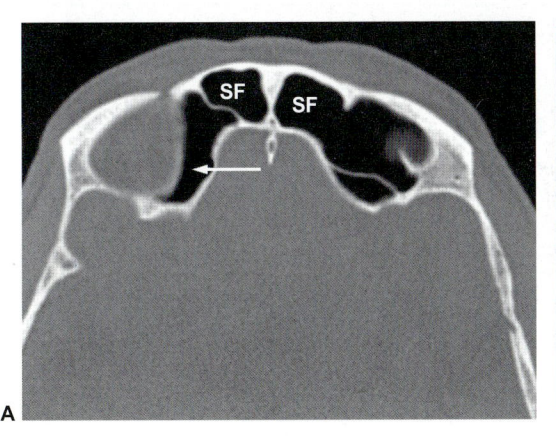

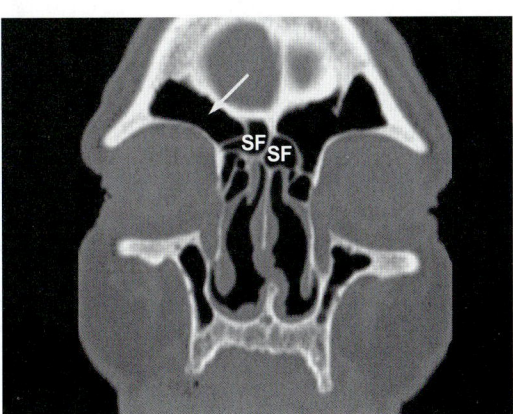

Fig. 25-16. Célula supra-orbitária. TC axial **(A)** e reconstrução coronal **(B)**: seios frontais (SF). Célula supra-orbitária (seta) está situada lateral e posteriormente ao seio frontal.

Fig. 25-17. Célula de Haller – TC em reconstrução coronal: caracteriza-se a célula de Haller que está situada no assoalho orbitário (seta).

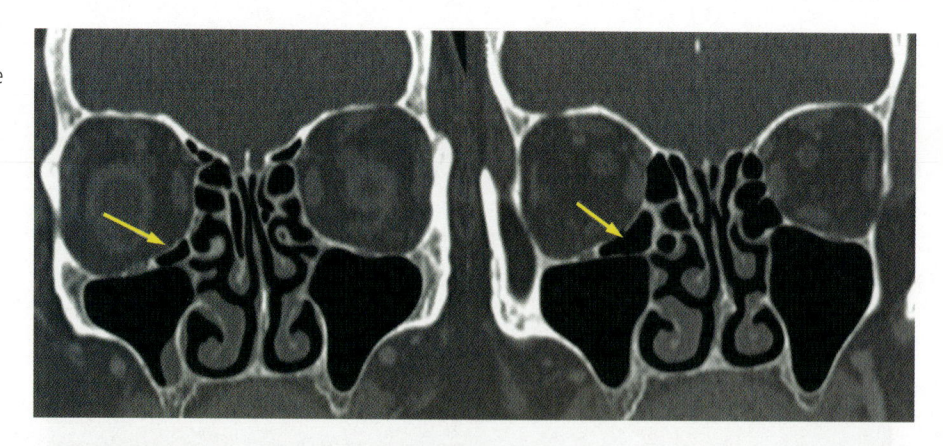

Fig. 25-18. Célula de Onodi. TC axial **(A)** e reconstrução coronal **(B)**: observar a célula de Onodi (seta) e o seio esfenoidal (Esf).

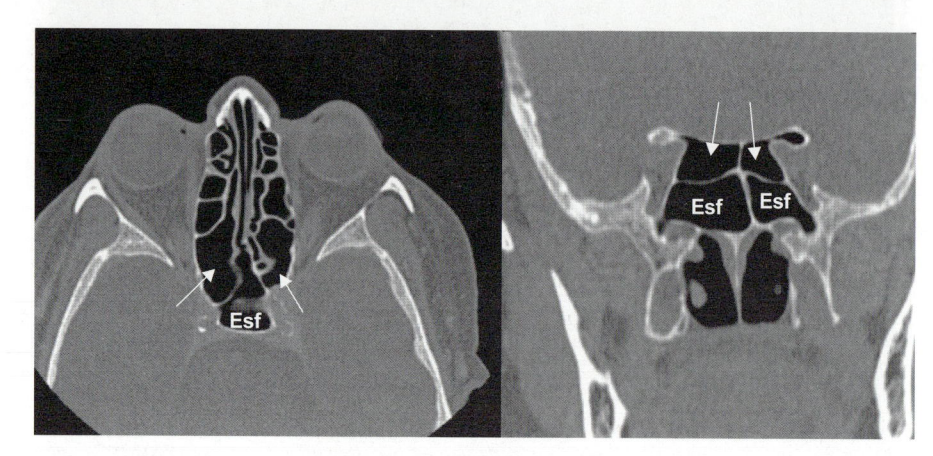

maior do que a gordura, com valor de atenuação entre 10 a 25 unidades Hounsfield (UH). Na RM, a secreção com estas características terá hipossinal nas seqüências ponderadas em T1 e alto sinal nas seqüências em T2.

A secreção crônica fica espessa e com alto conteúdo protéico, apresentando-se com atenuação maior do que o músculo na TC, com valor de atenuação entre 30-60 UH.[18,26] Na RM o sinal da secreção também depende do conteúdo protéico, com quatro padrões distintos:

1. **Hipointenso em T1 e hiperintenso em T2:** secreção aquosa, com conteúdo protéico menor do que 9%.
2. **Hiperintenso em T1 e hiperintenso em T2:** secreção com conteúdo discreto a moderado de secreção (20 a 25% de conteúdo protéico).
3. **Hiperintenso em T1 e hipointenso em T2:** secreção com alto teor protéico (25 a 28% de conteúdo protéico) (Fig. 25-25).
4. **Hipointenso em T1 e hipointenso em T2:** quando a secreção é muito ressecada, quase totalmente sólida (conteúdo protéico maior do que 28%). Neste caso pode ser difícil a diferenciação com um seio pneumatizado, pois ambos mostrarão ausência de sinal nas seqüências T1 e T2. A TC ajuda nesse diagnóstico diferencial, pois na presença de se-

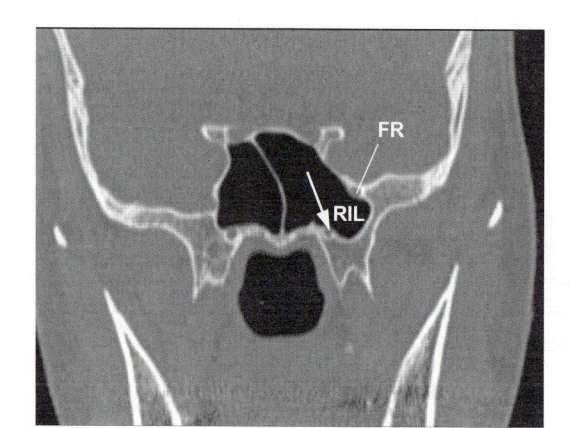

Fig. 25-19. Seios esfenoidais. TC coronal: observar os forames redondo (FR) e vidiano (seta). Presença de pequeno recesso ínfero-lateral do seio esfenóide à direita (RIL).

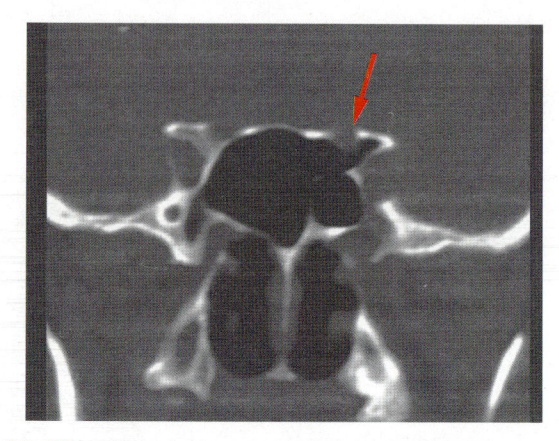

Fig. 25-20. Deiscência do nervo ópitco esquerdo. TC coronal: observar o nervo óptico esquerdo deiscente (seta).

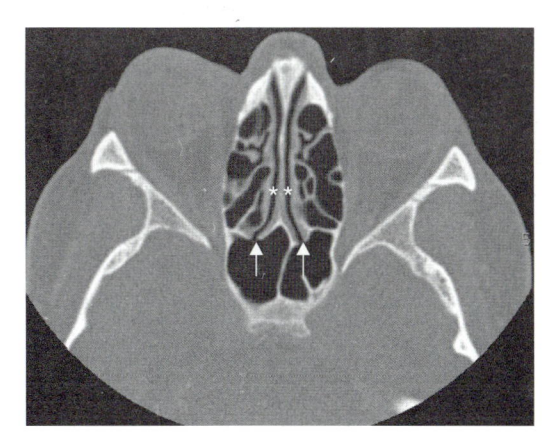

Fig. 25-21. Óstio do seio esfenoidal. TC axial: observar o óstio do seio esfenoidal (seta) e o recesso etmoidoesfenoidal (*).

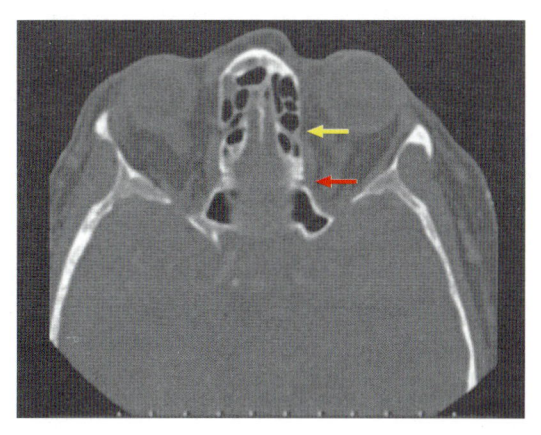

Fig. 25-22. Canais das artérias etmoidais. TC axial: observar os canais da artéria etmoidal, sendo artéria etmoidal anterior (seta amarela) e posterior (seta vermelha).

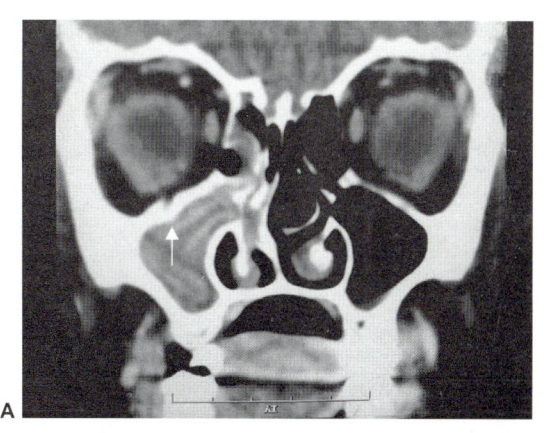

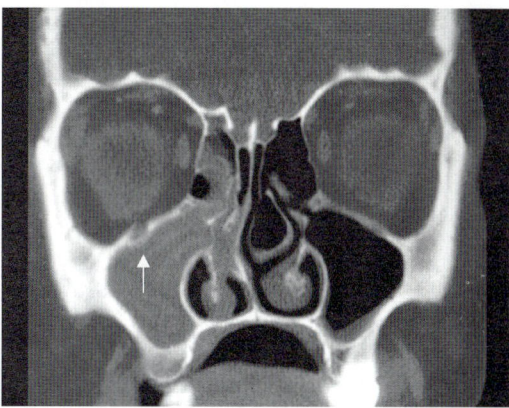

Fig. 25-23. Espessamento mucoso. TC coronal: caracteriza-se por realce com espessamento mucoso (seta), formando o sinal da moldura. Há também espessamento submucoso com secreção no interior do seio.

creção muito espessa, a cavidade estará totalmente obliterada por material hiperatenuante.[26]

A presença de material hiperatenuante no interior do seio paranasal na TC pode corresponder à secreção muito espessa, rinossinusite fúngica e sangue.

Pacientes com fibrose cística apresentam TC com conteúdo hiperatenuante no interior dos seios paranasais associado à hipoplasia do seio frontal, abaulamento da parede medial dos seios maxilares e velamento dos seios etmóides (Fig. 25-26).[13]

As alterações decorrentes do ciclo nasal podem ser vistas à TC e principalmente na RM, como aumento unilateral das conchas e discreto espessamento mucoso etmoidal.[20,44]

O achado tomográfico de espessamento mucoso sinusal não deve ser hipervalorizado, sendo que 39 a 43% dos pacientes assintomáticos apresentam espessamento mucoso, que é mais freqüentemente visibilizado nos seios etmoidal e maxilar.[42]

Glasier *et al.* observaram que 70% das crianças com menos de 1 ano de idade apresentam velamento de cavidades paranasais, principalmente do seio maxilar. Portanto em crianças o achado de um seio paranasal opacificado tem significado relativo, devendo sempre ser correlacionado com dados clínicos, pois a mucosa redundante, congestão nasal decorrente do choro, pode provocar tais alterações.[17]

Nível hidroaéreo

O significado da presença de nível hidroaéreo é variável dependo da cavidade paranasal, onde é caracterizado.[35] Nos seios frontal e maxilar, o nível hidroaéreo sugere rinossinusite aguda. No caso do seio maxilar, é importante descartar se houve realização de lavagem antral nos dias anteriores (Fig. 25-24).

A presença de nível hidroaéreo no seio esfenoidal em um paciente inconsciente, em decúbito dorsal, pode significar dificuldade da drenagem desse seio, e não, necessariamente, rinossinusite aguda.

Espessamento das paredes ósseas

A presença de espessamento com esclerose das paredes ósseas da cavidade paranasal é um sinal de rinossinusite crônica.

Alguns autores classificam as rinossinusites crônicas em cinco padrões baseados nos achados da TC, dependendo das cavidades acometidas e de suas vias de drenagem. Os padrões são os seguintes: infundibular, complexo osteomeatal, recesso etmoidoesfenoidal, polipose e esporádica.[2,18,42] No padrão infundi-

Fig. 25-24. Nível hidroaéreo. RM com imagem ponderada em T2 **(A)** e em T1 pós-contraste **(B)**: observar o espessamento mucoso, que apresenta hipersinal em T2 e a secreção com médio sinal em T2 e hipossinal em T1.

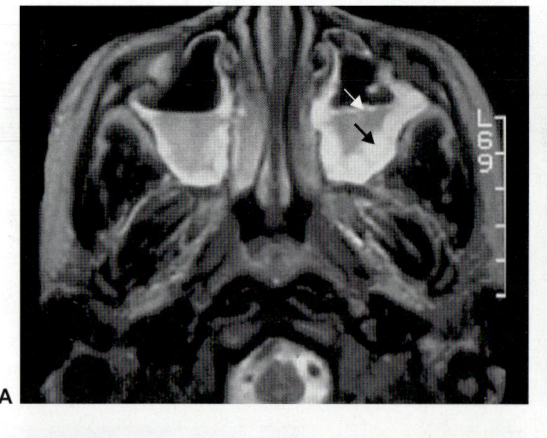

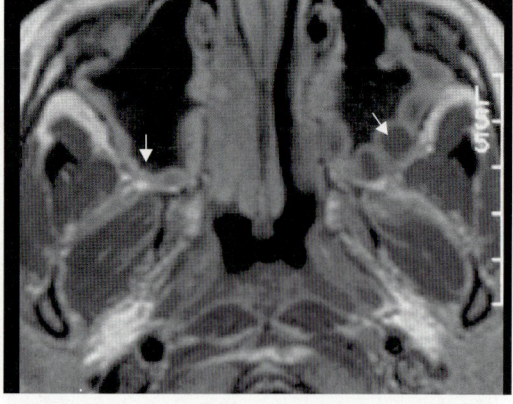

Fig. 25-25. Secreção esfenoidal. RM com imagem ponderada em T1 **(A)** e em T2 **(B)**: observar a secreção que apresenta hipersinal em T1 e hipossinal em T2.

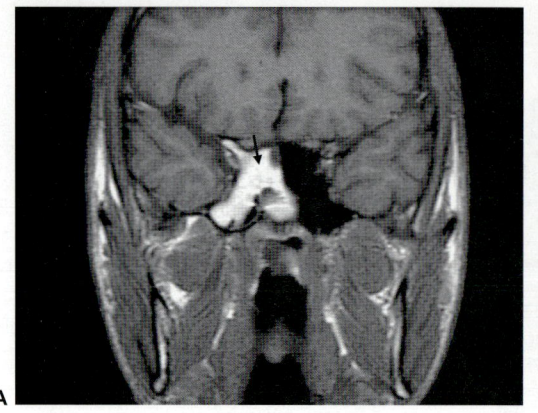

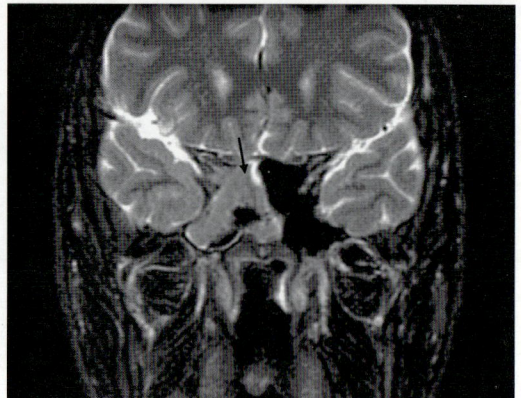

bular, há obstrução isolada da porção inferior do infundíbulo, com velamento do seio maxilar. Este padrão é caracterizado em 26% dos pacientes. No padrão complexo osteomeatal, além do velamento do seio maxilar, há também comprometimento do seio frontal e das células etmoidais anteriores, ocorrendo em 25% dos pacientes com sinusite. No padrão recesso etmoidoesfenoidal há obliteração do seio esfenoidal e de células etmoidais posteriores e ocorre em 6 % dos casos. No padrão esporádico ou não-obstrutivo, as alterações inflamatórias não parecem estar relacionadas à obstrução das vias de drenagem, comprometendo difusamente várias cavidades paranasais.

Rinossinusite fúngica

A rinossinusite fúngica pode ser classificada nas formas invasiva e não-invasiva. A forma invasiva compromete pacientes imunocomprometidos ou diabéticos, tende a invadir a órbita, seio cavernoso e estruturas neurovasculares, podendo provocar trombose e infarto cerebral.[15,18,42] Na TC observa-se ausência de nível hidroaéreo, espessamento mucoso com velamento do seio, geralmente etmóide ou maxilar, associado à erosão óssea, densificação dos planos gordurosos periantrais anterior e posterior, podendo simular lesão agressiva neoplásica, porém o contexto clínico é diferente de uma lesão neoplásica (Fig. 25-27).

Na forma não-invasiva, a apresentação pode ser variável: na rinossinusite fúngica alérgica observa-se a presença de material hiperatenuante no interior do seio associado à expansão com remodelagem das paredes ósseas, podendo estar presente erosão ou bola fúngica, onde se caracteriza lesão arredondada no interior do seio, de aspecto hiperatenuante à TC (Fig. 25-28) e na RM apresentam alto sinal nas seqüências em T1 e baixo sinal em T2.

Mucocele

Mucoceles são mais comuns nos seios frontal (65%) e etmóide (25%), maxilar (10%), sendo o esfenóide o local menos acometido. Na TC, caracteriza-se a expansão da cavidade paranasal com remodelagem, afilamento e erosão óssea, com conteúdo geralmente hiperatenuante (Fig. 25-29).[18,34]

Na RM, o sinal da mucocele é variável dependendo do seu conteúdo protéico: podendo ter hipersinal em T1 e T2, ou quando a secreção é muito espessa, hipossinal em T1 e T2 (Fig. 25-30).[35]

Polipose nasal

Na polipose nasal, os pólipos inflamatórios preenchem as fossas nasais e seios paranasais, principalmente os etmóides. Os achados tomográficos que sugerem polipose nasal são: massas polipóides obliterando os meatos nasais com opacificação dos seios, alargamento dos infundíbulos, abaulamento das lâminas papiráceas e septos etmóides, com afilamento do septo nasal (Fig. 25-31).[29,35]

Fig. 25-26.
Mucoviscidose. TC coronal **(A)** e axial **(B)**: seios maxilares apresentando conteúdo hiperatenuante (seta) com abaulamento de suas paredes mediais.

Fig. 25-27.
Rinossinusite fúngica invasiva. TC axial **(A)** e coronal **(B)**: velamento total do seio maxilar esquerdo com erosão de sua parede anterior com acometimento da região geniana (seta) e da fossa infratemporal (*).

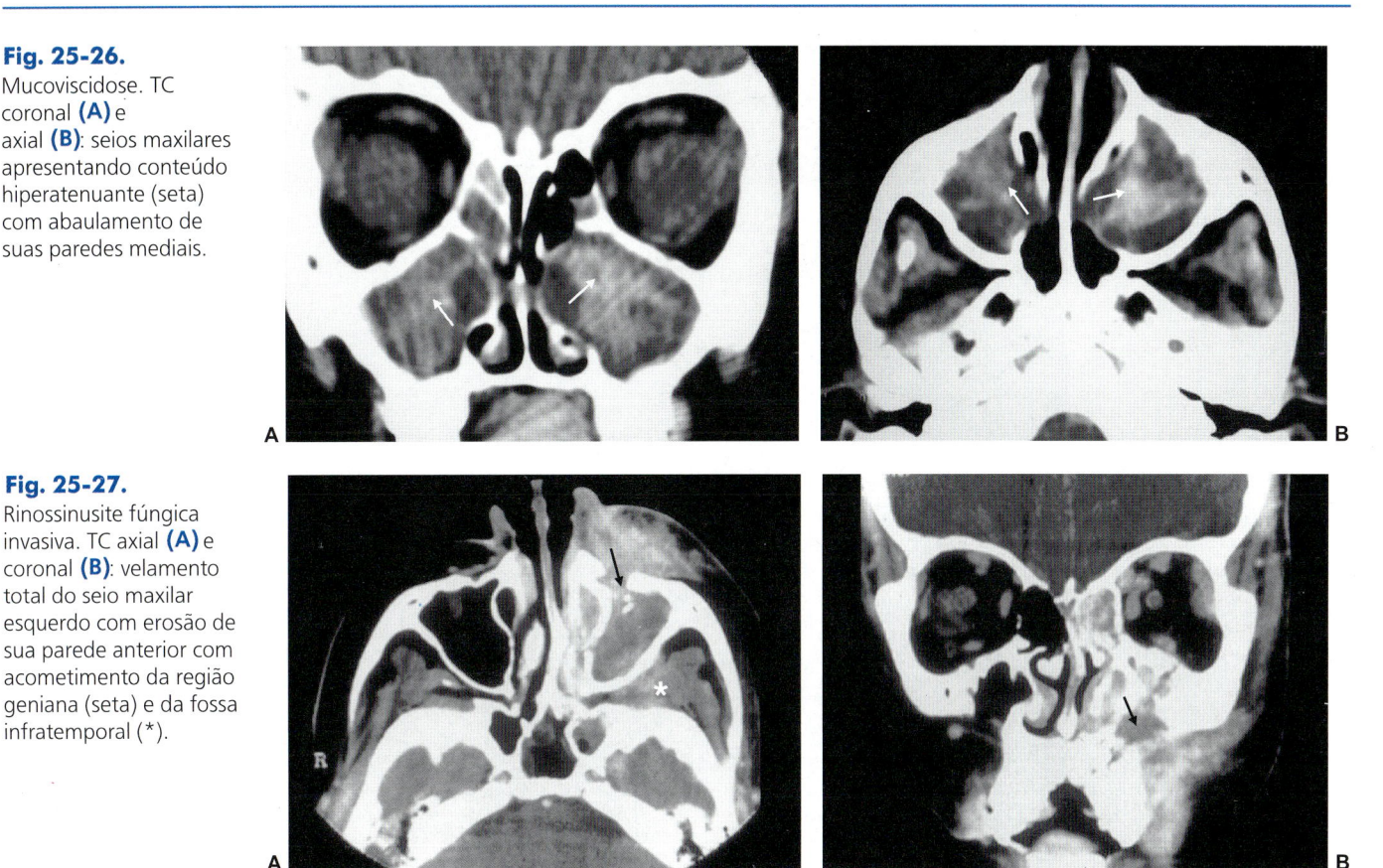

■ PÓLIPO ANTROCOANAL

O pólipo antrocoanal apresenta-se com uma massa com atenuação de partes moles, preenchendo o seio maxilar e estendendo-se para a fossa nasal através do infundíbulo, que está alargado, ou através de um óstio acessório. A lesão estende-se posteriormente, obliterando a rinofaringe, podendo atingir a orofaringe.35 Na TC, o pólipo antrocoanal é visibilizado como uma lesão sólida, que provoca remodelagem óssea, alargando o óstio acessório maxilar (Fig. 25-32).

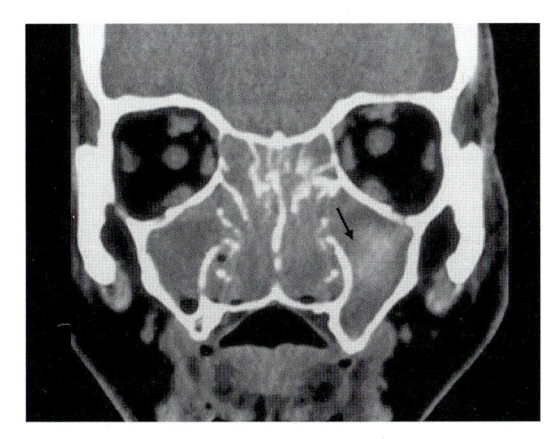

Fig. 25-28. Rinossinusite fúngica alérgica. TC coronal: formações polipóides nas fossas nasais e material hiperatenuante no interior do seio maxilar esquerdo (seta).

Na RM, o pólipo antrocoanal apresenta-se como uma massa com epicentro na região do óstio maxilar, com baixo sinal nas seqüências ponderadas em T1 e alto sinal em T2.[1]

Granulomatose de Wegener

É uma vasculite necrotizante que acomete o trato respiratório. É mais freqüente o acometimento nasal. Nas cavidades paranasais é mais freqüente o acometimento do seio maxilar e etmóide. Pode haver acometimento da cavidade orbitária.

Na TC, caracterizam-se massas com atenuação de partes moles nas fossas nasais associadas a erosão do septo nasal, espessamento com esclerose ou erosão das paredes nasais e alterações inflamatórias nos seios paranasais (Fig. 25-33).[33]

Na RM, nas seqüências ponderadas em T1 evidenciam-se massas com hipossinal ou sinal intermediário. Nas seqüências em T2, as lesões apresentam hipossinal. Podem estar presentes outras alterações, como espessamento com realce meníngeo e lesões isquêmicas cerebrais.[8,33]

Tumores nasossinusais

Neoplasias benignas

Nasoangiofibroma juvenil

É uma neoplasia benigna localmente invasiva da fossa nasal, que ocorre quase que exclusivamente em pacientes jovens do sexo masculino.

Fig. 25-29. Mucocele frontal. TC axial **(A)** e reconstrução sagital **(B)**. Mucocele frontal (seta). Observar o abaulamento das paredes com áreas de erosão óssea (*).

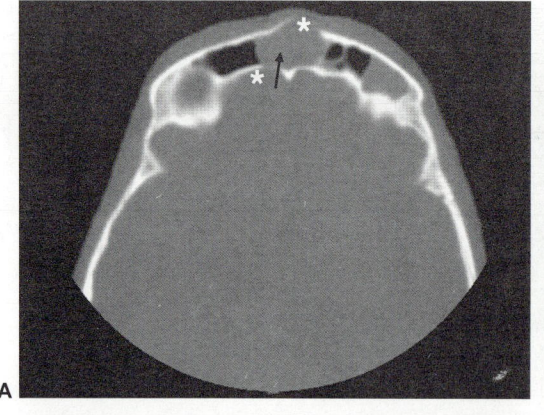

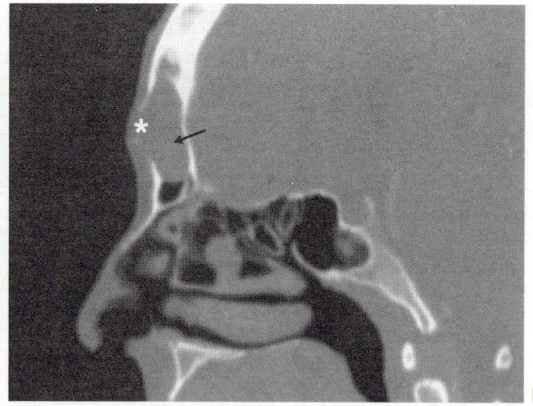

Fig. 25-30. Mucocele frontal. RM com imagem ponderada em T1 coronal **(A)** e sagital **(B)**. Mucocele frontal direita. Observar o conteúdo hiperprotéico no interior do seio que apresenta hipersinal em T1 (seta).

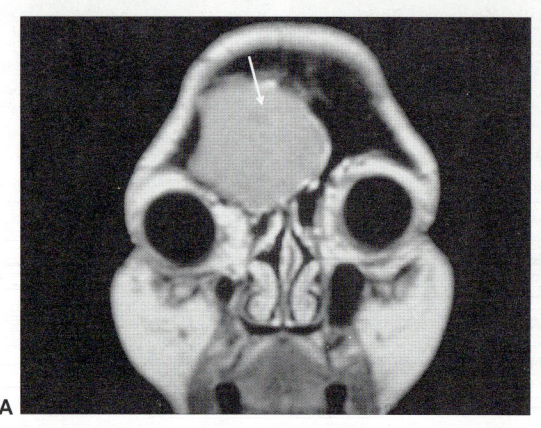

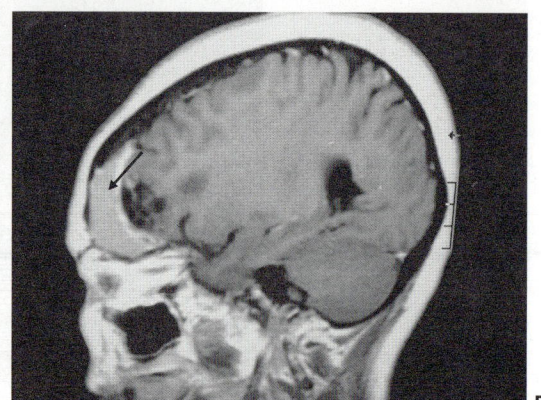

Fig. 25-31. Polipose nasossinusal. TC coronal **(A)** e axial **(B)**: formações polipóides nas fossas nasais e seios maxilares e etmoidais.

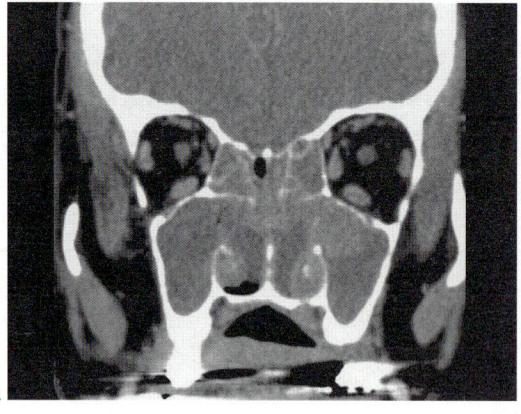

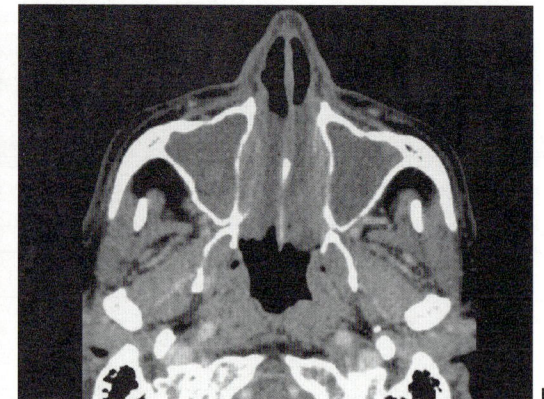

Na TC, o nasoangiofibroma juvenil se apresenta como uma massa com intenso realce, originando-se no forame esfenopalatino, alargando a fossa pterigopalatina e deslocando anteriormente a parede posterior do seio maxilar (Fig. 25-34). Nas seqüências ponderadas em T1, o nasoangiofibroma tem sinal variável, com áreas com ausência de sinal decorrente de vasos ingurgitados no interior da lesão. Em T2, a lesão tem hipersinal ou sinal intermediário. A lesão apresenta intensa impregnação pelo gadolínio (Fig. 25-35).

A angiografia digital evidencia lesão com intenso *blush* capilar, caracterizando também os ramos da artéria carótida externa responsáveis pela nutrição da lesão, geralmente a artéria faríngea ascendente e maxilar interna. É de fundamental importância embolização pré-cirúrgica da lesão.[29,36]

Papiloma invertido

O papiloma invertido origina-se na parede nasal lateral, obliterando o meato médio, podendo estender para os seios maxilar e etmóide. Remodelagem óssea pode estar presente nas lesões maiores (Fig. 25-36). A presença de erosão óssea pode sugerir a presença de carcinoma sincrônico. Na TC, podem ser vistas imagens hiperatenuantes no interior da lesão, que correspondem a fragmentos ósseos.

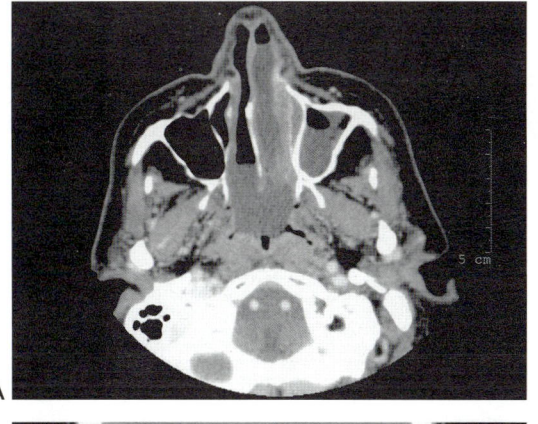

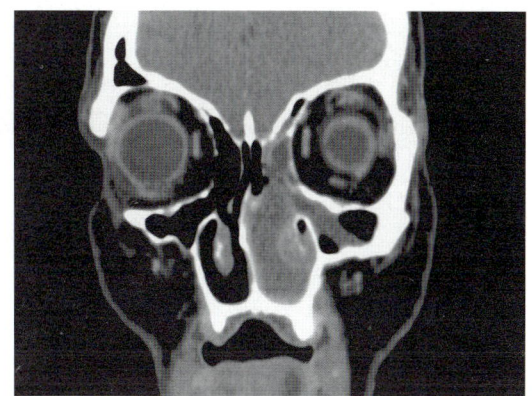

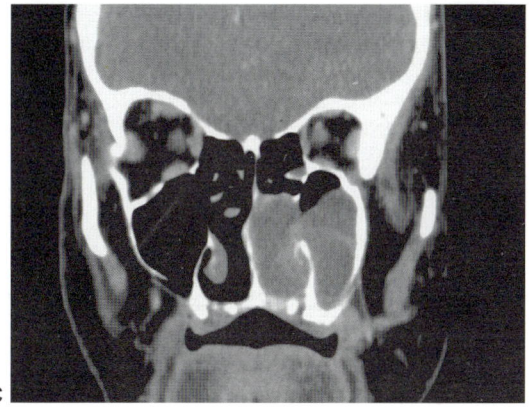

Fig. 25-32. Pólipo antrocoanal. TC axial **(A)** e coronal **(B, C)**: formação polipóide no seio maxilar estendendo-se para a fossa nasal através do óstio acessório. Não se observa alargamento infundibular.

O papiloma invertido e o pólipo antrocoanal podem ter apresentações semelhantes na TC e RM, porém o papiloma invertido tende a se estender para o seio etmóide.[1]

Osteoma

É uma lesão óssea que se origina na parede da cavidade paranasal e se projeta para a sua luz, podendo obstruir a via de drenagem desse seio. Osteomas podem estar associados a pneumoencéfalo e à fístula liquórica (Fig. 25-37). Osteomas são mais freqüentes no seio frontal e etmóide. Múltiplos osteomas podem ser a manifestação da síndrome de Gardner, que é uma doença autossômica dominante, caracterizada por polipose intestinal, tumores desmóides e osteomas múltiplos.[29]

A TC é o método de imagem de escolha para adequada avaliação do osteoma.

Neoplasias malignas

Carcinoma espinocelular (CEC)

Corresponde a 80% das lesões malignas nasossinusais, sendo que 25 a 60% desses carcinomas acometem o seio maxilar, 30%

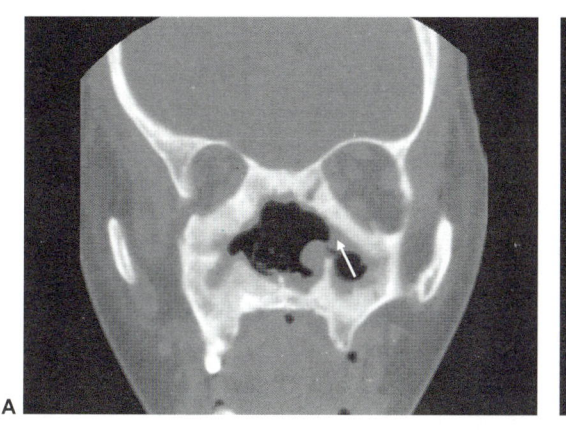

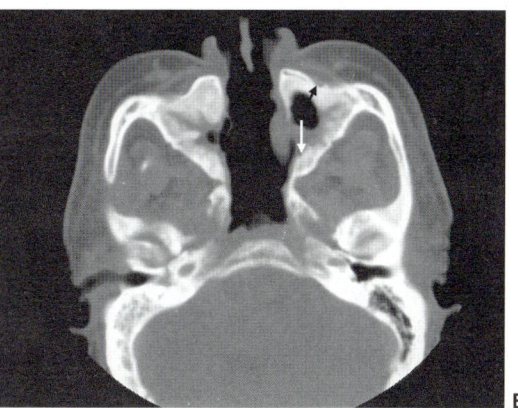

Fig. 25-33. Granulomatose de Wegener. TC coronal **(A)** e axial **(B)**: observar a erosão do septo nasal e das paredes mediais dos seios maxilares e o acentuado espessamento das paredes laterais dos seios maxilares (seta).

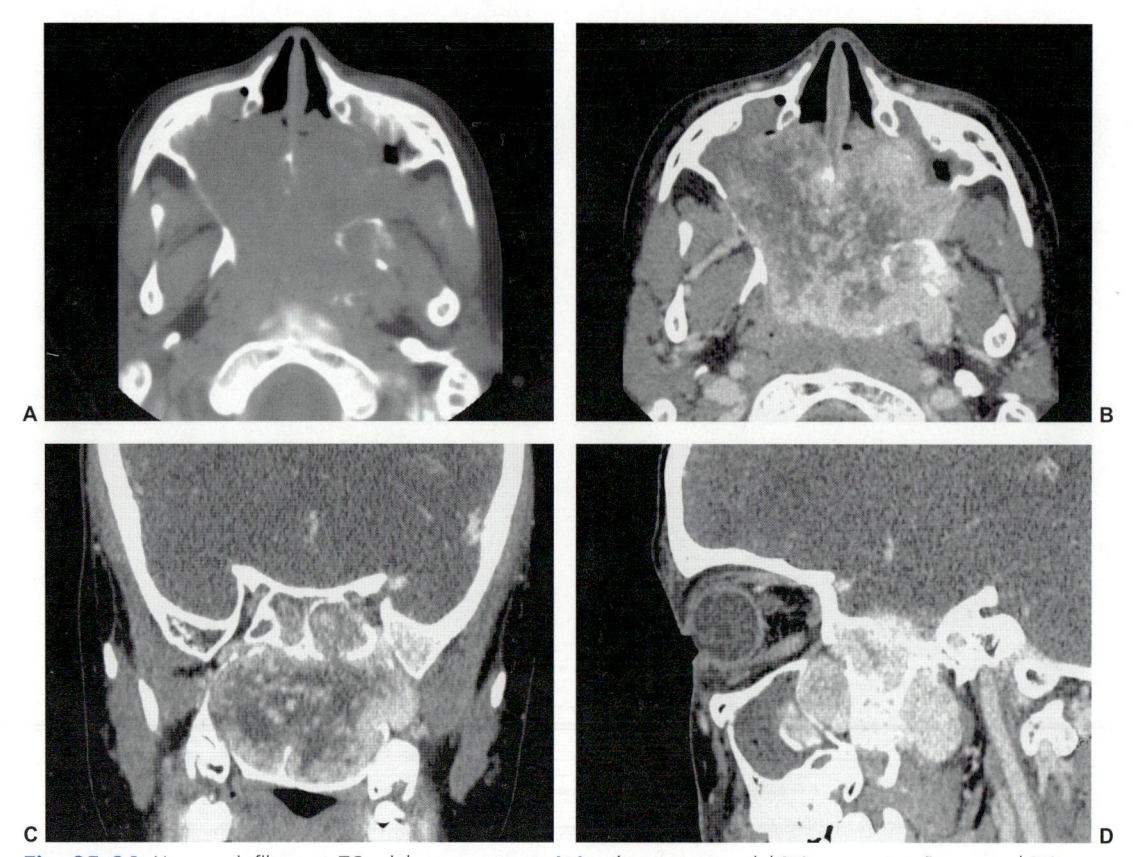

Fig. 25-34. Nasoangiofibroma. TC axial sem contraste **(A)**, pós-contraste axial **(B)**, reconstrução coronal **(C)** e reconstrução sagital **(D)**: massa sólida hipervascularizada nas fossas nasais, seios esfenoidais e etmoidais, alargando a fossa pterigopalatina esquerda, erodindo a parede posterior deste seio maxilar.

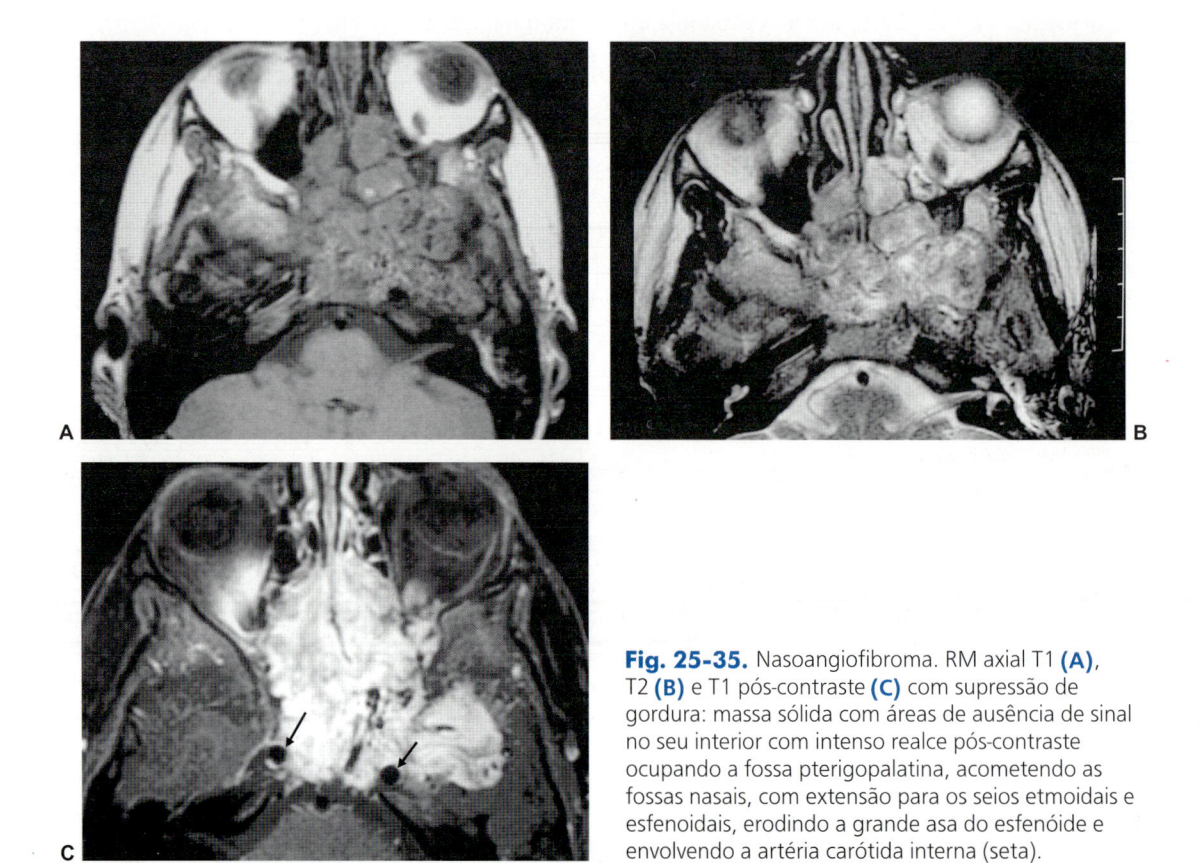

Fig. 25-35. Nasoangiofibroma. RM axial T1 **(A)**, T2 **(B)** e T1 pós-contraste **(C)** com supressão de gordura: massa sólida com áreas de ausência de sinal no seu interior com intenso realce pós-contraste ocupando a fossa pterigopalatina, acometendo as fossas nasais, com extensão para os seios etmoidais e esfenoidais, erodindo a grande asa do esfenóide e envolvendo a artéria carótida interna (seta).

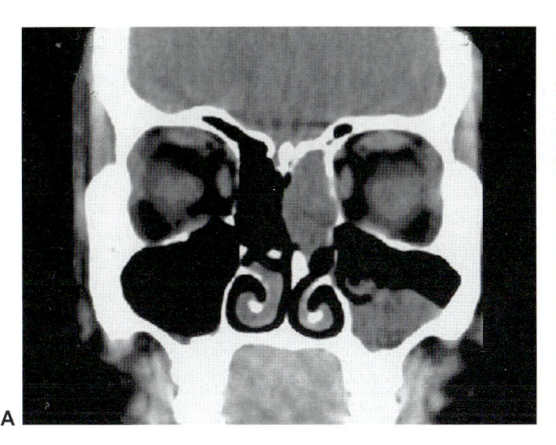

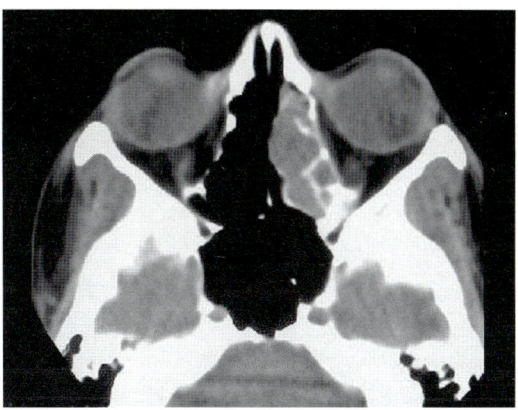

Fig. 25-36. Papiloma invertido. TC coronal **(A)** e axial **(B)**: massa sólida no seio etmoidal esquerdo, erodindo septos etmoidais.

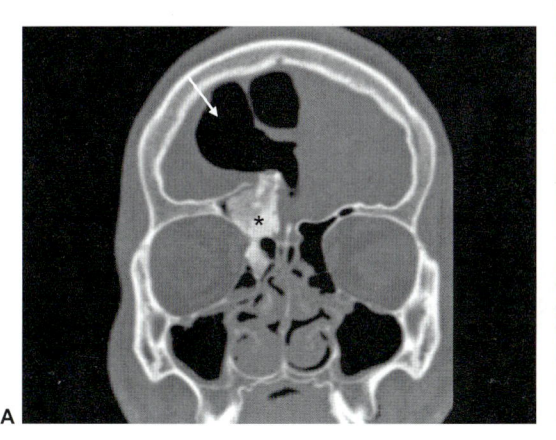

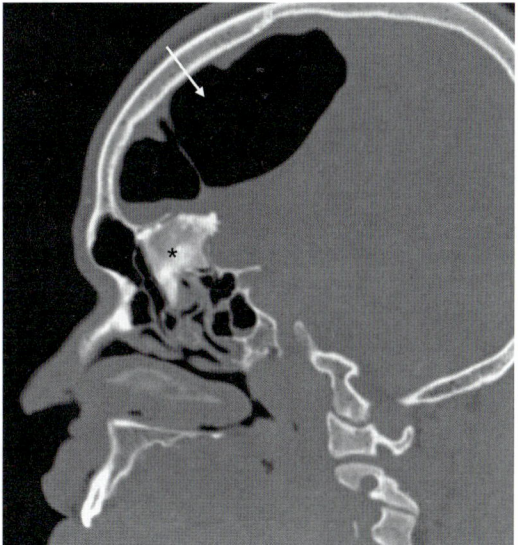

Fig. 25-37. Osteoma – TC. Reconstrução coronal **(A)** e sagital **(B)**: formação expansiva óssea no seio etmóide direito (*), deformando o seio frontal, associado a pneumoencéfalo (seta).

originam-se na fossa nasal e 10% no seio etmoidal. Apenas 2% dos carcinomas nasossinusais originam-se nos seios frontal e esfenóide,

Na TC, o CEC nasossinusal apresenta-se como massa sólida com realce variável ao meio de contraste iodado, geralmente provocando destruição agressiva das estruturas ósseas adjacentes, sendo incomum a remodelagem óssea. Grandes lesões podem apresentar áreas de necrose e sangramento no seu interior. Na RM, esses tumores têm sinal intermediário nas seqüências em T1 e discreto hipersinal em T2. A TC e RM são importantes na avaliação da invasão das estruturas adjacentes (Figs. 25-38 e 25-39). Não é possível pelos achados na TC ou RM, o diagnóstico diferencial com outras lesões neoplásicas malignas das cavidades nasossinusais, sendo que os métodos de imagem contribuem no estadiamento da lesão, definindo invasão perineural, orbitária, intracraniana e vascular, auxiliando no planejamento terapêutico e na avaliação do seu prognóstico.[8,25,29,36]

Carcinoma de glândulas salivar

Aproximadamente 10% dos tumores nasossinusais originam-se das glândulas salivares e incluem uma variedade de tipos histológicos: carcinoma adenóide cístico, mucoepidermóide, carcinoma indiferenciado e adenocarcinoma.

A maioria dos tumores das glândulas salivares origina-se no palato e estende, secundariamente, para os seios paranasais e fossas nasais (Fig. 25-40). Adenocarcinomas tendem a comprometer o seio etmóide.

Esses tumores têm sinal variável na RM, geralmente moderado a hipersinal, e apresentam com maior freqüência extensão perineural, que é melhor caracterizada nas seqüências com supressão de gordura.[29,36]

Melanomas

Representam 3,6% nas neoplasias nasossinusais, sendo as localizações mais freqüentes: porção anterior do septo nasal, parede nasal lateral e conchas inferiores. Essa lesão pode ser multicêntrica.

Na TC, o melanoma apresenta-se como massa lobular na cavidade paranasal, provocando remodelagem óssea, com impregnação acentuada após a injeção do meio de contraste iodado.[31]

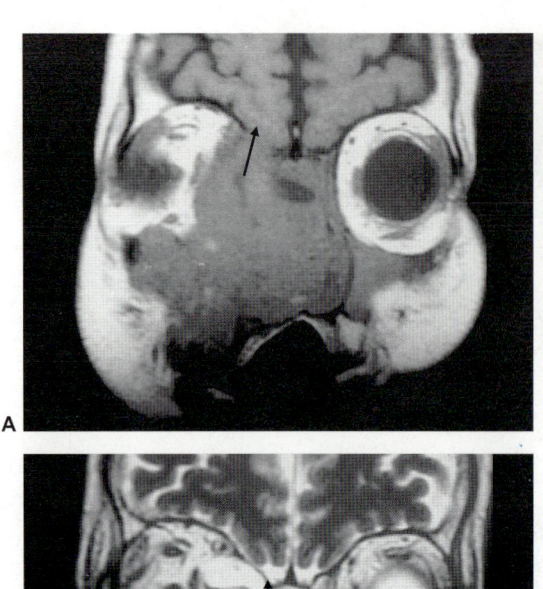

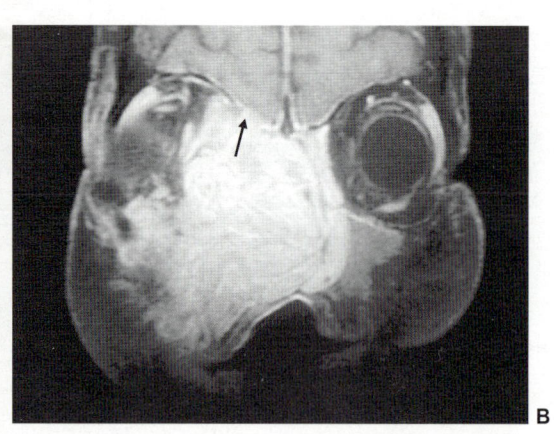

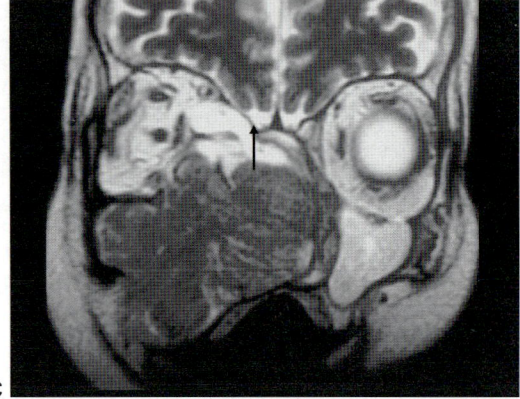

Fig. 25-38. Carcinoma espinocelular. RM coronal T1 **(A)**, T1 pós-contraste **(B)** e T2 **(C)**: massa sólida na fossa nasal e seios etmoidais e maxilar à direita, com invasão orbitária e extensão intracraniana, acometendo a dura-máter (seta).

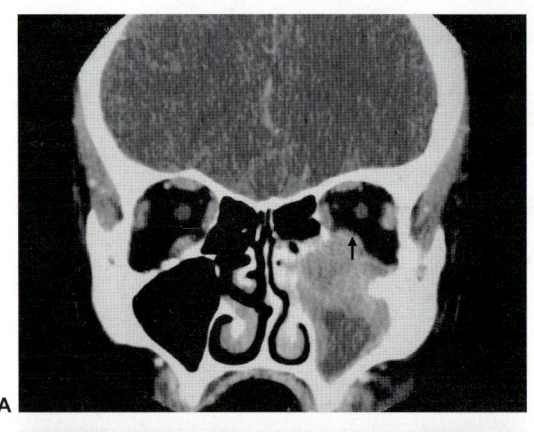

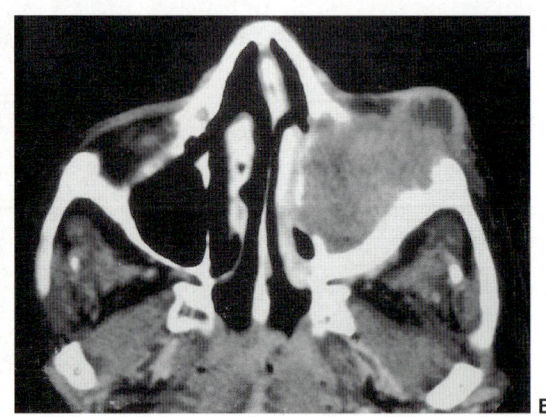

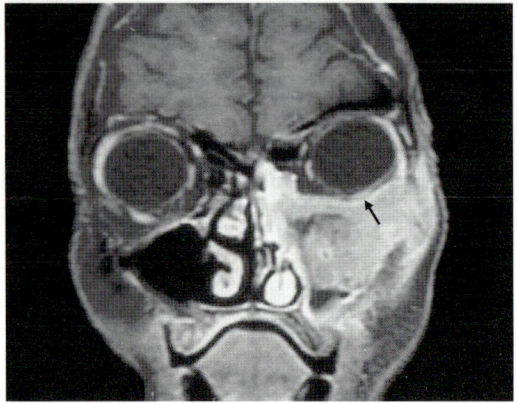

Fig. 25-39. Carcinoma espinocelular no seio maxilar. TC coronal pós-contraste **(A)**, TC axial pós-contraste **(B)** e T1 pós-contraste **(C)**: massa sólida no seio maxilar esquerdo, erodindo o assoalho orbitário, com invasão da gordura extraconal e do músculo reto inferior (seta).

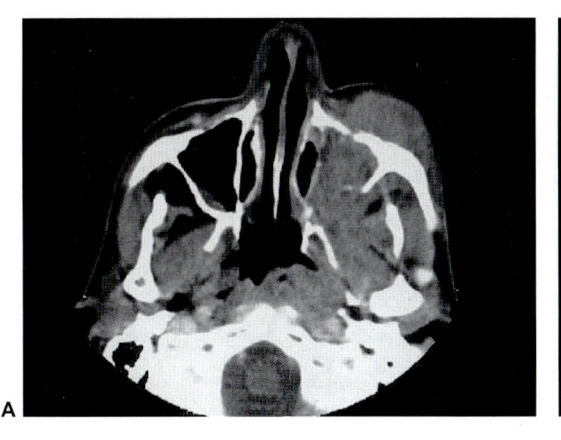

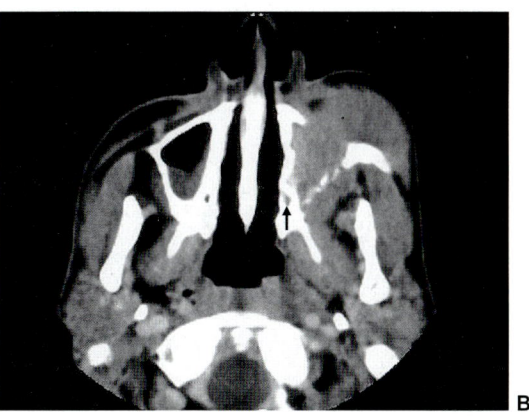

Fig. 25-40. Carcinoma adenóide cístico. TC axial pós-contraste **(A, B)**: massa sólida no seio maxilar esquerdo, erodindo suas paredes anterior e posterior. Observar o alargamento do forame palatino com obliteração da gordura (seta).

Na RM, o sinal do melanoma depende da quantidade de melanina no seu interior. O melanoma melanocítico apresenta alto sinal nas seqüências ponderadas em T1 e baixo sinal em T2, enquanto que o melanoma amelanocítico apresenta hipossinal em T1 e hipersinal em T2. Estes tumores apresentam impregnação acentuada pelo gadolínio.[29]

■ ESTESIONEUROBLASTOMA

É um tumor que se origina da mucosa olfatória situada na porção superior da fossa nasal, e tende a erodir a lâmina cribriforme com extensão intracraniana. O aspecto clássico do estesioneuroblastoma é de uma lesão com forma de halteres, com a porção inferior na fossa nasal e a porção superior na fossa anterior; podendo apresentar componente cístico intracraniano.

Na TC, o estesioneuroblastoma provoca remodelagem óssea associada à erosão da lâmina cribriforme. A impregnação pós-contraste é variável, podendo ter áreas de necrose em tumores grandes. Calcificação é incomum (Fig. 25-41).

O aspecto do estesioneuroblastoma é variável, podendo apresentar hipossinal ou sinal intermediário nas seqüências ponderadas em T1 e hipersinal ou sinal intermediário em T2. Áreas de hemorragia podem estar presentes da lesão, assim como áreas com degeneração cística.[29,38]

■ LINFOMA NÃO-HODGKIN

Setenta e cinco porcento dos linfomas nasossinusal são originários de células T.[24] Nakamura *et al.* observaram que existe correlação entre o sítio primário do linfoma nasossinusal caracterizado pela TC, com o tipo histológico e a evolução clínica

O linfoma de células T ocorre mais freqüente na cavidade nasal e seio etmóide, enquanto que o linfoma de células B é mais comum no seio maxilar e tem melhor prognóstico do que o linfoma de células T.[24,31]

Na TC o linfoma se apresenta como massa globosa sólida, que tende a causar remodelagem óssea, mas também pode ter um padrão mais agressivo com erosão óssea (Fig. 25-42). No linfoma de células B a invasão orbitária é mais freqüente, enquanto que no linfoma de células T é mais comum a erosão do septo nasal.

Na RM, o linfoma tende a apresentar sinal intermediário nas seqüências T1 e T2, com realce moderado ao gadolínio.

■ TC E RM NO ESTADIAMENTO DOS TUMORES NASOSSINUSAIS

No estadiamento das neoplasias malignas, a TC e a RM têm papel complementares. A TC melhor evidencia o acometimento ósseo, definindo com acurácia as paredes ósseas da cavidade paranasal, o assoalho da fossa anterior craniana e as paredes

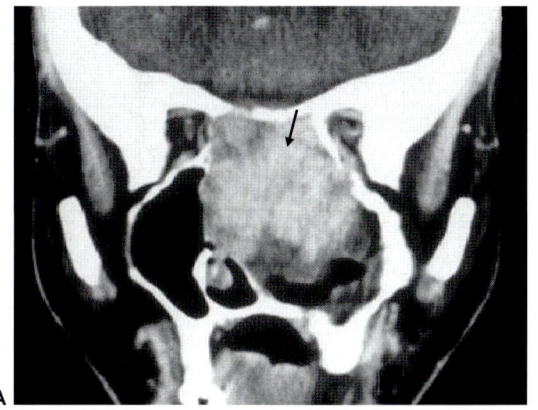

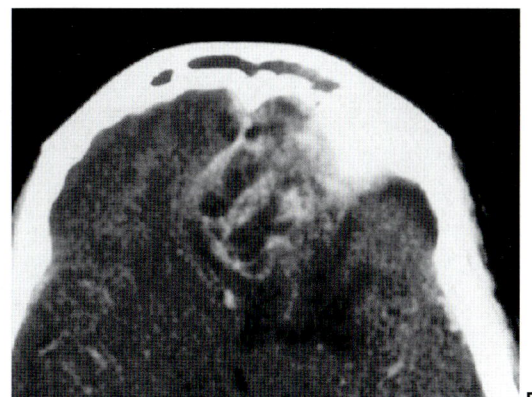

Fig. 25-41. Estesioneuroblastoma (seta). TC pós-contraste coronal **(A)** e axial **(B)**: formação expansiva sólida heterogênea no seios etmoidais e fossas nasais, com extensão para o seio maxilar e extensão intracraniana com invasão do encéfalo, comprimindo os cornos anteriores dos ventrículos laterais.

Fig. 25-42. Linfoma. TC pós-contraste axial **(A)** e coronal **(B)**: massa sólida no seio etmoidal direito com extensão para o seio esfenoidal e invasão orbitária. Observar também a invasão intracraniana com erosão do teto orbitário e *planum* esfenoidal (seta).

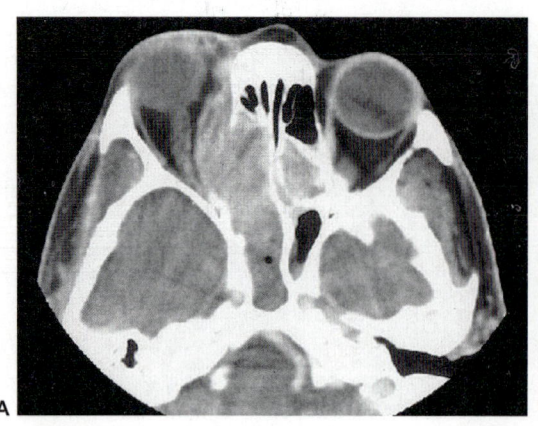

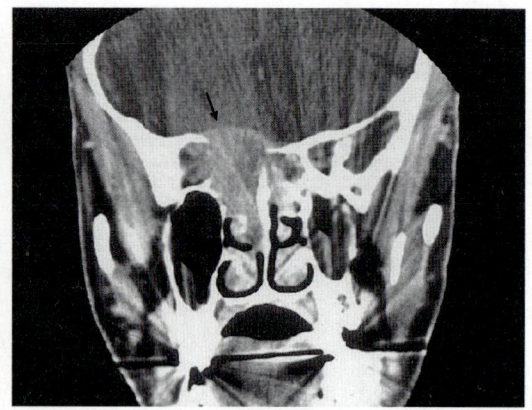

orbitárias, enquanto a RM, por definir melhor as estruturas com atenuação de partes moles, evidencia adequadamente a infiltração meníngea, encefálica e disseminação intra-orbitária, além do acometimento do seio cavernoso.[22,25]

■ DIFERENCIAÇÃO ENTRE TUMOR E PROCESSO INFLAMATÓRIO

A RM é superior à TC na diferenciação entre tumor e processo inflamatório causado pela obliteração da drenagem das cavidades paranasais. A secreção e a mucosa inflamada têm alto sinal em T2, enquanto que a maioria dos tumores tem hipossinal ou sinal intermediário em T2. Se a secreção tiver maior conteúdo protéico, o sinal do tumor e da secreção pode ser semelhante em T2, neste caso, a administração do meio de contraste será útil nessa diferenciação.[25]

■ EXTENSÃO PERINEURAL

Quando o tumor nasossinusal infiltra a fossa pterigopalatina, pode ocorrer a extensão tumoral para a cavidade orbitária através do forame infra-orbitário e a intracraniana através dos forames redondo e vidiano, portanto a infiltração da fossa pterigopalatina altera o prognóstico do tumor nasossinusal. Os sinais de extensão perineural são: alargamento e/ou erosão dos forames da base do crânio (redondo, vidiano, oval, palatino), presença de realce e obliteração dos planos gordurosos no interior do forame e alargamento do seio cavernoso. Embora a TC possa mostrar a extensão perineural, a RM é mais sensível na avaliação dessa alteração.[9,16,25]

■ INVASÃO ORBITÁRIA

TC e RM têm papéis complementares na avaliação da invasão orbitária por tumores nasossinusal. Eisen *et al.*[14] estudaram o papel da TC e RM na avaliação da invasão orbitária e observaram que a TC tem maior acuracidade na avaliação da invasão orbitária, principalmente por avaliar bem tanto a gordura como o osso, porém a diferenciação entre compressão ou invasão da periórbita pode ser difícil, tanto por TC como RM.[25]

■ INVASÃO INTRACRANIANA

A RM tem maior sensibilidade na avaliação da extensão intracraniana dos tumores nasossinusais do que a TC na avaliação do acometimento meníngeo e do parênquima encefálico (Fig. 25-43).[25]

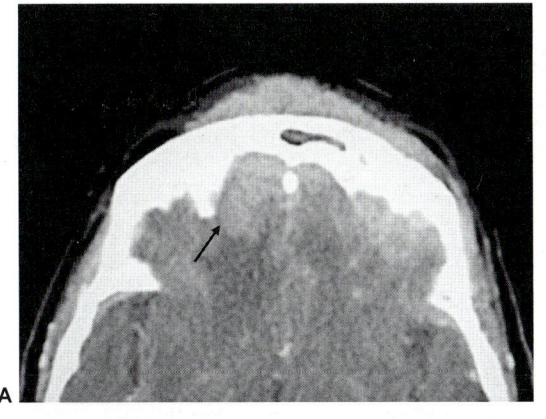

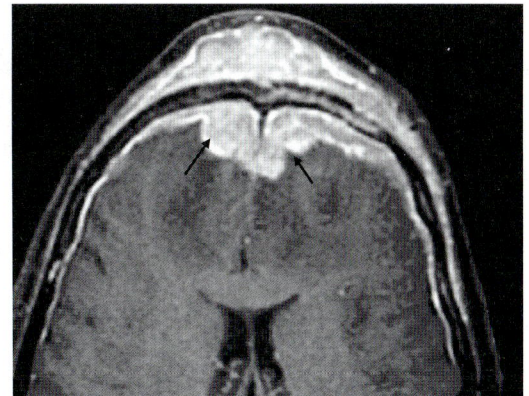

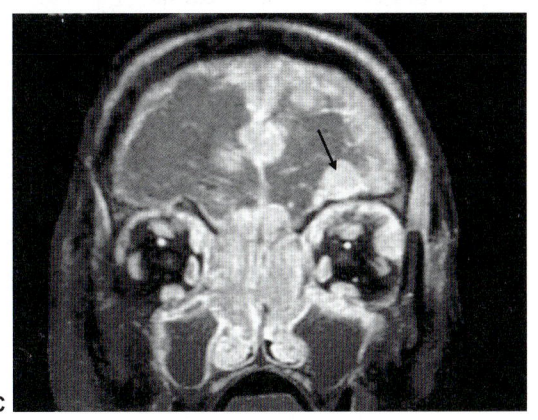

Fig. 25-43. Carcinoma espinocelular com extensão intracraniana: TC axial pós-contraste e RM com seqüências ponderadas em T1 pós-contraste: massa sólida nos seios etmoidais e fossas nasais com extensão intracraniana. Observar a infiltração do parênquima encefálico nos lobos frontais e realces nodulares durais (seta).

■ REFERÊNCIAS BIBLIOGRÁFICAS

1. Albery SM. Chaljub G, Cho NI, Rassekh CH, John SD, Guinto FC. MR Imaging of Nasal Masses. Radiographics 1995;15:1311-1327.
2. Babbel RW, Harsberger HR, Sonkens J, Hunt S. Recurring patterns of inflammatory sinonasal disease deomonstrated on screening sinus CT. AJNR 1992;13-903-912.
3. Baumann I, Koitschev A, Dammann F. Preoperative imaging of chronic sinusitis by multislice computed tomography . Eur Arch Otorhinolaryngol (2004) 261:497-501.
4. Bent JP, Cuilty-Siller C, Kuhn FA: The Frontal Cell as a cause of Frontal Sinus Obstruction. Am J Rhinol 1994;8:185-191.
5. Chung SK, Dhong HJ, Kim HY. Computed Tomography Anatomy of the Anterior Ethmoid Canal. American Journal of Rhinology 2001;15:77-81.
6. Citardi MJ, Gallivan RP, Batra PS, Maurer Jr. CR, Rohlfing T, Hwan-Jung Roh HJ, Lanza DC. Quantitative Computer-Aided Computed Tomography Analysis of Sphenoid Sinus Anatomical Relationships. American Journal of Rhinology 2004;18:173-178.
7. Coates MH, Whyte AM, Earwaker JWS. Frontal recess air cells: Spectrum of CT appearances. Australasian Radiology 2003;47:4-10.
8. Courcoutsakis NA, Langford CA, Sneller MC, Cupps TR, Gorman K, Patronas NJ. Orbital Involvement in Wegener Granulomatosis: MR Findings in 12 Patients. Journal of Computed Assisted Tomography. 1997; 21(3)452-458
9. Curtin HD. Detection of Perineural Spread: Fat is a Friend; AJNR. 1998;19:1385-1386.
10. Daniels DL, Mafee MF, Smith MM, Smith TL, Naidich TP, Brown WD, Bolger WE, Mark LP, Ulmer JP, Hacein-Bey L, Strottmann JM. The Frontal Sinus Drainage Pathway and Related Structures. AJNR Am J Neuroradiol 2003; 24: 1618-1627.
11. DelGaudio JM, Hudgins PA, Venkatraman G, BeningfieldA. Multiplanar Computed Tomographic Analysis of Frontal Recess Cells- Effect on Frontal Isthmus Size and Frontal Sinusitis. Arch Otolaryngol Head Neck Surg. 2005;131:230-235.
12. Earwaker J. Anatomic Variants in Sinonasal CT. Radiographics 1993;13:381-415.
13. Eggesbo HB, Sovik S, Dolvik S, Kolmannskog F.: CT characterization of inflammatory paranasal sinus disease in cystic fibrosis. Acta Radiol. 2002 Jan;43(1):21-8.
14. Eisen MD, Yousem DM, Loevner LA. Thaler ER, Bilker WB, Goldberg AN. Preoperative imaging to predict orbital invasion by tumor. Head Neck. 2000 Aug;22(5):456-62.
15. Fatterpekar G; Mukjerji S; Arbealez A; Maheshwari S, Castillo M. Fungal Disease of the Paranasal Sinuses. Semin Ultrasound CT MR. 1999;20(6):391-401.
16. Ginsberger LE. Imaging of Perineural Tumor Spread in Head and Neck Tumor. Seminars in Ultrasound, CT, and MRI. 1999;20(3):175-186.
17. Glasier CM, Mallory GB Jr, Steele RW. Significance of opacification of the maxillary and ethmoid sinuses in infants. J. Pediatr 1989;114:45-50.
18. Grossman RI, Yousem DM. Sinonasal Disease. IN: Neuroradiology: The Requisites. Mosby Philadelphia 2003 p. 611-640.
19. Jacobs JB, Lebowitz RA, Sorin A, Hariri S, Holiday R. Preoperative Sagittal CT Evaluation of the Frontal Recess. American Journal of Rhinology 2000;14(1)33-37.

20. Kennedy DW, Zinreich SJ, , Kumar AJ, Rosenbaum AE, Johns ME. Phisiologic mucosal changes within the nose and ethmoid sinus: imaging of the nasal cycle by MRI. Laryngoscope 1988;98:928-933.
21. Kim SS. Lee JG, MD; Kim KS, Kim HU, Chung IH, Yoon JH. Computed Tomographic and Anatomical Analysis of the Basal Lamellas in the Ethmoid Sinus. Laryngoscope 2001;111 (3):424-429.
2. Kubal WS. Sinonasal Imaging: Malignant Disease. Seminars in US, CT and MRI 1999;20(3):402-425.
23. Landsberg R, Friedman M. A Computer-Assisted Anatomical Study of the Nasofrontal Region. Laryngoscope 2001;11: 2125-2130.
24. Lee HL, Im JG, , Goo JM,Kim KWI, Choi BI , Chang KH, Han MH- Peripheral T-cell Lymphoma: Spectrum of Imaging Findings with Clinical and Pathologic Features. Radiographics 2003;(23)7-26.
25. Loevner LA, Sonners AI. Imaging of neoplasms of the paranasal sinuses. Magn Reson Imaging Clin N. Am. 2002; 10:467-493.
26. Mafee MF. Preoperative Imaging Anatomy of Nasal-Ethmoid Complex For Functional Endoscopic Sinus Surgery. Radiological Clinics of North America 1993;31(1):1-20.
27. Mc Laughlin RB, Rehl RM, Lanza DC. Clinically Relevant Frontal Sinus Anatomy and Physiology. Otolaryngologic Clinics of North America. 2001;34(1)1-21.
28. Meyer TK, Kocak M, Smith MM, Smith TL. Coronal Computed Tomography Analysis of Frontal Cells. American Journal of Rhinology 2003;17:163-168.
29. Michel MA. Nose and Sinus. In: Harnsberger. Head and Neck Diagnostic Imaging. Amirys Salt Lake City 2004 II 2-26/II 2-94.
30. Nadas S, Duvoidin B, Landry M, Schnyder P. Concha Bullosa: Frequency and Appearances on CT and Correlations with Sinus Disease in 308 Patients with Chronic Sinusitis. Neuroradiology 1995;37:234-237.
31. Nakamura K, Uehara s, Omagari J, Kunitake N, Kimura M, Makino Y, Murakami J, Jingu K, Masuda K. Primary non-Hodgkin lymphoma of the sinonasal cavities: correlation of CT evaluation with clinical outcome 1997.
32. Owen RG, Kuhn FA. Supraorbital Ethmoid Cell. Otolaryngology Head and Neck Surgery 1997;116:254-261.
33. Provenzale JM, Allen NB. Wegener Granulomatosis: CT and MR Findings AJNR Am J Neuroradiol 1996;17:785-792.
34. Rao VM, Sharma D, Madan A. Imaging of Frontal Sinus Disease: Concepts, Interpretation, and Technology. Otolaryngologic Clinics of North America 2001;34(1),23-39.
35. Som PM, Brandwein MS. Inflamatory Diseases. In: Som PM, Curtin HD. Head and Neck Imaging Vol.1 Mosby St. Louis 2003, p 193-259.
36. Som PM, Brandwein MS. Tumors and Tumor-like Conditions. In: Som PM, Curtin HD. Head and Neck Imaging Vol.1 Mosby St. Louis 2003, p 261-373.
37. Som PM, Shugar JMA, Brandwein MS. Anatomy and Physiology. IN: Som PM, Curtin HD. Head and Neck Imaging Vol.1 Mosby St. Louis 2003, p. 87-147.
38. Som PM: Sinonasal esthesioneuroblastomaa with intracranial extension: marginal tumor cysts as diagnostic MR finding. AJNR 1994:15:1259-1262.
39. Stallman JS, Lobo JN, Som PM .The Incidence of Concha Bullosa and Its Relationship to Nasal Septal Deviation and Paranasal Sinus Disease AJNR Am J Neuroradiol 2004; 25:1613-1618
40. Stammberger H. Specific Anatomy of the Lateral Nasal Wall and Ethmoid Sinuses. IN: Functional Endoscopic Sinus Surgery, Philadelphia, BC Decker, 1991 49-88.
41. Wormald PJ, The agger nasi cell: The key to understanding the anatomy of the frontal recess. Otolaryngol Head Neck Surg 2003;129:497-507.
42. Yousem DM. Imaging of Sinonasal Inflammatory Disease. Radiology 1993; 188: 303-314.
43. Zinreich SJ, Albayram S, Benson ML, Oliverio PJ. The Ostiomeatal Complex and Functional Endoscopic Surgery. IN: Som PM, Curtin HD. Head and Neck Imaging Vol.1 Mosby St. Louis 2003, p. 149-173.
44. Zinreich SJ, Kennedy DW, Kumar AJ, Rosenbaum AE, Johns ME. MR imaging of normal nasal cycle: comparison with sinus pathology. J. Comput Assist Tomogr 1988;12: 1014-1019.

ÍNDICE REMISSIVO

A

AAS (Ácido Acetil Salicílico)
  intolerância ao, 140
    e PN, 140
  oral, 147
    no tratamento do PN, 147
Abscesso
  subperiosteal, 81
  epidural, 252
  subdural, 252
  cerebral, 253
Acesso(s)
  extracranianos, 95, 96
    externos, 95
      teto do etmóide, 95
      lâmina crivosa, 95
      SF, 95
      seio esfenoidal, 95
    endonasal, 96
Ácido
  acetil, 140
  salicílico, *ver AAS*, 140
Acometimento
  pulmonar, 121
Afecção(ões)
  nasossinusais, 121
    RSC, 121
    polipose, 121
    pseudomucocele, 122
    mucocele, 123
Agger
  nasi, 24, 52
    célula de, 274
      radiologia das, 274
Alergia
  PN e, 140
  local, 140
  PN e, 140
Anatomia
  cirúrgica, 17-27
    endoscópica, 17-27
      dos seios paranasais, 17-27
        introdução, 17
    radiológica, 17-27
      dos seios paranasais, 17-27
        introdução, 17
    endoscópica, 17
      considerações iniciais, 17
      concha, 17, 18
        inferior, 17
        média, 18
        superior, 18
      meato, 17, 18
        inferior, 17
        médio, 18
        superior, 18
      fossa, 18
        pterigopalatina, 18
      osso, 18
        etmoidal, 18
      lamelas, 18
        do labirinto etmoidal, 18
      espaços, 20
      seios paranasais, 21
      variações anatômicas, 24
Anestesia, 35
Anomalia(s), 91-100
  fístulas, 91-97
    introdução, 91
    meninges, 91
      anatomia das, 91
    líquor, 91
      fisiologia do, 91
    conceito, 92
    etiologia, 92
    freqüência, 92
    quadro clínico, 92
    diagnóstico, 92
    exames complementares, 93
      diagnóstico de líquor extracraniano, 93
      localização do sítio da fístula, 93
    tratamento, 94
      clínico, 94
      cirúrgico, 95
    prognóstico, 96
    complicações, 96
    controvérsias, 97
      drenagem lombar, 97
      fluoresceína sódica 5%, 97
      uso de antibiótico, 97
  más formações, 91-98
    introdução, 91
    meninges, 91
      anatomia das, 91
    líquor, 91
      fisiologia do, 91
    conceito, 92
    etiologia, 92
    freqüência, 92
    quadro clínico, 92
    diagnóstico, 92
    exames complementares, 93
      diagnóstico de líquor extracraniano, 93
      localização do sítio da fístula, 93
    tratamento, 94
      clínico, 94
      cirúrgico, 95
    prognóstico, 96
    complicações, 96
    controvérsias, 97
      drenagem lombar, 97
      fluoresceína sódica 5%, 97
      uso de antibiótico, 97
  congênitas do nariz, 98-100
    introdução, 98
    embriologia, 99
    quadro clínico, 99
      gliomas, 99
      encefaloceles, 99
    exames complementares, 99
    tratamento, 99
    conclusões, 100
Antibiótico
  uso de, 97
Antibioticoterapia
  no pós-operatório, 63
    de cirurgias endoscópicas endonasais, 63
Antifúngico
  tópico, 147
    no tratamento do PN, 147
Anti-histamínico(s)
  no pós-operatório, 64
    de cirurgias endoscópicas endonasais, 64
  no tratamento do PN, 147
Antileucotrieno(s)
  no tratamento do PN, 147
Aquecimento
  da respiração, 32

Artéria
    etmoidal, 21, 231, 276
        anterior, 21, 231, 276
            ligadura da, 231
                na epistaxe, 231
            radiologia das, 276
        posterior, 276
            radiologia das, 276
    carótida, 73
        interna, 73
            lesão da, 73
    esfenopalatina, 229
        ligadura da, 229
            na epistaxe, 229
Asma
    PN e, 140
Atresia
    coanal, 103-110
        congênita, 103-110
            introdução, 103
            embriologia, 103
            classificação, 103
            quadro clínico, 103
            diagnóstico, 104, 105
                diferencial, 105
            tratamento, 107
            cuidados pós-operatórios, 109
            complicações, 109
Avaliação
    radiológica pré-operatória, 24
        infundíbulo etmoidal, 24
        PU, 24
        BE, 26
        concha média, 26
        teto do etmóide, 27
        esfenóide, 27
    genética, 127
        no diagnóstico da FC, 127

B

BE (Bolha Etmoidal), 19, 26, 52
    variações da, 24
    considerações anatômicas, 37
    atenção, 38
Beta-2-Transferina
    detecção de, 93
        no diagnóstico, 93
            de líquor extracraniano, 93
Bloqueio
    do forame palatino, 227
        maior, 227
            na epistaxe, 227
Bola
    fúngica, 112
        quadro clínico, 112
        exames de imagem, 113
        histopatologia, 113
        tratamento, 113
Bolha
    etmoidal, *ver BE*, 19
Bula
    etmoidal, 11, 37, 271
        remoção da, 11
            instrumentos para, 11

considerações anatômicas, 37
exérese da, 38
atenção, 38
radiologia da, 271

C

Câmera
    de vídeo, 9
Carcinoma
    espinocelular, 283
        radiologia do, 283
    de glândulas salivar, 285
        radiologia do, 285
Cauterização
    termoelétrica, 216
        das conchas nasais, 216
    na epistaxe, 226
Célula(s)
    de Onodi, 24, 40, 275
        atenção, 40
        radiologia das, 275
    de Haller, 24, 44, 274
        atenção, 44
        radiologia das, 274
    frontoetmoidais, 54
    etmoidais, 273, 274
        frontais, 273
            radiologia das, 273
            de *agger nasi*, 274
            supra-orbital, 274
        infra-orbitária, 274
            radiologia das, 274
Choque
    tóxico, 75
        síndrome do, *ver SCT*, 75
Ciclo
    nasal, 33
Cirurgia
    endoscópica, 7-16, 49-57, 59-64, 67-76, 77-88
        nasossinusal, 7-16
            realização da, 7-16
                instrumental para, 7–16
            documentação da, 7-16
                instrumental para, 7-16
        do SF, 49-57
            introdução, 49
            anatomia do RF, 50
        endonasais, 59-64, 67-76, 77-88
            pós-operatório em, 59-64
                introdução, 59
                processo de reparação tecidual, 59
                peculiaridades da mucosa nasal, 60
                cuidados iniciais, 60
                cuidados locais, 61
                medicações, 63
                orientações gerais, 63
            complicações da, 67-76
                introdução, 67
                menores, 68
                maiores, 71
            na população pediátrica, 77-88
                introdução, 77
                anatomia cirúrgica, 77

indicações para, 80
modalidades cirúrgicas, 85
técnica cirúrgica, 85
contra-indicações, 87
cuidados pós-operatórios, 87
complicações, 87
distúrbio de crescimento, 88
resultados, 88
comentários finais, 88
    guiada por imagem, 15
    nas conchas nasais, 216
        cauterização termoelétrica, 216
        radiofreqüência, 217
        turbinectomia, 217
        turbinoplastia, 217
            endoscópica, 217
            inferior com microdebridador, 217
    na epistaxe, 229
        técnica cirúrgica da ligadura, 229, 231
            da artéria esfenopalatina, 229
            da artéria etmoidal anterior, 231
Citocina(s)
    perfil de, 145
    no PN, 145
Clearence
    mucociliar, 29
        transporte mucociliar, 30
            alterações no, 30
        importância dos espaços etmoidais
            anteriores, 30
                na ventilação dos seios, 30
                    frontais, 30
                    maxilares, 30
                na drenagem dos seios, 30
                    frontais, 30
                    maxilares, 30
Cloreto
    dosagem de, 93
        no diagnóstico, 93
        de líquor extracraniano, 93
Complexo
    osteomeatal, 270
        radiologia do, 270
Complicação(ões)
    da cirurgia endoscópica, 67-76, 77-88
        endonasal, 67-76, 77-88
            introdução, 67
            menores, 68
                sinéqiua, 68
                estenose do óstio maxilar, 69
                lesão da lâmina papirácea, 69
                sangramento intra-operatório, 70
            maiores, 71
                fístula liqüórica, 71
                lesões vasculares, 72
                lesões parenquimatosas intracranianas, 72
                lesão da artéria carótida interna, 73
                hemorragia intra-orbitária, 74
                lesão do nervo óptico, 75
                sistema nasolacrimal, 75
                SCT, 75
                hipoplasia de seio maxilar, 75
            na população pediátrica, 87

das rinossinusites, 243-253
introdução, 243
orbitárias, 243
fisiopatologia, 243
classificação, 243
quadro clínico, 243
tratamento, 247
ósseas, 248
osteomielite, 248, 250
frontal, 248
maxilar, 250
esfenoidal, 250
intracranianas, 250
fisiopatologia, 251
bacteriologia, 251
diagnóstico, 251
tratamento, 251
prognóstico, 251
meningite, 251
abscesso, 252, 253
epidural, 252
subdural, 252
cerebral, 253
trombose de seio cavernoso, 252
Composição
celular, 144, 145
do PN, 144, 145
eosinófilos, 144
mastócitos, 145
linfócitos, 145
fibroblastos, 145
miofibroblastos, 145
Concha(s)
inferiores, 17
média, 18, 20, 24, 26, 38, 39
curvatura paradoxal da, 24
considerações anatômicas, 38
lamela basal da, 38
abertura da, 38
atenção, 39
bulosa, 39
atenção, 39
bolhosa, 39
atenção, 39
superior, 18, 20
lamela da, 20
suprema, 20
lamela da, 20
bolhosa, 24
nasais, 216
cirurgia nas, 216
cauterização termoelétrica, 216
radiofreqüência, 217
turbinectomia, 217
turbinoplastia, 217
endoscópica, 217
inferior com microdebridador, 217
Corneto
médio, 269
radiologia do, 269
Corticóide(s)
rinossinusite e, 155
em UTI, 155
Corticosteróide(s)
no pós-operatório, 64

de cirurgias endoscópicas endonasais, 64
tópico, 146
no tratamento do PN, 146
sistêmico, 146
no tratamento do PN, 146
Cottle-Guillen
técnica de, 213
para septoplastia, 213
Crioterapia
na epistaxe, 228
Cuidado(s)
no pós-operatório, 60, 61
de cirurgias endoscópicas endonasais, 60, 61
iniciais, 60
locais, 61

D
Dacriocistorrinostomia
endoscópica, 233-241
histórico, 233
vias lacrimais, 234
anatomia das, 234
indicações, 236
avaliação, 236
investigação, 237
radiológica, 237
técnica cirúrgica, 237
pós-operatório, 240
resultados, 240
uso de mitomicina C, 240
uso de *laser*, 241
Decúbito
prolongado, 155
rinossinusite e, 155
em UTI, 155
Deformidade(s)
nasais, 220
na septoplastia, 220
Descompressão
do nervo óptico, 197-199
introdução, 197
orbitária, 197
Discinesia
ciliar, 130-135
função ciliar, 130, 132
anatomia, 130
histologia, 130
ultra-estrutura ciliar, 130
alterações da, 132
fisiologia ciliar, 130
anatomia, 130
histologia, 130
ultra-estrutura ciliar, 130
histórico, 132
quadro clínico, 133
diagnóstico, 133
tratamento, 135
prognóstico, 135
manejo da, 135
considerações sobre o futuro do, 135
Distúrbio(s)
de crescimento, 88

Documentação
da cirurgia endoscópica nasossinusal, 7-16
instrumental para, 7-16
introdução, 7
material necessário, 7
instrumentos necessários, 10
para cada passo cirúrgico, 10
microdebridador, 15
shaver, 15
sistema de navegação tridimensional, 15
Doença
sinusal, 121, 123
em pacientes com FC, 121
correlação na, 123
genótipo-fenótipo, 123
inflamatória, 276
nasossinusal, 276
radiologia da, 276
nível hidroaéreo, 279
espessamento das paredes ósseas, 279
RSF, 280
mucocele, 280
PN, 280
Dosagem
de glicose, 93
no diagnóstico, 93
de líquor extracraniano, 93
de cloreto, 93
no diagnóstico, 93
de líquor extracraniano, 93
Drenagem
dos seios, 30
frontais, 30
espaços etmoidais anteriores na, 30
maxilares, 30
espaços etmoidais anteriores na, 30
lombar, 97

E
Embolização
na epistaxe, 228
Encefalocele(s), 99
Endoscopia
nasal, 93, 210
na localização, 93
do sítio da fístula, 93
para septoplastia, 210
Endoscópio(s), 7, 36
nasal, 1-4
do endoscópio ao, 1-4
alguns séculos de história, 1-4
tipos de, 8
características, 8
Epistaxe, 223-231
introdução, 223
etiologia, 223
vascularização nasal, 224
considerações anatômicas, 224
avaliação inicial, 224
tratamento, 226
cauterização, 226
tamponamento, 226
bloqueio do forame, 227
palatino maior, 227

crioterapia, 228
medicamentos, 228
embolização, 228
cirurgia, 229
Epitélio
do PN, 144
Esfenóide, 27
Espaço(s)
hiato semilunar, 20
infundíbulo etmoidal, 21
seio lateral, 21
recesso, 21
retrobular, 21
frontal, 21
etmoidais anteriores, 30
importância dos, 30
na ventilação dos seios, 30
frontais, 30
maxilares, 30
na drenagem dos seios, 30
frontais, 30
maxilares, 30
Espéculo
ao endoscópio nasal, 1-4
alguns séculos de história, 1-4
introdução, 1
Estadiamento
da PN, 143
do papiloma, 166
nasal, 166
dos tumores, 287
nasossinusais, 287
TC no, 287
RM no, 287
Estenose
do óstio, 69
maxilar, 69
Estesioneuroblastoma
radiologia dos, 287
Estroma
do PN, 144
Etmóide
seio, 11
posterior, 11
abertura do, 11
teto do, 27
Exérese
da bula etmoidal, 38
Extensão
perineural, 288
radiologia da, 288

F

FC (Fibrose Cística), 118-128
introdução, 118
incidência, 118
genética, 118
patogênese, 118
manifestações nasossinusais, 118
seios paranasais, 119, 120
características dos, 119
avaliação dos, 120
colonização bacteriana dos, 120

doença sinusal, 121, 123
correlação genótipo-fenótipo, 123
acometimento pulmonar, 121
afecções nasossinusais, 121
RSC, 121
polipose, 121
pseudomucocele, 122
mucocele, 123
tratamento nasossinusal, 124
clínico, 124
cirúrgico, 124
diagnóstico, 126
laboratorial, 126
pré-natal, 126
screening do recém-nascido, 126
teste do suor, 126
avaliação genética, 127
diferença de potencial nasal, 127
avaliação, 127
de casos atípicos, 127
considerações anestésicas, 127
PN e, 142
pacientes com, 265
e transplante de pulmão, 265
FESS em, 265
FESS *(Functional Endoscopic Sinus Surgery)*, 17
introdução, 77
indicações, 81
modalidades cirúrgicas, 85
técnica cirúrgica, 85
contra-indicações, 87
cuidados pós-operatórios, 87
complicações, 87
distúrbio, 88
de crescimento, 88
resultados, 88
comentários finais, 88
septoplastia e, 210
em pacientes com FC, 265
e transplante de pulmão, 265
Fibrose
cística, *ver FC*, 118-128
Filtração
da respiração, 32
Fístula(s), 91-98
liquórica, 71, 219
na septoplastia, 219
introdução, 91
meninges, 91
anatomia das, 91
líquor, 91
fisiologia do, 91
conceito, 92
etiologia, 92
freqüência, 92
quadro clínico, 92
diagnóstico, 92
exames complementares, 93
líquor extracraniano, 93
diagnóstico de, 93
sítio da fístula, 93
localização do, 93
tratamento, 94
clínico, 94
cirúrgico, 95

prognóstico, 96
complicações, 96
controvérsias, 97
drenagem lombar, 97
fluoresceína sódica 5%, 97
uso de antibiótico, 97
Fluoresceína
sódica 5%, 93, 97
teste da, 93
na localização do sítio da fístula, 93
Fluxo
aéreo, 33
nasal, 33
Forame
palatino maior, 227
bloqueio do, 227
na epistaxe, 227
Fossa
pterigopalatina, 18
Função
ciliar, 130
anatomia, 130
histologia, 130
fisiologia, 130
ultra-estrutura ciliar, 130
alterações da, 132

G

Glândula(s)
salivar, 285
carcinoma de, 285
radiologia do, 285
Glicose
dosagem de, 93
no diagnóstico, 93
de líquor extracraniano, 93
Glioma(s), 99
Granulomatose
de Wegener, 281
radiologia da, 281

H

Haller
célula de, 24, 44, 274
atenção, 44
radiologia das, 274
Hematoma(s)
na septoplastia, 219
Hemorragia
intra-orbitária, 74
Hiato
semilunar, 20
Hipoplasia
de seio, 75
maxilar, 75
História
alguns séculos de, 1-4
do espéculo ao endoscópio nasal, 1-4
introdução, 1
HIV
infecção pelo, 262
pacientes com, 262
rinossinusites em, 262

I

Inflamação
  PN e, 141
Infundíbulo
  etmoidal, 21
  radiologia do, 271
Injeção
  subaracnóidea, 94
    de isótopos radioativos, 94
      na localização do sítio da fístula, 94
Instrumento(s)
  necessários, 10
    para cada passo cirúrgico, 10
      uncinectomia, 11
      remoção da bula etmoidal, 11
      abertura do seio etmóide posterior, 11
      sinusotomia, 12, 13
        esfenoidal, 12
        frontal, 13
        seio maxilar, 12
Invasão
  orbitária, 288
    radiologia da, 288
  intracraniana, 288
    radiologia da, 288
Isótopo(s)
  radioativos, 94
    injeção subaracnóidea de, 94
      na localização do sítio da fístula, 94

K

Killian
  técnica de, 213
    para septoplastia, 213

L

Lamela(s)
  do labirinto, 18
    etmoidal, 18
      PU, 18
      BE, 19
      concha média, 20
    basal, 20
    da concha, 20
      superior, 20
      suprema, 20
Laser
  uso de, 241
    na dacriocistorrinostomia, 241
      endoscópica, 241
Lavagem
  nasal, 63
    no pós-operatório, 63
      de cirurgias endoscópicas endonasais, 63
Lesão(ões)
  da lâmina, 69
    papirácea, 69
  vasculares, 72
  parenquimatosas, 72
    intracranianas, 72
  da artéria, 73
    carótida, 73
      interna, 73

  de nervo, 75
    óptico, 75
Linfoma
  não-Hodgkin, 287
    radiologia do, 287
Líquor
  fisiologia do, 91
  extracraniano, 93
    diagnóstico de, 93
      dosagem, 93
        de glicose, 93
        de cloreto, 93
      detecção de beta-2-transferina, 93
Lisina
  acetilsalicilato, 147
    no tratamento do PN, 147
Luz
  fonte de, 9

M

Macrolídeo(s)
  no tratamento do PN, 147
Material
  necessário para documentação, 7
    endoscópios, 7
    fonte de luz, 9
    câmera de vídeo, 9
    videogravador, 10
    monitor de vídeo, 10
    vídeo printer, 10
Meato
  inferior, 17
  médio, 18
  superior, 18
Medicação(ões)
  no pós-operatório, 63
    de cirurgias endoscópicas endonasais, 63
      antibioticoterapia, 63
      corticosteróides, 64
      antiistamínicos, 64
Melanoma(s)
  radiologia dos, 285
Meninge(s)
  anatomia das, 91
Meningite(s)
  na septoplastia, 219
  como complicação, 251
    da rinossinusite, 251
Metzenbaum
  técnica de, 213
    para septoplastia, 213
Micose
  rinossinusal, 112
  superficial, 112
Microdebridador, 15
Mitomicina
  C, 240
    uso de, 240
      na dacriocistorrinostomia endoscópica, 240
Monitor
  de vídeo, 10
Mucocele(s), 201-207
  em pacientes com FC, 122

  introdução, 201
  fisiopatologia, 201
  diagnóstico, 201, 205
    diferenciais, 205
  classificação, 202
    pela localização, 202
      frontal, 202
      etmoidal, 202
      maxilar, 204
      esfenoidal, 204
      de concha média, 205
  tratamento, 205
    frontal, 206
    frontoetmoidal, 206
    maxilar, 207
    esfenoidal, 207
    etmoidal, 207
    de concha médica, 207
  radiologia da, 280
Mucosa
  nasal, 60
    no processo de cicatrização, 60
    peculiaridades da, 60
  palatina, 219
    insensibilidade na, 219
      na septoplastia, 219
    dor na, 219
      na septoplastia, 219

N

Nariz
  fisiologia do, 29-33
    introdução, 29
    clearence mucociliar, 29
    respiração, 32
    olfação, 33
  anomalias congênitas do, 98-100
    introdução, 98
    embriologia, 99
    quadro clínico, 99
      gliomas, 99
      encefaloceles, 99
    exames complementares, 99
    tratamento, 99
    conclusões, 100
Nasoangiofibroma
  juvenil, 281
    radiologia do, 281
Nasofibrolaringoscopia
  para septoplastia, 210
Neoplasia(s)
  nasossinusais, 171-183
    tratamento endoscópico das, 171-183
      introdução, 171
      diagnóstico, 172
      acessos cirúrgicos, 173
      técnica cirúrgica, 175
      tumores, 178, 182
        benignos, 178
        malignos, 182
      considerações finais, 182
  benignas, 281
    nasoangeiofibroma, 281
      juvenil, 281

malignas, 283
  carcinoma espinocelular, 283
Nervo
  óptico, 75, 197-199
    lesão de, 75
    descompressão do, 197-199
      introdução, 197
      orbitária, 197

O

Olfação, 33
Onodi
  célula de, 24, 40, 275
    atenção, 40
    radiologia das, 275
Orientação(ões)
  gerais, 63
    no pós-operatório de cirurgias endoscópicas
      endonasais, 63
        lavagem nasal, 63
Osso
  etmoidal, 18
Osteoma
  radiologia do, 283
Osteomielite
  frontal, 248
  maxilar, 250
  esfenoidal, 250
Óstio
  maxilar, 69
    estenose do, 69

P

Paciente
  imunocomprometido, 257-265
    rinossinusite no, 257-265
      introdução, 257
      abordagem da, 258, 265
        princípios para, 265
      diagnóstico, 258
        clínico, 258
        radiológico, 258
        microbiológico, 259
      tratamento, 261
        com infecção, 262
          pelo HIV, 262
        transplantes, 263, 265
          de medula óssea, 263
          de pulmão, 265
            FESS em, 265
        RSF, 263
        com FC, 265
          FESS em, 265
Papiloma
  nasal, 161-183
    introdução, 161
    histórico, 161
    classificação, 161
    nomenclatura, 162
    epidemiologia, 162
      incidência, 162
      idade, 162
    aspectos clínicos, 162
    local de origem, 163

radiologia, 164
patologia, 164
etiologia, 165
relação com PN, 165
recorrência, 165
potencial maligno, 166
estadiamento, 166
acesso cirúrgico, 166
invertido, 282
  radiologia do, 282
Parede(s)
  nasal lateral, 32, 269
    transporte ao longo da, 32
      vias de, 32
    radiologia da, 269
      corneto médio, 269
  ósseas, 279
    espessamento das, 279
    radiologia do, 279
Perfuração
  septal, 219
    na septoplastia, 219
PN (Polipose Nasal), 137-149
  introdução, 137
  definição, 137
  histórico, 138
  epidemiologia, 139
    e asma, 140
    e intolerância, 140
      ao AAS, 140
    e alergia, 140
      local, 140
    e inflamação, 141
    e RSF, 141
    e FC, 142
    e quadros sindrômicos, 142
  características clínicas, 142
    história, 142
    exame, 142, 143
      físico, 142
      laboratoriais, 143
      de imagens, 143
  classificação, 143
  terminologia, 143
  estadiamento, 143
  diagnósticos diferenciais, 143
  estudos, 143
    relacionados à genética, 143
  patologia, 144
    epitélio, 144
    estroma, 144
    composição celular, 144
      eosinófilos, 144
      mastócitos, 145
      linfócitos, 145
      fibroblastos, 145
      miofibroblastos, 145
    classificação celular, 145
    perfil de citocinas, 145
  fisiopatogenia, 146
  tratamento, 146
    corticosteróides, 146
      tópico, 146
      sistêmico, 146
    anti-histamínicos, 147

antileucotrienos, 147
antifúngicos tópico, 147
AAS oral, 147
lisina acetilsalicilato, 147
terapia antimicrobiana, 147
macrolídeos, 147
outros medicamentos, 148
cirúrgico, 148
  seguimento pós-operatório, 148
perspectivas, 148
papiloma nasal e, 165
radiologia da, 280
Pólipo
  antrocoanal, 281
    granuloma de Wegener, 281
    tumores nasossinusais, 281
      neoplasias benignas, 281
    papiloma invertido, 282
    osteoma, 283
    neoplasias malignas, 283
      carcinoma espinocelular, 283
    carcinoma, 285
      de glândulas salivar, 285
    melanomas, 285
Polipose
  em pacientes com FC, 121
  nasal, ver PN, 137-149
População
  pediátrica, 77-88
    cirurgia endoscópica endonasal na, 77-88
      introdução, 77
      anatomia cirúrgica, 77
      indicações para, 80
      modalidades cirúrgicas, 85
      técnica cirúrgica, 85
      contra-indicações, 87
      cuidados pós-operatórios, 87
      complicações, 87
      distúrbio de crescimento, 88
      resultados, 88
      comentários finais, 88
Potencial
  nasal, 127
    diferença de, 127
    no diagnóstico da FC, 127
Pré-natal
  no diagnóstico da FC, 126
Processo
  uncinado, ver PU, 18
  de reparação tecidual, 59
Pseudomucocele
  em pacientes com FC, 122
PU (Processo Uncinado), 18, 50
  proeminente, 24
  considerações anatômicas, 36
  uncinectomia, 37
  atenção, 37
  radiologia do, 270
    bula etmoidal, 271
    infundíbulo, 271

Q

Quadro(s)
  sindrômicos, 142
    PN e, 142

R

Radiofreqüência
  cirurgia por, 217
    nas conchas nasais, 217
Recesso
  retrobular, 21
  frontal, *ver RF*, 21
Remoção
  da bula etmoidal, 11
    instrumentos para, 11
Respiração
  filtração, 32
  umidificação, 32
  aquecimento, 32
  fluxo aéreo nasal, 33
  ciclo nasal, 33
Ressonância
  magnética, *ver RM*, 94
RF (Recesso Frontal), 21
  anatomia do, 50
    PU, 50
    BE, 52
    agger nasi, 52
    células frontoetmoidais, 54
Rinomanometria
  para septoplastia, 212
Rinometria
  acústica, 212
    para septoplastia, 212
Rinorréia
  gustatória, 220
  na septoplastia, 220
Rinossinusite(s)
  crônica, *ver RSC*, 81
  em UTI, 153-158
    introdução, 153
    incidência, 153
    fatores predisponentes, 153
      sondas, 153
        nasais, 153
        traqueais, 153
      trauma cranioencefálico, 154
      tamponamento nasal, 155
      corticóides, 155
      ventilação mecânica, 155
      sedação, 155
      decúbito prolongado, 155
    diagnóstico, 155
    quadro clínico, 155
    exames complementares, 155
    microbiologia, 155
    tratamento, 155
    pós-operatório, 158
    comentários finais, 158
  complicações das, 243-253
    introdução, 243
    orbitárias, 243
      fisiopatologia, 243
      classificação, 243
      quadro clínico, 243
      tratamento, 247
    ósseas, 248
      osteomielite, 248, 250
        frontal, 248
        maxilar, 250
        esfenoidal, 250
    intracranianas, 250
      fisiopatologia, 251
      bacteriologia, 251
      diagnóstico, 251
      tratamento, 251
      prognóstico, 251
      meningite, 251
      abscesso, 252, 253
        epidural, 252
        subdural, 252
        cerebral, 253
      trombose de seio cavernoso, 252
  no paciente imunocomprometido, 257-265
    introdução, 257
    abordagem da, 258, 265
      princípios para, 265
    diagnóstico, 258
      clínico, 258
      radiológico, 258
      microbiológico, 259
    tratamento, 261
    com infecção, 262
      pelo HIV, 262
    transplantes, 263, 265
      de medula óssea, 263
      de pulmão, 265
        FESS em, 265
    RSF, 263
    com FC, 265
      FESS em, 265
RM (Ressonância Magnética)
  na localização, 94
  do sítio da fístula, 94
RSC (Rinossinusite Crônica), 111-135
  definição, 81
  diagnóstico, 81
  patogênese, 82
  fatores predisponentes, 83
  diagnóstico, 84
    diferencial, 84
  evolução, 84
    radiológica, 84
  tratamento, 85
    medicamentoso, 85
  fúngica, *ver RSF*, 111-117
  invasiva, 116
  aguda, 116
    fulminante, 116
  FC, 118-128
  discinesia ciliar, 130-135
RSF (Rinossinusite Fúngica), 111-117
  introdução, 111
  classificação, **112**
  formas, 112, 116
    não-invasivas, 112
      micose rinossinusal superficial, 112
      bola fúngica, 112
      SFA, 114
    invasivas, 116
      crônica invasiva, 116
      aguda fulminante, 116
  alérgica, *ver SFA*, 114
  PN e, 141
  no paciente imunocomprometido, 263
  radiologia da, 280

S

Sala
  cirúrgica, 35
Sangramento
  intra-operatório, 70
  na septoplastia, 219
Screening
  do recém-nascido, 126
    no diagnóstico da FC, 126
SCT (Síndrome do Choque Tóxico), 75
  na septoplastia, 220
Sedação
  rinossinusite e, 155
    em UTI, 155
Seio(s)
  etmóide, 11, 39
    posterior, 11, 39
      abertura do, 11
      considerações anatômicas, 39
      etmoidectomia posterior, 39
      atenção, 40
  maxilar, 12, 21, 30, 31, 42, 75
    instrumentos para, 12
    ventilação dos, 30
      espaços etmoidais anteriores na, 30
    considerações anatômicas, 42
    antrostomia maxilar, 43
    atenção, 43
    hipoplasia de, 75
  paranasais, 17-27, 29-33, 119, 269-289
    anatomia cirúrgica dos, 17-27
      endoscópica, 17-27
        introdução, 17
      radiológica, 17-27
        introdução, 17
    fisiologia do, 29-33
      introdução, 29
      clearence mucociliar, 29
      respiração, 32
      olfação, 33
    características, 119
      comprometimento, 119
      desenvolvimento, 119
    avaliação dos, 120
      tomografia, 120
      ressonância, 120
    colonização dos, 120
      bacteriana, 120
    radiologia dos, 269-289
      introdução, 269
      seios, 269, 271, 275
        maxilares, 269
        frontais, 271
        etmoidais, 271
        esfenoidal, 275
      parede lateral nasal, 269
      complexo osteomeatal, 270
      PU, 270
      células, 273, 274, 275
        etmoidais frontais, 273
        etmoidal infra-orbitária, 274

etmoidal de Haller, 274
de Onodi, 275
artéria etmoidal, 276
anterior, 276
posterior, 276
doença inflamatória nasossinusal, 276
pólipo antrocoanal, 281
estesioneuroblastoma, 287
linfoma não-Hodkin, 287
estadiamento dos tumores nasossinusais, 287
TC no, 287
RM no, 287
diferenciamento entre tumor, 288
e processo inflamatório, 288
extensão perineural, 288
invasão, 288
orbitária, 288
intracraniana, 288
lateral, 21
etmoidal, 21, 22, 32, 271
teto do, 21
posterior, 22
radiologia dos, 271
frontal, *ver SF*, 23
esfenoidal, 23, 32, 40, 275
considerações anatômicas, 40
sinusotomia, 41
esfenoidal, 41
atenção, 42
radiologia dos, 275
cavernoso, 252
trombose de, 252
na rinossinusite, 252
Septo
nasal, 209
septoplastias, 209
parede lateral, 209
histórico, 210
indicação, 210
exames complementares, 210
tratamento, 212
setorial endoscópica, 214
Septoplastia(s), 209-220
introdução, 209
válvula nasal, 209
septo nasal, 209
parede lateral, 209
histórico, 210
indicação, 210
exames complementares, 210
nasofibrolaringoscopia, 210
endoscopia nasal, 210
rinometria acústica, 212
rinomanometria, 212
TC, 212
tratamento, 212
técnica, 213
cirúrgica, 213
de Killian, 213
de Cottle-Guillen, 213
de Metzenbaum, 213
outras, 216
septoplastia setorial endoscópica, 214
conchas nasais, 216

cirurgia nas, 216
cauterização termoelétrica, 216
radiofreqüência, 217
turbinectomia, 217
turbinoplastia, 217
endoscópica, 217
inferior com microdebridador, 217
complicações, 219
sangramento, 219
hematomas, 219
perfuração septal, 219
sinéquias, 219
fístulas liquóricas, 219
meningites, 219
mucosa palatina, 219
insensibilidade na, 219
dor na, 219
rinorréia gustatória, 220
SCT, 220
deformidades nasais, 220
SF (Seio Frontal), 23
ventilação dos, 30
espaços etmoidais anteriores na, 30
considerações anatômicas, 44
sinusotomia, 45
frontal, 45
atenção, 46
cirurgia endoscópica do, 49-57
introdução, 49
anatomia do RF, 50
radiologia dos, 271
SFA (Rinossinusite Fúngica Alérgica), 114
histologia, 115
cultura, 115
microbiologia, 115
tratamento, 115
Shaver, 15
Síndrome
do choque, 75
tóxico, *ver SCT*, 75
Sinéquia(s), 68
na septoplastia, 219
Sinusotomia
esfenoidal, 12, 41
instrumentos para, 12
frontal, 13, 45
instrumentos para, 13
Sistema
de navegação, 15
tridimensional, 15
cirurgia guiada por imagem, 15
nasolacrimal, 75
Sonda(s)
nasais, 153
rinossinusite e, 153
em UTI, 153
traqueais, 153
rinossinusite e, 153
em UTI, 153
Suor
teste do, 126
no diagnóstico da FC, 126

T

Tamponamento
nasal, 155
rinossinusite e, 155
em UTI, 155
na epistaxe, 226
TC (Tomografia Computadorizada)
na localização, 94
do sítio da fístula, 94
para septoplastia, 212
Técnica
cirúrgica, 35-47
introdução, 35
sala cirúrgica, 35
anestesia, 35
endoscópios, 36
PU, 36
considerações anatômicas, 36
uncinectomia, 37
atenção, 37
bula etmoidal, 37
considerações anatômicas, 37
exérese da, 38
atenção, 38
BE, 37
considerações anatômicas, 37
atenção, 38
concha média, 38
considerações anatômicas, 38
abertura da lamela basal da, 38
atenção, 39
bulosa, 39
bolhosa, 39
seio, 39, 40, 42
etmóide posterior, 39
esfenóide, 40
maxilar, 42
frontal, 44
célula, 40, 44
de Onodi, 40
de Haller, 44
procedimentos finais, 46
pós-operatório, 47
de Killian, 213
de Cottle-Guillen, 213
de Metzenbaum, 213
Terapia
antimicrobiana, 147
no tratamento do PN, 147
Teste
da fluoresceína, 93
sódica 5%, 93
na localização do sítio da fístula, 93
do suor, 126
no diagnóstico da FC, 126
TMO (Transplante de Medula Óssea)
paciente imunocomprometido por, 263
rinossinusite em, 263
Tomografia
computadorizada, *ver TC*, 94
Transplante(s)
paciente imunocomprometido por, 263
rinossinusite em, 263
de medula óssea, *ver TMO*, 263

de pulmão, 265
  paciente com FC e, 265
    FESS em, 265
Transporte
  mucociliar, 30
    alterações no, 30
  vias de, 32
    ao longo da parede nasal, 32
    lateral, 32
Trauma
  cranioencefálico, 154
    rinossinusite e, 154
      em UTI, 154
Trombose
  de seio cavernoso, 252
    como complicação, 252
      da rinossinusite, 252
Tumor(es)
  selares, 185-194
    abordagem endoscópica dos, 185-194
      introdução, 185
      considerações anatômicas, 186
      indicações cirúrgicas, 186
      técnica cirúrgica, 186
      complicações, 190
      endoscópio, 194
        versus microscópio, 194
  parasselares, 185-194
    abordagem endoscópica dos, 185-194
      introdução, 185
      considerações anatômicas, 186
      indicações cirúrgicas, 186
      técnica cirúrgica, 186
      complicações, 190
      endoscópio, 194
        versus microscópio, 194
  nasossinusais, 281, 287
    neoplasias benignas, 281
      nasoangiofibroma juvenil, 281
    estadiamento dos, 287
      TC no, 287
      RM no, 287
    e processo inflamatório, 288
      diferenciação entre, 288
        radiologia, 288
Turbinectomia, 209-220
  introdução, 209
  válvula nasal, 209

septo nasal, 209
  parede lateral, 209
  histórico, 210
  indicação, 210
  exames complementares, 210
    nasofibrolaringoscopia, 210
    endoscopia nasal, 210
    rinometria acústica, 212
    rinomanometria, 212
    TC, 212
  tratamento, 212
    técnica, 213
      cirúrgica, 213
      de Killian, 213
      de Cottle-Guillen, 213
      de Metzenbaum, 213
      outras, 216
    septoplastia setorial endoscópica, 214
  conchas nasais, 216
    cirurgia nas, 216
      cauterização termoelétrica, 216
      radiofreqüência, 217
      turbinectomia, 217
      turbinoplastia, 217
        endoscópica, 217
        inferior com microdebridador, 217
  complicações, 219
    sangramento, 219
    hematomas, 219
    perfuração septal, 219
    sinéquias, 219
    fístulas liquóricas, 219
    meningites, 219
    mucosa palatina, 219
      insensibilidade na, 219
      dor na, 219
    rinorréia gustatória, 220
    SCT, 220
    deformidades nasais, 220
Turbinoplastia
  endoscópica, 217
    cirurgia por, 217
      nas conchas nasais, 217
  inferior, 217
    com microdebridador, 217
      cirurgia nas conchas nasais por, 217

U
Umidificação
  da respiração, 32
Uncinectomia
  instrumentos para, 11

# V
Variação(ões)
  anatômicas, 24
    agger nasi, 24
    concha bolhosa, 24
    curvatura paradoxal, 24
      da concha média, 24
    PU, 24
      proeminente, 24
    BE, 24
      variações da, 24
    célula, 24
      de Onodi, 24
      de Haller, 24
Vascularização
  nasal, 224
    considerações anatômicas da, 224
Ventilação
  dos seios, 30
    frontais, 30
      espaços etmoidais anteriores na, 30
    maxilares, 30
      espaços etmoidais anteriores na, 30
  mecânica, 155
    rinossinusite e, 155
      em UTI, 155
Via(s)
  de transporte, 32
    ao longo da parede nasal, 32
    lateral, 32
  lacrimais, 234
    anatomia das, 234
    dacriocistorrinostomia endoscópica, 234
Vídeo
  câmera de, 9
  monitor de, 10
  printer, 10
Videogravador, 10

W
Wegener
  granulomatose de, 281
    radiologia da, 281